# DIE KREBSKRANKHEIT

## EIN ZYKLUS VON VORTRÄGEN

HERAUSGEGEBEN VON DER

ÖSTERREICHISCHEN GESELLSCHAFT ZUR ERFORSCHUNG
UND BEKÄMPFUNG DER KREBSKRANKHEITEN

MIT 84, DARUNTER 11 FARBIGEN ABBILDUNGEN IM TEXT

WIEN
VERLAG VON JULIUS SPRINGER
1925

ISBN-13: 978-3-7091-9689-2      e-ISBN-13: 978-3-7091-9936-7

DOI: 10.1007/978-3-7091-9936-7

# Vorwort.

Die österreichische Gesellschaft zur Erforschung und Bekämpfung der Krebskrankheit veranstaltete im Anschluß an den XIV. Fortbildungskurs der Wiener medizinischen Fakultät in der Zeit vom 10. bis einschließlich 17. Oktober 1924 eine fortlaufende Folge von Vorträgen über das Karzinom. Dem Wesen und dem Zwecke der Fortbildungskurse angepaßt, hatten diese Vorträge vorwaltend informativen Charakter: es sollte den Teilnehmern, in ihrer überwiegenden Mehrzahl praktische Ärzte, eine dem heutigen Stande entsprechende, Theorie und Praxis umfassende, möglichst übersichtliche Darstellung der Krebsfrage geboten werden.

In Buchform vereinigt, werden hiemit nicht nur die tatsächlich gehaltenen Vorträge herausgegeben, sondern diesen noch einige zur Vervollständigung der Gesamtdarstellung von einzelnen Verfassern nachträglich erbetene Beiträge ergänzend hinzugefügt.

Wien, im Juli 1925.

Für den Vorstand der österr. Gesellschaft zur
Erforschung und Bekämpfung der Krebskrankheit

**Anton Eiselsberg.  Alex. Fraenkel.**

# Inhaltsverzeichnis.

# Allgemeiner Teil.

# Morphologie und Ätiologie des Karzinoms.

Von

## Professor Dr. Rudolf Maresch.

Nach der Begründung der Zellularpathologie hat das Studium der makro- und mikroskopischen Erscheinungsformen der Karzinome die Krebsforschung eingeleitet und jahrzehntelang ausschließlich beherrscht. Es bildete die Morphologie hier wie auch sonst auf vielen Gebieten der Pathologie die feste Grundlage für weitere Forschungen verschiedener Richtung.

Wenn wir die Ergebnisse der morphologischen Forschung kurz überblicken und nur einzelne, wichtigere zur Besprechung herausgreifen, so gilt es zunächst bei der großen Vielgestaltigkeit der Karzinome festzustellen, welche unerläßlichen Merkmale bei aller Verschiedenheit immer wiederkehren müssen, um den gemeinsamen Namen Karzinom zu rechtfertigen, festzustellen, was den Krebs als solchen kennzeichnet.

Das Karzinom erscheint dem freien Auge stets als etwas Abnormes, Krankhaftes, als etwas Neugebildetes, mit allen Zeichen der Bösartigkeit unaufhaltsam eigenmächtig Wachsendes, seine Malignität auch durch die Aussaat von Metastasen Bezeugendes.

Das bewaffnete Auge erkennt als ein all den verschiedenen Krebsformen gemeinsames Merkmal: einen bestimmten geweblichen Charakter, der unter normalen Gewebstypen nur dem des Epithels gleicht, es entdeckt weiterhin als ein wichtiges mikroskopisches Kennzeichen der Malignität ein das bodenständige Gewebe zerstörendes Wachstum.

So ist der Krebs im allgemeinen als destruktiv wachsendes epitheliales Neugebilde scharf charakterisiert und von anderen Neubildungen unterschieden, die zufolge der Zellularpathologie, auf deren Boden wir heute noch stehen, nach ihrem besonderen Gewebscharakter in verschiedene Gruppen eingeteilt werden.

Innerhalb der Gruppe der Karzinome ist das mannigfache makroskopische Aussehen der Geschwülste in erster Linie von Art, Anordnung, Zustand und Wachstumsrichtung des sie aufbauenden eigenartigen epithelialen Gewebes abhängig, wird aber bis zu einem gewissen Grade auch von der qualitativ und quantitativ verschiedenen Beteiligung des Gefäßbindegewebes mitbestimmt.

Die Erkenntnis, daß nur der Gewebscharakter den verschiedenen Neoplasmen ihr besonderes Gepräge verleiht, und der Grundsatz der Zellularbiologie, daß bestimmte Zellen nur wieder aus bestimmten Mutterzellen hervorgehen — omnis cellula e cellula eiusdem generis —, führten hinsichtlich der formalen Genese der Geschwülste zu dem Schluß, daß auch die Tumorzellen von besonderer Art nur wieder Mutterzellen des gleichen Zellcharakters entstammen können. Und wenn wir auch das Werden, die ersten Anfänge eines Karzinoms nur in den seltensten Fällen erkennen dürften, so folgt aus dem erwähnten Grundsatze doch, daß epitheliale Geschwülste nur aus Elementen des Epithelgewebes sich entwickeln können. Als Mutterzelle der Krebse ist eine Epithelzelle anzusehen, weil der Krebs selbst — wenn auch verwildert — die wesentlichen Merkmale eines Epithelgewebes an sich trägt.

Die epitheliale Eigenart der Krebszellen offenbart sich nicht nur im Zellcharakter, sondern auch in der gewebstypischen Anordnung, in der organoiden Gestaltung und vielfach auch in einer bestimmten funktionellen Differenzierung.

Der epitheliale Zellcharakter prägt sich meist sehr deutlich sowohl in der typischen Gestalt der Zellkerne wie auch in der Beschaffenheit des Zelleibes aus. Es wäre da auf die den Oberhautzellen zukommenden Plasmafasern der sogenannten Kankroide und auf andere Plasmastrukturen, auch etwa auf die Zylinderzellenform gewisser Drüsenkrebse hinzuweisen, auf durchschnittliche Zell- und Kerngröße und deren Verhältnis zueinander.

Die gewebstypische Anordnung des Epithels, d. h. die Bildung geweblicher Verbände aus unmittelbar aneinandergereihten, gleichartigen, zelligen Elementen kommt auch dann in charakteristischer Weise zum Ausdruck, wenn — wie etwa in manchen Basalzellkarzinomen — der epitheliale Zellcharakter nicht vollkommen deutlich ausgesprochen ist. Hier nehmen mitunter die Geschwulstzellen spindelige Formen an, doch zeigen spezifische Färbungen, daß keinerlei differenzierte Zwischensubstanzen zur Festigung ihres Verbandes beitragen.

Die organoide Gestaltung wird zwar in gewissen Fällen vermißt, wie im sogenannten Carcinoma simplex, ist aber sehr häufig nicht zu verkennen, wie z. B. in den Schichtenfolgen der Kankroide, in den wenn auch oft mit atypischem, mehrschichtigem Epithel versehenen tubulären Bildungen mancher Drüsenkrebse, ja sie steigert sich nicht selten, wie in gewissen Schilddrüsenkarzinomen, bis zu fast völliger Gleichheit mit der Struktur des Muttergewebes, so daß man vielfach unberechtigterweise vor der Anwendung der Bezeichnung „Krebs" für solche Blastome zurückschrak und von Adenoma destruens, Adenoma (Hepatoma) malignum usw. sprach.

Mit der organoiden Gestaltung geht die funktionelle Differenzierung sehr häufig Hand in Hand und befähigt die Krebszellen zu ähnlichen Leistungen, wie sie den Mutterzellen unter normalen Verhältnissen zukommen. So wäre hier zu verweisen auf die Produktion von Schleim in Gallertkrebsen, die Absonderung von Galle in Leberzellkarzinomen, die Bildung von Kolloid in Krebsen der Schilddrüse (Abb. 1 und 2).

Die organoide Gestaltung und funktionelle Differenzierung kann bei manchen Karzinomen einen solchen Grad erreichen, daß man auf Grund derselben das Muttergewebe, dem sie entstammen, genauer bezeichnen kann. Man wird z. B. unschwer Deckepithelkrebse von Drüsenkrebsen unterscheiden, wird sogar innerhalb der Gruppe der Drüsenkrebse noch Unterschiede feststellen können, je nach der Art der Drüse, welche als normaler epithelialer Abkömmling des Deckepithels den Ausgangspunkt gegeben hat. So weitgehend kann sich in abgeänderter Form in den Karzinombildungen der besondere Bau des Muttergewebes wiederholen. Diese weitgehende Übereinstimmung ist nur verständlich unter der Annahme, daß die

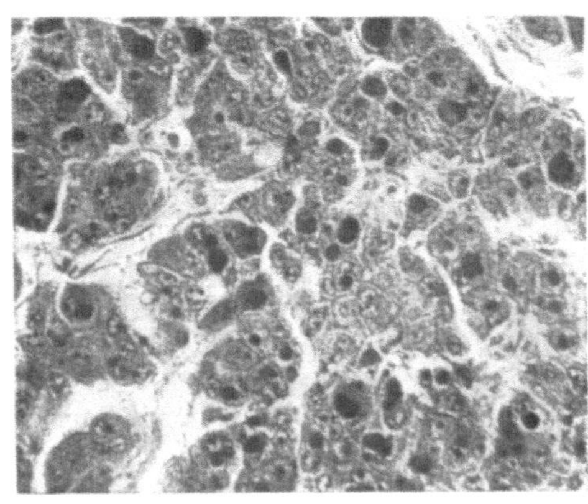

Abb. 1. Leberzellkrebs mit Galletropfen, die als schwarzgrüne Kugeln in den Zellen erscheinen.

epithelialen Krebselemente von einem epithelialen Mutterboden abstammen.

Doch muß die Karzinomzelle nicht in jedem Falle eine solche hochgradige Übereinstimmung mit dem Muttergewebe aufweisen. Sie wird insbesondere dann vermißt, wenn bei rasch wachsenden Krebsen das überstürzte Wachstum durch Teilung eine funktionelle Ausreifung verhindert.

Wenn auch bei der Verwilderung der epithelialen Elemente der Karzinome Zweifel an der Vollwertigkeit der von ihnen gelieferten Stoffe begründet sind, so ist zunächst überhaupt zu untersuchen, ob und welche Bedeutung diesen Sekretprodukten zukommt und ob sie vor allem dem Organismus nützlich werden können. In den Karzinomen wird der Vor-

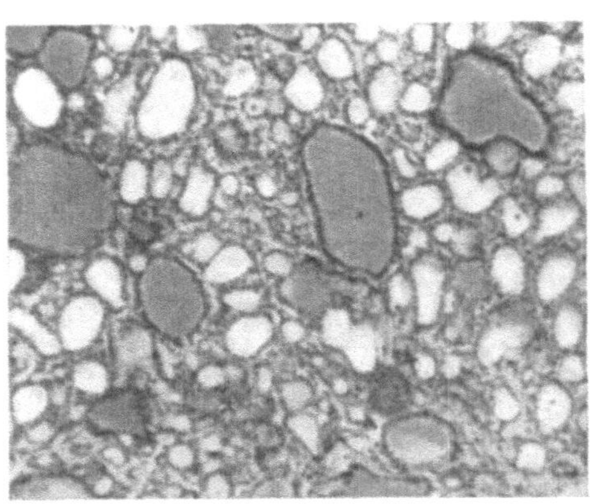

Abb. 2. Knochenmetastase eines Schilddrüsenkrebses mit kolloidhältigen Alveolen.

gang der Sekretion nicht immer ähnlich wie unter normalen Verhältnissen vor sich gehen können, wo er sich aus der Erzeugung bestimmter Stoffe und deren geregelter Abfuhr zusammensetzt. Es wird dies besonders dann nicht der Fall sein, wenn es sich um richtige äußere Sekretion handelt (Schleim, Galle), da das Karzinom einen Ausführungsgang, der die Produkte einem bestimmten Ort zur Verwendung abführen könnte, in seinem unvollkommenen organoiden Aufbau nicht zuwege bringt. Es wird da nur die Zellfunktion, nicht aber die Organfunktion nachgeahmt. Zu letzterer kommt es allenfalls dann, wenn die Karzinome einem Mutterboden entstammen, dem eine wahre inkretorische Funktion zukommt, bei der besondere Einrichtungen für die Abfuhr und Verwertung der gelieferten Produkte nicht notwendig sind, denn in solchen Krebsen sind die Vorbedingungen für die Abfuhrmöglichkeit, d. i. der Wechselverkehr mit dem Säftestrom, immer gegeben. So kann es z. B. geschehen, daß auch nach völligem Untergang der Schilddrüse bei Karzinom dieses Organes oder beim Auftreten von Metastasen sich die Erscheinungen des Myxödems nicht einstellen.

Ein in der geweblichen Anordnung und dem typischen Zellschicksal zum Ausdruck kommender Versuch einer Organfunktion tritt uns auch in den Kankroiden entgegen, die von den gefäßnahen basalen zu den gefäßfernen oberflächlichen Zellagen alle Umwandlungen der Epidermiszelle oft so nachahmen, als ob sie die Funktion der Epidermis zu übernehmen hätten.

Die Basalzellenkrebse der Oberhaut zeigen ein abweichendes Verhalten, das nicht etwa in einer besonderen Entstehungsweise begründet ist, da alle Plattenepithelkrebse von Elementen abstammen, die den Zellen der Keimschichte gleichwertig sind. Ihre Besonderheit liegt darin, daß die Ausreifung der Zellen ausbleibt, das Lebensschicksal einer Epidermiszelle sich in ihnen nicht vollendet. Röntgenbestrahlte Basaliome der Haut zeigen mitunter im Gegensatz zu histologischen Befunden vor der Bestrahlung Hornkugelbildungen, als ob die Herabsetzung der Vitalität ihrer Elemente die Ausreifung und schließliche Verhornung begünstigen würde.

In Karzinomen, die drüsigen Organen exokriner Art entstammen, beeinträchtigt bei fehlender Abfuhr die Anhäufung der stofflichen Erzeugnisse durch Einengung des lebendigen Plasmas die Lebensfähigkeit der Zellen und führt schließlich ihren Untergang herbei.

Der Eindruck einer Überproduktion, den das reichliche Sekret hervorruft, mag mitunter nur durch die fehlende Möglichkeit der Abfuhr bedingt sein. Denn eine Zelle, deren Produkte abgeführt werden können, produziert sicherlich mehr als eine Zelle, der freie Abflußwege nicht zu Gebote stehen. Doch kann zweifellos auch eine Hypersekretion als Ausdruck gesteigerter Vitalität vorliegen. Das trifft auch für stoffliche Erzeugnisse anderer Art zu, wie etwa für das Pigment melanotischer Geschwülste, bei denen man sich des Eindrucks nicht erwehren kann, daß das im Übermaß erzeugte melanotische Pigment den Zelltod nach sich zieht, weil das restliche Plasma zur Erhaltung des Zellebens nicht mehr ausreicht.

Spricht demnach die überreiche Erzeugung verschiedener Stoffe für eine gesteigerte, den Karzinomzellen innewohnende Lebensenergie, so sind auch andere morphologische Feststellungen in gleichem Sinne zu werten. Hieher gehören die zahlreichen Mitosen, die atypischen, auch pluripolaren Kernteilungsfiguren, die Anzeichen destruktiven Wachstums, nicht zuletzt auch der Umstand der Metastasierung, der dafür spricht, daß kleine verschleppte Zellverbände, ja vielleicht selbst einzelne Zellen den Ausgangskeim einer neuen Geschwulst abzugeben vermögen. Eine gesteigerte Vitalität der Krebszellen äußert sich auch in der Aufnahme andersartiger zelliger Elemente und ihrer Verarbeitung, in einer lebhaften Phagozytose, die sich auch selbst gegen Krebszellen — gegen ihresgleichen — richtet.

Reste derartiger aufgenommener Elemente stellen die bekannten verschiedenartigen „Einschlüsse" dar, denen vor etwa zwei Jahrzehnten bei der Suche nach dem Krebserreger großes Interesse entgegengebracht wurde. Sie stehen in dieser Hinsicht auf gleich bedeutungsloser Stufe wie die in manchen Drüsenkrebsen recht häufigen, in Deckepithelgeschwülsten dagegen zumeist nicht vorkommenden „Vogelaugen".

Auch das Zustandekommen von Riesenzellen durch Konfluenz mehrerer zelliger Elemente (synzytiale Riesenzellen) scheint in gleicher Weise für gesteigerte Vitalität zu sprechen, ebenso wie andere mehrkernige Riesenzellen überstürzter oder pluripolarer Kernteilung, also ebenfalls gesteigerter Lebenskraft, ihre Entstehung verdanken.

Das charakteristische destruierende Vordringen des Krebsgewebes ist bei beiden möglichen Wachstumsrichtungen primärer Karzinome zu beobachten. Zumeist ist das Wachstum entsprechend der gewöhnlichen Wachstumsrichtung normaler epithelogener Bildungen nach der Tiefe gerichtet und vernichtet die im Wege stehenden, dort vorhandenen ansässigen Gewebsbildungen. Doch auch bei dem freien Oberflächenwachstum (dem „exstruktiven"), das der selteneren Wachstumsrichtung normalen Epithels entspricht, ist im Bereich des Geschwulstgrundes eine Destruktion des autochthonen Gewebes festzustellen und in solchen Fällen als wichtiges Kennzeichen für die Diagnose entscheidend.

Mit der gesteigerten Vitalität hängen aber auch zum Teil regressive Veränderungen zusammen, die einen so häufigen Befund gerade in raschwachsenden Krebsen darstellen. Denn die abnorm gesteigerte Lebenskraft bedingt an sich eine Kurzlebigkeit und bringt es mit sich, daß die Karzinomzellen ihren Lebenslauf rascher vollenden als die entsprechenden Mutterzellen. Zum anderen Teil spielt bei den Rückbildungsvorgängen die bei bösartigen Geschwülsten zu beobachtende mangelhafte Blutgefäßversorgung eine ausschlaggebende Rolle, da die Entwicklung des Gefäßbindegewebes mit der Proliferationsenergie des verwilderten Epithels nicht gleichen Schritt hält. Das Bindegewebe, das durch die Proliferation des Karzinomgewebes zur Reaktion veranlaßt wird, verhält sich, wie eingangs erwähnt, nicht immer gleich, es tritt bei überstürzter Wucherung des Karzinoms in den Hintergrund, wird bei ausgeprägterem organoiden Charakter in morphologischer und funktioneller Richtung sich in seinem Verhalten der Norm ungefähr angleichen, es kann aber auch durch Reizwucherung derart das Übergewicht gewinnen, daß in extremen Fällen (Skirrhus) die Epithelzellnester, der wesentliche Bestandteil des Karzinoms, sich fast bis zur Unkenntlichkeit in ausgedehnten Bindegewebslagern verlieren. In derart regelwidriger exzessiver Weise kann das Stroma das Aussehen der Karzinome beeinflussen, ja selbst den Charakter des geschwulstmäßig Neugebildeten in manchen Fällen makro- und mikroskopisch so verwischen, daß z. B. heute noch die Frage nicht entschieden ist, welche Rolle dem Karzinom bei der sogenannten Linitis plastica des Magens zukommt.

Die Gefäßentwicklung steht zur Bindegewebsentfaltung nicht im richtigen Verhältnis, ist meist ungeregelt, mangelhaft, und Nerven sind überhaupt nicht nachgewiesen.

Kurz hinzuweisen wäre auch auf reaktive Erscheinungen, die in Primärgeschwülsten in Form von Infiltratwällen verschieden mächtiger Ausbildung sich auch dann finden können, wenn kein oberflächlicher Zerfall stattgefunden hat, der als solcher eine entzündliche Reaktion bedingen würde. Diese Befunde scheinen für eine Reaktion des Organismus gegen die Neubildung zu sprechen, die um so bemerkenswerter ist, als an metastatischen Tumoren derartige Reaktionswälle in der Regel vermißt werden.

Wendet man sich nun der Frage zu, welche Epithelien den Mutterboden für Karzinome abgeben können, so wäre daran zu erinnern, daß Epithelien aus allen drei Keimblättern hervorgehen, die entweder in der Form des flächenhaften Deckepithels verharren oder epitheliale Abkömmlinge liefern. Die ektodermale Epidermis läßt Drüsen- und Haarbildungen entstehen, dem entodermalen Epithel entstammen neben der Auskleidung des Digestions- und Respirationstraktes zahlreiche selbständige oder eingelagerte Drüsen, das Mesoderm läßt neben dem flächenhaften Epithel des Coeloms und dem Keimepithel auch noch den epithelialen Anteil des Urogenitalsystems, die Nieren, die Follikelbildungen der Eierstöcke, die Samenkanälchen der Hoden, die Drüsenbildungen des Uterus und die Nebennieren hervorgehen. Alle diese Epithelien können den Ausgangspunkt von Karzinomen abgeben, die nach dieser Darstellung unmittelbare Abkömmlinge der verschiedenen Epithelien des Körpers sind.

Verliert ein Abkömmling des Epithels in seinem Differenzierungsgang den epithelialen Charakter, hat ein Gewebe epithelialer Abkunft in seiner weiteren Entwicklung den Charakter des Epithels verloren, so kann es in der Regel keine epithelialen Geschwülste, also auch keine Karzinome mehr hervorbringen. Denn das Karzinom muß nicht allein epithelialer Abkunft, sondern vor allem auch epithelialer Natur sein, wenn es der besprochenen Charakteristik entsprechen soll. Dies wird besser verständlich, wenn man das so vielgestaltige Derivate liefernde Epithel des Medullarrohres ins Auge faßt. Nur aus den Abkömmlingen, die in epithelialem Zustand verharren (Ependym-Plexusepithel), können epitheliale Geschwülste und auch Karzinome hervorgehen, während alle anderen vom Epithelcharakter abgewichenen Gewebs-

bildungen Tumoren eigenen Charakters liefern, die nach ihrem Ausgangs-
gewebe als Gliome, Ganglioneurome, Neurome, Neurinome bezeichnet
werden. Ein Rückschlag auf das Ahnen-
gewebe erfolgt bei der Tumorbildung im
allgemeinen nicht.

Soweit die normalen Gewebe in Betracht kommen, wird der eben ausgesprochene Grundsatz widerspruchslos allgemein geteilt. Unstimmigkeiten entstehen
aber dann, wenn Geschwülste nicht von
normalen, scharf charakterisierten, sondern
von abnormen Gewebsbildungen ausgehen,
deren Natur eben wegen ihrer Anomalie
nicht mit aller wünschenswerten Sicherheit
festgestellt werden kann. Ein vielbespro-
chenes und umstrittenes Beispiel dieser Art
stellen die Naevusgeschwülste dar.
Schränken wir die vieldeutige Bezeichnung
„Naevus" auf jene Mäler ein, deren zellige
Elemente als sogenannte Naevuszellen von
den meisten Autoren als Abkömmlinge des
Oberflächenepithels angesehen werden, so

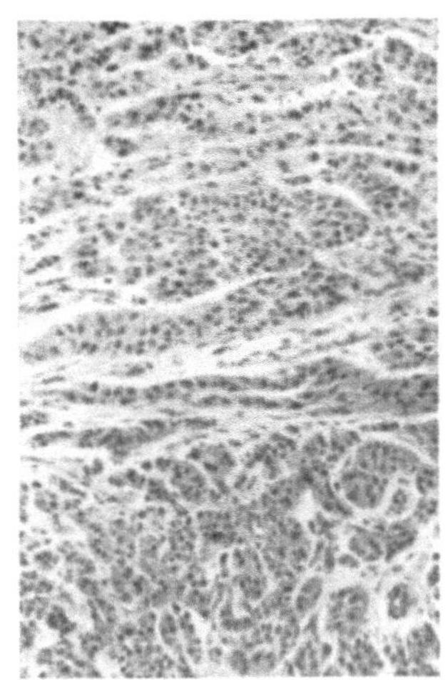

Abb. 3.

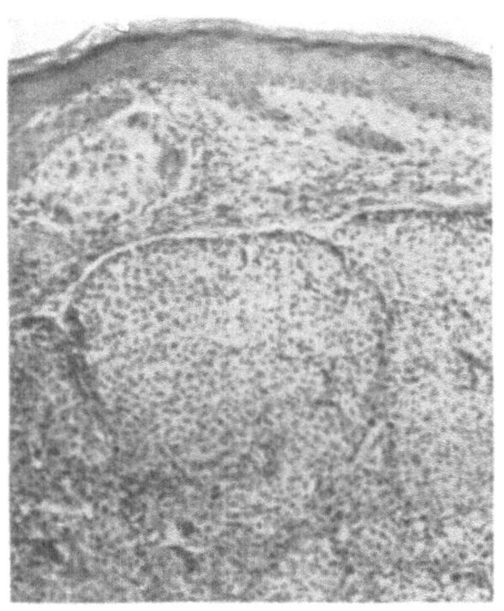

Abb. 4.

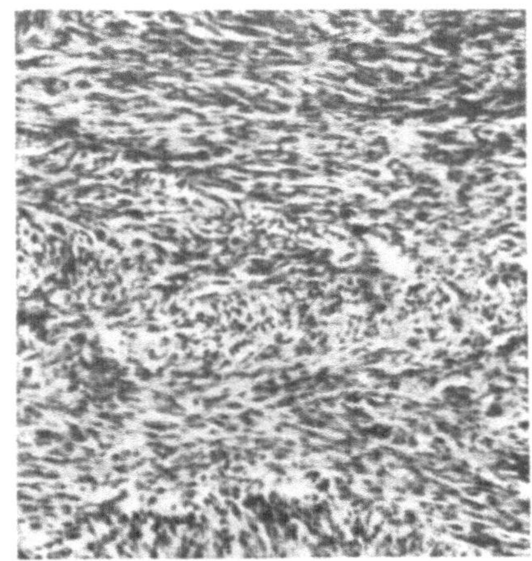

Abb. 5.

Abb. 3, 4 u. 5 stellen verschiedene Formen von Naevusgeschwülsten dar.
(Übergang vom karzinomatösen zum sarkomatösen Typus.)

erweist sich die Schwierigkeit, diese epithelogenen Bildungen morphologisch zu charakterisieren, schon darin, daß die einen karzinomatöse, die
anderen sarkomatöse Tumoren aus ihnen hervorgehen lassen. Das ist in

dem Umstand begründet, daß diese epithelogenen Bildungen abnormer Art den Epithelcharakter nicht gleich den normalen Abkömmlingen dauernd streng bewahren, und so kommt es, daß auch die aus ihnen hervorgehenden Geschwülste bald mehr bald weniger an epitheliale Bildungen erinnern, bald aber wieder von diesem Bau so abweichen, daß man aus dem histologischen Bild allein die epitheliale Natur nicht sicher zu erkennen vermag (Abb. 3, 4 u. 5).

Wenn nun manche ohne Rücksicht auf diesen Umstand solche Geschwülste bloß um ihrer Abkunft willen als Krebse bezeichnen, so ist dagegen einzuwenden, daß sie des Hauptmerkmales der Karzinome, der epithelialen Natur ermangeln, und umgekehrt steht ihrer Einreihung unter die Sarkome der Umstand im Wege, daß sie epithelialer Abkunft sind und auch nicht selten ihr epitheliales Wesen mehr oder weniger deutlich offenbaren. Es handelt sich eben schon im Naevus selbst um ein abnormes Gewebe, das keiner der normalen Gewebskategorien vollkommen entspricht.

Den geschilderten Schwierigkeiten kann nur dadurch begegnet werden, daß man solche Geschwülste nicht gewaltsam in Gruppen einzwängt, denen sie nach ihren Merkmalen nicht voll entsprechen, sondern sie in einer besonderen Gruppe als Naevusgeschwülste zusammenfaßt. Man hat die Einteilungsschwierigkeit damit zu umgehen getrachtet, daß man statt der Zellnatur ein anderes Merkmal, die vielfach zu verzeichnende Pigmentierung zur Kennzeichnung heranzog und sprach so von Melanomen, Melanozytomen, Melanozytoblastomen, Chromatophoromen. Solche Bezeichnungen sind bedenklich, weil damit die Grundlage unserer Geschwulsteinteilung, die Beziehung auf eine bestimmte Gewebskategorie verlassen wird. So könnte man von Melanozytoblastomen nur dann sprechen, wenn man mit dem Namen Melanozyt eine bestimmte Zellart bezeichnete. Dies ist jedoch durchaus nicht der Fall. Denn unter Melanozyten würden alle melanotisches Pigment hervorbringenden Zellen verstanden werden, gleichgültig ob es sich um Epithel- oder Bindegewebszellen handelt, denen man sogar auch noch die melaninführenden Nervenzellen angliedern könnte. Da darnach die Melaninproduktion nicht auf eine bestimmte Zellart beschränkt ist, so kann sie nicht einer auf der Zellularpathologie fußenden Geschwulsteinteilung zu grunde gelegt werden. Geschieht es trotzdem, so ist dabei im Auge zu behalten, daß es ein Notbehelf ist, der in der Schwierigkeit seinen Grund hat, der Hauptforderung, daß die Einteilung der Geschwülste nach der Gewebszugehörigkeit zu erfolgen hat, immer und überall Genüge zu leisten.

Zweifellos gibt es melanotisch pigmentierte Geschwülste sarkomatöser Natur und auch seltene, pigmentierte, maligne epitheliale Tumoren, bei denen die Bezeichnung Melanosarkom, bzw. Melanokarzinom am Platz ist. Doch da, wo die Gewebszugehörigkeit unklar ist, wird mit der Bezeichnung Melanom usw. nur die Unzulänglichkeit unserer Einsicht verschleiert, aber für die Erkenntnis nichts gewonnen. Denn der Melaningehalt ist nicht eine Eigenschaft der Zellen eines bestimmten

Gewebes, sondern kommt Zellen epithelialer, bindegewebiger und nervöser Art zu.

Die Bezeichnung „Naevi" wurde auch für eine eigene Art von Geschwülsten der Darmschleimhaut, die sogenannten Karzinoide, vorgeschlagen, über deren Stellung im System der Geschwülste man längere Zeit im Unklaren war, bis es sich herausstellte, daß sie bestimmt epithelialer Abkunft sind und ihre zelligen Elemente die gleichen Plasmastrukturen aufweisen wie gewisse, normalerweise im Verbande des Darmepithels vorkommende Epithelzellen, die unter dem Namen SCHMIDTsche Zellen bekannt sind und sowohl in den Darmschleimhautinseln des Magens, wie auch im ganzen Dünn- und Dickdarm (am reichlichsten im oberen Dünndarm) vorkommen.

Als Abkömmlinge von Epithelzellen können Karzinome auch auf epitheliale Elemente bezogen werden, die aus ihrem normalen Verband losgelöst erscheinen, wobei besonders im embryonalen Leben versprengte Epithelkeime im Sinne COHNHEIMs und Reste embryonaler Organe in Betracht kommen. Sie werden in der Regel Geschwülste aus sich hervorgehen lassen, die in ihrem Aufbau der Entwicklungsstufe entsprechen, die die genannten Keime vorher erreicht hatten, wenn man auch im allgemeinen wird annehmen können, daß derartige funktionslose Gewebsbezirke eine weitergehende Umwandlung kaum durchmachen.

So wäre da an die Hypophysengangtumoren, an die so seltenen branchiogenen Karzinome zu denken, die als Plattenepithelkrebse in Erscheinung treten, und auch an die Krebse, die aus Dermoiden und Epidermoiden hervorgehen. Doch darf daraus nicht gefolgert werden, daß eine in der Entwicklung stattgefundene Verwerfung oder Verlagerung von Epithelkeimen eine unerläßliche Voraussetzung für die Entstehung von Karzinomen darstelle.

Ob auch im postfötalen Leben aus dem Zusammenhang gebrachte Epithelzellen, wie RIBBERT meinte, den Mutterboden für Krebse abgeben können, wird vielfach bezweifelt, doch ist die Möglichkeit nicht mit Bestimmtheit auszuschließen, allerdings auch schwer zu erweisen. Karzinome, die auf dem Boden tuberkulöser oder syphilitischer Ulzerationen, im Anschluß an Unterschenkelgeschwüre auftreten, lassen immerhin daran denken, daß durch die genannten Schädigungen verursachte Desintegrationen des Epithels als solche bei der Entstehung von Karzinomen eine Rolle spielen könnten.

Schließlich soll noch hervorgehoben werden, daß der gewebliche Aufbau des Karzinoms zwar in den meisten Fällen dem des Mutterbodens entspricht, daß es aber auch Fälle gibt, in denen die krebsige Neubildung nicht den Epitheltypus der betreffenden Örtlichkeit an sich trägt. Zu erinnern ist an die Plattenepithelkrebse der Bronchien, des Nierenbeckens, der Blase u. ä., und es werden dann metaplastisch, bzw. prosoplastisch differenzierte Epithelzellen als Mutterboden solcher Karzinome angesehen. Schwieriger wird es, formalgenetisch den Befund zweier im Krebs regellos durcheinandergemengter Epithelformen zu erklären, und man wird die Annahme nicht von der Hand weisen können, daß auch das krebsige Gewebe selbst in ähnlicher Weise wie das Normalgewebe metaplastische Umwandlungen erfahren kann (Adenokankroide des Uterus).


Die Frage nach der Ursache der Geschwülste, nach den Bedingungen, unter denen etwas derartig Abnormes zustande kommen kann, und die Frage nach dem Wesen der anzunehmenden, tiefgreifenden biologischen Zustandsänderung der Gewebe, nach dem Wesen der Bösartigkeit ist alt und je nach dem Stand des Wissens zu verschiedenen Zeiten verschieden beantwortet worden. Aber eine restlose Lösung ist bis heute trotz unleugbarer Fortschritte nicht gelungen. Es war und ist viel leichter, die verschiedenen im Laufe der Zeiten gemachten Annahmen zu kritisieren, als eine völlig befriedigende aufzustellen, so sehr auch jede dieser Auffassungen im Wettkampf der Meinungen für und wider zur Bereicherung unserer Kenntnisse beigetragen hat.

Die verschiedenen Anschauungen über die Ätiologie der Karzinome lassen sich, da sie hier nicht einzeln besprochen werden können, ohne Rücksicht auf die Zeitfolge der Hypothesen, die auch vielfach nebeneinander einhergingen und immer wieder neu aufgegriffen wurden, in folgender Weise übersichtlich darstellen.

Nach den bisherigen Ausführungen ist das Karzinomgewebe körpereigenes Gewebe, das abnormen Wachstumsgesetzen folgend die Harmonie des korrelativ gestalteten Organismus durchbricht, schrankenlos, eigenmächtig wächst. Und so ist zunächst zu betonen, daß die bereits erwähnten Hypothesen vom Ursprung der Karzinome aus embryonal und postfötal versprengten Epithelkeimen, sowie aus embryonalen Gewebsresten nur eine der allgemeinen Bedingungen, unter denen Karzinome aus Epithelgewebe entstehen, stärker hervorheben, formalgenetisch wertvoll sind, kausalgenetisch die bösartigen Geschwülste unserem Verständnis nicht näher bringen.

Eine weitere Hypothese der Krebsgenese fußte bekanntlich auf der Tatsache, daß die Mehrzahl der Krebse sich in höherem Lebensalter entwickelt. Biologische Altersveränderungen sollten das Gleichgewicht zwischen Epithel und Bindegewebe zu Ungunsten des Bindegewebes verschieben und so das Tiefenwachstum des Epithels ermöglichen. Doch abgesehen davon, daß das Tiefenwachstum des Epithels allein das Wesen des Karzinoms nicht ausmacht — finden wir doch dasselbe bei den verschiedensten chronischen Entzündungen — mußte schon der eine Umstand dieser Hypothese den Boden entziehen, daß hinlänglich Karzinome, und gerade sehr bösartige bei Jugendlichen beobachtet werden. Es kommt offenbar nicht in erster Linie und nicht ausschließlich auf eine Änderung des Verhältnisses zwischen Epithel und Bindegewebe an, wenn auch über die Art der Mitbeteiligung des letzteren, ob es primär oder sekundär sich verändert, aktiv oder passiv sich verhält, die Ansichten noch geteilt sind.

Die Meinung der meisten Autoren geht dahin, daß bei karzinomatösen Bildungen die Karzinomzellen, die dieses Blastom kennzeichnenden epithelialen Elemente, das Führende, das Bestimmende seien, und gerade das selbstherrliche, auf den Organismus keinerlei Rücksicht nehmende Verhalten der bösartigen Geschwülste hat seit jeher den Eindruck des Fremdartigen und Parasitären hervorrufen müssen, dessen man sich auch heute kaum erwehren kann; und wenn man auch die Tumoren als solche nicht als etwas Körperfremdes ansah, so fehlte es doch nicht an Versuchen, besonders abnorm gestaltete Geschwulstzellen als Parasiten, als Krebserreger zu deuten.

Die Suche nach Erregern, die parasitäre Ära der Krebsforschung, stand eine Reihe von Jahren im Vordergrund des Interesses, und abgesehen von den unbestimmten sogenannten ,,korpuskulären Elementen‘‘, von denen angenommen wurde, daß sie jede Zellart, besonders die Endothelien, zur Krebszelle umzuwandeln vermögen, abgesehen von Korkzellen, die zufällig in die Schnittpräparate gelangt waren, und von anderen mikroskopischen Irrtümern, dachte man auch an verschiedene bestimmte Infektionskeime, die die Gewebe zur Entartung, zum schrankenlosen Wachstum bringen sollten. Es wäre da nur kurz an den Mikrococcus neoformans, an Blastomyzeten, Sporozoen, Protozoen zu erinnern, welche teils durch ihr Dasein, teils durch von ihnen gelieferte giftige Stoffe das Geschwulstwachstum anregen sollten.

Die parasitäre Theorie schien eine Stütze zu finden in dem Vorkommen geschwulstähnlicher Gewächse, die in verschiedenen Pflanzen als Reaktion auf parasitäre Reize hervorgebracht werden (Kohlkropf, Gallen usw.), welche jedoch als Granulome mit Blastomen nicht auf gleiche Stufe gestellt werden, ferner auch in der durch Kokzidien bedingten Wucherung von Gallengangepithelien, die gleichfalls keine geschwulstmäßige ist. Es haben sich auch alle ,,Erreger‘‘, soweit sie kulturell darstellbar waren, im Experiment nur als Erreger von Granulationsgeschwülsten erwiesen und sind als zufällige Verunreinigungen, die von der geschwürig zerfallenen Oberfläche in die Geschwülste gelangt waren, aufzufassen. Wie schwer es ist, sich von der parasitären Theorie in dieser Fassung freizumachen, zeigt der Umstand, daß erst wieder in jüngster Zeit auf den Befund pflanzlicher Elemente in Geschwülsten nachdrücklichst hingewiesen wurde.

Hat die wiederholt aufgegriffene parasitäre Theorie in der erwähnten Fassung nicht befriedigen können (sprach doch auch u. a. die nie beobachtete Übertragung des Krebses von Kranken auf den Arzt gegen sie), so wurde mit größerer Berechtigung auf eine seit langer Zeit immer wieder gemachte Beobachtung hingewiesen, daß Karzinome so häufig gerade dort entstehen, wo anhaltende oder oft wiederkehrende Reize längere Zeit schädigend auf epithelbedeckte Körperstellen einwirkten und der selbst im Volk verbreitete Glaube an einen Zusammenhang zwischen Trauma und Krebs spricht für das Alter dieser Erfahrung. Eine lange Reihe verschiedenartiger hieher gehöriger Beobachtungen hat gerade im Laufe der letzten Jahrzehnte die Reiztheorie immer mehr gestützt und in jüngster Zeit erhoben positive Tierversuche die Möglichkeit, echte Geschwülste, auch bösartige, metastasierende durch gewisse chronische Schädigungen hervorzurufen, über jeden Zweifel. Das gilt sowohl für die Körperoberfläche wie auch für die inneren Organe.

Gewebsschädigende Reize der verschiedensten Art können der Karzinombildung vorangehen. Als Beispiele chronischer, mechanischer Irritation kann der Lippenkrebs der Pfeifenraucher, können die Karzinome an den physiologischen Engen des Verdauungstraktes gelten und ein sehr überzeugendes Beispiel dieser Art stellt der Krebs des rechten Hornes beim indischen Rind dar, das in der Art angeschirrt wird, daß beim Zug vornehmlich die erwähnte Stelle starkem Druck ausgesetzt ist. Auf Schädigungen durch thermische Reize sind Krebse, die in Brandnarben entstehen, zurückzuführen (wobei auch an Epithelverwerfungen gedacht werden könnte), und es sind da insbesondere die sogenannten Kangrikrebse zu nennen, die in verhältnismäßig großer Zahl unter den Einwohnern Kaschmirs beobachtet werden. Mit trockenem Kamel- oder Jakmist geheizte, von einem Korbgeflecht umschlossene Behälter werden in der kalten Jahreszeit unter dem Gewande getragen (Abb. 6, 7), erzeugen wieder-

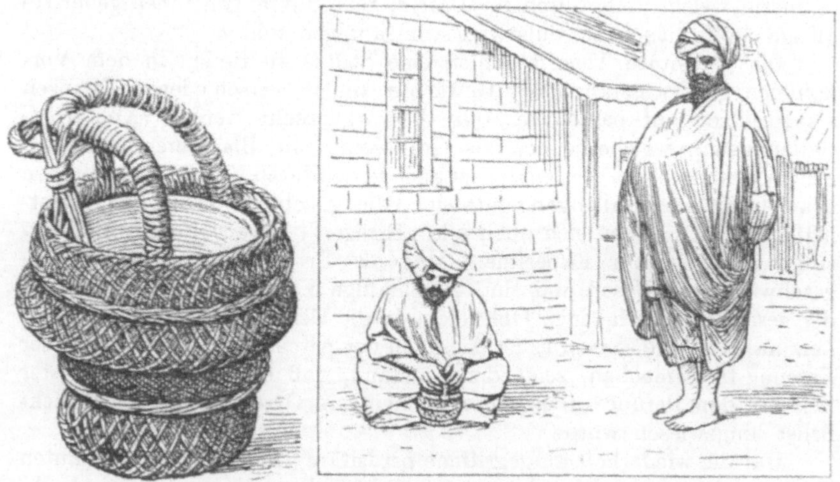

Abb. 6 u. 7. Gezeichnet nach Lichtbildern in BASHFORD,
The imperial cancer research. fund. 1908.

holt Verbrennungen der Bauchhaut, auf Grund welcher sich Plattenepithelkrebse entwickeln. Als Folgen aktinischer Reize werden die bei Matrosen vorkommenden und auch in den Balkanländern gehäufter beobachteten Krebse der Gesichtshaut angesehen, ferner die beim Xeroderma pigmentosum in der lichtübcrempfindlichen Haut auftretenden Karzinome,

sowie auch die sattsam bekannten Röntgenkrebse. Durch schädigend
wirkende Einflüsse chemischer Art, zu denen gelegentlich auch mechanische hinzutreten, können bedingt sein: der Schornsteinfegerkrebs, der Krebs der Paraffin-, Teer- und Anilinarbeiter, der Arsen-
krebs, der Schneeberger Lungentumor, die Mundschleimhautkrebse bei
Rauchern und Betelnußkauern und endlich auch das experimentelle
Teerkarzinom.

Die meisten der bisher genannten schädigenden Einflüsse führen auf
dem Weg über chronische entzündliche Veränderungen zur Krebsentwicklung und so können diesen Beobachtungen auch jene Karzinome angegliedert werden, die etwa im Anschluß an Ulcera cruris,
an das peptische Magenulkus, an tuberkulöse Geschwüre und syphilitische Veränderungen sich anschließen, wie auch der durch Cholelithiasis und Cholezystitis bedingte Gallenblasenkrebs hier genannt
werden kann.

Ein besonderes Interesse kommt jenen Neubildungen zu, die auf
Grund einer Ansiedlung von Parasiten zur Entwicklung kommen und für
die als ältestes bekanntes Beispiel der Bilharziakrebs der Harnblase zu
gelten hat (auch das Distomum spatulatum, Schistosomum japonicum).
Neuere Versuchsergebnisse, wie der Spiropterenkrebs, das durch die
Finne des Katzenbandwurms, der Taenia crassicollis, ausgelöste Lebersarkom, die bei der Besprechung der experimentellen Krebsforschung
noch gewürdigt werden sollen, haben dazu beigetragen, die frühere Annahme von der parasitären Ätiologie der Geschwülste ihrer Sonderstellung zu entkleiden, da infektiöse Reize nur eine Gruppe in der großen
Reihe anderer in Betracht kommender Reize darstellen, die unter Umständen auch zur Verwilderung der Epithelzelle, zur karzinomatösen Entartung Anlaß geben können.

Bei der Bewertung der krebsauslösenden, kausalen Bedeutung der
erwähnten Schädigungen, die schon aus der großen Zahl einschlägiger
Beobachtungen zur Genüge hervorgeht, ist im Auge zu behalten, daß
es einerseits Krebse gibt, denen keine Reizzustände vorangehen und
anderseits nicht jedem andauernden Reizzustand Krebsentwicklung
folgt. Aus dem ersten Umstand kann geschlossen werden, daß zur Krebsgenese Reizschäden nicht erforderlich sind oder wir sie nicht immer zu
erfassen vermögen, und aus dem zweiten, daß nicht in jedem Organismus
oder nicht in jedem Organ chronische Schäden eine krebsige Entartung
des Epithels nach sich ziehen.

Da aber, wie erwähnt, der Zusammenhang zwischen chronischen
Schädigungen und Karzinomen so häufig klinisch beobachtet worden ist
und im Experiment sichergestellt erscheint, wurde er für eine Reihe von
Autoren zum Ausgangspunkt weiterer Erwägungen, die dahin gehen, daß
die immer wieder angeregten reparatorischen Vorgänge früher oder später
zu einer biologischen Wesensänderung, zur Verwilderung der Zellen, zur
Bildung einer neuen Zellrasse führen, die als solche neue, gleichartige, ver-
wilderte Zellen aus sich hervorgehen läßt. Als ein Beispiel für den Zusammenhang fortgesetzter Anfachung zur Regeneration und maligner

Neubildung kann der häufige Befund von Leberzellkrebs in zirrhotischen Lebern angeführt werden.

Diese tiefgreifende Umstimmung — einmal erfolgt — hält auch dann noch an, wenn der primäre Reiz zu wirken aufgehört hat. Es wäre sonst das Wachstum von Metastasen nicht verständlich, die dem Einflußbereich der primären chronischen Schädigung weit entrückt sind.

Das Wesen der malignen Entartung ist aber morphologisch nicht faßbar. Von der großen Zahl hypothetischer Annahmen sind manche als unhaltbar abzulehnen, andere bringen uns einer klaren Einsicht nicht näher. So ist — um nur wenige Beispiele anzudeuten — die Gleichstellung der Krebszellen mit embryonalen Zellen abzulehnen, da aus solchen ohne Wesensänderungen maligne Blastome nicht hervorgehen können, die Annahme eines abnormen Chromosomenbestandes als Ursache maligner Geschwulstbildung ist aus dem Grunde abgelehnt worden, weil fehlerhafte Chromosomenmischungen auch bei nicht geschwulstmäßigen Zellwucherungen vorkommen; die Ableitung der Geschwülste von „extraregionären“, an verschiedenen Stellen des Organismus liegengebliebenen Geschlechtszellen, die parthenogenetisch sich weiterentwickeln sollten, bleibt die Erklärung des destruierenden Geschwulstwachstums schuldig und die Hypothesen, die dem Ausfall von wachstumshemmenden Faktoren oder der Anhäufung wachstumsfördernder, der Ansammlung toxischer Substanzen einen entscheidenden Einfluß bei der malignen Entartung zuschreiben, können nur wieder mit weiteren hypothetischen Annahmen gestützt werden.

Der Umstand, daß nicht jede Stelle des Organismus auf chronische Reizschäden mit maligner blastomatöser Entartung antwortet, daß es gewisse Prädilektionsstellen gibt, führt zur Annahme einer örtlichen Disposition. Dabei dürfte Keimversprengungen, die innerhalb der embryonalen Schlußlinien und in Grenzgebieten verschiedenartiger Gewebe sich leicht ereignen können, eine große Bedeutung zukommen, zumal sich Krebse an solchen Stellen häufiger als an anderen zu entwickeln pflegen.

Aber auch die Annahme einer allgemeinen Disposition, die sowohl angeboren wie erworben sein kann, ist nicht zu umgehen. Für die angeborene spricht die alte Erfahrung (die klinisch bei Beachtung dieses Momentes immer wieder durch neue Beispiele vermehrt werden kann), daß es Krebsfamilien gibt, in denen das Auftreten von Karzinom durch mehrere Generationen sich verfolgen läßt, es sprechen hiefür weiters auch neuere Versuchsergebnisse an Mäusen, nach denen sich die Karzinombereitschaft als rezessives Merkmal vererbt, gewisse Tierrassen sich für die Erzeugung, bzw. Übertragung von Krebs besser eignen als andere. Die Häufigkeit des Karzinoms im höheren Alter kann als durch eine erworbene allgemeine Disposition bedingt angesehen werden.

Welche Faktoren allgemeiner Art den Gesamtorganismus in der Richtung der Krebsgeneigtheit oder Krebsfestigkeit beeinflussen, ist noch wenig erforscht. Man neigt neuerdings dazu, neben besonderen Ein-

stellungen des Stoffwechsels der Tätigkeit der Geschlechtsdrüsen und der
hormonalen Wirkung anderer endokriner Organe eine Bedeutung zuzuschreiben, nähert sich also der Krebsdyskrasie der alten Humoral-
pathologie, der auch schon der jetzt wieder stark betonte Zusammenhang von äußeren, schädigenden Einflüssen mit der Krebsgenese bekannt war. So legte die Forschung auch auf diesem Gebiet scheinbar
eine Kreisbahn zurück und nähert sich Anschauungen vergangener
Zeiten. Doch es stieg die Bahn spiralig an und führt zu besserer Ein-
und Aussicht.

# Über die Malignität der Geschwülste.

## Von

## Professor Dr. Carl Sternberg.

Unter den zahlreichen Problemen der Geschwulstpathologie steht
für Theroretiker und Praktiker in gleicher Weise die Frage der Malignität
im Vordergrund des Interesses. Der Theoretiker steht vor dem Rätsel,
daß Körperzellen schrankenlos und regellos wachsen und mächtige
Wucherungen bilden, die sich in keiner Weise in den Plan des Organismus einfügen, ja letzteren zerstören. Für den Praktiker ist es im einzelnen Falle von entscheidender Bedeutung, ob eine kleine Geschwulst
bösartig ist oder bösartig werden könnte, hängt doch hievon Prognose
und Therapie ab. Er will auch Klarheit darüber haben, unter welchen
Umständen mit der Entwicklung bösartiger Geschwülste zu rechnen
ist, ob und wann sich solche zum Beispiel auf dem Boden gutartiger
Geschwülste oder chronischer Entzündungen entwickeln können usw.
Die Beantwortung aller dieser und ähnlicher Fragen hat zur Voraussetzung, daß wir uns über den Begriff der bösartigen Geschwulst
Klarheit verschaffen und festzulegen versuchen, durch welche Eigenschaften sich bösartige Tumoren von gutartigen unterscheiden. In
weiterer Folge kann dann geprüft werden, ob und auf welchem Wege
die Erkennung bösartiger Geschwülste möglich ist und ob unsere
derzeitigen Kenntnisse einen Einblick in das Wesen der Malignität
gestatten.

Wie bekannt, zeichnen sich maligne Tumoren im allgemeinen durch
ihren Zellreichtum und durch mehr minder beträchtliche Unregelmäßig-
keiten ihres Baues aus. Beschaffenheit und Anordnung der sie zusammensetzenden Zellen weichen sehr wesentlich vom Mutterboden ab, sie
zeigen verschieden starke Atypien oder, um das Wort Hansemanns
zu gebrauchen, eine verschieden starke Anaplasie. Die malignen Geschwülste weisen ferner gewöhnlich ein rasches, infiltrierendes Wachstum auf, dringen in die Umgebung ein, greifen auf fremde Gewebe über

und zerstören sie, setzen häufig Metastasen in anderen Organen und bilden nach operativer Entfernung Rezidive. Daß eine Geschwulst, die alle diese Eigenschaften aufweist, als bösartig zu bezeichnen ist, bedarf keiner Erörterung. Wie steht es aber mit den einzelnen angegebenen Merkmalen, inwieweit gestatten sie eine Unterscheidung gutartiger von bösartigen Geschwülsten und inwieweit ist eine Erkennung letzterer möglich?

Zunächst die Atypie der Zellen. Sie kommt morphologisch in Änderungen der Zellgröße, insbesonders in Änderungen der Größe, Gestalt und Färbbarkeit der Zellkerne sowie im Auftreten regelwidriger Mitosen zum Ausdruck und bildet in vielen Fällen ein sehr wesentliches Merkmal, auf welches sich die mikroskopische Diagnose eines malignen Tumors bei Untersuchung kleiner Stückchen stützen muß. Es darf aber hiebei nicht übersehen werden, daß Zellatypien auch in gutartigen Geschwülsten, ja auch bei anderen pathologischen Prozessen vorkommen und gewiß nicht ausschließlich in bösartigen Geschwülsten zu finden sind, und daß andererseits in malignen Geschwülsten die Zellen oft so geringe Atypien aufweisen, daß eine Unterscheidung von gutartigen Tumoren unmöglich ist. Gerade diese Erfahrungen haben dazu geführt, in dem Auftreten von Zellatypien nicht das Wesen der Malignität zu erblicken und die ursprüngliche Vorstellung HANSEMANNS zu verlassen, daß die Anaplasie die Ursache der Malignität wäre. Atypien kommen offenbar zustande, wenn die Zellen nicht völlig ausreifen, sondern mangelhaft und fehlerhaft ausdifferenzieren. Wir werden daher Zellatypien in erster Linie bei überstürzter Zellproliferation erwarten dürfen. Je rascher eine Geschwulst wächst — bei malignen Geschwülsten ist dies häufiger der Fall, es kommt aber auch bei gutartigen Geschwülsten vor — umso eher werden atypische Zellen auftreten; umgekehrt können bei bösartigen Geschwülsten, wenn sie langsam wachsen, die Zellen einen recht hohen Reifegrad erreichen, dem Mutterboden weitgehend ähnlich werden und dann werden wir vergebens nach Zellatypien suchen, obwohl die Geschwulst in ihrer Ausbreitung und ihrem Verhalten zur Umgebung alle Zeichen der Malignität darbietet. Es ist aber hienach auch verständlich, daß bei anderen pathologischen Prozessen, zum Beispiel bei manchen Entzündungen, die mit überstürzter Zellwucherung einhergehen, atypische Zellen vorhanden sein können. Wir müssen uns eben darüber klar sein, daß die morphologisch nachweisbaren Zellatypien allein nicht das Wesen der Geschwulstmalignität ausmachen, daß vielmehr die Zellen maligner Geschwülste eine Reihe von Eigenschaften besitzen, die nicht im morphologischen Bild der einzelnen Zelle, sondern in der „Änderung ihres biologischen Zellcharakters", vor allem in ihrer Wirkung auf die Umgebung zum Ausdruck kommen. Die histologisch nachweisbaren Änderungen der Kernform, Färbbarkeit und Größe der Zellen werden oft mit Recht an einen malignen Tumor denken lassen, sind aber hiefür absolut nicht spezifisch, es gibt kein sicheres Zeichen für Geschwulstzellen, weder bei benignen noch bei malignen Geschwülsten, und es ist daher fehlerhaft, wenn, wie das so oft geschieht, von Karzinomzellen oder Sarkomzellen als wohlcharakterisierten Gebilden gesprochen wird. Es geht daraus auch hervor, daß es unmöglich ist, aus einzelnen Zellen, beispielsweise in Pleura- oder Peritonealpunktaten, Sekreten usw. mit Sicherheit eine Geschwulstdiagnose zu stellen.

Ein weiteres Merkmal maligner Geschwülste bildet das Eindringen in die angrenzenden Gewebe, vor allem abnormes Tiefenwachstum oder Verlagerung von Epithel. Bei malignen epithelialen Tumoren werden Epithelheterotopien so regelmäßig angetroffen, daß sie für die histologische Diagnose zweifellos von größter Wichtigkeit sind. Es gilt aber auch hier, was eben bezüglich der Zellatypien gesagt wurde. Auch Epithelheterotopien sind keineswegs spezifisch für maligne epitheliale Geschwülste, sie kommen, oft sogar in großer Ausdehnung, vor, ohne daß überhaupt eine Geschwulst vorliegt. Bekannt sind z. B. die umfangreichen, oft weit in die Tiefe vordringenden Epithelproliferationen, die wir namentlich in der Schleimhaut der Mundhöhle oder des Kehlkopfes am Rand von tuberkulösen oder syphilitischen Affektionen zu sehen gewohnt sind und die leider gar nicht so selten zur Fehldiagnose eines Karzinoms Veranlassung gegeben haben. Auch in anderen Organen, z. B. im Magen, in der Gallenblase, im Uterus kennen wir umfängliche, weit in die Tiefe reichende, nicht selten bis an die Serosa vordringende Epithelproliferationen auf entzündlicher Basis, bei welchen auch atypische Zellen vorhanden sein können, obwohl es nicht zur Geschwulstbildung kommt. Ob wir dieses abnorme Tiefenwachstum des Epithels auf eine gesteigerte Proliferationsfähigkeit der Epithelzellen oder auf eine Schwächung der unterliegenden Gewebe zu beziehen haben oder ob beide Momente in Frage kommen, soll hier nicht erörtert werden, jedenfalls steht fest, daß weder Zellatypien noch Zellheterotopien das Wesen der Malignität ausmachen und für sich allein nicht die Diagnose einer malignen Geschwulst gestatten.

Ist das Vorhandensein eines Tumors festgestellt, dann bildet der Nachweis eines infiltrierenden und destruierenden Wachstums ein sehr wichtiges, vielleicht das einzige sichere Zeichen der Malignität, es können aber bei der Beurteilung leicht Irrtümer unterlaufen. Es kann bei gutartigen Geschwülsten vorkommen, daß sie mit zunehmender Größe die angrenzenden Gewebe immer mehr zusammenschieben, verdrängen und durch Druck zum Schwund bringen, so daß schließlich der Tumor ihre Stelle einnimmt, ähnlich wie etwa ein Aortenaneurysma eine Druckusur an einem oder an mehreren Wirbeln bewirkt und tiefe Gruben in den Wirbelkörpern aushöhlt. Analoge Veränderungen finden wir auch in der Umgebung mancher gutartiger Geschwülste, es liegt dann keine aktive Zerstörung angrenzender Gewebe, sondern ein passiver Untergang durch Druckusur vor. Die Geschwulst wächst nicht infiltrativ, sondern expansiv und tritt an die Stelle der umgebenden Gewebe erst nach Verdrängung derselben.

Als eines der wichtigsten Kennzeichen für die Malignität einer Geschwulst wird allgemein die Bildung von Metastasen angesehen, d. h. die Entstehung von Tochtergeschwülsten oft in weiter Entfernung vom primären Tumor. Aber auch bei der Verwertung dieses Symptomes für die Diagnose der Malignität ist Vorsicht geboten. Einerseits wurde wiederholt bei histologisch vollkommen gutartigen Geschwülsten, wie Fibromen, Chondromen, Adenomen usw., Metastasenbildung gesehen, andererseits verhalten sich maligne Geschwülste in dieser Hinsicht bekanntlich sehr verschieden und unberechenbar. Das eine Mal geht eine zweifellos maligne Geschwulst auch bei längerem Bestand ganz ohne Bildung von Metastasen einher, das andere Mal treten bei der gleichen Geschwulstart gleichen Sitzes binnen kurzer Frist zahlreiche, weit verbreitete und umfangreiche Metastasen auf. Von welchen Momenten dies abhängt, ist uns leider immer noch ein Rätsel. Die formale Genese der sekundären Geschwülste ist klar, es handelt sich um Verschleppung einzelner Zellen oder Zellkomplexe der primären Geschwulst, meist auf dem Blut- oder Lymphwege, und Weiterentwicklung zu einem neuen Tumor gleichen Baues wie die Muttergeschwulst. Es ist von vornherein zu erwarten, daß dieser Vorgang vorzugsweise bei starkwuchernden Geschwülsten auftritt, deren Zellen einen hohen Grad von Selbständigkeit besitzen, also in erster Linie bei den sogenannten bösartigen Geschwülsten zu beobachten sein wird. Es kann aber nicht wundernehmen, wenn auch gutartige Geschwülste gelegentlich Metastasen bilden. Andererseits unterliegt es keinem Zweifel, daß nur ein kleiner Teil der in die Blut- oder Lymphbahn gelangenden Geschwulstzellen tatsächlich zu Metastasen auswächst, ja selbst bei ausgedehntem Einbruch eines Tumors in den großen Kreislauf ist die Metastasenbildung oft nur sehr geringfügig. Solche Beobachtungen lassen vermuten, daß viele in die Blutbahn verschleppte Tumorzellen zugrunde gehen und daß nur ein kleiner Teil derselben die Grundlage von Metastasen abgibt. Histologische Untersuchungen zeigten, daß innerhalb der kleinen Lungenarterien ein ausgedehnter Untergang eingeschwemmter Tumorzellen stattfindet. Wovon es aber im gegebenen Falle abhängt, ob vom primären Tumor losgelöste Zellen zugrundegehen oder zu sekundären Geschwülsten auswachsen, entzieht sich unserer Kenntnis. Der Gedanke liegt nahe, daß der Organismus ebenso wie gegen die Invasion von Bakterien auch gegen das Eindringen von Geschwulstzellen Schutzkräfte besitzt oder vielleicht während des Tumorwachstums erwirbt. Solange diese wirksam sind, wird die Entstehung von Metastasen verhindert; sind diese Schutzkräfte nicht vorhanden oder aufgezehrt oder wird durch Toxine, die durch den Zerfall von Geschwulstzellen entstehen, der Boden vorbereitet, so können sich Metastasen entwickeln. Für diese Annahme könnte das Verhalten des umgebenden Gewebes bei dem primären Tumor einerseits, bei der Metastase andererseits verwertet werden, eine Frage, die aber an einem größeren Material noch zu untersuchen ist.

Auch in anderer Hinsicht ist noch manches Rätsel bei der Metastasenbildung zu lösen, so z. B. bezüglich der Organe, in welchen sich im einzelnen Fall Metastasen entwickeln. Es ist ja bekannt, daß manche Organe, wie z. B. die Milz, nur sehr selten der Sitz von Metastasen sind, ferner, daß bei manchen Tumoren bestimmte Organe fast immer frei von Metastasen bleiben, andere Organe hingegen geradezu Lieblingssitze von Metastasen bilden, ohne daß sich dies anatomisch, etwa durch den Verlauf der Blut- oder Lymphgefäße, erklären ließe. Für letztere Fälle ist der Gedanke verlockend, daß eine chemische Verwandtschaft zwischen gewissen Organsystemen bestehe und daß sich hiedurch die Ausbreitung von Tumoren innerhalb bestimmter Organe erklären ließe. Aber auch diese Frage bedarf noch der Klärung.

Überblicken wir das bisher Gesagte, so sehen wir, daß die Merkmale, die in ihrer Gesamtheit maligne Tumoren charakterisieren, im einzelnen nicht spezifisch sind, sondern gelegentlich auch bei gutartigen Geschwülsten vorkommen, so daß eine durchgreifende, scharfe Trennung eigentlich nicht möglich erscheint. Die meisten dieser Merkmale sind Ausdruck einer mangelnden Gewebsreife, wie sie die Folge eines überstürzten Wachstums ist. Je langsamer der bösartige Tumor wächst, je mehr er ausreift, umso mehr nähert er sich im histologischen Bilde der gutartigen Geschwulst und umgekehrt. Wir können demnach histologisch nur zwischen ausgereiften und unausgereiften Geschwülsten unterscheiden. Erfahrungsgemäß sind letztere fast immer bösartig, erstere meist, aber nicht immer gutartig. Damit ist auch die Grenze angedeutet, die der histologischen Diagnose bei der Untersuchung kleiner Geschwulstpartikel gezogen ist. In sehr vielen Fällen gelingt es, aus dem histologischen Bild die Diagnose einer unreifen Geschwulst zu machen, bei sehr großer Erfahrung wird es vielleicht auch möglich sein, sich vermutungsweise und mit Vorbehalt über den Grad der Malignität zu äußern. Vielfach ist es aber sehr schwierig, die Zeichen mangelnder Gewebsreife mit Sicherheit festzustellen und so wird dem subjektiven Urteil, das sich aus der Erfahrung ergibt, und damit leider auch dem Irrtum ein großer Spielraum gelassen.

Es ist selbstverständlich, daß auch auf anderen Wegen versucht wurde, dem Problem der Malignität beizukommen. So lag es ja nahe, für die Fähigkeit bösartiger Geschwülste, schrankenlos in die Umgebung einzudringen und angrenzende Gewebe zu zerstören, die Erklärung in besonderen chemischen Leistungen der Geschwulstzellen zu suchen und auf diesem Wege ein Verständnis für die Änderung des Zellcharakters zu gewinnen. Morphologisch, d. h. formalgenetisch kommt, soweit wir bisher zu erkennen vermögen, die Bösartigkeit der Geschwülste dadurch zustande, daß infolge starker, ungehemmter, oft überstürzter Zellproliferation mangelhaft ausdifferenzierte, nicht zu voller Gewebsreife gelangende, ja oft vollkommen unreife Zellen produziert werden, die sich nicht nur morphologisch, sondern auch biologisch von ihren Mutterzellen unterscheiden. Je unreifer die Geschwulstzellen sind, umso tiefgreifender ist meist auch die Änderung ihres Zellcharakters, umso größer ihre Malignität, so daß eine fortlaufende Reihe von den gutartigen Geschwülsten über Tumoren mit kaum oder nur wenig angedeuteter Bösartigkeit, mit „geringster Anaplasie", zu den malignensten Geschwülsten führt.

Damit ist das Problem der Malignität gewiß nicht erschöpfend gelöst, aber immerhin unserem Verständnis etwas näher gerückt. So ist es bei dieser Betrachtungsweise unwahrscheinlich, daß die Tendenz zu malignem Wachstum dem Geschwulstkeim von Haus aus innewohne, daß sich bösartige Geschwülste nur aus Zellen entwickeln können, die von Haus aus qualitativ abnorm sind, vielmehr kann es keinem Zweifel unterliegen, daß auch normale Körperzellen während des Lebens die Fähigkeit erwerben können, die Grundlage für die Entwicklung einer malignen Geschwulst abzugeben. (Hiefür sprechen auch die in neuerer Zeit gewonnenen Erfahrungen bei der experimentellen Erzeugung von Karzinomen.) Es ist ferner naheliegend, daß nicht bestimmte Ursachen, etwa bestimmte Erreger bösartiger Tumoren angenommen werden können, sondern es ist von vorneherein zu erwarten, daß verschiedene auf den Körper einwirkende Schädlichkeiten, „Reize", allmählich zu einer hemmungslosen Zellproliferation und damit zur Bildung unreifer, in vielen Beziehungen von der Mutterzelle abweichender Zellen Veranlassung geben können. Es ist aber des weiteren klar, daß dieselbe Ursache nicht immer dieselbe Wirkung haben muß, sondern daß, da es sich um eine Reaktion des lebenden Organismus handelt, individuelle Verschiedenheiten, bzw. eine verschiedene Disposition zur Geschwulstbildung eine große Rolle spielen werden.

Die Frage nach der Ursache der Geschwulstmalignität ist nach dieser Auffassung identisch mit der Frage nach der Ursache des pathologischen Zellwachstums oder richtiger der pathologischen Zellbildung, und es ist ja bekannt, daß auf diesem Gebiete die experimentelle Forschung nennenswerte Erfolge aufzuweisen hat. Es ist nicht meine Aufgabe, in diesem Rahmen hierüber zu sprechen oder die Frage der Ätiologie der Geschwülste zu erörtern, ich darf vielleicht nur die an anderer Stelle[1]) ausgeführte Auffassung unterstreichen, daß es vor allem durch verschiedenartige, längere Zeit einwirkende Schädigungen verursachte, immer wieder von neuem angefachte und immer wieder gestörte Regenerationsvorgänge sein dürften, die bei bestehender Disposition schließlich zu schrankenloser Wucherung unreifer Zellen und zu weitgehender Änderung ihres biologischen Zellcharakters führen. Sollte diese Auffassung, die sich auf Erfahrungen aus der menschlichen Geschwulstpathologie und auf die Ergebnisse der experimentellen Forschungen stützt, zutreffen, so wäre damit vielleicht auch der Geschwulstprophylaxe ein Weg gewiesen — und das ist ja das Ziel, dem wir alle, und ganz besonders die österreichische Gesellschaft für Erforschung und Bekämpfung der Krebskrankheit zustreben.

---

[1]) Der heutige Stand der Lehre von den Geschwülsten, im besonderen der Karzinome. 1924. Julius Springer, Wien.

# Über Biochemie des Karzinoms.

Von

## Professor Dr. Ernst Freund.

Die chemisch-analytischen Untersuchungen, die sich auf Karzinom beziehen, stellen, ob sie sich auf Zusammensetzung der Materialien oder auf den Stoffwechsel beziehen, größtenteils Veränderungen gegenüber der Norm dar, die sich teils aus dem Wachstumsvorgange, teils aus dem Zerstörungsprozeß erklären lassen, ohne daß der Spezifität des karzinomatösen Prozesses Rechnung getragen wäre.

So hat sich die Abnahme der Blutalkaleszenz, die Änderung des Albumin-Globulin-Quotienten des Serums, die negative N-Bilanz des Stoffwechsels, die Vermehrung der autolytischen, peptolytischen, und antitryptischen Substanzen, der Kolloidsubstanzen, des Sauerstoffverbrauches, wie der Abnahme der Oberflächenspannung auf die mit dem karzinomatösen Prozeß verbundenen, wenn auch nicht spezifischen Zerstörungsprozesse des normalen Gewebes beziehen lassen.

Nur die Vermehrung des „Oxyproteinsäure“ benannten Urinbestandteiles ist nach mehreren Bestätigungen sowohl deutscher wie französischer Autoren (Azot residual) als einigermaßen spezifisch für Karzinom anzusehen und ebenso die Eigenschaft des Karzinompreßsaftes, aus d-Alanylglyzin zunächst Glykokoll abzuspalten.

Anderseits lassen sich der Reichtum des Karzinomgewebes an komplizierten Aminosäuren, an Hexonbasen, an Lezithin- und Phosphatidphosphor, die Anziehung für Jod, Kupfer, Zink, Blei, Radium mühelos auf den besonderen Reichtum an Zellen gegenüber dem Muttergewebe beziehen.

Für zwei Bestandteile des Gewebes haben sich immerhin auffallend spezifische Beziehungen nachweisen lassen: für Fette und Kohlehydrate. Durch hohe Jodzahl, durch großes Hemmungsvermögen der Karzinomsera gegenüber der Natrium-Oleat.-Hämolyse ist ein besonderer Reichtum an ungesättigter Fettsäure erwiesen, der eine erhöhte Dispersität der Zellgrenzen mit sich bringt, die wieder zu einem Reichtum an Kalium, zu einer Verarmung an Kalzium führt.

Mit dieser Bedeutung der Fette ist es übereinstimmend, daß Ätherbehandlung der Haut für Teerkarzinom besonders empfänglich macht.

Kohlehydrate sind schon vor 30 Jahren im Karzinomgewebe stark vermehrt gefunden worden; und dies ist eine spezifische Vermehrung, weil sie beim Sarkom nicht nur fehlt, sondern im Gegensatz hiezu, durch eine Vermehrung von Pepton vertreten ist.

Karzinomzellen zeigen auch, wie 1912 gezeigt, spezifisches Anziehungsvermögen für Zucker. Zucker und Glykogen ist auch schon 1885 im Blute vermehrt gefunden worden und im Jahre 1922 ist Zuckervermehrung von amerikanischer Seite neuerdings konstatiert und dieser Befund dahin erweitert worden, daß nach Zuckerinjektionen die Hyperglykämie bei Karzinom viel länger als normal anhält, durch Normal-Seruminjektionen herabgesetzt wird.

Auch bezüglich der Zerstörung der Kohlehydrate zeigen sich besondere Beziehungen.

Schon seit 1887 ist die saure Reaktion der Tumoren bekannt; sie ist im Jahre 1910 als von Milchsäure herrührend erkannt worden und auf die Zerstörung der Kohlehydrate bezogen worden.

Im Jahre 1912 ist ein spezifisches Zerstörungsvermögen für Kohlehydrate im Serum karzinomatöser nachgewiesen worden und im Jahre 1922 an Tumorschnitten hiebei erhöhte Oxydationsgeschwindigkeit für Traubenzucker, nicht für Galaktose und Rohrzucker nachgewiesen worden.

In jüngster Zeit ist diese Zuckerumwandlung in Milchsäure als besonders stark nachgewiesen worden (Zerstörung des 70 fachen der normalen Zuckerzerstörung) und die Milchsäureausscheidung nach Zuckerinjektion zu diagnostischen Zwecken vorgeschlagen worden.

Zu diesen Tatsachen stimmt, daß das Blut eines Flügels mit Hühnersarkom weniger Zucker enthält, als der korrespondierende normale Flügel, sowie, daß Diabetiker, die an Karzinom erkranken, Erhöhung ihrer Zuckertoleranz zeigen, daß weiters bei Karzinomtieren die Leber als Zentralorgan des Kohlehydratstoffwechsels Veränderungen im Sinne einer myeloischen Umwandlung zeigt und daß schließlich partielle Leber- sowie Nebennierenexstirpation Karzinomwachstum steigert, Sarkomwachstum hemmt.

Diesen Anomalien betreffs der Fette und Kohlehydrate entsprechen auch die Ernährungsversuche. — Cholesterinfütterung beschleunigt, Lezithinfütterung hemmt das Karzinomwachstum. Lanolin- und Speckfütterung fördert Hühnersarkom.

Bei kohlehydratfreier Ernährung sind die Tumoren kleiner als bei Broternährung. Sarkome, Karzinome und Chondrome werden durch verschiedene Ernährungen in ihrem Größenwachstum beeinflußt.

Auf diese Einflüsse ist wohl auch zurückzuführen, daß bei Fleischnahrung 30%, bei Pflanzennahrung 50% Impferfolge beobachtet sind.

Trotz dieser besonderen Beziehungen zwischen Tumoren, Kohlehydraten und Fetten wird nicht klar, warum diese Stoffe, die beim Gesunden dem ganzen Organismus zugute kommen, im Karzinomfalle nur eine einseitige Verwendung finden; es ist eben beim Karzinomproblem zu erklären, wieso der Gegensatz vom Aufbau des Krankhaften und Abbau des Gesunden unter Beteiligung eines chronischen Reizes sich vollzieht.

Gegenüber der Annahme, daß der Reiz — sei er nun in einer falschen Anlage oder einer Infektionsquelle gelegen — als alleinige Ursache des Karzinoms wirken könne, muß betont werden, daß bei allen Reizursachen doch nur eine relativ kleine Anzahl der in Betracht kommenden Fälle wirklich vom Karzinom ergriffen werden; selbst die 100% der Teerkarzinommäuse beziehen sich auf die Mäuse, die vier Monate des Versuches überlebt haben, und repräsentieren meistens nur 18 bis 20%, und allseits ist individueller Einfluß zugegeben. Auch dort, wo das Karzinom schon vorhanden ist, muß für jene Fälle, bei denen nach radikaler Entfernung erst nach Jahren Rezidive erscheint, angenommen werden, daß der Organismus bis zum Wiedererscheinen des Karzinoms dem Wachstum denselben Widerstand habe leisten können.

Wir sind also in jedem Falle auf einen Miteinfluß des Organismus (Disposition) hingewiesen.

Eine solche Disposition läßt sich auch im Experiment darin erweisen, daß das Karzinomserum zugefügte Karzinomzellen nicht so wie Normalserum lösen kann. Dieses Lösungsvermögen, das vom Gehalte an einer gesättigten Dikarbonsäureverbindung herrührt, ist auch dem Normalgewebe eigen, während es im Karzinom fehlt.

Der Mangel dieses Lösungsvermögens ist aber auch an den bekannten prädisponierenden chronischen Geschwürstellen nachzuweisen, er ist durch toxische Röntgenbestrahlung und durch Teereinwirkung auf Hautstückchen experimentell hervorzurufen und ist daher als ein disponierender Faktor anzusehen.

Der Verlust, respektive die Verminderung dieses Lösungsvermögens ist auch als Grundlage der Altersdisposition für Karzinom anzusehen, da das im Säuglingsalter besonders starke Lösungsvermögen zugleich mit der Abnahme der Thymusfunktion abnimmt und im Alter — wenn auch vorhanden — doch stark herabgesetzt ist.

Der Mangel dieses Lösungsvermögens stellt daher chemisch jene Disposition dar, die von Seite des geschwächten normalen Gewebes besteht.

Nebst dieser — sozusagen — negativen, weil in einem Mangel bestehenden Disposition zeigt der karzinomatöse Organismus auch eine positive, in einem anormalen Substanzbesitz bestehende Disposition.

Im Serum des Karzinomatösen, wie im Karzinom selbst, ist ein Schutzvermögen für Karzinomzellen gegenüber der Zerstörung durch Normalserum nachzuweisen; der Schutz wird durch Bildung einer unlöslichen Verbindung zwischen einer Kohlehydratsubstanz der Zelle und einer Nukleoglobulinsubstanz des Serums hervorgerufen, welche beide durch eine ungesättigte Dikarbonsäure verknüpft werden. Diese ungesättigte Dikarbonsäure vermag durch Zusammentritt mit normalem Nukleoglobulin des Serums dieses so zu ändern, daß es z. B. zwar normales Glykogen rasch verzuckert und zerstört, aber das durch Säure veränderte Glykogen zu einem Proteid verkettet, also einerseits einen Baustein des Normalgewebes vernichtet, andererseits aber mit einem anormalen Baumaterial einen Aufbau vermittelt und damit eine Analogie zu den wesentlichsten Vorgängen des karzinomatösen Prozesses schafft.

Die Quelle dieser Substanz ist im Darme des Karzinomatösen gelegen wo aus Palmitin, statt jener Karzinomzellen zerstörenden Säure, die beim Normalen im Serum zur Normalsäure führt, eine anormale ungesättigte Dikarbonsäure mit ihren falschen Komplexbildungen entsteht.

Diese Säure kann durch Überimpfung aus dem Darme Karzinomatöser auf Fettmischungen beliebig vermehrt werden; ihre Bildung ist daher nicht als Folge des Karzinoms, sondern als ein Vorkommnis anzusehen, das für den Aufbau des Karzinoms spezifisch günstiges

Material liefert, also als disponierendes Moment (allgemeine Disposition im Gegensatz zur lokalen).

Die Anomalie der Verdauungstätigkeit bringt es je nach ihrer Stärke früher oder später dahin, daß an Stellen chronischen Reizes mit stark gesteigertem Verbrauch der Normalsäure ein Mangel an dieser entsteht und dafür, da mit diesem Mangel die Selektionsfähigkeit der Zelle geschwächt ist, die krankhafte Ersatzsubstanz aufgenommen wird und eine krankhafte Zelle entsteht, die von nun an besser durch diese Ersatzsubstanz genährt wird, als die benachbarte, noch gesunde Zelle. Wird diese krankhafte Stelle rechtzeitig operiert, dann existieren wieder nur normale Zellen, die die Materia peccans nicht annehmen; freilich nach langer Zeit kann auch an Stellen ohne durch chronischen Reiz gesteigerten Verbrauch Mangel an Normalsäure eintreten und zur Erkrankung respektive zur Rezidive führen.

Nur für die Fälle, wo nach Operation keine Rezidive eintritt, müßte, da doch die Materia peccans im Darm weiter produziert wird, eine exzessive Anhäufung im Organismus entstehen, wenn kein Ausweg hiefür wäre. Dieser Ausweg existiert aber.

In jedem Urin eines Karzinomatösen — wenn er nur frisch und nicht zu verdünnt ist — läßt sich die Ausscheidung der überschüssigen, von Karzinom nicht absorbierten Karzinomdarmsäure konstatieren, während Normalharn auf Karzinomzellen zerstörend wirkt.

So sehen wir, daß diese beiden für das Karzinomproblem so wichtigen Substanzen gleich anderen Stoffwechselprodukten im Körper kursieren, und es davon, welche derselben im Darme mehr erzeugt wird, abhängt, ob die gereizte Stelle normal reagieren kann oder pathologisch reagieren muß.

Indem so die Chemie die Existenz einer Karzinomdisposition nachweist, stimmt sie überein mit den letzten Resultaten der experimentellen Karzinomforschung, die bei Zellzüchtung und Tierimpfung als Grundbedingung des Erfolges die Zufuhr einer Substanz aus dem Plasma Karzinomatöser erfordert.


# Ergebnisse der experimentellen Geschwulstforschung.[1]

## Von
## Professor Dr. Rudolf Kraus.

Seitdem VIRCHOW die Geschwulstforschung auf eine wissenschaftliche Grundlage gestellt hat, war man bemüht, das Problem der Krebsätiologie und -genese mittels morphologischer Methoden zu lösen. Wenn

---

[1] Ausführliche Literatur: Teutschlaender, Zentralbl. f. Hyg., 1924, H. 2.

auch diese Richtung den Ausbau der Geschwulstlehre wesentlich gefördert hat, so vermochte dieselbe doch nicht mit der ihr zur Verfügung
stehenden mikroskopischen Beobachtungsweise Probleme einer Lösung
zuzuführen, welche nur zusammen mit biologischen und physikalisch-
chemischen Methoden herbeigeführt werden dürften. In diesem Sinne
meint auch ein auf diesem Gebiete erfahrener pathologischer Anatom
BERNH. FISCHER, daß auf dem Wege der anatomischen Methoden allein Aufschlüsse über Genese und Ätiologie nicht zu erwarten sind. Ohne die
Bedeutung der morphologischen Richtung schmälern zu wollen, muß
man heute in objektiver, retrospektiver Betrachtung zugestehen, daß die
morphologische Geschwulstforschung bereits Gefahr lief, sich in un-
fruchtbaren Hypothesen und Spekulationen zu verlieren, als am Ende
des vorigen Jahrhunderts eine neue experimentell-biologische Ära in die
Geschwulstforschung neues Leben brachte.

Sowie viele andere Gebiete der medizinischen Forschung durch die
damals aufblühende Mikro- und Immunobiologie in neue Bahnen gelenkt
wurden, so hat dieselbe auch vielfach auf die morphologischen Wissenschaf-
ten und auch auf die pathologische Anatomie befruchtend gewirkt. Mittels
der neu geschaffenen experimentellen Methodik, welche die Lehre von
der Ätiologie, Pathogenese und Immunität der Infektionskrankheiten
geschaffen hat, versuchte man auch das auf einem toten Punkt angelangte
Krebsproblem neuerdings in Angriff zu nehmen.

Hand in Hand mit der Erforschung der Ätiologie der Infektions-
krankheiten versuchte man zunächst mit den Züchtungsmethoden der
Bakteriologie Schizo-Blasto-, Hypho-Myzeten und auch Protozoen als
Ursache der Tumoren zu finden. In diese Zeit der ätiologischen Suche
nach den Erregern des Krebses fallen die Arbeiten von SCHMIDT über den
Mucor racemosus, von WLAEFF, SANFELICE, LEOPOLD, RONCALO über
Blastomyzeten, die über Kokzidien von ADAMKIEWICZ, über die Vogelaugen, Plimersche Körperchen, die Plasmodiophora brassicae, in welcher
FEINBERG und LEYDEN, Vertreter der parasitären Theorie, den Krebserreger sahen. Alle diese vermutlichen Mikroben haben ebensowenig der
Kritik standgehalten, wie der zuletzt von DOYEN gezüchtete Micrococcus
neoformans. Diese ätiologischen Arbeiten, welche nach einem einzigen
spezifischen Erreger gesucht haben, haben nur mehr historischen Wert,
nachdem sie sich als unrichtig erwiesen haben. Heute können wir es
um so berechtigter behaupten, als wir wissen, daß es einen spezifischen Krebserreger im Sinne der Spezifität der Erreger
der Infektionskrankheiten nicht gibt.

## Über experimentelle Übertragung der Tiertumoren.

In den neunziger Jahren setzte dann eine andere Arbeitsrichtung ein,
welche an Stelle der direkten Suche nach den Erregern mittels Züchtung das
Tierexperiment heranzieht, welches bereits auch in der Erforschung
der Protozoen und der filtrierbaren Virusarten zu fruchtbaren Ergebnissen
geführt hat. Den Ausgangspunkt bilden die tierischen Geschwülste, die

bei allen Wirbeltieren, von den niedrigen, den Reptilien und Fischen angefangen bis zu den Vögeln und Säugetieren in allen den verschiedenartigen Formen, von den gutartigen Fibromen, Lipomen, Adenomen bis zu den bösartigen Sarkomen, Karzinomen bekannt waren. Bei den Säugetieren kommen bösartige Geschwülste relativ häufiger vor als bei den niedrigen Tieren, so z. B. bei Hunden, Pferden, namentlich bei Mäusen und Ratten. Ehrlich und Bashford fanden im Laufe von Jahren 2000 spontane Tumoren, am häufigsten Mammakarzinome unter Mäusen. Seltener sind Tumoren bei Kaninchen und Meerschweinchen zu finden.

Hannau (1889) und später Moreau (1891) gebührt das Verdienst, experimentelle Beweise für die Übertragbarkeit der Spontantumoren erbracht zu haben. Es gelang ihnen, spontane Ratten- und Mäusekarzinome auf die gleiche Tierart zu übertragen und in Passagen fortzupflanzen. Mittels dieser Methode konnte Jensen dann (1901) die experimentell-biologische Richtung der Geschwulstforschung begründen, die in den Händen von Ehrlich, Borrel, Bashford u. a. so interessante und wichtige Ergebnisse gefördert hat.

Als feststehend kann man auf Grund der zahlreichen Übertragungsversuche annehmen, daß es gelingt, Spontantumoren der Tiere auf gesunde Tiere zu übertragen und in Generationen fortzuzüchten, daß also das Tumorgewebe zum Unterschiede vom normalen aus dem Zusammenhang mit seinem Mutterboden losgelöst, seine Wachstumsenergie und Vitalität bewahrt. Die Tumorzelle besitzt demnach eine von der Normalzelle biologisch verschiedene vita propria, indem sich dieselbe wie Protozoen und filtrierbare Virusarten verhält, übertragbar ist und im neuen Wirtsorganismus die gleiche Gewebskrankheit auslöst.

Auf diese Weise hat man eine Methodik geschaffen, welche es ermöglicht, mit Tumorzellen ebenso zu experimentieren wie es mit Mikroben möglich ist. Man züchtet im geeigneten Tierkörper die Tumorzellen, und kann dieselben durch Passagen, sowie z. B. das Lyssavirus oder das Virus der Variola usw. in Reinzucht erhalten.

Als eine weitere wichtige Tatsache wurde bei der Transplantation ermittelt, daß das Tumorgewebe nur auf artgleiche oder verwandte Tiere übertragbar ist, und daß ein Parallelismus besteht mit der biologischen Serumreaktion, die artspezifisch ist. Die Spontantumoren sind im allgemeinen nur auf die artgleiche Tierart oder auch auf zoologisch verwandte Spezies, soweit die Möglichkeit der Kreuzung und der biologischen Serumreaktion besteht, übertragbar. Daß die Tumorzellen serologisch artgleich wie die normalen Gewebszellen reagieren, konnte mittels der Präzipitinreaktion (Ranzi u. a.) gezeigt werden. Ein tumorspezifisches Antigen ließ sich mittels der Antigenantikörperreaktion bis heute nicht nachweisen. Auf diese Weise erklären sich auch die Transplantationen, z. B. von Hund auf Fuchs (Stickers Lymphosarkom), von Hasen auf Kaninchen (Dungern und Coca: Spindelzellensarkom), die Zickzackimpfungen Ehrlichs mit Mäusekarzinom auf Ratten. (Interessant ist der biologische Nachweis der Artzugehörigkeit der Zellen des Primärtumors in der anderen verwandten Tierart, so z. B. fand Dungern Hasenzellen im Impftumor bei Kaninchen.) Ich hatte Gelegenheit, in Buenos Aires einen Spontantumor beim Meerschweinchen zu finden, den MIGUES in Passagen übertragen konnte, und der sich, wie FISCHER und KANTOR in meinem Institut gezeigt haben, auf das verwandte wilde Meerschweinchen (suis cavia Pallas) übertragen ließ. Frühere Versuche von WOLLMANN haben mittels biologischer Reaktionen die Verwandtschaft des cavia Pallas mit dem zahmen Meerschweinchen (Cavia porcellus) festgestellt. (Rev. del Inst. Bacter. Vol. I, II.)

Man hat aber auch Versuche angestellt, um diese Spezifizität der Übertragbarkeit auf artgleiche und verwandte Tierarten zu durchbrechen, und hat z. B. das Mäusekarzinom auf Kaninchen (STRAUCH, NATHER), oder menschliche Tumoren auf Hunde oder Ratten zu übertragen versucht. Hier wären die Heterotransplantationen menschlicher Tumoren von DAGONET, LEWIN, KAYSSER u. a. anzuführen, die allerdings noch in Diskussion stehen, deren Nachprüfung weiter verfolgt werden sollte. Es ist möglich, daß sich verschiedene Tumoren diesbezüglich verschieden verhalten könnten. Es wäre wichtig, an einem großen Material mit Überpflanzung auf verschiedene Tierarten solche Versuche anzustellen. Auch wären zu erwähnen die interessanten Übertragungen von MURPHY, dem es gelungen sein soll, Ratten- und Mäusesarkome auf Hühner — Tauben — Embryonen zu übertragen und in Passagen fortzuführen. Daß die embryonalen Gewebe biologische Beziehungen zum Tumorgewebe haben dürften, geht unter anderem auch aus der von mir und ISHIWARA festgestellten Tatsache hervor, daß embryonale Zellen sich dem Serum von Karzinom gegenüber ähnlich verhalten, wie die Krebszellen bei der FREUND-KAMINER Reaktion. In diesem Sinne werden auch die Versuche von ASKANAZY verständlicher, welchem es gelungen ist, mit mit Äther oder Chloralhydrat vorbehandeltem Gewebe Teratoide bei Ratten zu erzeugen, aus welchem später Karzinom und Sarkom sich entwickelte. Die von BELOGOLOWY mitgeteilten Froschversuche würden, wenn sie sich als richtig erweisen, im gleichen Sinne sprechen. Damit würden auch experimentelle Stützen für die COHNHEIMsche Theorie erbracht sein.

Die Analogisierung der Tumorzelle mit Mikroben hat EHRLICH dazu geführt, mittels Tierpassagen die Virulenz der Tumorzellen zu steigern. Das Impfergebnis war bei Übertragung verschiedener Spontantumoren wechselnd, 2—30% und mehr. EHRLICH konnte durch Passagen die Virulenz mancher Tumorstämme (Sarkome, Chondrom) so steigern, daß er in 100% positive Impfresultate erhielt. Auch in anderer Richtung hat man mit der experimentellen Methode interessante Ergebnisse gewonnen. Das Prinzip der elektiven Nährböden übertrug HAALAND auf die Geschwulstforschung, und es gelang ihm aus einem Gemisch von Karzinom (EHRLICH) und Sarkom (JENSEN) in dänischen Mäusen das Karzinom, in Berliner Mäusen das Sarkom heraus zu züchten. HAALAND hat nämlich gezeigt, daß der dänische Stamm bei Berliner Mäusen und der deutsche Stamm bei dänischen nicht angeht und benutzte daher diese Elektivität der verschiedenen Mäuserassen zur Isolierung. Welche Bedeutung dem Nährboden für das Angehen der Tumoren zukommt, zeigt auch ein Versuch von Murphy, welcher durch Inokulation des Mäusekarzinoms ins Gehirn der Ratte in 83% positive Resultate erhielt. (Daß das Gehirn für homologe Tumoren ein günstiger Nährboden ist, zeigten Uhlenhuth, Roffo.) Ein anderes Beispiel, wie man mittels bakteriologischer Technik zu positiven Ergebnissen gelangt, ist der Versuch Haalands, um aus dem Gemisch Karzinom-Sarkom durch Erwärmen auf 45 Grad die thermostabilen Karzinomzellen auszuschalten und Reinkultur des Sarkoms zu erhalten. Dieser Versuch hat sein Analogon in der Bakteriologie, wo man bekanntlich mittels höherer Temperaturgrade sporenhaltige Bakterien von vegetativen Formen trennen kann.

Eine für die Biologie der Tumorzellen wichtige Feststellung konnten Ehrlich und Apolant bei den Versuchen über Virulenzsteigerung machen, indem sie zum ersten Male experimentell eine metaplastische Umwandlung des Karzinoms in Sarkom, eines Adenokarzinoms in Plattenepithelkrebs beobachten konnten.

Sticker, Lewin, Loeb, Bashford haben später ähnliche Veränderungen des Zellcharakters beschrieben. Bei der Besprechung der Spiropteren- und Teerkarzinome werden wir hören, daß bei Ratten und Mäusen durch ein und dasselbe Reizmittel Karzinome und auch Sarkome hervorgerufen werden können. (Die Beobachtungen dürften für das Verständnis des menschlichen Carcinoma sarcomatodes und Karzinosarkom eine Bedeutung haben.)

Nachdem die Übertragbarkeit der Tumorzellen methodisch ausgebaut war, versuchte man weitere Probleme der Geschwulstforschung, so z. B. dasjenige über Disposition und Immunität ebenso zu lösen, wie in der Immunobiologie. Die Konstanz und maximale Virulenz bei Impftumoren ermöglichte es, die aktive und passive Immunisierung zu studieren, die Chemotherapie in Angriff zu nehmen und auf diese Weise ist man dem Problem der Therapie des Karzinoms experimentell näher getreten.

Zuzugeben ist, daß die Impftumoren in mancher Beziehung nicht mit den Primärtumoren und mit menschlichen malignen Tumoren verglichen werden können, indem ihnen die Malignität, das infiltrative Wachstum fehlt; die Impftumoren wachsen konzentrisch, um einen Ausdruck Paltaufs zu gebrauchen und verhalten sich eher wie Metastasen. Daß die Impftumoren nicht gleich zu setzen sind den Spontantumoren, geht auch daraus hervor, daß künstlich immune Tiere gegen Impftumoren, nicht aber gegen Spontantumoren immun sind. Überhaupt dürfte es verfehlt sein, Erfahrungen, gewonnen mit einer Tumorart bei einer bestimmten Tierart, auf andere Tumoren und namentlich auf menschliche zu übertragen. — Die fundamentale Tatsache, daß nämlich die Tumorzelle ebenso wie die pathogenen Mikroorganismen in vivo zu züchten ist, gab auch den Anstoß zu Versuchen, welche darauf hinausgehen, die Tumorzellen in vitro zu züchten.

## Zellkultur.

Harrison hat im Jahre 1907 versucht, Froschembryonen in Froschlymphe in vitro zu züchten und hat damit in die biologische Forschung

die Methodik der Gewebskultur eingeführt. Burrow, Carrel haben diese
Züchtungsmethode auf Säugetiergewebe ausgedehnt und es gelang ihnen,
im Blutplasma Gewebszellen zur Vermehrung zu bringen, Mitosen zu
sehen und die Zellen in Passagen in vitro fortzuzüchten. (Auch im hetero-
logen Plasma, so z. B. im Meerschweinchen- und Taubenplasma, konnten
Zellen gezüchtet werden.) Für das Studium der Tumorzellen wurde die
Zellkultur später auch herangezogen. (Carrel und Burrow, Lambert und
Hanes, Lewis, Rhoda Erdmann, Fischer u. a.) Es gelingt bei Einhaltung
der genauen Technik in vitro Sarkom- und Karzinomzellen zum Wachstum
zu bringen, amöboide Bewegungen, Karyokinese, Phagozytose zu beobachten. Interessant ist das verschiedene Verhalten im Wachstum der
Sarkom- und Karzinomzellen in vitro, wie es Lambert und Hanes,
Rhoda Erdmann beschreiben. Die wachsenden Sarkomzellen wandern
mittels amöboider Bewegung vom implantierten Gewebszentrum aus und
sind im ganzen Gesichtsfeld zerstreut zu sehen. Die epithelialen Zellen
dagegen wachsen zusammenhängend, flächenhaft, zapfenbildend, in das
Milieu hinein. Die Sarkomzellen wachsen ebenso wie die normalen
Fibroblasten, schneller als Karzinomzellen, die letzteren sind auch schwerer
zu züchten. Um Subkulturen zu erhalten, ist der häufige Wechsel des
Plasmas notwendig, da vielleicht die Stoffwechselprodukte schädlich
auf das Wachstum wirken. Lambert und Hanes, Champy und Coca
haben versucht, das explantierte Material auf das Tier zurück zu impfen
und konnten wieder ein gleiches Wachstum erhalten, ebenso wie mit
einem Impftumor.

In letzter Zeit hat Rhoda Erdmann interessante Ergebnisse über
Explantationen der Tumorzellen mitgeteilt. Carrel und Burrow zeigten
bereits früher, daß die Tumorzellen im Plasma der Tumorträger rascher
wachsen als im normalen. Rhoda Erdmann konnte diese Tatsache neuerlich bestätigen. Nur im Plasma, sagt Rhoda Erdmann, das von einem
Tumortier stammt, kann die betreffende Geschwulst gezüchtet werden,
wenn sie wieder Geschwülste erzeugen soll; zum Unterschied von der
Normalzelle, die in vitro ebenso wächst wie die Tumorzelle, vermag nur
die letztere bei Implantationen in den Tierkörper wieder weiter zu wachsen,
wogegen die Normalzelle granulationsgewebebildend zugrunde geht.
Solange die Tumorzelle im Tumorplasma gezüchtet wird, bleibt sie
Tumorzelle, im normalen Plasma wird sie zur normalen Zelle. Diese
Feststellung ist insoferne von Bedeutung, als sie dazu führt, anzunehmen, daß die Malignität der Tumorzelle, ihr unbegrenztes Wachstum, Übertragbarkeit etc., kurz das, was dieselbe zur wilden Zelle, um
mit Ehrlich zu sprechen, macht, wieder einer Rückbildung fähig sein
dürfte.

Diese angeführten Versuche eröffnen vielleicht die Aussicht,
auch in vitro aus normalen Zellen Tumorzellen zu erzeugen, ebenso wie
auch Abschwächung von Tumorzellen herbeizuführen, und vielleicht
können sie auch die spontanen Heilungsvorgänge der Geschwülste
unserem Verständnis näher bringen. Ob das Stroma die Bedeutung für
die Implantation der Tumorzellen hat, welches ihm Rhoda Erdmann

zuschreibt, hängt von der weiteren Bestätigung ihrer Versuche ab; jedenfalls würde auf diese Weise die Anschauung mancher Forscher, welche dem Bindegewebe einen wesentlichen Einfluß bei der Tumorbildung zuschreiben, eine experimentelle Stütze erfahren. Mit der weiteren Ausbildung dieser experimentell-biologischen Zellforschung dürfte man über die Tumorzellen mehr Aufschlüsse erlangen können als es in vivo möglich ist. Mit der Vitrokultur sollte man auch chemisch-physikalische Studien verbinden und Mikroanalysen der gezüchteten Tumorzellen und des Stoffwechsels durchführen, wie es Neuberg, in letzter Zeit Warburg, Neuschloss u. a. am makroskopisch überlebenden Gewebe versucht haben. Vielleicht gelingt es auch mittels Zellkultur biologisch giftige Stoffwechselprodukte nachzuweisen, ebenso wie Warburg fermentative Eigenschaften ermittelt hat, um auf diese Weise dem Problem der Krebskachexie näher treten zu können.

## Über Tumorbildung durch Parasiten.

Wenn auch die parasitäre Forschungsrichtung im Sinne der Spezifizität R. Kochs sich als falsch erwiesen hat, so sprachen doch manche klinische und histologische Befunde dafür, daß irgend ein Zusammenhang mit tierischen Parasiten zuzugeben sein dürfte.

Daß das Blasenkarzinom mit dem Schistosomum haematobium Bilharz und Darmkarzinome mit Schistosomum japonicum eng verknüpft sind, wird klinisch allgemein angenommen.

Das Leberkarzinom der Fischerbevölkerung im kurischen Hafen, welche rohe Fische genießt und sich mit einem Saugwurm Opisthorchis felineus infiziert, wird nach Askanazy mit diesem Parasiten in Beziehung gebracht. Bridré zeigt, daß Spontansarkom der Leber bei Ratten durch Cysticercus fasciolaris der Taenia crassicolis hervorgerufen werden kann. Trichodes crassicauda wird nach S. Loewenstein in Tumoren der Blase bei Ratten gefunden. Teutschlaender beschreibt den sogenannten Kalkbeinkrebs der Hühner, in dem er die Krätzmilbe Cnemidocoptes mutans findet. Daß nach diesen Beispielen Trema-, Nema- und Cestoden-Milben in irgend eine Beziehung zur Tumorentstehung gebracht werden müssen, ist durch klinische und anatomisch-pathologische Beobachtungen an menschlichen und tierischen bösartigen Tumoren erwiesen. Borrel stellte dann die Theorie auf, daß Parasiten Überträger eines unbekannten karzinogenen Virus sind.

Eine experimentelle direkte Bestätigung dieser klinisch-histologischen Beobachtungen über die Bedeutung der Parasiten bei der Geschwulstbildung brachten erst die fundamentalen Untersuchungen des Kopenhagener Pathologen Johann Fibiger, die für die Krebsforschung neue und aussichtsreiche Ausblicke eröffneten. Fibiger hat im Vormagen wilder Ratten in Kopenhagen endemisch vorkommendes Karzinom gefunden und konnte im oberflächlichen Epithelgewebe einen Wurm aus der Gruppe der Nematoden finden. Dieser Parasit wurde als ein neues Spezies erkannt und bekam den Namen Spiroptera o. Gongylonema neoplasticum. FIBIGER konnte dann weiter nachweisen, daß die Schabe, und zwar die Periplaneta americana, die in Südamerika, Indien vorkommt (nach Kopenhagen importiert wurde und daselbst jetzt vorkommt), als Zwischenwirt anzusehen ist. In den Muskeln dieser Schaben findet man Eier und Larven dieser Würmer, die dann im Magen der Ratten ins Epithel gelangen und zu Parasiten heranwachsen. Den Beweis für seine Annahme konnte FIBIGER durch Fütterungsversuche mit infizierten Schaben erbringen. Nach künstlicher Infektion der Ratten gelang es FIBIGER bei zirka 50% der gefütterten Tiere ebensolche Veränderungen im Vormagen nachzuweisen, wie er sie bei den wilden Ratten festgestellt hat. Zwei Monate und auch später nach der Fütterung findet man im Gewebe des Vormagens bestimmte Veränderungen wie Hyperkeratose, papillomatose Exkreszenzen und invasive Infiltrationen in der Magenwand mit dem Charakter eines bösartigen Epithelkarzinoms. In den oberflächlichen Schichten des Epithels lassen sich die Parasiten nachweisen, nicht aber in den Metastasen und Passagetumoren, Befunde, welche von besonderer Wichtigkeit für die Auffassung der Krebsgenesis sind.

Daß es sich hier um maligne Karzinome und Metastasenbildung handelt, darüber besteht kein Zweifel und daß die Spiroptera neoplastica der auslösende Faktor des Karzinoms ist, wird heute allgemein anerkannt.

Ungelöst ist allerdings noch die Frage, ob die Spiroptera als Fremdkörper die Ursache der Geschwulstbildung ist, oder ob nicht gewisse toxische Produkte, die ja bei tierischen Parasiten bekannt sind, eine ursächliche Rolle spielen. Die im Tumorgewebe vorkommenden eosinophilen Zellen würden auch in diesem Sinne sprechen.

Eine prinzipielle Stütze haben diese Versuche FIBIGERS durch BULLOK und CURTIS erlangt, welchen es in ausgedehnten Versuchen gelungen ist, bei Ratten mit Fütterung von Eiern der Taenia crassicolis, die bei Katzen vorkommt, übertragbare Sarkome der Leber mit Metastasen zu erzeugen, womit die Beobachtungen von BRIDRÉ über das natürliche Vorkommen des Cysticercus fasciolaris bei Lebersarkom der Ratten experimentell bestätigt werden konnte.

Mit diesen Fundamentalversuchen von FIBIGER, BULLOK und CURTIS ist zum ersten Male in einwandfreier Weise experimentell die Bedeutung der exogenen Reize, wie sie von den Klinikern schon lange auf Grund ihrer Erfahrungen angenommen werden, erwiesen und der Beweis dafür erbracht worden, daß gewisse prädisponierte Gewebszellen imstande sind, durch äußere in das Gewebe eingeführte Reizfaktoren mit exzessivem, richtungslosen Wachstum, welches zur Bösartigkeit führt, zu reagieren. Daß auch eine gewisse natürliche Disposition des Organismus Vorbedingung ist, konnte FIBIGER an seinen Mäuseversuchen zeigen, bei welchen spontane Infektionen mit Spiropteren äußerst selten vorkommen. Die Tumorerzeugung mit tierischen Parasiten hat es wahrscheinlicher gemacht, daß die Genese der bösartigen Tumoren nicht einem einzigen karzinogenen spezifischen Agens zukommt.

## Über experimentelle Teertumoren.

Die Erzeugung von bösartigen Tumoren mittels Teer hat für die Theorie der exogenen karzinogenen Reize eine weitere wichtige Bestätigung gebracht. Es lag in dieser Richtung bereits ein großes klinisches Material vor, welches nur einer experimentellen Stütze bedurfte, um es als erwiesen anzunehmen. Man hat klinischerseits schon seit langem Ruß in Beziehung gebracht zum Schornsteinfegerkrebs, Anilin zum Blasenkrebs der Anilinarbeiter, Paraffin mit dem Hautkrebs der Paraffinarbeiter etc. Durch hygienische Maßnahmen, namentlich zuerst in England, konnte man folgerichtig diese Berufskrankheiten stark reduzieren, womit auch die Annahme der Ätiologie fast erwiesen ist. Zur vollen Gewißheit aber wurde diese Annahme erst, als im Jahre 1915 YAMAGIVA und ICHIKAWA zeigen konnten, daß durch Pinselung mit Gaswerkteer am Kaninchenohr nach zwei bis drei Monaten typisches Krebsgewebe entsteht. Eine volle Bestätigung erfolgte kurz darauf durch TSUTSUI, welcher bei Mäusen durch Teerbepinselung der Haut Karzinom erzeugte. Eine Reihe weiterer Autoren, FIBIGER, DEELMANN, WOGLOM und MURRAY, TEUTSCHLAENDER, BLOCH, LIPSCHÜTZ u. a. konnten sich von der Richtigkeit dieser Versuche überzeugen, so daß heute die experimentelle Krebserzeugung methodisch gesichert ist.

Hoffentlich wird auch, wie ORTH glaubt, die Erzeugung von Primärkrebs uns in der Erforschung der kausalen Genese weiterbringen.

Hauptsächlich hat man sich mit der histologischen Entwicklung des experimentellen Hautkrebses bei Mäusen beschäftigt. Alle Stadien von der Hyperkeratose, Pachydermie, den sogenannten präkanzerösen Warzen, bis zum invasiven Wachstum und Metastasen, konnten Schritt für Schritt verfolgt werden. Auch in den Versuchen mit Spiroptera erscheint nach FIBIGER das typische Krebsgewebe erst, nachdem gewisse anatomische präkanzeröse Veränderungen im Gewebe vorangegangen sind.

Es dürfte demnach allgemein anzunehmen sein, daß karzinogene Reize nicht direkt zu einer Umwandlung normaler Zellen in Tumorzellen führen, sondern daß im Latenzstadium eine Reihe präkanzeröser Veränderungen sich einstellen, deren Endstadium das maligne Gewebe darstellt. Auch durch Injektionen von Teer und Lanolin in die Mamma konnte YAMAGIVA Sarkom, Adenokarzinom bei Kaninchen und SEEDORF bei Mäusen und Ratten beobachten. Wichtig ist zu bemerken, daß nach Teerbepinselung am häufigsten Karzinom entsteht, aber auch Sarkome (Chondrome) können durch denselben chemischen Reiz zustandekommen (TSUTSUI, FIBIGER, DEELMANN, LIPSCHÜTZ u. a.).

Viel Interesse brachte man der Analyse des Teers entgegen, um die eigentliche wirksame karzinogene Substanz zu ermitteln, da der Gaswerkteer ein Gemisch von zahlreichen aromatischen Körpern ist, welche sich durch fraktionierte Destillation gewinnen lassen. Eine einzige Substanz, welche karzinogen wirken würde, hat man allerdings bisher nicht gefunden, wohl aber eine ganze Reihe gleichwirkender hoch über 350 Grad siedender Fraktionen des Teers. So z. B. haben verschiedene Autoren mit alkohol.

Anthrazenlösungen, Pyrrol, Benzidin, in Benzol gelöstem Pech (BLOCH, DREYFUSS, TEUTSCHLAENDER, JORDAN, BIERICH u. a.), ebenso Krebs und Sarkome erzeugen können wie mit dem Vollteer. LEITCH und KENNEWAY ist es gelungen, durch Bepinselung mit arseniksaurem Kali bei Mäusen Karzinom zu erzeugen, womit auch die klinische Beobachtung des Arsenhautkrebses und des Schneeberger Lungenkrebses eine experimentelle Begründung erfahren hat.

Die Feststellung, daß nicht eine einzige, sondern eine ganze Reihe chemischer Substanzen karzinogen wirken dürften, zusammengehalten mit dem Nachweis, daß auch verschiedene Parasiten karzinogene Noxen produzieren, spricht nunmehr dafür, daß eine einheitliche Ursache, d. h. ein bestimmtes karzinogenes Agens nicht existiert. In diesem Sinne sprechen auch weitere klinische Beobachtungen über den Pfeifenraucherkrebs, Kangrikrebs, Zungenkrebs der Betelnuß kauenden Frauen in Indien, das Ohrkarzinom der Pampaschafe, Röntgenkrebs der Haut, Hornkrebs der Zeburinder in Indien etc. Auch das Experiment erbrachte weitere Beweismomente für diese Auffassung, indem MARIE, CLUNET Sarkom bei Ratten durch Röntgenbestrahlungen, STAHR, SECHER, FIBIGER Zungenkarzinom durch Haferverfütterung bei Ratten erzeugen konnten. Vielleicht findet man in der Folgezeit noch viel mehr karzinogene chemische Substanzen, wenn man sich vielleicht an diejenigen lipoidlöslichen Substanzen hält, die (Epithelwucherung) eine Beschleunigung des Wachstums und anderer Funktionen normaler Zellen bedingen. So z. B. ist Saponin ein Reizmittel, um Blütensträucher zur vorzeitigen Blüte zu bringen und bei Seeigeleiern parthenogenetische Teilung zu veranlassen. BERNHARD FISCHER fand im Scharlachrotöl eine Substanz, die am Kaninchenohr zu Hyperkeratose, Effloreszenzen geführt hat und mit dem YAMAGIVA Adenokarzinom des Eileiters beim Huhn erzeugte. Wahrscheinlich führen diese Wuchsstoffe, wie WATERMANN annimmt, zur Änderung der Zelloberfläche, bedingt durch Zustandsänderung der Zellipoide; nach STÖBER und WACKER ist gerade Lipoidlöslichkeit Vorbedingung für die Wirksamkeit dieser Substanzen.

Während eine Reihe von Autoren die karzinogenen chemischen Reize lokal wirken lassen und alle anderen Veränderungen des Organismus als sekundär abhängig von den lokalisierten Neubildungen hinstellen, versuchen einzelne Autoren wie LIPSCHÜTZ, DEELMANN, TEUTSCHLAENDER u. a., eine indirekte Wirkung endogener Faktoren als primum movens anzunehmen. Für diese Auffassung sprechen klinische Beobachtungen, z. B. von ULLMANN und WEIDENFELD bei Arsenikkrebsen, von JÄGER bei den Schimmelmelanomen und analoge experimentelle Befunde von Teerkarzinom an Stellen, die nicht bepinselt wurden (PARODI), und die von LIPSCHÜTZ beobachtete Pigmentveränderung bei geteerten Mäusen. Wahrscheinlich ist, daß exogene Reize sowohl direkt als auch indirekt bei der Entstehung gewisser maligner Neubildungen wirken dürften, wobei den prädisponierten Gewebselementen eine besondere Rolle zukäme. Daß anderseits endogene Faktoren vergesellschaftet mit einer besonderen Krebsdisposition des Organismus und bestimmter Gewebselemente auch karzinogen wirken müssen, dafür sprechen die internen Neubildungen, die das Gros der Neubildungen überhaupt ausmachen. Vielleicht bringen über diese noch hypothetischen Fragen des Krebsproblems endokrinologische und chemisch-physikalische Forschungen Aufklärung.

## Über den Bacillus tumefaciens und verwandte Arten.

Die in der Anfangsära der experimentellen Geschwulstforschung gescheiterten Versuche, ein spezifisches Agens unter den Mikroorganismen zu finden, schließen nach dem, was wir heute bereits über karzinogene Noxen wissen, nicht aus, daß es Mikroorganismen geben dürfte, welche so wie Spiropteren und andere Parasiten zu Neubildungen führen könnten. Klinische Beobachtungen, daß Narben im syphilitischen, tuberkulösen Gewebe zu Neubildungen führen, sind bekannt. Jensen hat mit säurefesten Bakterien Sarkome erzeugt, die Lewin dann in Passagen fortgeführt hat. Erwin Smith gelang es, mit dem sogenannten B. tumefaciens, den er aus Pflanzengeschwülsten gezüchtet hat, wieder tumorartige Gewebswucherung hervorzurufen, die allerdings von den meisten Autoren als Granulome angesehen werden. Blumenthal, Adler und Mayer haben aus menschlichen exulzerierten Tumoren (Karzinom und Sarkom) verwandte Bazillen züchten können, die bei Pflanzen (Sonnenblume, Mohrrübenscheiben) ähnliche Tumoren erzeugt haben und mit welchen sie auch bei Tieren (Ratten, Mäusen) angeblich maligne Geschwülste, Karzinome und Sarkome mit Metastasen erzeugten, die sie auch in Passagen übertragen konnten. In den Impftumoren der zweiten Generation konnten dann die Bakterien nicht mehr nachgewiesen werden. Das durch Bakterien einmal pathologisch gewordene Gewebe bedarf nach Blumenthal keiner exogenen Reize mehr, um karzinogen zu wirken, denn man findet in Impftumoren keine Bakterien mehr, ebensowenig wie in den Metastasen bei den durch Spiroptera erzeugten Karzinomen. Blumenthal meint auch, daß die Heterotransplantation der menschlichen Tumoren von Lewin und Kaysser vielleicht auf die Weise zu erklären sein könnten, daß nämlich karzinogene Bakterien mitübertragen wurden. Sollten Nachprüfungen diese Versuche bestätigen, namentlich die Malignität dieser Tumoren als richtig anerkennen, dann kann man zu den schon gekannten Parasiten und chemischen Substanzen auch gewisse Mikroben als karzinogenes Agens zurechnen.

## Über karzinogene Filtrate von Hühnertumoren.

Bei der Suche nach karzinogenem Agens hat man auch aus den Tiertumoren mittels Bakterienfilter karzinogene Filtrate zu gewinnen versucht. Wenn wir von dem positiven Versuch Haalands (1905) und dem von Henke und Schwarz aus dem Jahre 1914 absehen, die ja keine weitere Bestätigung gefunden haben, so dürfte wohl anzunehmen sein, daß im allgemeinen einwandfreie Beweise für die neoplastische Filtratwirkung der experimentellen Tiertumoren bisher nicht erbracht wurden. Wohl aber sind im Jahre 1911 von PEYTON ROUS mit Filtraten, gewonnen durch bakteriendichte Filter aus Hühnersarkomen, positive Resultate mitgeteilt und von FUJINAMI mit einem Myxosarkom von Hühnern, von TYZZER, PENTIMALLI, TEUTSCHLAENDER mit Osteosarkom, Spindelzellensarkom von Hühnern bestätigt worden. Nach Ansicht pathologischer Anatomen ist an der Natur dieser Tumoren als maligne Neubildungen nicht zu zweifeln. Auf Grund der mit einwandfreien BERKEFELD-CHAMBERLAND-Filtern und kontrollierten ZSIGMONDY- und DE HAEN-Filtern ausgeführten Versuche erfahrener Experimentatoren ist die Tatsache der Tumor erzeugenden Filtrate als feststehend zu betrachten. Es fragt sich nunmehr, wie man sich die Wirkung der Filtrate erklären soll. Da man die Filtrate mittels Filter gewonnen hat, die den B. prodigiosus ($0.3$ bis $1.6\ \mu$) nicht passieren lassen, die kleinsten Tumorzellen aber über $2\ \mu$ groß sind, so war die Annahme berechtigt, daß in denselben keine intakten Tumorzellen enthalten sind und das wirksame Agens ein übertragbares filtrierbares Virus sein dürfte.

Nachdem bereits tierische Parasiten bekannt waren, die karzinogen wirken, konnte auch die Möglichkeit zugegeben werden, daß ein filtrierbares Virus zu Neoplasmen führen könnte. Mit diesem Problem haben sich in letzter Zeit TEUTSCHLAENDER und JUNG eingehend beschäftigt und kommen zu der Annahme, daß möglicherweise doch Zellen Filter passiert haben konnten, und die Tumorentstehung auf Zellenübertragung beruht. Eine Tatsache hebt TEUTSCHLAENDER besonders hervor, die mit der Annahme eines filtrierbaren Virus nicht erklärt werden könne. Wie kann man es mit der Theorie des filtrierbaren Virus in Einklang bringen, daß Filtrate eines Osteochondroms im Muskel wieder Osteochondrom oder Filtrate von Myxosarkom ins Periost injiziert daselbst Myxosarkom hervorrufen? Mit der Annahme, daß Zellen mit dem Filtrat transplantiert worden sind, würde sich diese Tumorbildung eher erklären lassen. TEUTSCHLAENDER und JUNG haben daher genaue Untersuchungen über Filtrate eines Hühnersarkoms angestellt, wobei sie sich der DE HAEN-Filter mit verschiedener Porengröße bei verschiedenem Druck bedient haben. Von 22 untersuchten Filtraten haben sie bloß in einem Sediment intakte Zellgebilde, Blutkörperchen ähnlich, und in sechs Sedimenten Zelldetritus gesehen. Mit diesen Filtraten wurden Impfungen angestellt. Drei Filtrate, trotzdem sie zellähnliche Gebilde enthielten, gaben ein negatives Ergebnis. Von drei anderen Filtraten waren zwei positiv. Die positiven Erfolge waren mit Filtern gewonnen, die eine Porenweite von $0.75\ \mu$ haben, welche Prodigiosuskeime nicht durchließen.

Damit ist meines Erachtens erwiesen, daß die Filtrate tumorbildend wirken, trotzdem sie keine intakten Zellen enthalten. Auch die weiteren Versuche würden im gleichen Sinne zu verwerten sein, daß nämlich die Übertragbarkeit mittels der Filtrate nicht von dem Vorhandensein intakter Tumorzellen abhängt. Es wurde nämlich auch gezeigt, daß sich die Infektiosität des Tumorgewebes in Glyzerin längere Zeit konservieren läßt, bekanntlich ein vielgeübtes Konservierungsverfahren für filtrierbares Virus. Weiter ließ sich nachweisen, daß getrocknetes, pulverisiertes Tumorgewebe seine Eigenschaft, Tumoren zu bilden, nicht eingebüßt hat, was ebenfalls gegen das Vorhandensein intakter lebensfähiger Zellen spricht.

Man müßte, wenn man im Filtrat ein filtrierbares Virus annimmt, neben den filtrierbaren Virusarten, welche Infektionskrankheiten bedingen, eine neue Art aufstellen, die übertragbare Gewebskrankheiten hervorrufen. An die Seite der übertragbaren Hühnerleukämie, welche nach ELLERMANN und BANG durch filtrierbares Virus erzeugt wird, würde das Virus neoplasticum eingereiht werden müssen. Der Annahme, daß auch ein unbelebtes chemisches Agens analog dem Bakteriophagen in Frage käme, ist man experimentell bis heute nicht häher getreten.

Man könnte noch an eine andere Möglichkeit denken, nämlich ob Zellkerne und Zellteile, wie sie TEUTSCHLAENDER fand, noch tumorbildende Eigenschaften besitzen könnten. Aus der experimentellen Zoologie kann man hiefür einzelne Beispiele anführen. So z. B. bilden Gewebsteile der Polypen neue Polypen oder ist auch die Regenerationseigenschaft der Amöben bekannt.

Die Geschwulstzelle soll nach SKWARZOFF aus Körnchen, Teilzellen und Granula bestehen, die zu Tumorzellen und Gewebe auswachsen können. SCHLATER tritt für diese Lehre ein und meint, daß die Plastome, Zystoblasten auch selbständig weiterleben und pathologische Eigenschaften annehmen können. Wenn auch TEUTSCHLAENDER dieser Lehre gegenüber sich ablehnend verhält, würde diese Annahme der subzellulären Elemente, Elementarkörperchen, die Übertragbarkeit der Tumorfiltrate eher erklären als die Annahme eines unfiltrierbaren Virus.

Es sei in diesem Zusammenhange nur noch daran erinnert, daß MARTIN HAIDENHAIN die Zelle nicht als die kleinste Einheit ansieht, sondern ultramikroskopische Elementarkörperchen, aus welchen Chromiolen, Zentriolen usw. und die Zellen selbst entstehen. Die Grundform der organisierten Materie wäre nicht die Zelle, sondern subzelluläre Elementarkörperchen. Diese Theorien, zusammengehalten mit denjenigen von SCHAUDIN für die Protozoen aufgestellten, würden, wenn sie sich erweisen ließen, besagen, nicht omnis cellula e cellula, sondern omnis cellula e granulo.

## Biologische Tumordiagnostik.

In einem Referat auf der Mikrobiologentagung (1912)[1] habe ich als wichtigste Voraussetzung einer rationellen Therapie der malignen Geschwülste eine sichere und frühzeitige biologische Diagnose hingestellt. Eine Karzinomreaktion, welche imstande wäre, mit Sicherheit und womöglich frühzeitig eine bösartige Erkrankung zu erkennen, bedeutet

---

[1] Wien. klin. Wochenschr. 1912, Nr. 23; RANZI in KRAUS u. LEVADITI, Ergänzungsband, hier die Literatur.

schon eine teilweise Lösung des Problems einer Karzinomtherapie. Da weder die klinisch symptomatische Medizin, noch die Histologie dieses Postulat immer erfüllen können, hat die experimentelle Geschwulstforschung auch diesem Problem sich zugewendet. Die für die Diagnose der Infektionskrankheiten ausgebauten serodiagnostischen Methoden hat man auch hier in Anwendung zu bringen versucht und nacheinander sowohl Serum von Tumorkranken als auch Tumorzellen zu den Reaktionen verwendet. Man versuchte vergeblich Karzinompräzipitine zu gewinnen, wobei sich herausstellte, daß die Tumorzelle gleiche Antigene besitzt wie die normale Organzelle. Auch die Suche nach Hämolysinen, anaphylaktischen Antikörpern, spezifischen Komplementbindungen nach BORDET, ergab ebenfalls ein negatives Resultat. Ebenso wie die Komplementbindungs-Isolysinreaktion wegen Mangel an Spezifizität, so ist auch die Antitrypsinreaktion (BRIEGER und TREBING) mit ihren späteren Modifikationen für eine Diagnose der Tumoren unbrauchbar (23% Fehlresultate).

Die Reaktion, die für Kliniker wertvoll sein soll, muß derart spezifisch sein, daß ein positiver Ausfall sicher Tumor anzeigt, und selbst wenn die Reaktion in diesem Falle nur in 50% positiv wäre, hätte sie dennoch praktischen Wert, wenn alle andersartigen Erkrankungen sich negativ verhalten. Eine Reaktion, welche selbst in 10 bis 15% auch bei verschiedenartigen Erkrankungen positiv ausfällt, verliert natürlich diagnostische Beweiskraft. Und so verhält es sich leider mit den meisten bisher angegebenen Reaktionen.

Auch die von mir, GRAFF, RANZI angegebene aktivierende Eigenschaft der Kobragifte oder die Resistenzänderung der Blutkörperchen, wie sie von mir, PÖTZL, RANZI und EHRLICH gefunden wurde, ist aus dem angeführten Grunde diagnostisch nicht verwertbar.

Hat man sich bei vielen dieser Reaktionen an das Prinzip der Antigen-Antikörperreaktion gehalten, indem das Prinzip der Spezifizität der Reaktionen wie bei Typhus, Cholera usw. gelegen war, so versuchte man später nach dem Beispiel der Wassermannreaktion spezifische Serumveränderungen zu finden, die sich mittels besonderer Reagine nachweisen ließen, die aber nicht mehr ätiologisch, wohl diagnostisch noch spezifisch sein könnten. So hat z. B. DUNGERN aus menschlichen Blutkörperchen mittels Azeton ein Reagens gewonnen, welches mit dem Serum eine diagnostisch brauchbare Komplementbildung ergeben sollte. WOLFSOHN hat bei der Nachprüfung nach Ausschaltung der Syphilis bei nicht Karzinomkranken in 13% positive Befunde gewonnen, und auch das Urteil von HALPERN und LESCHKE (mit Antiformin) ist ungünstig ausgefallen. Die von ASCOLI angegebene Meiostagminreaktion und ihre Modifikation versucht aus der Herabsetzung der Oberflächenspannung, der Verkleinerung der Tropfen, und infolgedessen der vergrößerten Tropfenzahl mittels des TRAUBESchen Stalagmometers eine spezifische Serumdiagnose zu stellen. IZAR hat an Stelle der Tumor- und Organextrakte Linolrizinolsäure, und KÖHLER und LUGER im hiesigen Institut Azeton und Lezithinlösungen verwendet, da die Tumor- und Organextrakte (Pankreas) äußerst labil waren und die Lösungen mit chemischen Substanzen sich konstanter verhalten. Mittels der von IZAR angegebenen Methode sind aber nach ROSENBERG 10%, nach BLUMENTHAL und WEISS-OSBORN 20% Fehlresultate zu verzeichnen, da auch andersartige Erkrankungen sich diesbezüglich gleich wie Karzinom verhalten. KÖHLER und LUGER haben mittels ihrer Methode 1·8%, später hat LUGER 3·4% Fehlresultate erhalten. LUGER und WEISS-OSBORN meinen allerdings in ihrer jüngsten Zusammenfassung (Seuchenbekämpfung 1924), daß die Fehlreaktionen den Wert dieser Methode nicht wesentlich einschränken, da bei diesen Fällen die Klinik differentialdiagnostischen Aufschluß gibt. In einer interessanten Arbeit findet BAUER mittels der Torsionswage ebenfalls eine Verminderung der Oberflächenspannung im Karzinomblut und weist nach, daß wahrscheinlich die Ursache im Mangel ungesättigter Fettsäuren gelegen sein dürfte.

Auch die von ASCOLI und IZAR angegebene präzipitinierende Meiostagminreaktion mit Rizinol hat nach GEORGI ebensowenig befriedigende Resultate ergeben wie die Fällungsreaktion nach SACHS und GEORGI mit Cholesterin-Herzextrakt. Die in letzter Zeit von BOTELHO angegebene Fällungsreaktion mit Zitronensäure und Jodlösung, bei welcher der Niederschlag im Normalserum gelöst wird, mit Karzinomserum bestehen bleibt, hat sich wegen mangelnder Spezifität bisher auch nicht als brauchbar erwiesen. Die Flockungsreaktion von KAHN, die auf Verminderung des Albumins sowie fettsäurebindender Lipoide im Tumorserum beruht, dürfte ebenfalls nur eine Gruppenreaktion sein, zu klinisch-diagnostischen Zwecken nicht verwertbar. Es ist wohl möglich, daß man auf diesem Wege zu einer brauchbaren Präzipitinreaktion gelangen dürfte, so wie es bei der Syphilis gelungen ist. Die Voraussetzung einer Labilität der Serumeiweißkörper, die für die SACHS-GEORGI und MEINIKE-Reaktion bei der Syphilis ausschlaggebend ist, dürfte nach dem vorangehenden auch im Tumorserum zu finden sein, nur handelt es sich um die Auffindung der entsprechenden Reagine, die spezifisch auf Tumoren reagieren würden. Es wird die Sache weiterer Versuche sein, die vielversprechenden Reaktionen wie die Meiostagminreaktion oder die Flockungsreaktionen in dem gedachten Sinne zu verfolgen und zu verfeinern.

Über die von FREUND und GISA KAMINER gefundene Zellreaktion sind seit meinem letzten Referate auf dem Mikrobiologentag (1912) weitere Arbeiten erschienen. Die Reaktion, wie bekannt, beruht auf der Auflösung der Karzinomzellen durch normales Serum und Erhaltenbleiben im Serum Karzinomkranker. Auf Grund der Nachuntersuchungen, die ich in Gemeinschaft mit GRAFF und RANZI vorgenommen habe, kamen wir sowie MONAKOW dazu, anzunehmen, daß auch diese Reaktion, wenn derselben auch vom theoretischen Gesichtspunkt ein besonderer Wert zukommt, praktisch doch nicht verwertbar ist. Es sei bemerkt, daß nach unseren Untersuchungen Nabelblutserum ebenso negativ auf Karzinomzellen reagiert und embryonale Zellen dem Karzinomserum und Sarkomserum gegenüber sich wie Karzinomzellen verhielten. Arbeiten aus der letzten Zeit, die Roffo in meinem Institut in Buenos Aires und Frankenthal gemacht haben, finden die Reaktion auch nicht spezifisch. Nather findet sie bei älteren normalen Menschen (über 45 Jahre) in zwei Drittel der untersuchten Fälle positiv. Nach Nather dürfte man vielleicht aus dem Verlust des Abbauvermögens des Serums älterer Menschen auf einen Dispositionsfaktor schließen, dagegen sieht Dübendorfer darin eine Alterserscheinung. Auch die Trübungsreaktion von Freund und Kaminer, bei welcher Karzinomextrakt mit Karzinomserum sofortige Trübung gibt, ist nach Graff und Ranzi diagnostisch nicht verwertbar.

Die neueren Arbeiten von Koritschoner und Morgenstern versuchen mittels des Refraktometers die mikroskopische Reaktion von Freund-Kaminer zu verbessern und zu ersetzen. Ob dieser optischen Reaktion, welche die Autoren mit der mikroskopischen identifizieren, eine diagnostische Bedeutung zukommt, ist heute in Ermanglung von Nachprüfungen nicht zu entscheiden. Koritschoner und Morgenstern finden aber selbst, daß 12 von 15 untersuchten Seris fiebernder karzinomfreier Patienten mit Karzinomextrakt eine Abnahme des Brechungsvermögens zeigen, ebenso wie von 38 untersuchten Karzinomseris 29 ebenfalls eine Abnahme aufwiesen. Über die Verwertbarkeit für diagnostische Zwecke ziehen die Autoren keinerlei Schlußfolgerungen. Diese Reaktion hat eine gewisse Beziehung zu derjenigen zum Nachweis der Abwehrfermente von Abderhalden mittels der optischen Methode, insbesondere zu der Modifikation nach Pregl und de Crinis. Am internationalen Kongreß für innere Medizin in Wiesbaden im Jahre 1914 wurde die Abderhalden-Methode für diagnostische Zwecke als unbrauchbar hingestellt. Auch die direkte Methode von Abderhalden, welche in Anlehnung an Freund und Kaminer als Trübungsreaktion beschrieben wurde, ist nach Sachs und Öttinger nicht verwertbar, da wahrscheinlich bakteriologische Verunreinigungen dabei eine Rolle spielen. Ebensowenig haben sich bis heute die optischen Methoden, die polarimetrische, refrakto- und interferometrische, diagnostisch bewährt.

Das gleiche Schicksal teilen auch die jüngst von Izar, Kahn und Potthof mitgeteilten Reaktionen über Hemmung der Fettsäure Hämolysine mittels der Karzinomsera und auch die photoserologische Methode von Kottmann u. a. m.

Es hat sich hier darum gehandelt, einen Überblick über die praktische Verwertbarkeit der für die Diagnose der Tumoren angegebenen biologischen Reaktionen zu geben. Bezüglich des Mechanismus dieser Reaktionen, der auf physikalisch-chemischen Grundlagen beruhen dürfte, sei auf die Arbeiten von Fr. Loeb, Weiss-Osborn und Ehrenthal verwiesen, so daß ich mich auf diese Ausführungen beschränken kann.

Wenn wir das Fazit dieser jahrelangen und mühevollen Bestrebungen ziehen, so ergibt sich, daß sie ihr Ziel, eine klinisch brauchbare und exakte diagnostische Methode dem Kliniker in die Hand zu geben, bis jetzt nicht erreicht haben. Vom theoretischen Gesichtspunkt aber sind diese Arbeiten nicht umsonst gewesen, da sie unsere biologischen

Kenntnisse über Blut und Blutserum bei Tumoren und andersartigen Erkrankungen erweitert haben. Mittels der neuen biologischen Methoden haben wir erfahren, daß dem Serum bei gewissen Erkrankungen eine erhöhte Labilität, eine leichtere Flockbarkeit, Änderung in der Oberflächenspannung, Mangel an Fettsäuren, Veränderungen der reaktionsfähigen Albumine, kurz, eine Menge neuer Eigenschaften, die alle eine eigene pathologische Zustandsänderung der Sera erzeugen, zukommen. Diese Reaktionen sind aber heute noch nicht soweit ausgebaut, daß ihnen sowie derjenigen für Syphilis, eine diagnostische Spezifizität zukommen dürfte, und können vorderhand bloß symptomatisch für gewisse Krankheiten verwertet werden; es ist aber möglich, ja sogar wahrscheinlich, daß man optimale Reagine auffindet und daß die spezifische biologische Karzinomdiagnose durch diese Forschungsrichtung gefunden werden dürfte.

## Natürliche Immunität und Disposition.

Die experimentelle Erzeugung von Infektionsprozessen mit krankheitserregenden Mikroben hat es ermöglicht, einen Einblick in die natürliche Resistenz und Empfänglichkeit des Organismus gegenüber Infekten zu gewinnen, ebenso wie auch Bedingungen zu ermitteln, welche zur künstlichen Immunität führen. Die Möglichkeit experimentell Spontantumoren übertragen zu können und durch exogene Reize Primärtumoren hervorzurufen hat auch die Grundlagen geschaffen, auf welchen versucht wurde, dem Studium der natürlichen und künstlichen Immunität näherzutreten und die Arbeitsmethoden der Immunobiologie in Anwendung zu bringen. Daß Rasse, Disposition, Konstitution, Alter, Geschlecht, erbliche Faktoren, Traumen, Infektionskrankheiten usw. prädisponierende Momente für spontane Geschwulstbildung sind und daß exogenen und endogenen Reizen eine Rolle zuzuschreiben sein dürfte, dafür bringen die klinischen und experimentellen Beobachtungen zahlreiche Belege. Die experimentelle Geschwulstforschung (insbesondere die übertragbaren Spontantumoren) hat für die Annahme einer besonderen Disposition des Organismus, für die sogenannte Krebsbereitschaft weitere Anhaltspunkte gebracht. Das Gesetz der Spezifität von der Übertragbarkeit der Tumoren auf artgleiche und verwandte Arten weist auf die Bedeutung der Disposition hin; daß weiter der Rasse eine Rolle zukommt, dafür sprechen die interessanten Versuche von Ehrlich, Michaelis, Bashford, Haaland u. a., wonach die Übertragung z. B. des Ehrlichschen Mäusesarkoms auf deutsche Mäuse, nicht aber auf norwegische und des dänischen Jensen-Tumors nicht auf Berliner Mäuse möglich ist.

Über die Bedeutung erblicher Faktoren geben Aufschluß die bedeutenden Studien über Mäusefamilien von Wells und Maud Slye. Maud Slye hat unter 12.000 Mäusen mit 722 Tumoren drei Familien mit erblichem Karzinom in Generationen verfolgt und konnte durch Inzucht und Kreuzung von Tumortieren in 100% Karzinom erhalten.

Durch Inzucht kann man also zu einer vererbbaren Disposition oder einer erblich übertragbaren Konstitution gelangen. Leo Loeb und Lathrop konnten durch Kreuzungen an Mäusen vererbbare Tumoren erhalten, welche sich nach den Mendelschen Regeln vererben. Daß diese Versuche auch für die menschliche Pathologie bedeutungsvoll sind, braucht nicht erst betont zu werden, da ja auch schon auf Grund von Beobachtungen des familiären Auftretens z. B. des Schleimkrebses, der Recklinghausschen Krankheit, der Gliome der Netzhaut usw., eine vererbte Krebsbereitschaft als wahrscheinlich hingestellt wird.

Ebenso wie man in der Immunobiologie durch verschiedene, endo- und exogene Einflüsse experimentell die natürliche Immunität gewisser Tierarten gegenüber Infekten variieren, steigern und herabsetzen konnte, so hat man auch die natürliche Resistenz der Tiere gegenüber der Transplantation zu beeinflussen vermocht. So z. B. haben sich die deutschen refraktären Mäuse nach längerer Zeit in Norwegen für den Jensen-Tumor empfänglich gezeigt. Unter anderem kommt Moreschi zu der Annahme, daß die Empfänglichkeit mit der Ernährung in Zusammenhang stehen kann. Joanovic hat in dieser Richtung ausgedehnte Versuche angestellt und findet, daß der Stoffwechsel die Wuchsstoffe der Tumoren zu beeinflussen imstande sein dürfte. So z. B. sollen Milch- und Haferfütterung fördernd auf Sarkome, Kohlehydrate auf Karzinom wirken. Joanovic studierte auch die innere Sekretion und fand, daß Kastration auf das Wachstum des Karzinoms, nicht aber des Sarkoms, Exstirpation der Nebennieren fördernd auf Sarkome, nicht auf Karzinome wirken. Auch Raoul Graf konnte durch Kastration das Wachstum des Karzinoms beeinflussen. Später werden wir noch hören, daß gewisse Beziehungen der endokrinen Organe zur endogenen Geschwulstbildung angenommen werden. (Zusammenfassendes Referat von H. Elsner, D. m. W. 1924, S. 1349.)

Die Ursachen der natürlichen Empfänglichkeit und Unempfänglichkeit sind allerdings trotz der vielfachen Bemühungen nicht aufgeklärt worden. Man hat nur einzelne gröbere Faktoren kennengelernt, welche imstande sind, die Krebsbereitschaft und das Wachstum der Tumoren günstig oder ungünstig zu beeinflussen.

Die natürliche Immunität gegenüber den Mikroben ist ja heute auch noch nicht für alle Krankheiten vollständig klargelegt, obwohl wir in den normalen Antitoxinen, Opsoninen, antiinfektiösen Substanzen und zellulären Reaktionen greifbare Faktoren kennengelernt haben. Die Suche nach humoralen Antikörpern hat hier keine Resultate ergeben, so daß man nach wie vor in Hypothesen sich ergehen muß, um die natürliche Immunität und Disposition gegen Tumoren und insbesondere die endogene Tumorentstehung zu erklären. Ehrlich hat seine bekannte Theorie von der Athrepsie aufgestellt, welche aber wahrscheinlich nur für gewisse Fälle gilt und sich allgemein auf alle Tumoren nicht verwerten läßt (Uhlenhuth). Das von Nather nachgewiesene Verhalten des Serums alter Menschen gegenüber Karzinomzellen dürfte vielleicht darauf hinweisen, daß gewisse Stoffwechselstörungen ein Indikator für die Krebsbereitschaft sein könnten. Hier bietet sich der experimentellen biologischen Geschwulstforschung noch ein weites Arbeitsfeld.

## Künstliche Immunität.

JENSEN gab durch seine Versuche mit dem Mäusekarzinom den Anstoß, auch die Erzeugung der künstlichen Immunität zu versuchen.

Es ist unmöglich, die zahlreichen, vielfach einander widersprechenden Versuche anzuführen (s. WOGLOM), um nur das Prinzipielle hervorzuheben. Sowie nach Überstehen von Infektionskrankheiten eine erworbene Immunität beobachtet wurde, so fand EHRLICH nach spontaner Rückbildung mancher Tumoren eine Immunität gegen Reinplantation, ebenso wie auch bei einem bestehenden Tumor. Diese letzteren Versuche über Doppelimpfung (und Zickzackimpfungen), welche EHRLICH für seine athreptische Immunität verwertet, sind von BASHFORD, HAALAND und BORREL anderweitig erklärt worden. UHLEN-HUTH findet nach totaler Entfernung eines Rattensarkoms Immunität, die aber fehlt, wenn Stückchen zurückbleiben und zu Rezidiven führen. EHRLICH und APOLANT haben die Methoden der künstlichen Immunisierung mit abgeschwächten Mikroben auf die Geschwulstlehre übertragen, indem sie mit wenig virulenten Tumoren (Karzinom, Sarkom, hämorrhagisches Chondrom) mit einmaliger Injektion Immunität erzeugt haben. Die Immunität war nachweisbar nicht nur gegen die Tumorart, mit welcher immunisiert wurde, sondern es kam eine Panimmunität zustande. Andere Autoren erhielten auf diese Weise zwar auch Immunität, die war aber hauptsächlich nur gegen die Tumorart gerichtet, mit welcher immunisiert wurde.

Man versuchte des weiteren auch mit abgetöteten Tumorzellen zu immunisieren, z. B. hat MICHAELIS mit durch Chloroform abgetöteten Tumorzellen, LEWIN, BLUMENTHAL, FICHERA mit Extrakten und Autolysaten, KÖNIGSFELD mit getrocknetem Tumorgewebe, PICALAGUA mit bestrahlten Gewebszellen, CASPARI mit nekrotischen Tumormassen (Nekrohormone) Immunität zu erzeugen versucht. Wie früher ausgeführt wurde, ist im antigenen Vermögen der Tumorzelle gegenüber normalen kein prinzipieller Unterschied gefunden worden und so versuchte man mit normalem Gewebe zu immunisieren und fand, daß gewissen Gewebszellen die Fähigkeit zukommt, aktive Immunität gegen Tumorzellen hervorzurufen. Es wurden Blutkörperchen (BASHFORD), Leber (MICHAELIS) und Milzgewebe (BORREL) angewendet, und zwar ergaben die arteigenen Gewebe günstige Resultate, nicht aber die artfremden. (Nach Versuchen von HIGUCHI, WOGLOM bekommt man mit epithelialem Gewebe gegen Karzinom bessere Immunität als mit Blut. Mit Mammagewebe gegen Mammakarzinom usw.) LEWIN beschreibt aber auch mit artfremdem Material, namentlich Tumormaterial aktive Immunität, so z. B. immunisiert er Mäuse mit Karzinomgewebe von Katzen, Menschen usw. gegen Mäusekarzinom.

Die früher angeführte biologische Verwandtschaft der embryonalen Zelle mit Krebszellen und die Versuche von Askanazy machen auch verständlich, daß embryonales Gewebe ebenfalls eine aktive Immunität bedingt.

Auf die vielen Widersprüche bei den Immunisierungsversuchen einzugehen, würde zu weit führen, aber es scheint, daß in der Art des Tumors, der Rasse der Tiere, Ernährung usw. bei der Nachprüfung der Versuche in verschiedenen Ländern die Ursache dieser Differenzen zu suchen sein dürften.

Als feststehend kann man annehmen, daß eine aktive Immunität gegen Tumorzellen erzeugt werden kann.

Weniger ermutigend sind die Versuche mittels passiver Immunisierung zu schützen. Richet und Hericourt haben bereits im Jahre 1895 Serum von mit Tumor immunisierten Tieren verwendet, später wurden diese Versuche von Blumenthal und Leyden und vielen anderen am Tier und Menschen erfolglos angewendet. Peyton Rous hat mit Serum von Gänsen, die mit Hühnertumoren immunisiert waren, das Weiterwachstum von Hühnersarkom verhüten können. Gaylord, Clowes und Baeslack verwendeten Serum von spontan geheilten Tumortieren. Auch Serum von refraktären Tieren, artfremdes Serum, wurde z. B. von Bier verwendet usw. Eine praktische Bedeutung kommt heute der Serumtherapie nicht zu, da die Versuche und auch die Anwendung am Menschen wenig befriedigende Resultate ergeben haben. Aber auch in theoretischer Beziehung bedeuten sie keinerlei Fortschritte, denn es ist nicht gelungen, in einwandfreier Weise spezifische Antikörper im Serum gegen Tumorzellen nachzuweisen. Sowohl die natürliche als auch die künstliche Immunität gegen Tumoren ist heute, wenn wir von unbewiesenen Hypothesen abstrahieren, ungeklärt.

## Experimentelle Therapie.

Die von Schmidt und Wlaeff, Adamkiewicz, Doyen u. a. in die Welt gesetzte Tumortherapie gehört der Geschichte an. Auch die aktive Immunisierung wurde bei bestehenden Tumoren und nach Operationen zur Verhütung von Metastasen in die Tumortherapie eingeführt. Leyden und Blumenthal haben Extrakte und Autolysate von tierischen und eigenen Tumoren angewendet. Graff und Ranzi, Delbet u. a. behandelten operierte Fälle mit karbolisierten Autolysaten des eigenen Tumormaterials, um sie gegen Metastasen zu schützen. Fichera nennt seine Therapie die Histotherapie, bei welcher Autolysate von embryonalem Gewebe angewendet werden und onkolytische Substanzen erzeugt werden sollen. Hier wäre auch das Tumorzidin zu erwähnen, ein Serum, welches Deutschmann mit embryonalen Keimzellen von Pferden gewonnen hat, und mit welchem Kotzenberg günstige Resultate erzielt haben soll. Mit dem von Joanovic angegebenen fermentativ gewonnenen Tumorpräparat will Lamprecht bei Hautkarzinom günstige Wirkungen gesehen haben. Ob die Optone Abderhaldens, die eiweißfreien Abbauprodukte endokriner Drüsen von praktischem Wert sind, ist fraglich. Diese und viele andere therapeutische Versuche in ähnlicher Richtung, die in der

Literatur niedergelegt sind, haben bisher keine praktischen Ergebnisse geliefert.

Ob auf dem Wege der aktiven Immunisierung oder mittels der Organotherapie eine Therapie gefunden werden dürfte, ist nach den bisherigen experimentellen Erfahrungen an Impftumoren und auch an Menschen wenig aussichtsvoll. Trotzdem dürfen wir nicht das erstrebenswerte Ziel, eine spezifische Therapie auf diesem oder einem anderen experimentellen Wege zu finden, als hoffnungslos hinstellen.

Die klinisch beglaubigten Fälle einer Spontanheilung beim Menschen, die günstige Beeinflussung der Tumoren mit interkurrenten Infektionskrankheiten, wie z. B. durch Variola, Erysipel und Fieber, die Spontanheilungen von Impftumoren, lassen immerhin hoffen, daß diejenigen Faktoren, die zur Spontanheilung führen, experimentell auch ermittelt werden dürften. Die Fortschritte, welche die Chemotherapie bei Infektionskrankheiten aufzuweisen hatte, ließen auch auf Erfolg bei Behandlung der Tumoren hoffen.

## Chemotherapie.

Leider sind auch bis heute die experimentellen Bestrebungen, auf chemotherapeutischem Wege Tierimpftumoren und auch menschliche Tumoren günstig zu beeinflussen, ohne greifbare Erfolge geblieben. So z. B. sind Jodarsenpräparate, Antimon, Wismut, in Kombination mit organischen Präparaten (ISHIWARA), gewisse Farbstoffe mit nekrotrophischen Eigenschaften (KARESY und TISCHLER), um aus dem Chaos der Arbeiten nur einzelne therapeutische Versuche herauszugreifen, erfolglos geblieben. S. FRAENKEL und FÜRER haben sich ebenfalls vergeblich bemüht, eine spezifisch chemisch wirksame Substanz zu finden. Der in EHRLICHS Bahnen wandelnde WASSERMANN versuchte zielbewußte Chemotherapie anzubahnen, indem er auf dem Eosingeleise mit Selen Tumorgewebe beeinflussen wollte. Auch der Versuch von NEUBERG und CASPARI, mit Metallen eine Autolyse des Tumorgewebes zu beschleunigen, hat kein positives Ergebnis gebracht. Ob mittels chemischer Substanzen, die zum Tumorgewebe bestimmte Affinität haben sollen und Tumorgewebe sensibilisieren, in Kombination mit Strahlen bessere Resultate erzielt werden dürften als mit der Strahlentherapie allein, muß erst weiter geprüft werden. Bis jetzt ist die Strahlentherapie neben dem Messer des Chirurgen bei gewissen Tumoren die Therapie der Wahl.

Daß die Röntgenstrahlen nicht direkte Wirkung auf die Tumorgewebe haben dürften, sondern dasselbe auf dem Wege des Gesamtorganismus beeinflussen, dafür scheinen die Versuche von MURPHIE, GASPARI zu sprechen, welche mit der Bestrahlung der Versuchstiere vor der Impfung die nachträglichen Impftumoren geschädigt haben. MURPHY und MORTON haben weiter gezeigt, daß nach Exstirpation von Spontantumoren von 52 bestrahlten Ratten 26 immun waren, wogegen von 29 unbestrahlten nur bei 2 Immunität auftrat. Im selben Sinne sprechen auch die Versuche, welche zeigen, daß Bestrahlung, welche im Organismus die Tumorzellen schädigt, dieselben in vitro nicht zerstört, so daß. also an eine Mitwirkung der Organismen gedacht werden muß.

Vielleicht führt die Kombination der aktiven Immunisierung, der Organo-, Chemo- und Röntgentherapie zu einer wirksamen Zukunftstherapie der Tumoren. Daß eine aktive Immunisierung gesunder Tiere möglich ist, haben früher angeführte Versuche gezeigt; ob man auch gegen experimentell erzeugte primäre Karzinome (Teer), welche, wie gesagt, den malignen Tumoren des Menschen näher kommen, immunisieren kann, steht noch nicht fest. Die Immunität gegen Impftumoren schützt nicht gegen Teertumoren, was aber nicht ausschließt, daß auch eine aktive Immunität mit Teertumoren hervorgerufen werden könnte. Damit wäre vielleicht auch ein gangbarer Weg zur Prophylaxe, zur Vakzination gegen menschliche Tumoren gegeben.

Auch schon die jetzige Tumortherapie ist aussichtsreich, wenn sie womöglich frühzeitig durchgeführt werden kann. Dazu gehört aber eine frühzeitige Diagnose. Eine biologische Diagnostik, welche womöglich frühzeitig eine sichere Diagnose zu stellen imstande wäre, ist eines der wichtigsten Postulate der experimentellen Geschwulstforschung, deren Höchstes aber die spezifische Prophylaxe und Therapie bleiben muß.

Wenn wir auch heute noch weit vom Ziele entfernt sind, so können wir doch mit EHRLICH sagen, daß dank der experimentellen Forschungsrichtung wir alle Veranlassung haben, der weiteren Entwicklung dieser Forschung hoffnungsvoll entgegen zu sehen; einige beherrschende Bollwerke der Festung sind schon genommen und die anderen werden hoffentlich bald folgen, so daß man der Erreichung der Hauptaufgabe, der Bekämpfung des menschlichen Krebses, mit Aussicht auf Erfolg, entgegensehen dürfte.


# Krebs und Konstitution.

## Von

## Privatdozent Dr. Julius Bauer.

Es entspricht der Natur menschlichen Geistes im allgemeinen, ärztlicher Mentalität im besonderen, das natürliche Erklärungsbedürfnis durch sinnlich wahrnehmbare, konkrete Erscheinungen eher und lieber befriedigt zu sehen als durch schwierigere, abstrakte Denkoperationen. Was wir sehen oder greifen können, imponiert leichter als Fortschritt unserer wissenschaftlichen Erkenntnis, denn irgend ein Gedankengang, irgend eine Reihe noch so einfacher logischer Schlußfolgerungen, selbst wenn sie sich aus dem vorliegenden Tatsachenmaterial mit noch so zwingender Notwendigkeit ergeben.

Es war daher für viele erlösend und befreiend, als die neuere Krebsforschung uns greifbare äußere Bedingungen der Karzinombildung kennen lehrte. Gewisse mechanische, chemische oder Strahleneinwirkungen, die in der menschlichen Pathologie längst als in gewissen Fällen blastomfördernd bzw. -auslösend bekannt waren, hatten die Prüfung auf diese Fähigkeit nun auch im Tierversuch bestanden. Als man erfuhr, daß sich durch Spiroptereninfektion im Rattenmagen, durch Teerpinselung bei Mäusen und Kaninchen Krebs erzeugen lasse, atmete man erleichtert auf, denn da hatte man ganz einfache, greifbare Krebsbedingungen in der Hand, der Mühe, nach irgend welchen endogenen, im krebskranken Organismus selbst vorhandenen konstitutionellen Bedingungen zu suchen, schien man überhoben zu sein. Und doch war die Freude zu früh. „Denn auch bei den Teer- und Spiropterenkarzinomen ist die Annahme einer besonderen Disposition — leider — unerläßlich" (C. STERNBERG). Dieses „leider" kennzeichnet treffend die eben geschilderte negative Gefühlsbetonung von Problemen, deren Lösung mit anderen als mit grobmorphologischen oder chemischen Methoden angestrebt werden muß. Die gleiche Abneigung dokumentieren beispielsweise F. MANDL und F. STÖHR, wenn sie für die auffallend geringe Ausbeute ihrer Teerkrebsversuche an Mäusen drei Erklärungsmöglichkeiten heranziehen, unter denen eine besondere konstitutionelle Beschaffenheit der Versuchstiere nicht zu finden ist; nur an Besonderheiten des Teers, der Applikationsstelle und der allgemeinen Ernährungs- und Wertungsbedingungen der Teertiere wurde gedacht.

## Die Ergebnisse der experimentellen Geschwulstforschung.

Was hat uns nun die experimentelle Geschwulstforschung am Tier in der Frage Krebs und Konstitution gelehrt?

1. Bleiben wir zunächst bei den eben angeführten Versuchen der künstlichen Erzeugung von Krebsgeschwülsten mit Radium, Röntgenstrahlen, Spiropteren, Taenien oder Teer, so läßt sich zunächst feststellen, daß trotz vollkommen gleicher äußerer Bedingungen, trotz gleicher Einwirkung des betreffenden blastogenen Reizes keineswegs immer das gleiche Ergebnis zu erzielen ist. Verschiedene Tiergattungen und -spezies reagieren in ganz verschiedener Weise auf dieselben Reize. Bei Ratten läßt sich beispielsweise zum Unterschied von Mäusen mit Teer kein Krebs hervorrufen, während Spiroptereninfektion bei Ratten immerhin in über 50%, bei Mäusen in kaum 5% zu einem positiven Resultat führt (vgl. STERNBERG). Aber auch feinere Rassen- und Familienunterschiede bezüglich der Reaktionsfähigkeit auf blastogene Reize müssen hier in Betracht gezogen werden, wenn man sich die außerordentlichen Differenzen in der Ausbeute experimenteller Teerkrebse vor Augen hält. Wenn z. B. MERTENS an der SAUERBRUCHschen Klinik bei den allermeisten Versuchstieren kein Karzinom hervorzurufen imstande war, obwohl die monatelangen Teerpinselungen schwerste Schädigungen der inneren Organe seiner Mäuse erzeugt hatten, so ist er offenbar vollkommen im Recht, auch an eine „angeborene, verschieden lebhafte Be-

reitschaft zur Antwort auf den Teerreiz" zu denken. Es wäre dringend zu wünschen, daß man die Blastomfähigkeit auf Teerpinselungen hin bei systematischen Kreuzungsprodukten zwischen den resistenten Mäusestämmen etwa Mertens' und den hochempfänglichen von Lipschütz u. a. untersucht. Ein Analogon solcher Versuche liegt vor und betrifft das durch den Zystizerkus eines bestimmten Bandwurms, der Taenia crassicollis, hervorgerufene Sarkom in der Rattenleber. Durch den chronischen Reiz der Zystizerken entwickeln sich nämlich bei manchen infizierten Ratten Lebersarkome. Es hat sich gezeigt, daß verschiedene Rattenstämme diesbezüglich eine sehr verschiedene Empfänglichkeit aufweisen und Wood konnte durch Kreuzung empfänglicher Tiere Familien züchten, die 100% positive Resultate ergaben. Bezüglich der Spiropterenkrebse meinte auch ein so gewiegter Kenner der Geschwulstpathologie wie Borst, „daß die Mitwirkung eines endogenen Momentes auch bei diesen experimentellen Krebserzeugungen offensichtlich wird".

2. Eine besondere Art künstlich erzeugter Geschwülste sind die Impftumoren, insoferne sie nämlich nicht aus dem Zellbestande des geimpften Tieres, sondern aus jenem des übergeimpften Geschwulstgewebes bestehen. So lebt auch heute noch im wahren Sinne des Wortes in vielen Laboratorien das Mäusekarzinom, dessen Übertragbarkeit auf gesunde Mäuse Jensen in Kopenhagen vor 25 Jahren entdeckt hatte. Der Organismus des geimpften Tieres gibt nur den Nährboden für das Implantat ab. Aber wie verschieden kann dieser Nährboden sein! Wiederum gibt es Mäusestämme, die sehr empfänglich, andere, die absolut unempfänglich sind. So fand Haaland, daß ein bestimmter Tumor auf Berliner Mäusen in nahezu 100% aufging, während Hamburger Mäuse nur in 24% und ein Mäusestamm aus Christiania überhaupt nicht erkrankte. Leo Loeb beschreibt einen primären Tumor einer japanischen Tanzmaus, der auf fast sämtlichen mit ihm inokulierten japanischen Tanzmäusen aufging, während die gewöhnlichen Laboratoriumsmäuse refraktär waren. Tyzzer machte anläßlich einer ganz analogen Beobachtung den Versuch, die Empfänglichkeit für den Impftumor bei Kreuzungsprodukten zu studieren und fand, daß die Nachkommen aus der Kreuzung zwischen den empfänglichen japanischen Tanzmäusen und den refraktären Laboratoriumsmäusen in der $F^1$ (ersten Filialgeneration) durchwegs empfänglich waren, obwohl sie die rezessive Eigenschaft des „Tanzens" vermissen ließen. Weitere Züchtungen ergaben allerdings kein klares Ergebnis im Sinne eines die Empfänglichkeit für Impftumoren bestimmenden mendelnden Erbfaktors, wie denn auch analoge Versuche einer Reihe anderer Autoren keine eindeutigen, übereinstimmenden Ergebnisse zeitigten (vgl. H. G. Wells). Ob es sich hier um eine größere Reihe von Erbfaktoren handelt, wie Tyzzer annahm, oder ob hier daneben auch noch andere Momente im Spiele sind, läßt sich vorderhand nicht entscheiden.

Bemerkenswert ist jedenfalls, daß Empfänglichkeit für Impftumoren grundverschieden ist von der Disposition zu spontanen oder experimentell erzeugten Teergeschwülsten. Teerbehandlung scheint sogar die Empfänglichkeit für Impftumoren herabzusetzen (H. Sachs, Mandl und Stöhr). Uns interessiert aber vor allem die Tatsache, daß Empfänglichkeit oder Immunität gegenüber Impftumoren zum Teil wenigstens eine ausgesprochen konstitutionelle, vererbbare Eigenschaft darstellt. Diese Tatsache wird noch gestützt durch die Beobachtungen, daß Impftumoren mit um so größerer Wahrscheinlichkeit aufgehen, auf je näher mit dem Träger des Primärtumors verwandte Tiere sie überimpft werden; am sichersten gehen sie auf diesem Träger selbst auf.

3. Am wertvollsten und umfangreichsten sind die Ergebnisse, welche das systematische Studium der Vererbungsverhältnisse bei tierischen Spontantumoren gezeitigt hat. Seitdem R. Virchow auf die ausgesprochene Heredität des Melanosarkoms der Schimmel aufmerksam gemacht hatte, wurden von verschiedenen Seiten Mitteilungen über Krebsfamilien bei Tieren publiziert. Bemerkenswert ist dabei die meistens, wenn auch nicht durchwegs beobachtete Gleichartigkeit der Geschwülste in ein- und derselben Familie. So berichtete Tyzzer über Mäusekrebsfamilien mit vorwiegend papillärem Zystadenom der Lungen, Murray sowie Leo Loeb und Lathrop über solche mit Mammakarzinom, C. J. Eberth und Spude sahen bei drei Mäusen einer Zucht mächtige Endotheliome der Lymphgefäße, Hanau bei einer Rattenzucht mehrere Fälle von Kankroiden der Vulva und deren Nachbarschaft, Borrel beschrieb eine Mäusezucht, in der sehr zahlreiche Fälle von Krebs vorkamen, die durchwegs von den Hautdrüsen ausgingen und Lymphdrüsen- sowie Lungenmetastasen setzten, L. Loeb einen Rattenstamm mit gehäuften zystischen Schilddrüsensarkomen, Stilling züchtete einen Kaninchenstamm, von dem 13 Exemplare an dem bei Kaninchen äußerst seltenen Uteruskrebs erkrankten. Bei dem „endemischen" Karzinom der Konjunktiva bzw. Caruncula lacrimalis der Rinder hatte Loeb mit Recht an die Möglichkeit einer hereditären Übertragung einer krankhaften Anlage gedacht.

Das wertvollste und gewaltigste Material verdanken wir aber den großzügigen Forschungen von Maud Slye, die im Institut von H. G. Wells in Chicago durch mehr als 13 Jahre unter ganz besonders sorgfältigen Wartungsbedingungen weit über 40.000 Mäuse züchtete, von denen über 5000 an spontanen Geschwülsten erkrankten. Jedes Exemplar wurde einer genauen histologischen Kontrolle unterzogen. Durch systematische Kreuzungsversuche innerhalb dieser Mäusepopulation ließen sich folgende bemerkenswerte Tatsachen feststellen.

In der Slyeschen Zucht kamen die verschiedensten Arten primärer Geschwülste zur Beobachtung. Die häufigste Form war das Brustdrüsenkarzinom, es wurden aber auch papillare Adenome und Karzinome der Lunge, primäre Lebertumoren, Hodengeschwülste, Haut- und Magentumoren, Nieren- und Nebennierengeschwülste und andere mit verschiedener Häufigkeit beobachtet. Es zeigte sich, daß die Fähigkeit, ein Karzinom zu bekommen, ausgesprochen erblich ist, wobei die Krebsveranlagung sich wie ein rezessiv mendelnder Erbfaktor, die Krebsimmunität wie ein dominanter Faktor verhält. Durch entsprechende

Paarungen konnten reine Karzinomfamilien mit nahezu 100% Morbidität an Krebs gezogen werden, während andere Stämme durch 25 bis 30 Generationen hindurch stets krebsfrei blieben. Die Individuen der ersten Filialgeneration aus der Kreuzung von krebsdisponierten mit krebsimmunen Tieren blieben stets frei von Karzinom.

Aber nicht nur der Krebs als solcher, sondern auch seine bestimmte Form und Lokalisation erweist sich als erblich. So konnte SLYE Stämme heranzüchten, in denen eine große Anzahl primärer Leberkrebse, andere in denen Hodentumoren vorkamen, Geschwulstarten, die sonst bei Mäusen eine ungeheure Seltenheit darstellen. Weiter konnte SLYE nachweisen, daß auch die Neigung zu Metastasenbildung in gewissen Organen von bestimmten erblichen Eigenschaften abhängt. So metastasierten Tumoren besonders häufig in den Lungen bei Stämmen, die häufig an primären Lungengeschwülsten erkrankten. Diesbezüglich hatte auch schon WOOD die Beobachtung gemacht, daß Impftumoren bei gewissen Rattenstämmen häufig Lungenmetastasen setzen, während sie in anderen fehlen. Die dauernde Inzucht als solche kann selbstverständlich nicht als Ursache der Krebsentstehung in Betracht kommen, da Inzucht in krebsfreien Stämmen keine Krebserkrankung herbeiführt.

Während MAUD SLYE einen ausgesprochen rezessiven Charakter der Krebsanlage in ihren Versuchen feststellen konnte, fand CLARA LYNCH im Rockefeller-Institut zu New York, daß sich die Veranlagung zu Geschwulstbildung in eigenen Kreuzungsversuchen von Mäusen mit spontanem Mammakarzinom und Mäusen aus krebsfreien Stämmen dominant verhält.

Eine Mittelstellung nehmen in dieser Frage L. LOEB und LATHROP ein, da sie ein wechselndes Verhalten der Krebsdisposition bei ihren Kreuzungsprodukten feststellen konnten.

Aus den verschiedenen experimentellen Ergebnissen der einzelnen Untersucher bezüglich des Prävalenzverhältnisses der Krebsanlage ist nicht etwa der Schluß zu ziehen, es könnte sich um fehlerhafte, nicht einwandfreie Untersuchungsreihen handeln. Seit den Untersuchungen R. GOLDSCHMIDTS über den quantitativen Charakter der Erbfaktoren verstehen wir sehr wohl, daß dominant und rezessiv bei verschiedenen Stämmen in bezug auf den gleichen Erbfaktor verschieden sein können, und ich habe anderwärts auseinanderzusetzen versucht, daß die Frage dominant oder rezessiv in der menschlichen Erbbiologie vielfach zu Unrecht an erste Stelle gesetzt und überschätzt zu werden pflegt. Seit GOLDSCHMIDTS Versuchen über die Geschlechtscharaktere gewisser Schmetterlinge bietet das Verständnis der Tatsache keine Schwierigkeiten mehr, daß Krebsdisposition bzw. Krebsresistenz in verschiedenen Tierstämmen bald rezessiv, bald dominant sein kann. Diesbezüglich muß auf die einschlägigen Darstellungen der Vererbungslehre verwiesen werden.

Zum Schluß sei noch eine sehr instruktive, wenn auch keineswegs auf die menschliche Pathologie unmittelbar übertragbare Beobachtung erwähnt, welche in den riesigen Zuchten von Drosophila melanogaster (Taufliege, Obstfliege) gemacht wurde, die seit T. MORGANS fundamen-

4*

talen Forschungen in zahlreichen amerikanischen Laboratorien gehalten
werden. Manche Larven von Drosophila gehen an Tumoren zugrunde,
welche aus irregulär und rapid wuchernden, pigmentbildenden Zellen mit
unregelmäßigen Mitosen bestehen, Metastasen bilden, auf andere Larven
und ausgewachsene Fliegen übertragbar und bakterienfrei sind. MARY
STARK konnte nun zeigen, daß in den befallenen Stämmen stets ein Viertel
der Nachkommen an diesen Gewächsen zugrunde gehen, die durchwegs
männlichen Geschlechtes sind. Der Drosophilatumor verhält sich demnach
wie ein rezessiv-geschlechtsgebundener Erbfaktor, der, ähnlich wie wir es
bei der Farbenblindheit oder der Hämophilie des Menschen anzunehmen
haben, im Geschlechtschromosom lokalisiert ist.

## Die Ergebnisse der menschlichen Pathologie.

Die menschliche Pathologie ist für die Frage der Vererbbarkeit
einer konstitutionellen Veranlagung zum Krebs nur unter Berücksichtigung bestimmter Kautelen heranzuziehen, auf die insbesondere WELLS
in letzter Zeit in verdienstvoller Weise hingewiesen hat. Statistische
Krebsuntersuchungen ohne autoptische Stütze sind nur mit größter
Reserve verwertbar, wenn wir von LUBARSCH hören, wie häufig die zur
Sektion gelangenden Krebsfälle falsch diagnostiziert worden sind. Die
von LUBARSCH bearbeitete, vom Komitee für Krebsforschung veranstaltete Sammelforschung über die obduzierten Todesfälle an bösartigen
Geschwülsten aus fast allen deutschen pathologischen Instituten ergab
für äußere Krebse etwa 8%, für äußere Sarkome gegen 11%, für Karzinome innerer Organe dagegen über 32% und für Sarkome innerer
Organe gar über 43% Fehldiagnosen. Das ist ungeheuerlich, das bedeutet
beinahe den Bankerott der bisherigen Sterblichkeitsstatistik. Wenn
wir noch die große Häufigkeit der Krebserkrankungen in Betracht
ziehen — sie sollen etwa 10% der gesamten Sterblichkeit ausmachen
— so wird es offensichtlich, wie wenig die üblichen Angaben über einen
gefundenen Prozentsatz der Heredität beim Karzinom besagen. Wenn
die verschiedenen Autoren, die „nachweisbare Heredität" ihrer Krebsfälle mit rund 10% beziffern (vgl. darüber WOLFF, ferner J. BAUER),
so bedeutet das angesichts der allgemeinen Häufigkeit des Krebses
von etwa 10% natürlich gar nichts. Selbstverständlich widerlegt es aber
auch gar nichts, da eben die Fehlergrenzen sowohl der allgemeinen Sterblichkeitsstatistik als der anamnestischen Angaben über Krebsbelastung
der Familie viel zu groß sind.

Etwas anderes ist es schon, wenn ein statistisches Verfahren in Anwendung kommt, bei welchem zwei große Gruppen miteinander verglichen werden, für welche die Fehlergröße dieselbe ist, also etwa die
Krebshäufigkeit der Kinder von Eltern, die selbst krebsfrei waren be-
ziehungsweise an Krebs erkrankt sind. Eine solche Zusammenstellung
verdanken wir FLORSCHÜTZ. Es starben nach FLORSCHÜTZ von den
1829 bis 1878 bei der Gothaer Bank Versicherten, in deren Familie vorgekommen waren:

| An | Tuberkulose % | Chronische Gehirn-, Rückenmarks- u. Geisteskrankheiten % | Herzkrankheiten % | Krebs % | Prozente aller unter den Versicherten an diesen Todesursachen Gestorbenen |
|---|---|---|---|---|---|
| Tuberkulose . . . . . . | 23·7 | 10·3 | 10·0 | 10·5 | 11·63 |
| Chron. Gehirn-, Rückenmarks- und Geisteskrankheiten . . . . . | 4·0 | 11·3 | 6·4 | 3·4 | 4·15 |
| Herzkrankheiten . . . . | 5·0 | 6·2 | 12·9 | 5·1 | 5·81 |
| Krebs . . . . . . . . . | 4·1 | 7·2 | 4·2 | 9·3 | 5·04 |

Mag die Statistik insofern noch so falsch sein, als der verhältnismäßig niedrige Prozentsatz der Todesfälle an Krebs auf die damals noch unzulängliche Diagnostik zu beziehen und als die anamnestischen Angaben über Familienbelastungen vollkommen unverläßlich sind, das Maß des Irrigen ist naturgemäß in allen Kategorien das gleiche, zumal die anamnestischen Familienangaben längst vor der Todeskrankheit des Versicherten erhoben worden sind. Hier können wir also an den beiden Zahlen nicht vorbeigehen: Von den Krebsbelasteten starben an Krebs 9·3%, von der Gesamtheit der Versicherten aber nur 5·04%.

BASHFORD bringt eine sehr lehrreiche Aufstellung, aus der zu ersehen ist, wie häufig 1, 2, 3 oder mehrere Krebsfälle in einer Familie der statistischen Wahrscheinlichkeit nach zu erwarten sind, ohne daß irgend ein anderes Moment, also etwa eine besondere hereditäre Veranlagung im Spiele wäre als bloßer Zufall, vorausgesetzt, daß von der gesamten Bevölkerung, so weit sie das 40. Jahr überschreitet, 10% an Karzinom erkranken. Wenn wir also in einer bloß sechsgliedrigen Familie drei Krebsfällen begegnen, so beweist das keineswegs Heredität bzw. Mitwirkung einer besonderen konstitutionellen Veranlagung, denn in zwei von 100 sechsgliedrigen Familien ist nach der angenommenen Verbreitung des Krebses in der Gesamtbevölkerung eine solche Häufung auf Grund bloßen Zufalles zu erwarten.

Vorkommen eines familiären Karzinoms nach den Gesetzen der Wahrscheinlichkeit unter der Voraussetzung, daß alle Personen das 35. Jahr überschritten haben (nach BASHFORD):

| Zahl der Krebstodesfälle in einer Familie | Auf 100 Familien mit | | |
|---|---|---|---|
| | 6 Mitgliedern | 8 Mitgliedern | 10 Mitgliedern |
| 0 . . . . . . . | 51 | 41 | 33 |
| 1 . . . . . . . | 36 | 39 | 39 |
| 2 . . . . . . | 11 | 16 | 20 |
| 3 oder mehr | 2 | 4 | 8 |
| | 100 | 100 | 100 |

Etwas anderes ist es wiederum, wie auch WELLS hervorhebt, wenn in zahlreichen Familien eine Häufung von Krebskrankheiten derselben Art, der gleichen Lokalisation, also des gleichen Organs bezw. Organsystems nachzuweisen ist, insbesondere wenn es sich um im allgemeinen seltene Geschwulstformen handelt. Gewiß sind all die zahlreichen in der Literatur niedergelegten und jedem erfahrenen Arzt selbst geläufigen Beobachtungen über gehäufte Magen-, Mamma- oder Uteruskarzinome zum Teil wenigstens schwerwiegende Argumente, Beweise einer konstitutionellen Veranlagung zum Krebs sind sie allein keineswegs. Hierin stimmen wir vollkommen mit PELLER überein, der das sehr instruktive Material der von der österreichischen Gesellschaft für Erforschung und Bekämpfung der Krebskrankheit veranstalteten Sammelforschung zusammenstellte. Auch wenn Napoleon, drei seiner Geschwister und sein Vater einem Magenkarzinom erlegen sind — WEGELE beschreibt einen anderen ganz analogen Fall —, wenn PEL fünf von sieben Kindern eines Ehepaares an Magenkrebs, wenn er Großmutter, Mutter und drei Töchter einem Mammakarzinom zum Opfer fallen sah (vgl. auch BROCA, PEISER, J. BAUER, LESCHCZINER u. a.), wenn WARTHIN von 48 Nachkommen eines krebskranken Großvaters 17 krebskranke feststellen konnte, davon zehn mit Uteruskarzinom, sieben mit Magenkarzinom, wobei überdies eine größere Anzahl der 48 Nachkommen noch unter dem gewöhnlichen Krebsalter stand, so könnten auch derartige in der Literatur noch zahlreich vorhandene Beobachtungen immerhin doch Zufall sein, wenngleich es schwer fällt, hier keine Gesetzmäßigkeit für eine derartige Häufung gleichartiger Neubildungen in bestimmten Familien anzunehmen.

Vollends ausgeschlossen erscheint aber bloßer Zufall, wenn man die Kumulation gewisser seltener Neubildungen in bestimmten Familien ins Auge faßt. Ich nenne nur die schon zahlreich beschriebenen Familien mit Gliom der Retina, mit metastasierenden Gefäßtumoren der Retina (sogenannte HIPPEL-CZERMAK sche Krankheit), mit Epithelialkarzinomen der Haut bei Xeroderma pigmentosum, mit Darm- und speziell Rektumkarzinomen bei familiärer Polyposis intestini, mit Lymphosarkom, die familiären Hirntumoren, Appendixkankroide, die familiären Neurinome der RECKLINGHAUSEN schen Krankheit, das familiäre Adenoma sebaceum mit tuberoser Hirnsklerose, die multiplen kartilaginösen Exostosen, die über das ganze Skelett verbreitet, in manchen Familien aber ausschließlich am Felsenbein lokalisiert sein können. Die einschlägigen Literaturangaben finden sich in meinem Buch über konstitutionelle Disposition zu inneren Krankheiten, ferner in dem ausgezeichneten Aufsatze von WELLS. An dieser Stelle wollen wir bloß zwei besonders eindrucksvolle Beobachtungen von Retinagliom speziell hervorheben. NEWTON berichtet über eine Familie mit 16 Kindern, von welchen zehn an Gliom der Netzhaut starben. Beide Eltern waren frei, ein Vatersbruder scheint an demselben Leiden gestorben zu sein. PURTSCHER (Klagenfurt) berichtete für die Sammelforschung der österreichischen Krebsgesellschaft über folgende Familie: Vater an Sarkom des Oberarmes gestorben, von elf Kindern starben zwei Knaben an Retinagliom, ein Mädchen erkrankte an dem gleichen Leiden, doch bildete sich das Gliom spontan zurück (Befund von Prof. E. Fuchs verifiziert); deren einziges Kind, ein Knabe, starb an Gliom (Prof. Hess, München); zwei Kinder der anderen gesund gebliebenen Geschwister erkrankten gleichfalls an Gliom, eines hievon starb, bei dem zweiten bildete es sich spontan zurück (zehnjährige Beobachtung der Klinik Fuchs bezw. Dimmer). Bei der großen Seltenheit des Retinaglioms ist hier ein Zufall vollkommen ausgeschlossen, ganz ebenso wie in einer Beobachtung Hedingers, der in kurzem Intervall zwei Schwestern mit einem primären Leberkrebs zu sezieren Gelegenheit hatte. Dasselbe gilt für die familiär gehäuften Tumoren des weiblichen Genitalapparates, wie sie beispielsweise Koltonski beschreibt.

Wir sehen also ganz ebenso, wie es die Erfahrungen bei den bösartigen Neubildungen der Tiere gezeigt haben, auch beim Menschen bestimmte Familien mit einer unzweifelhaften, vererbbaren also konstitutionellen Veranlagung zu Tumoren. Evident ist diese konstitutionelle Tumordisposition beim Menschen dort, wo bestimmte Organe oder Organsysteme von bestimmten Tumoren befallen werden — ganz wie wir es am Tiere schon kennengelernt haben. Nicht sicher bewiesen ist dagegen mit dem bisher vorliegenden, unzureichenden statistischen Material die konstitutionelle Tumordisposition bei der Mehrzahl der menschlichen Krebserkrankungen, wo in bestimmten Familien nicht immer das gleiche Organ oder Organsystem befallen erscheint und wo an und für sich häufige Geschwulstformen vorliegen. Ist die konstitutionelle Tumordisposition dort etwa nicht vorhanden oder auch nur unwahrscheinlich? Ganz im Gegenteil! Wir werden im folgenden zu zeigen versuchen, daß nach unserer Auffassung von ihrem Wesen ihre Beweisbarkeit mit der oben erörterten statistischen Methodik gar nicht erwartet werden kann. An und für sich wäre es aber schon höchst unbefriedigend und unlogisch, wollte man die Mitwirkung bestimmter Erbfaktoren bei der Entstehung eines malignen Tumors wegen seiner Nichtbeweisbarkeit im jeweils gegebenen Falle ablehnen, wo sie bei anderen prinzipiell sicherlich vollkommen gleichartigen Erkrankungsformen mit Bestimmtheit angenommen werden muß. Mit anderen Worten: Eine konstitutionelle Krebsdisposition ist in gewissen Fällen erwiesen. Ihre Entbehrlichkeit für die Genese eines Krebses ist nirgends erwiesen. Es ist also äußerst wahrscheinlich, daß sie — vielleicht allerdings in wechselndem Ausmaße — in allen Fällen von Karzinom eine Rolle spielt, zumal, wie wir weiter unten hören werden, ihre objektive Nachweisbarkeit in der überwiegenden Mehrzahl der menschlichen Krebsfälle ausgeschlossen erscheint.

Unsere bisherigen Ausführungen und die oben mitgeteilten Beobachtungen, welche allein die Existenz einer konstitutionellen Tumordisposition beweisen, könnten vielleicht zu der irrigen Meinung führen, es handle sich da gar nicht um eine Tumordisposition im eigentlichen Sinne, sondern bloß um eine vererbbare minderwertige Organbeschaffenheit, welche irgend einem äußeren oder inneren schädigenden krebsauslösenden Moment einen besonders günstigen Angriffspunkt bietet.

Kurz, es wäre keine Tumor- sondern nur eine Organdisposition allgemeinerer Art, die sich in solchen Familien vererbt und zufällig infolge der minderwertigen Organbeschaffenheit zur Krebserkrankung führt. Der gehäufte Krebs selbst wäre also gewissermaßen Zufall, vielleicht durch exogene Noxen hervorgerufen, nur seine Entwicklungsmöglichkeit im Organismus wäre durch die besondere konstitutionelle Organbeschaffenheit gewährleistet. Eine besondere vererbbare Organbeschaffenheit in allen jenen Fällen von familiär gehäuften Tumoren desselben Organs oder Organsystems anzunehmen, erscheint mir zwingend, im folgenden werden wir auch noch hören, daß diese besondere vererbbare Organbeschaffenheit, welche für den Sitz der Geschwulst bestimmend ist, in der Tat allgemeinerer Natur ist und auch in anderen klinischen oder anatomischen Erscheinungen zum Ausdruck kommen kann als bloß in der neoplastischen Erkrankung. Jetzt wollen wir zeigen, daß sie allein nicht ausreicht, ihren Träger krebsfähig zu machen, daß hiefür noch eine andere, die Krebsdisposition an sich bestimmende Erbanlage vorhanden sein muß, welche die blastomatöse Erkrankung des betreffenden, konstitutionell besonders beschaffenen Organs oder Organsystems herbeiführt.

Immer wieder werden Fälle beschrieben und zusammengestellt, in denen zwei, drei und mehrere Tumoren unabhängig voneinander am selben Individuum zur Entwicklung gekommen sind. Wenn zum Beispiel Roesch bei der Autopsie eines ehemaligen Paraffinarbeiters ein Basalzellenkarzinom am Oberarm, ein Plattenepithelkarzinom im rechten Hauptbronchus und ein Zylinderzellenkarzinom des Magens gleichzeitig feststellen konnte, oder wir selbst ein Mädchen beobachtet haben, welchem ein Lipom, später ein Spindelzellensarkom der Weichteile und mehrere Fibrome exstirpiert worden waren und die später an einer typischen Recklinghausenschen Neurofibromatose erkrankte und an einer generalisierten, metastasierenden Knochensarkomatose zugrunde ging — der Fall wurde von Berta Aschner beschrieben —, so ist es angesichts analoger Erfahrungen der Literatur gewiß sehr verlockend, eine allgemeine Tumordisposition, eine „diathèse néoplasique" (Verneuil) dieser Individuen anzunehmen, ein sicherer Beweis ist es bei der doch geringen Häufigkeit solcher Vorkommnisse nicht. Nur eine systematische statistische Bearbeitung eines großen Obduktionsmaterials mit Heranziehung der Wahrscheinlichkeitsrechnung kann hier Aufschluß geben. B. Aschner hat sich dieser Aufgabe unterzogen und dazu das sehr genau beobachtete große Material Eglis aus dem Hedingerschen Institut verwendet (4765 Obduktionen). Es zeigt sich nun, daß das Zusammentreffen mehrerer benigner Geschwülste bei einem Individuum wesentlich häufiger, und zwar mehr als doppelt so häufig ist und daß auch die Kombination eines malignen mit einem benignen Tumor fast doppelt so häufig vorkommt, als es der Wahrscheinlichkeit bei ihrem zufallsmäßigen Zusammentreffen entspräche. Damit ist die Existenz einer individuellen Tumordisposition, einer neoplastischen Diathese, wenn man so sagen darf, bewiesen. Daß Aschner das Zusammentreffen mehrerer maligner Neubildungen seltener vorfand, als es der statistischen

Wahrscheinlichkeit nach rein zufallsmäßig zu erwarten wäre, ist selbstverständlich, denn, wie ich schon vor Jahren hervorgehoben habe, pflegt ja ein an dem ersten Krebs erkranktes Individuum die Entwicklung seines zweiten nicht zu erleben. Seit wir mit der operativen Behandlung des Krebses größere Erfolge erzielen, verfügen wir auch über instruktive Illustrationen dieses Problems. Individuen, die von ihrem Krebsleiden operativ geheilt worden waren, erliegen gelegentlich nach Jahren und Jahrzehnten einer abermaligen Karzinomentwicklung in irgend einem anderen Organ (HOCHENEGG), oder aber sie werden, wie in einem von KASPAR mitgeteilten Falle, durch wiederholte Operationen immer wieder von ihrem neuen, nicht etwa Rezidivkrebs geheilt. **Es gibt also nicht nur eine konstitutionelle Organdisposition, sondern auch eine allgemeine Blastomdisposition.** Beide lassen sich an dem vorliegenden Tatsachenmaterial mit verschiedenen Methoden beweisen. Geschwulstdispositionen im allgemeinen und Organdispositionen im besondern hatte auch GROTE für den Fall des Magenkrebses als notwendige Annahme postuliert und eigentlich nähert sich diesem Standpunkte auch ALEX. FRAENKEL, wenn er neben einer konstitutionellen Organbereitschaft (durch Störung in der embryonalen Entwicklung) die vererbbare individuelle Gesamtverfassung des Organismus in den Kreis seiner Betrachtungen zieht, die „eine besondere Reaktionsform gegen die den Organismus treffenden Schädlichkeiten" enthaltend, mittelbar auch die Vererbbarkeit der Krebskrankheit verständlich mache.

Wie sollen wir uns nun den Mechanismus der Krebsentstehung auf Grund der gewonnenen Erkenntnisse vorstellen, wie greifen die beiden konstitutionellen Bedingungen ineinander, welche Rolle kommt gewissen äußeren Faktoren in der Krebsätiologie zu? Wie sollen wir uns überhaupt das Wesen der beiden konstitutionellen Bedingungen zur Krebsentwicklung denken?

## Theorie der konstitutionellen Krebsdisposition.

Wir haben die Annahme von zwei eine konstitutionelle Krebsdisposition bedingenden Faktoren im vorangehenden begründet: **Eine allgemeine Blastomanlage, welche für die Krebsfähigkeit ihres Trägers ganz allgemein erforderlich ist, und eine bestimmte Organdisposition, welche die Lokalisation bei gegebener Krebsfähigkeit determiniert.** Bezeichnen wir die fehlende oder vorhandene Blastomanlage mit B bezw. b, die normale oder im Sinne einer Disposition abweichende Organbeschaffenheit mit O bezw. o und drücken wir die Erbstruktur in üblicher Weise in Formeln aus, dann kann ein Individuum bezüglich seiner konstitutionellen Krebsdisposition folgende Erbformeln aufweisen: 1. B B . O O ., 2. B B . O o, 3. B B . o o, 4. B b . O O, 5. B b . O o, 6. B b . o o, 7. b b . O O, 8. b b . O o, 9. b b . o o.

Nehmen wir, was zunächst nicht bewiesen ist, an, B würde über b dominieren, d. h. die vorhandene Blastomanlage (b) würde rezessiv sein, und ebenso würde O über o dominieren, d. h. die die Krebsfähigkeit eines Organs bedingende besondere Organbeschaffenheit (o) würde rezessiv sein gegenüber der normalen (O), dann wäre unter den neun möglichen Fällen nur der letzte ein Krebskandidat, der beide rezessiven pathologischen Anlagen in homozygotem Zustande, also von beiden Eltern her in doppelter Ausfertigung besitzt. Wären beide pathologischen Anlagen b und o dominant, dann wären die Individuen 5, 6, 8 und 9 krebsdisponiert, weil sie beide krankhafte Erbfaktoren mindestens einfach, also als Heterozygote besitzen.

Wir haben allen Grund anzunehmen, daß die betreffenden abnormen Organanlagen in der überwiegenden Mehrzahl rezessiven Erbgang haben. Einerseits entspricht es den allgemeinen biologischen Erfahrungen, daß nicht gerade schwerwiegende qualitative Abänderungen normaler Gene, seien sie mutativ oder durch Keimänderung entstanden (vgl. J. BAUER), rezessiv zu sein pflegen, anderseits habe ich für zwei Organanlagen Dominanz der normalen gegenüber einer abnormen, minderwertigen äußerst wahrscheinlich machen können: Für die Organanlage des Magens (BAUER und ASCHNER, ASCHNER) und für die Organanlage des Gehörapparates (BAUER und STEIN). Wir dürfen also rezessiven Charakter der die Krebsfähigkeit eines Organs bedingenden Organanlage als wahrscheinlich annehmen. Für den Fall, es verhielte sich die Blastomanlage dominant, was wir nicht wissen, wären von den neun verschiedenen konstituierten Individuen Nr. 6 und 9 Krebsanwärter.

Welche Vorteile bietet die Aufstellung dieser Erbformeln? Leistet sie etwas, erschließt sie gewisse Tatsachen unserem Verständnis oder ist sie eine Spielerei, als welche sie vielleicht mancher ansehen könnte, der nicht mit der Gedankenwelt der Erbbiologie vertraut ist? Daß die Aufstellung der Formeln begründet ist, wir also mit dieser Fiktion im VAIHINGERschen Sinne arbeiten dürfen, wurde ja in den beiden vorhergehenden Kapiteln dargelegt.

1. Wenn wirklich 10% der Bevölkerung an Krebs sterben, dann müssen wir die Verbreitung der pathologischen Blastomanlage b als ganz außerordentlich groß ansehen. Sie wäre für den Fall der Dominanz von b mit weit über $\frac{1}{10}$, für den Fall der Rezessivität mit weit über $\frac{1}{\sqrt{10}}$, also über $\frac{1}{3 \cdot 16}$ anzunehmen, d. h. im ersteren Falle hätte weit mehr als jeder zehnte, im zweiten mehr als jeder dritte die Anlage b mindestens in einfacher Ausfertigung, also heterozygot. Wir sagen „weit mehr", weil ja nach unserer Hypothese die Krebserkrankung auch noch von der Anwesenheit mindestens einer zweiten abnormen Anlage (in homozygotem Zustande) abhängt, also viele b-Träger trotzdem nicht an Krebs erkranken, weil sie die zweite Bedingung nicht erfüllen. Ferner aber vor allem deshalb, weil bei gegebener Krebsmortalität von 10% die konstitutionelle Krebsdisposition weit mehr verbreitet sein muß, da ja viele Krebsanwärter an verschiedenen anderen Erkrankungen vorher

wegsterben und so ihrem konstitutionellen Fatum entgehen. Aus dieser Überlegung der großen Häufigkeit von b in der Bevölkerung ergibt sich, daß die statistische Nachweisbarkeit einer vorhandenen konstitutionellen Krebsveranlagung außerordentlich schwierig sein muß und nur in jenen Fällen in befriedigender Weise gelingen kann, wo sie mit einer familiären Häufung der gleichen Organdisposition zusammentrifft. In solchen Familien, in welchen sich eine bestimmte Organdisposition (o o) gehäuft forterbt, wird auch die gleichartige etwa vorhandene Blastomanlage (b oder b b) gehäuft zur Geltung kommen können. Wir verstehen nun, was wir oben als Tatsache registrieren mußten, daß die zweifellos zu supponierende konstitutionelle Krebsveranlagung dem statistischen Nachweis große Schwierigkeiten bereitet, in gewissen Familien aber mit ausgesprochener und selten vorkommender konstitutioneller Organdisposition evident wird. Kurz, die familiäre Häufung maligner Geschwülste hängt bei der ungeheuren Verbreitung von b in erster Linie von der Häufigkeit der konstitutionellen Organdisposition (o o) ab.

2. Besteht unsere Formel zu Recht, dann sind 75 bis 100% der Kinder aus Ehen zweier mit dem im gleichen Organ lokalisierten Krebs behafteten Eltern Karzinomanwärter. Bei rezessivem Erbgang von b wären es 100, bei dominantem 75%. Folgende Formeln geben darüber Aufklärung:

a) Bei rezessivem Verhalten von b:

$$\frac{\mathrm{b\,b\,.\,o\,o} \times \mathrm{b\,b\,.\,o\,o}}{\mathrm{b\,b\,.\,o\,o}} \qquad\qquad \mathrm{P} \qquad\qquad \mathrm{F_1,\ also\ 100\%}$$

b) bei dominantem Verhalten von b:

$$\frac{\mathrm{B\,b\,.\,o\,o} \times \mathrm{B\,b\,.\,o\,o}}{\left.\begin{array}{l}\mathrm{B\,B\,.\,o\,o}\\ 2\ \mathrm{B\,b\,.\,o\,o}\\ \mathrm{b\,b\,.\,o\,o}\end{array}\right\} 75\%} \qquad\qquad \begin{array}{l}\mathrm{P}\\[1.2em]\mathrm{F_1}\end{array}$$

Leider wurde bisher das vorliegende Krebsmaterial nicht nach diesen Gesichtspunkten betrachtet und mitgeteilt, und deshalb fehlen uns vorläufig ausreichende Belege. Gerade ältere praktische Ärzte werden da der Wissenschaft wertvolle Dienste leisten können, wenn sie über das Schicksal der Nachkommenschaft von Eltern Mitteilung machen, die beide an dem gleichen Karzinom zugrunde gegangen sind. Ich konnte nur einen Stammbaum ausfindig machen, den PAULSEN vor kurzem publiziert hat:

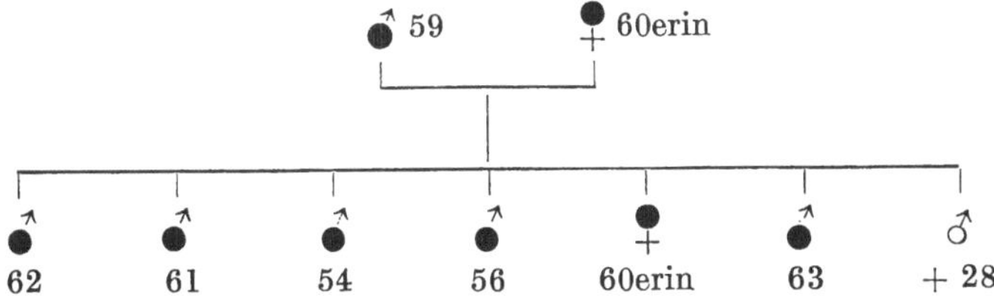


Heredität des Magenkrebses (nach J. PAULSEN).

Vater und Mutter sowie sechs von sieben Kindern starben durchwegs an Magenkrebs. Das siebente und jüngste Kind ging im Alter von 28 Jahren durch einen Unfall zugrunde, hat also offenbar seinen Magenkrebs nicht erlebt. Über einen zweiten analogen Stammbaum verfüge ich selbst. Von den fünf Kindern der beiden an Magenkrebs verstorbenen Eltern sind die drei ältesten schon in jungen Jahren gestorben, und zwar zwei sicher an Magenkrebs, der Älteste an einem unklaren Magenleiden. Die beiden Jüngsten dokumentieren ihre ererbte Organminderwertigkeit des Magens durch ein Ulcus pepticum. Sie sind noch lange nicht in dem gewöhnlichen Karzinomalter und wir gehen gewiß nicht fehl, wenn wir sie als im höchsten Grade krebsgefährdet

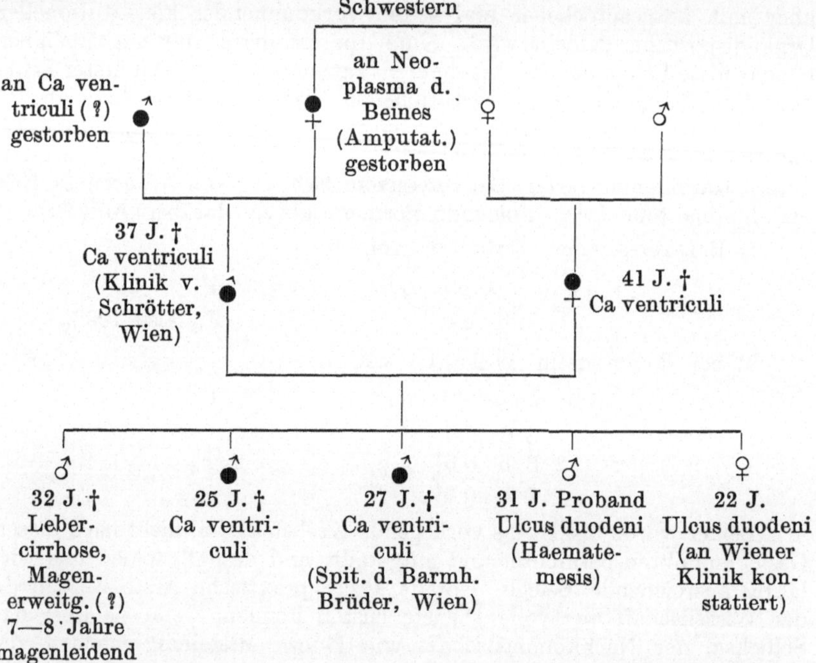


ansehen. Für solche seltene Fälle, in denen bei erwiesener Organminderwertigkeit und nahezu sicher anzunehmender Blastomanlage ein peptisches Geschwür entsteht, habe ich eine prophylaktische Indikation zur ausgiebigen Magenresektion zu begründen versucht.

3. Sind beide Eltern an einem Krebs verschiedener Organe gestorben, dann sind die Chancen für die Kinder ungleich günstiger, nicht viel schlechter als wenn überhaupt nur der eine der Eltern an Krebs gelitten hätte. Bezeichnen wir z. B. die Organdisposition des Magens mit m m, jene der Schilddrüse mit s s, dann gilt unter der Voraussetzung rezessiven Erbganges der Blastomanlage b für die Verbindung eines magenkrebsleidenden Vaters mit einer schilddrüsenkrebsleidenden Mutter und vice

$$\frac{\text{Magenkrebs}\quad \text{Schilddrüsenkrebs}}{\text{versa folgende Formel: } \mathrm{b\,b\,.\,m\,m\,.\,S\,S} \times \mathrm{b\,b\,.\,M\,M\,.\,s\,s}} \qquad \mathrm{P}$$

$$\frac{}{\mathrm{b\,b\,.\,M\,m\,.\,S\,s}} \qquad \text{,,} \qquad \mathrm{F_1}$$

Wenn also die beiden an verschieden lokalisierten Krebsformen erkrankten Eltern keine sonstigen Organdispositionen, wenn auch bloß latent, besitzen, dann ist mit Sicherheit zu erwarten, daß die Kinder karzinomfrei bleiben. Nur wenn die pathologische Organdisposition, die bei dem einen Elternteil zum Krebs geführt hat, auch bei dem anderen Elternteil wenigstens in heterozygotem Zustande, also überdeckt vorhanden ist, nur dann wären unter den Kindern eines solchen Ehepaares 50% krebskranke Kinder zu erwarten. Für den Fall dominanten Erbganges von b, würde sich diese Zahl auf $\frac{3}{8}$, also 37·5% reduzieren.

$$\begin{array}{c} \text{Magenkrebs}\qquad \text{Schilddrüsenkrebs} \\ \mathrm{b\,b\,.\,m\,m\,.\,S\,S} \times \mathrm{b\,b\,.\,M\,m\,.\,s\,s} \qquad \mathrm{P} \\ \hline \mathrm{b\,b\,.\,M\,m\,.\,S\,s} \qquad \mathrm{F_1} \\ \mathrm{b\,b\,.\,m\,m\,.\,S\,s}\ (50\%\ \text{Magenkrebs}) \end{array}$$

Selbstverständlich kann es auch vorkommen, daß der eine Elternteil beide pathologischen Organanlagen in homozygotem Zustande besitzt, also etwa die Erbformel $\mathrm{b\,b\,.\,m\,m\,.\,s\,s}$ hat, die eine derselben aber phänotypisch nicht manifestiert, weil er vorher an dem Karzinom des anderen Organs gestorben ist. In diesem Fall sind natürlich 100% bezw. 75% krebskranke Kinder zu erwarten. Dieser letztere Fall wäre ja auch die erbbiologische Formulierung der Fälle von multiplen Primärkarzinomen.

Diese Überlegungen gelten durchwegs unter der Annahme, daß die pathologische Organdisposition rezessiven Erbgang aufweist und von einem einzigen Erbfaktor abhängig ist. Wo eine Organdisposition von mehreren Erbfaktoren abhängen sollte, würden sich die Verhältnisse komplizieren, die Zahl der zu erwartenden krebsdisponierten Kinder einer solchen Ehe weiter geringer werden. Für die konstitutionelle Organdisposition des Magens ist mit Wahrscheinlichkeit ein einziger rezessiver Erbfaktor anzunehmen (BAUER und ASCHNER, ASCHNER), doch dürften auch polygen bedingte „Organminderwertigkeiten" vorkommen, wie ich mit C. STEIN am Gehörorgan zu zeigen versuchte.

Die in der Literatur vorhandenen Angaben über die Krebshäufigkeit bei Kindern zweier an verschieden lokalisierten Karzinomen verstorbener Eltern stimmen nun durchaus mit unserer Theorie überein und sind ohne diese eigentlich vollkommen unverständlich. Es liegen Stammbäume vor, wo beide Eltern an verschieden lokalisierten Krebsformen starben und die Kinder mit verschiedener Häufigkeit gleichfalls an Krebs erkrankten. Folgende von PAULSEN stammende Beobachtung illustriert dies sehr schön. ♂ der ersten Generation starb 84 Jahre alt an Altersschwäche, nachdem er zehn Jahre vorher an einem Epitheliom am rechten Auge operiert worden war. ♀ starb an einer Gehirngeschwulst, nachdem ihr drei Jahre vorher wegen Sarkom der linke Oberschenkel abgesetzt worden

war. ♂ der zweiten Generation litt an Magenkrebs, erste ♀ an großer Eier-
stockgeschwulst; die zweite ♀ ist mit 72 Jahren an einem Ovarialzystom
operiert worden, das in den letzten Monaten sehr rasch gewachsen war.

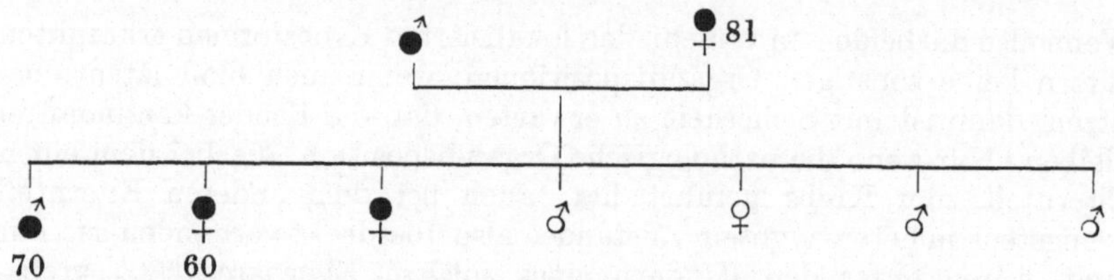

Heredität der Geschwulstbildung (nach J. Paulsen).

Selbstverständlich müssen beide an malignen Geschwülsten verstorbenen Eltern mindestens latente Träger, also Heterozygote in bezug
auf die gleichen Organdispositionen gewesen sein, die bei ihren Kindern
in homozygotem Zustande herausgemendelt sind und die Lokalisation
eines Krebses determiniert haben. Van Dam, der sehr dankenswerte
Nachforschungen über Krebsfamilien gemacht hat, beobachtete 13 mit
Kindern gesegnete Familien, in welchen beide Eltern an Krebs verstorben
waren. Es ist nun außerordentlich merkwürdig, daß keines dieser Kinder
krebskrank wurde, obwohl unter den insgesamt 46 Kindern fünf das
70. Lebensjahr, 16 das 60. Lebensjahr überschritten hatten. Über die
Art des Krebses macht van Dam in seiner Publikation keine Mitteilung.
Da meiner Theorie zufolge eine verschiedene Lokalisation der beiden
elterlichen Krebse mit Sicherheit zu erwarten war, wandte ich mich
diesbezüglich brieflich an van Dam, ohne ihm meine Erklärung bekannt
zu geben. Van Dam war so freundlich, mir die ganze Liste seiner Krebsfälle bekannt zu geben und bestätigte damit vollkommen meine Erwartung. In keiner der 13 Familien hatte das Karzinom der beiden Eltern
den gleichen Sitz. Eine Erklärung für seine Beobachtungen kann van Dam
nicht geben und meint, sie stünden im Widerspruch mit den Mendelschen
Erbgesetzen. Unsere Theorie erklärt diese Beobachtungen vollkommen
befriedigend. Daß unter den 46 Kindern gar kein Krebs vorgekommen
ist, ist natürlich ein nicht allzu unwahrscheinlicher Zufall. Auch der entgegengesetzte Zufall kann gelegentlich vorkommen, wie ein von Warthin
mitgeteilter Stammbaum erweist.

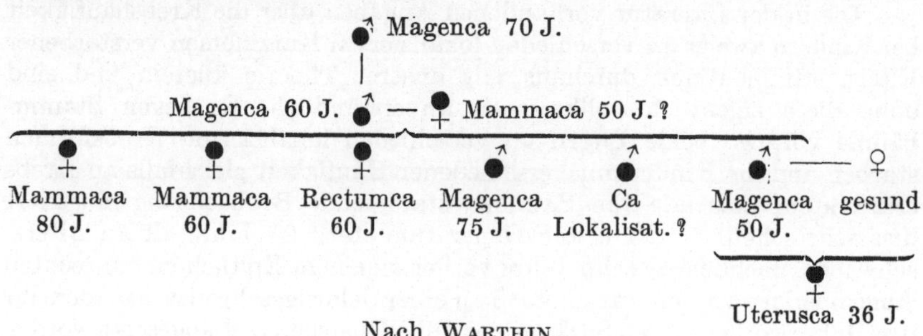

Nach Warthin.

Hier starben sechs Kinder eines Ehepaares, das an verschieden lokalisierten Krebsen gelitten hatte, durchwegs an Karzinom. Solche Beobachtungen sind interessant, müssen aber vom Standpunkt der statistischen Wahrscheinlichkeit beurteilt und als zufällige Extremfälle richtig gewertet werden.

4. Die verschiedene Häufigkeit der einzelnen Krebsformen erklärt sich aus der verschiedenen Häufigkeit der einzelnen Organdispositionen. Einzelne von ihnen müssen wir in unserer durch die Einflüsse der Domestikation stark degenerierten Bevölkerung als ungemein häufig ansehen. Für den Magen habe ich sie beispielsweise auf Grund meiner mit ASCHNER durchgeführten Untersuchungen mit jedenfalls über 6% berechnet. In mindestens heterozygotem Zustande wäre die abnorme Magenanlage bei jedenfalls mehr als 25% unserer Bevölkerung anzunehmen. Da ein Individuum nicht selten in bezug auf verschiedene Organanlagen mindestens heterozygot sein wird, erklärt sich daraus das häufige Vorkommen verschieden lokalisierter Neubildungen bei Geschwistern.

5. Es ist eine alte Erfahrungstatsache, auf die z. B. auf Grund eigener umfassender Studien WARTHIN hingewiesen hat, daß bei familiärer Häufung des Krebses dieser in späteren Generationen oft auffallend frühzeitig auftritt und einen besonders malignen Verlauf nimmt. Unser oben angeführter Stammbaum zeigt dies gleichfalls besonders deutlich, wo in der letzten Generation der Krebs schon im Alter von 25 und 27 Jahren zum Tode geführt hatte. Gelegentlich kommt eine solche besonders hohe Tumordisposition jugendlicher Individuen im Auftreten multipler Neubildungen zum Ausdruck.

So berichtet LESSING über eine 25jährige Gravide mit multiplen Rektumpolypen, welche am Schnitt stellenweise beginnende maligne Degeneration zeigten, einem Karzinom der Flexur, einem Karzinom des linken Ovars und einem linksseitigen Hypernephrom. Der primäre Charakter und verschiedene Ursprung der einzelnen Tumoren konnte histologisch mit Sicherheit festgestellt werden. Eine analoge Beobachtung machte MAUD SLYE. Bei einer ihrer Mäuse fanden sich neben Karzinomen beider Mammae Osteosarkome der Wirbelsäule und mehrerer Rippen und autoptisch Mesotheliome beider Nieren. Diese Maus war ganz ungewöhnlich frühzeitig, mit einem Monat erkrankt, während SLYE in ihrem ungeheuren Material sonst nie maligne Spontantumoren bei Mäusen vor dem vierten bis fünften Monat gesehen hatte.

Derartige Vorkommnisse erklären sich nach unserer Theorie bei Annahme eines dominanten Erbgangs der Blastomanlage durch Homozygotwerden derselben. Durch die kumulierte Vererbung kommt es zur Homozygotierung der sonst meist nur im heterozygoten Zustand wirksamen Geschwulstanlage, die nun in doppelter Ausfertigung ihre unheilvolle Energie in ungeheuerem Maße entfaltet. Analogien für diese Erklärung finden sich in der Erbbiologie genug (vgl. J. BAUER), es gibt sogar dominante Erbfaktoren, die in homozygotem Zustande die Lebensfähigkeit ihres Trägers ausschließen. Gleiches hatte z. B. K. H. Bauer, wie mir scheint, mit Recht auch für die Hämophilie angenommen und so das Nichtvorkommen dieses geschlechtsgebunden-rezessiven Leidens beim weiblichen Geschlecht erklärt. Ich habe absolute und relative Letalfaktoren unterschieden und auf die kontinuierlichen Übergänge derselben hingewiesen. Von den die Entwicklungs- und Lebensfähigkeit des befruchteten Keimes behindernden absoluten Letalfaktoren führen Übergänge zu den die physiologische Lebensdauer verkürzenden relativen Letalfaktoren. Die homozygote dominante Blastomanlage wäre in diesem Sinne ein schwerer wiegender relativer Letalfaktor, als wenn sie bloß in heterozygotem Zustand wirksam ist. Doch auch dort, wo sich die Blastomdisposition rezessiv verhält, wie bei den Mäusetumoren von Slye, muß mit einer verschiedenen potentiellen Energie, einer verschiedenen absoluten Wirksamkeit des gleichen Erbfaktors gerechnet werden. Sollte es ein bloßes Wortspiel sein, diese Energie einer Erbanlage mit der Virulenz eines Bakterienstammes zu vergleichen und die Virulenzsteigerung des letzteren durch fortgesetzte Tierpassage mit der Energiesteigerung einer Erbanlage in Analogie zu setzen, die durch Generationen zur phänotypischen Manifestation gelangt ist, sich gewissermaßen ausleben konnte?

6. Ist unsere Theorie richtig, dann ist bei eineiigen Zwillingen, also Individuen mit weitgehend gleichartiger Konstitution das Befallenwerden beider Partner mit größter Wahrscheinlichkeit zu erwarten. Burkard beschreibt nun aus der Sauerbruchschen Klinik 21jährige Zwillingsschwestern von außerordentlicher Ähnlichkeit mit einem Fibroadenom an der gleichen Stelle der linken Brust. Weitz berichtet über ein eineiiges Zwillingspaar, das an Krebs zugrunde ging, der bei dem einen Partner sicher, bei dem anderen wahrscheinlich vom Uterus ausgegangen war. Andere einschlägige Beobachtungen sind mir nicht bekannt.

7. Wie haben wir uns die unbestreitbare Rolle exogener ätiologischer Faktoren in der Krebsätiologie vorzustellen? Wo bleibt in unserer Theorie Platz für die in gewissen, wenn auch Ausnahmefällen sicher anzunehmende ätiologische Rolle traumatischer, chemischer, strahlenbiologischer Einflüsse? Wie haben wir uns die Fälle von Lippenkrebs der Pfeifenraucher, den Paraffin-, Anilin-, Schornsteinfegerkrebs, den Schneeberger Lungenkrebs, den Kangrikrebs der Hindu usw. zu erklären? Ich glaube, es steht im Einklang mit allen sonstigen Erfahrungen der Pathobiologie, anzunehmen, daß alle diese exogenen Schädigungen des Organismus gelegentlich das zu ersetzen vermögen, was wir in der überwiegenden Mehrzahl der menschlichen Krebsfälle die konstitutionelle Organdisposition genannt haben. Ein Organ oder Organsystem kann von Haus aus, auf Grund einer abnormen Anlage den Locus minoris resistentiae abgeben, es kann aber auch durch Schädigungen verschiedenster Art zu einem solchen Locus minoris resistentiae werden. Die Organdisposition kann also offenbar gelegentlich auch konditioneller Natur sein oder zum mindesten konditionell mitbedingt sein. Dieser

konditionelle schädigende Faktor ist sicherlich auch beim Ulkuskarzinom, beim Krebs der Gallensteinblase usw. in Rechnung zu stellen. Daß seine Bedeutung übrigens meist überschätzt wird, zeigt eine lehrreiche Beobachtung Henkes: Eine 75jährige Frau starb an Krebs der Schilddrüse. Bei der Autopsie fand sich überdies ein Hypernephrom, die Frau hatte also unzweifelhaft eine Blastomfähigkeit. Zugleich hatte sie eine chronische Cholezystitis mit zahlreichen Steinen und einen nicht operierten angeborenen Klumpfuß, der zur Ausbildung mächtiger Klavi an den Außenrändern der Füße Veranlassung gegeben hatte. Trotz des intensiven und lang dauernden mechanischen Reizes hatte sich weder in der Gallenblase noch an der Haut der Füße ein Krebs entwickelt.

Auch bei den Teermäusen möchte ich die Schaffung angriffsfähiger, geschädigter Organe, vorzugsweise naturgemäß der Haut als wesentlichen Faktor ansehen. Wie sehr auch für die Entwicklung von Metastasen eine konditionelle Organdisposition in Frage kommt, zeigt eine kürzlich von Rosenburg mitgeteilte Beobachtung. Ein Nierenkrebs setzte neben anderen Hautmetastasen solche in der Operationsnarbe nach einer periarteriellen Sympathektomie sowie an der Stelle des geheilten Fußgeschwüres, dessentwegen die Sympathektomie ausgeführt worden war.

8. Welche Vorstellung sollen wir uns von dem Wesen der beiden pathologischen Erbanlagen b und o eigentlich machen? In aller Kürze möchte ich an dieser Stelle nur andeuten, was ich mir erlaubt habe, anderwärts etwas ausführlicher auseinanderzusetzen. Wir müssen uns nämlich vor Augen halten, daß die im Keimplasma enthaltenen Erbanlagen durchaus andere Kategorien darstellen als jene, mit denen wir in der Morphologie und Physiologie des fertigen Individuums zu rechnen gewohnt sind. Das menschliche Keimplasma mit allen seinen omnipotenten Anlagen ist nicht eine Art Homunculus, sein Aufbau, die Anordnung und das System der Erbanlagen ist nicht eine Art Mikrophotographie des fertigen Menschen, sondern etwas durchaus anderes, vollkommen verschiedenes. Es ist ein ganz verschiedenes System, welches das Individuum in der Anlage und im fertigen Zustand darstellt. Anlagen für das Wachstum, Körperproportionen, Fettansatz, musikalische oder rechnerische Begabung, für die Ausbildung des Gehörorgans und das Haarpigment, für die biologische Wertigkeit der Schilddrüse wie der Keimdrüsen oder des Magens, für das Tempo des Entwicklungsablaufes wie für gewisse Charaktereigenschaften liegen hier in buntem Durcheinander und doch in einem geordneten System beisammen. Es ist nur ein ganz anderes System als jenes, welches wir in der Anatomie, Embryologie oder Physiologie kennenlernen. Die pathologische Blastomanlage b hat naturgemäß einen normalen Paarling B, der das Individuum vor blastomatösen Wucherungen bewahrt, der es verhindert, daß irgendwo, irgend einmal im Organismus ein Zellkomplex in regellose Proliferation gerät, der dafür sorgt, daß regenerative und reparative Zellvermehrungen gerade so weit gehen, als es notwendig und förderlich ist, und daß keinerlei Exzesse solcher Wachstumsvorgänge stattfinden. Daß Anomalien des Wachstums und Blastombildung gewisse gegenseitige Beziehungen er-

kennen lassen, hat BERTA ASCHNER am Beispiel der RECKLINGHAUSEN-schen Neurofibromatose vor kurzem auseinandergesetzt.

Mit welchen Hilfsmitteln diese Regulation der Zellvermehrung im Organismus gewährleistet wird, entzieht sich zum großen Teil noch unserer Erkenntnis. Sicherlich spielen, wie bei den meisten Einrichtungen des hochdifferenzierten tierischen Organismus eine Reihe von Regulatoren ineinander, die autochthone Zellbeschaffenheit der Organe, die hormonale Beeinflussung durch das Blutdrüsensystem, die Impulse der trophisch-vegetativen Innervation, die allgemeine Stoffwechsellage, alle gehören sie zu dem, was wir uns im Keimplasma als B und im Falle seines Abweichens von der Norm als b, also als Blastomdisposition vorzustellen haben. Im Genotypus ist all das eine Einheit, im Phänotypus sind es die mannigfaltigsten Teilvorgänge und Partialkonstitutionen, welche über Blastomfähigkeit des Individuums entscheiden. Nur hüte man sich vor einer einseitigen Überschätzung der endokrin-humoralen Vorgänge als Grundlage der Blastomveranlagung (vgl. PAULSEN, ELSNER). Auch die FREUND-KAMINERschen Befunde über krebsdisponierende Besonderheiten der Serumbestandteile fallen, soweit sie konstitutioneller Natur sind, unter den Begriff der Blastomanlage b.

Was die pathologischen Organanlagen o anlangt, die wir als den Sitz des Karzinoms determinierend ansehen, so möchte ich hier nur darauf verweisen, was ich schon mehrfach anderen Ortes ausführlich besprochen habe. Nur eines wollen wir hier nochmals betonen: Die pathologische Organanlage, d. h. also konstitutionelle Organminderwertigkeit kann morphologisch oder funktionell zum Ausdruck kommen, muß es aber durchaus nicht. Mißbildete Organe sind allerdings nicht selten Ausgangspunkte von Neubildungen. ALEX. FRAENKEL meint sogar bei allgemeiner Fassung des Begriffes der Mißbildung, daß ein Krebs sich überhaupt nur in einem irgendwie „mißbildeten" Organ spontan entwickeln könne.

Auch bezüglich der mehr oder minder regelmäßigen Bindung der konstitutionellen Krebsveranlagung an andere konstitutionelle Merkmale und Eigenschaften, bezüglich des Körperbaues der Krebskandidaten, der Beziehungen der Krebsveranlagung zur Disposition oder Immunität gegenüber anderen Erkrankungen sei auf das betreffende Kapitel meines Buches über die konstitutionelle Disposition zu inneren Krankheiten verwiesen.

Der Zweck meiner Ausführungen war, eine einheitliche, gut begründete, heuristisch brauchbare Theorie der konstitutionellen Krebsdisposition aufzustellen, die, wie ich glaube, allen empirischen Tatsachen gerecht wird, vieles erklärt, was ohne sie unverständlich bliebe, und die durchaus auf dem Boden der Vererbungsbiologie ruht. Ich bin gerne bereit sie aufzugeben, wenn sie sich als unrichtig oder ergänzungsbedürftig erweisen sollte, und wenn eine bessere an ihre Stelle gesetzt wird. Bis dahin bin ich von ihrer Unentbehrlichkeit überzeugt.

# Die Krebsfrequenz und die Frage der Krebszunahme.

Von

## Dr. Sigismund Peller,
Assistent der internen Abteilung der Allgemeinen Poliklinik.

Zur exakten und restlos fehlerfreien Beantwortung der Frage, wie häufig innerhalb einer Bevölkerungsgruppe der Krebs auftritt, und ob diese Häufigkeit im Laufe der letzten Jahrzehnte Änderungen erfahren hatte, fehlen geeignete Daten. Die Diagnosen der Ärzte sind vielfach unrichtig; auf dem Lande ist die Wahrscheinlichkeit des Verkennens der Krankheit größer als in der Stadt; überall ist man heute, dank den Fortschritten und der Ausbreitung des Röntgenverfahrens, beim Erkennen okkulter Karzinome weit besser daran als früher; der Kreis ärztlich behandelter Personen hat sich im Laufe der Zeit, dank der Zunahme des Wohlstandes, der Ausdehnung des Versicherungswesens, der Vermehrung der Spitäler und der stärkeren Hospitalisierung der Kranken, wesentlich vergrößert. Die Bedeutung des „Armenarztes" hat glücklicherweise abgenommen und die Nutznießung der modernen diagnostischen Behelfe (Zunahme der Ambulatorien und bessere Ausstattung derselben) ist den Mittellosen aller Altersklassen möglich. Die Siechenhäuser und die Altershäuser haben ein anderes Gepräge als früher.

Aus den Zahlen, die die deutsche Krebsgesellschaft auf Grund einer sämtliche Spitäler Deutschlands umfassenden Sammelforschung gewonnen hat, ersehen wir, daß die Ärzte in den Jahren 1920 und 1921 in den Krankenanstalten in $8 \cdot 6\%$ der ad exitum Gekommenen ein Karzinom angenommen haben, während durch die Obduktion in $9 \cdot 9\%$ aller Sezierten ein Karzinom festgestellt wurde. Die klinisch angenommene Karzinomhäufigkeit war demnach um $13\%$ kleiner als die wirkliche[1]). Sicherlich sind nicht alle Spitäler gleichwertig. In den Landspitälern werden schon aus rein technischen Gründen Karzinome öfters verkannt werden als in einer Universitätsstadt; so mag es sein, daß z. B. in Wien oder Berlin das Manko ein kleineres ist. Wie groß der Prozentsatz nicht erkannter Fälle bei den außerhalb der Spitäler Verstorbenen ist, geht aus obigen Zahlen nicht hervor. Es ist mehr als wahrscheinlich, daß auch diesbezüglich die Städte bzw. Großstädte besser daran sind, als das schlecht ausgerüstete Land oder die Kleinstadt. Dies und vieles andere muß berücksichtigt werden, wenn man den Unterschied der Karzinomhäufigkeit, die sich bei Vergleich territorialer Komplexe miteinander oder bei Gegenüberstellung von früher und jetzt ergeben, verstehen will.

Zur Beurteilnug der Karzinomhäufigkeit einer Bevölkerung wird die allgemeine Todesursachenstatistik, der naturgemäß die bis jetzt er-

---

[1]) LUBARSCH kommt auf Grund derselben Zahlen zu anderen Resultaten. Seine Berechnungsart kann aber bei dieser Fragestellung nicht akzeptiert werden.

wähnten Fehler anhaften, herangezogen. Die Ärzte begegnen den Resultaten der allgemeinen Mortalitätsstatistik mit großer Skepsis und ziehen mit Vorliebe, trotz wiederholter Warnungen der statistischen Fachmänner, die Ambulanz-, Spitals- und Prosekturstatistik zur Lösung quantitativer Probleme, wie der Karzinomhäufigkeit, heran. So hat LUBARSCH aus der Tatsache, daß im Prosekturmaterial Deutschlands zirka 10% aller Fälle mit Krebs behaftet waren, während in der allgemeinen Statistik nur 5·7% der Todesfälle des Reiches auf Krebs entfielen, geschlossen, daß die offizielle Statistik kaum mehr als die Hälfte der wirklichen Krebshäufigkeit anzeigt. Diese Schlußfolgerung ist unzulässig. Spitalsstatistiken dürfen und können nicht als Maßstab für die Krebshäufigkeit in einer Bevölkerung gewertet werden, einerlei, ob es sich um die Anstalten einer Stadt oder des ganzen Landes handelt, denn das Krankenhausmaterial ist, wie aus folgendem hervorgeht, ein Auslesematerial, das nicht die Verhältnisse der Gesamtbevölkerung wiederspiegelt. Die Altersgliederung der Spitalspatienten weicht wesentlich vom Altersaufbau der Gesamtbevölkerung, und zwar derart ab, daß die Karzinomziffern der Spitäler höher ausfallen müssen. So ist u. a. das krebsarme Kindesalter unter den Toten der öffentlichen Spitäler Wiens nur mit einigen Prozenten, in der Gesamtbevölkerung dagegen mit einem ein Vielfaches dieser Zahl übersteigendem Prozentsatz vertreten. Die Krankheitsgruppierung im Spitalsmaterial entspricht nicht den Verhältnissen innerhalb der Gesamtbevölkerung. Der von allen Todesfällen auf die Fälle einer Krankheit z. B. Krebs entfallende Prozentsatz hängt nicht nur von der Häufigkeit dieser Krankheit allein ab, sondern wird durch die von verschiedenen Momenten abhängige Frequenz und Frequenzänderung aller anderen, die weitaus überwiegende Majorität ausmachenden Krankheiten, beeinflußt. (Tab. I.)

Noch weniger als das Patientenmaterial der Krankenanstalten kann das Sektionsmaterial Auskunft über die Karzinomhäufigkeit geben, ja — will man exakt sein — so läßt es uns sogar bei der Betrachtung der Verteilung des Krebses auf die einzelnen Körperorgane im Stiche.

Beim Studium des Krebsproblems müssen wir daher, soweit es sich um quantitativ faßbare Teilfragen, wie Häufigkeit und Frequenzänderung handelt, mit der allgemeinen Statistik trotz ihrer Fehler vorlieb nehmen, weil nur sie die Beziehung der Krebsfälle auf die Bevölkerung, aus der sie sich rekrutieren, ermöglicht. Die Krebshäufigkeit kann nicht aus dem Verhältnis „Krebstodesfälle zu allen Todesfällen" (auch exakteste Diagnosestellung angenommen), sondern einzig aus dem Verhältnis „Krebstodesfälle zur lebenden Bevölkerung" ersehen werden.

Der Krebs verschont kein Alter, aber je nach dem Alter ist er verschieden häufig. Er nimmt an Häufigkeit mit dem Alter bis ins Senium zu. In den höchsten Altersklassen wird er — nach den meisten Statistiken — wieder seltener. Diese Auskunft der Statistik halten wir für irrig, sie hängt damit zusammen, daß ein beträchtlicher, aber mit der Zeit immer kleiner werdender Teil der Todesfälle in höherem Greisenalter infolge weniger intensiver ärztlicher Behandlung dieser Gruppe unter der

Tabelle I

a) Absolute Zahl der an malignen Neubildungen in Wien Verstorbenen.

| Kalender-jahr | Alle Alters-klassen | 0—5 J. | 5—10 J. | 10—20 J. | 20—30 J. | 30—40 J. | 40—50 J. | 50—60 J. | 60—70 J. | 70—80 J. | 80+.. J. |
|---|---|---|---|---|---|---|---|---|---|---|---|
| 1919 | 2.604 | 1 | 2 | 11 | 36 | 158 | 393 | 742 | 790 | 397 | 68 |
| 1920 | 2.423 | — | 3 | 8 | 35 | 122 | 353 | 675 | 786 | 370 | 72 |
| 1921 | 2.618 | 2 | 1 | 10 | 37 | 131 | 431 | 714 | 836 | 388 | 68 |
| 1922 | 2.769 | 1 | 1 | 17 | 46 | 132 | 431 | 772 | 820 | 475 | 72 |
| 1923 | 2.824 | 5 | 6 | 8 | 37 | 129 | 431 | 738 | 925 | 478 | 67 |
| | 13.238 | 9 | 13 | 54 | 191 | 672 | 2039 | 3641 | 4157 | 2108 | 347 |

b) Absolute Zahl aller in Wien Verstorbenen.

| Kalender-jahr | Alle Alters-klassen | 0—5 J. | 5—10 J. | 10—20 J. | 20—30 J. | 30—40 J. | 40—50 J. | 50—60 J. | 60—70 J. | 70—80 J. | 80+.. J. |
|---|---|---|---|---|---|---|---|---|---|---|---|
| 1919 | 40.932 | 5.352 | 801 | 2176 | 3.354 | 3.384 | 4.060 | 5.483 | 7.224 | 6.698 | 2400 |
| 1920 | 34.197 | 5.794 | 628 | 1575 | 2.691 | 2.809 | 3.491 | 4.536 | 5.853 | 5.191 | 1738 |
| 1921 | 28.297 | 4.586 | 305 | 1140 | 2.011 | 2.152 | 3.145 | 4.128 | 5.138 | 4.256 | 1406 |
| 1922 | 30.068 | 4.885 | 240 | 1154 | 2.143 | 2.208 | 3.218 | 4.279 | 5.438 | 4.902 | 1600 |
| 1923 | 25.480 | 3.733 | 199 | 945 | 1.867 | 1.867 | 2.914 | 3.866 | 4.678 | 4.093 | 1318 |
| | 158.974 | 24.350 | 2174 | 6990 | 12.066 | 12.420 | 16.828 | 22.292 | 28.331 | 25.140 | 8462 |

c) Verhältnis der Krebstodesfälle zu allen Todesfällen in den Altersklassen in Prozenten.

| Kalender-jahr | Alle Alters-klassen | 0—5 J. | 5—10 J. | 10—20 J. | 20—30 J. | 30—40 J. | 40—50 J. | 50—60 J. | 60—70 J. | 70—80 J. | 80+.. J. |
|---|---|---|---|---|---|---|---|---|---|---|---|
| 1919 | 6·4 | 0·02 | 0·25 | 0·50 | 1·08 | 4·65 | 9·82 | 13·50 | 10·97 | 5·92 | 2·83 |
| 1919-23 | 8·3 | 0·04 | 0·60 | 0·77 | 1·58 | 5·42 | 12·01 | 16·32 | 14·68 | 8·40 | 4·10 |
| 1923 | 11·1 | 0·13 | 3·00 | 0·84 | 2·00 | 6·36 | 14·86 | 18·90 | 19·81 | 11·66 | 5·15 |

nichts besagenden Diagnose „Altersschwäche“, hinter der sich alle möglichen Krankheiten, darunter auch das Karzinom, verbergen, ausgewiesen, also falsch rubriziert wird.

Die Altersgliederung der Bevölkerung ist nicht in allen Ländern gleich. Sie hängt u. a. von der wechselnden Geburtenhäufigkeit und Kindersterblichkeit, von der Aus- und Einwanderung — jetzt auch von den Kriegsverlusten — ab; sie ist in der Stadt anders als auf dem Lande; sie hat sich im Laufe der letzten Jahrzehnte in allen Ländern kontinuierlich verändert. Die krebsarmen kindlichen Altersklassen nehmen einen immer kleineren, die krebsreichen Altersklassen von 40 und mehr Jahren einen stets wachsenden Teil der Gesamtbevölkerung ein. Bei der bereits betonten ungleichen Häufigkeit des Krebses in den einzelnen Altersklassen bedeutet dies, daß auch völlig gleiche Häufigkeit des Krebses in allen miteinander verglichenen Altersgruppen zweier Bevölkerungen vorausgesetzt, die durchschnittliche Krebshäufigkeit — oder was damit im großen und ganzen fast identisch ist — die Krebssterblichkeit dieser beiden Bevölkerungen sehr verschieden ausfallen kann.

Verschiedene Altersgliederung kann Ungleichheiten der Krebssterblichkeit vortäuschen oder verdecken, vergrößern oder verkleinern. Dies muß beim Vergleich der Krebsmortalität verschiedener Länder, wie beim Vergleich der Krebsziffern von einst und jetzt, sorgfältig beachtet werden, wenn man nicht auf Zunahme der Krebsfrequenz schließen will, wo es sich ganz oder wenigstens zum großen Teil um Änderung der Bevölkerungsgliederung nach dem Alter (und Geschlecht) handelt.

Zur Vermeidung solcher Irrtümer, die unterlaufen müssen, wenn man sich mit der Betrachtung der allgemeinen, durchschnittlichen „rohen“ Mortalitätsziffer begnügt, muß man die einzelnen Altersklassen miteinander vergleichen oder z. B. die Standardziffer ·ermitteln, die eine einheitliche typische Altersgliederung der Berechnung der durchschnittlichen Sterblichkeit zu Grunde legt.

Aus den statistischen Ausweisen verschiedener Staaten geht hervor, daß deren Krebsziffern ungleich hoch sind und daß diese Unterschiede nur zum Teil auf ungleiche Altersgliederung zurückgeführt werden können. So zählt Italien zu den karzinomärmsten (jüngste Zahl: 675 pro Jahr und eine Million Einwohner), die Schweiz ($1259\,^0/_{00\cdot000}$) und die österreichischen Alpenländer ($1283\,^0/_{00\cdot000}$) zu den karzinomreichsten Staaten. Norditalien hat viel höhere Karzinomziffern als die kulturell tiefstehenden südlichen Teile der Halbinsel.

Wieviel von den durch die Statistik aufgedeckten Differenzen mit Kultur- und Zivilisationsmomenten, mit dem Wohlstand der Bevölkerung, dem verschiedenen Bedürfnis nach ärztlicher Beratung im Falle der Erkrankung, der Zahl und fachlichen Ausbildung der Ärzte und der Qualität der Statistik zusammenhängt, läßt sich nicht aussagen. Im Sinne von aus Kulturdifferenzen hervorgegangenen, in Wirklichkeit nicht vorhandenen scheinbaren Unterschieden ist die Übermortalität der Großstädter an Krebs gegenüber den Bewohnern kleinerer Stadtgemeinden, die Übersterblichkeit letzterer gegenüber der Landbevölkerung zu deuten. Daß hiefür nicht Degeneration und Häufung konstitutionell vererbter Minderwertigkeiten bei der Stadtbevölkerung maßgebend ist, ersieht man am Beispiel Hollands, wo die ärztlich gut versorgte ländliche Bevölkerung die gleiche Krebshöhe ausweist, wie die städtische.

Ob und wie groß die Differenzen der Krebsmortalität zwischen den einzelnen Staaten sind, die nach Ausschaltung der akzidentellen, vom Kulturniveau der Bevölkerung abhängigen Momente und der ungleichen Altersschichtung der Bevölkerungen zurückbleiben, läßt sich aus dem Vergleich ganzer Länder nicht ersehen. Man muß sich vielmehr auf die Untersuchung der Großstädte beschränken, in denen die Unterschiede im Grade der Krebserfassung viel geringer sind. Auch dieser Vergleich stößt auf gewisse Schwierigkeiten, indem z. B. in Wien die zur Behandlung die Stadt aufsuchenden und hier leider verstorbenen Fremden, deren Zahl 9% aller Krebstodesfälle in Wien ausmacht, von den offiziellen statistischen Ämtern zu den Todesfällen der Einheimischen addiert und mitgezählt werden, während andere Städte, wie London und Paris, ihre Statistik mit diesem Fehler nicht belasten. Zieht man dies ins Kalkül, so kommt man zu anderen Resultaten als aus der einfachen Gegenüberstellung der in Tabelle II zusammengefaßten Zahlen hervorgeht.

Wien hat in den meisten Altersklassen die gleiche Krebssterblichkeit wie London, in einem kleineren Teil der Altersgruppen sind die Wiener Zahlen etwas höher. Die Frauen haben in Paris nach dem Kriege im Alter von 35 bis 60 Jahren etwa dieselbe, in den anderen Altersklassen eine geringere Krebssterblichkeit als in Wien. In den Vorkriegsjahren haben die weiblichen Krebszahlen beider Städte in allen krebsreichen Altersklassen (von 35 Jahren aufwärts) übereingestimmt. Für das männliche Geschlecht weist Paris mit wenigen Ausnahmen kleinere Zahlen aus als Wien oder London. Über Berlin liegen keine detaillierten Daten aus der Nachkriegszeit vor. In den Vorkriegsjahren bestanden zwischen den im (angeblich) krebsarmen Norden Deutschlands liegenden Berlin und der (angeblich) krebsreichen Stadt Wien bei den 41- bis 70jährigen keine Unterschiede; die Altersklasse 31 bis 40 Jahre zeigte kleine Differenzen zugunsten der einen, die Gruppe der über 70jährigen zugunsten der anderen Stadt.

Werfen wir noch einen Blick auf die Zahlen, die die nordamerikanische Statistik anführt, so gelangen wir zu dem Ergebnis, daß in den dortigen Städten mit angeblich sehr hoher Krebssterblichkeit das Plus gegenüber Wien durch ein Mehr an weiblichen Karzinomen bedingt ist, während bei den Männern die Zahlen sich decken und daß in nordamerikanischen Städten mit niedriger oder mittlerer Krebsziffer das Minus gegenüber Wien durch ein Minus bei Männern entstanden ist, während die weiblichen Zahlen so ziemlich übereinstimmen.

Die amerikanische Statistik bringt gesondert die Krebsziffern für die weiße und die farbige Bevölkerung und trennt die Weißen je nach dem Abstammungslande in mehrere Gruppen ein. Die heute dieser Statistik noch anhaftenden Fehler sind sehr groß, aber schon in naher Zukunft wird sie mehr als jede andere Statistik berufen sein, zur Bereinigung vieler, mit

## Tabelle II.

In den einzelnen Altersklassen starben jährlich auf eine Million Einwohner an Krebs:

| | | Alle Altersklassen | 20—30 J. | 30—35 J. | 35—40 J. | 40—45 J. | 45—50 J. | 50—55 J. | 55—60 J. | 60—65 J. | 65—70 J. | 70—75 J. | 75+.. J. |
|---|---|---|---|---|---|---|---|---|---|---|---|---|---|
| Wien 1919—1923 | männl. | 1369 | 97 | 220·5 | 386 | 739 | 1597 | 3144 | 5100 | 8078·5 | 9311 | 12.763 | 11.733 |
| | weibl. | 1498 | 115 | 368 | 625 | 1282 | 2162 | 3321 | 4156·5 | 6438 | 7422 | 9.794 | 9.698 |
| London 1920-1922 | männl. | 1310 | 74·5 | 150 | 385 | 627 | 1341 | 2808 | 4651 | 7053 | 9386 | 11.157 | 12.280 |
| | weibl. | 1296 | 64 | 261 | 558 | 1006 | 1887 | 2791 | 3905 | 5353 | 6529 | 8.234 | 10.763 |
| Paris 1919/1920 | männl. | 1119 | 42·5 | 143 | 262 | 497 | 1338 | 2670 | 4201 | 6168 | 7530 | 9.111 | 8.558 |
| | weibl. | 1339 | 62·5 | 298 | 520 | 1191 | 1987 | 2822 | 4044 | 5122 | 6612 | 7.377 | 8.600 |

der ungleichen Krebsfrequenz zusammenhängenden Fragen, wie der Bedeutung des Bodens und Ortes, der Rasse, der Volkssitten und der Gewohnheiten, der ererbten Anlage wie der erworbenen Disposition usw., über die viel Problematisches aber nur wenig Tatsächliches vorliegt, beizutragen. Leider vermissen wir in der amerikanischen Statistik die Isolierung der Abkömmlinge Osteuropas, der Slawen und Juden, die hinsichtlich der in ihren Stammländern ausgearbeiteten Krebsstatistik viel mehr zu wünschen übrig lassen als die Westeuropäer[1]).

Zwischen Männern und Frauen gibt es hinsichtlich der Frequenz, der Manifestationszeit, der Art und der Lokalisation des Primärtumors mancherlei Unterschiede. Im Kindesalter und bei den Jugendlichen überwiegt ein wenig das männliche Geschlecht, im Alter der Fortpflanzungstätigkeit und an der oberen Grenze derselben weist die Frau, im späteren Alter der Mann eine größere Karzinomfrequenz auf (s. letzte Tabelle). Die generativen Organe, einschließlich der Brustdrüse, die Gallenblase, die Thyreoidea werden beim weiblichen Geschlecht bevorzugt; der Respirationstrakt, der in den letzten Jahren häufiger vom Krebs ergriffen sein soll als früher, das uropoëtische System, die oberen und unteren Abschnitte des Verdauungstraktes sind dagegen viel häufiger beim Manne als bei der Frau Ausgangspunkte der Krebserkrankung. Sarkome sind beim männlichen Geschlecht häufiger als beim weiblichen. Nicht überall weist das Karzinom die gleiche Distribution auf die einzelnen Organe auf. So ist das Magenkarzinom in dem als krebsreicher geltenden England seltener (Jahr 1920 bei ♂♂: 22·8 $^0/_{0000}$ Einwohner bzw. 20·7% aller malignen Tumoren, bei ♀♀: 18·2 bzw. 14·9%) als in dem im allgemeinen weniger Krebse ausweisenden, aber hinsichtlich des Magenkarzinoms an erster Stelle der internationalen Statistik stehenden Norwegen (1919/1920 bei ♂♂: 56·9 $^0/_{0000}$ Einwohner bzw. 59·7% aller Krebse, bei ♀♀: 46 bzw. 45·4%). So ist das Brustdrüsenkarzinom in Italien (5·8 $^0/_{0000}$ der ♀♀ Einwohner und 8·8% der ♀♀ Krebse) oder in Japan (1·8 $^0/_{0000}$ der ♀♀ Einwohner) viel seltener als in England (22·8 $^0/_{0000}$ ♀♀ Einwohner und 18·7% der ♀♀ Krebse), das Genitalkarzinom im letzteren (25·8 $^0/_{0000}$) viel häufiger als in Norwegen (14 $^0/_{0000}$ der ♀♀ Einwohner und 13·8% aller ♀♀ Krebsfälle) oder Holland (13·2 $^0/_{0000}$ ♀♀ Einwohner). Wir wollen hier auf diese Unterschiede nicht weiter eingehen, denn im Punkte der Lokalisierung des Primärtumors ist die offizielle Statistik, wenn es sich um innere okkulte Karzinome handelt, wenig vertrauenswürdig. Nicht selten wird das klinisch markantere, symptomenreichere metastatische Karzinom als Primärkrebs, z. B. statt Magenkarzinom ein Gallenblasenkrebs, eingetragen.

Die Lokalisation des Primärtumors steht in gewisser Funktion zum

---

[1]) Über die Juden finden wir die divergentesten Anschauungen. Nach HOCHENEGG sind sie krebsreich, nach KÖRÖSY, AUERBACH, DOLLINGER, v. KONIJNENBURG, PRINZING u. a. sind sie krebsarm, nach ROSENFELD und ROGER WILLIAMS unterscheiden sie sich nicht von ihrer Umgebung, nach FRIEF und TEILHABER haben die Jüdinnen kleinere, die Juden größere Krebszahlen als ihre nichtjüdischen Nachbarn.

Erkrankungsalter. Der Gebärmutterkrebs wird schon im jüngeren Alter, der Mammakrebs durchschnittlich erst im späteren Alter manifest. Das Zungen- und Ösophaguskarzinom hat seine höchste Frequenz früher als das Magendarmkarzinom, dieses früher als der Haut- und Lippenkrebs, deren Häufigkeit als Todesursache — zum Unterschied von der der okkulten Karzinome — bis ins höchste Alter zunimmt. Es ist sehr wahrscheinlich, daß das Zurücktreten der okkulten Karzinome im höheren Senium nur ein statistisches Truggebilde ist. Es dürfte damit zusammenhängen, daß beim Volk, namentlich auf dem Lande, der Erkrankung der Alten, die nicht mehr oder nicht mehr vollwertig am Schaffen beteiligt sind, sondern den Haushalt und ihre Kinder belasten, weniger Aufmerksamkeit geschenkt wird, daß dementsprechend nicht nur die therapeutischen, sondern auch die diagnostischen Bemühungen weniger intensiv ausfallen und auch die Todesursache weniger sichergestellt ist als bei den im mittleren Alter Erkrankten. Die Zustände bessern sich diesbezüglich in der Stadt rascher als auf dem Lande, bei uns, indem sich die Gesellschaft in immer größerem Maßstabe der alten Leute annimmt, im allgemeinen, mit dem Wachstum des Volkswohlstandes.

So erscheinen immer mehr Fälle, die früher unter der Marke „ungewisse und unbescheinigte Todesursachen", oder „Altersschwäche" oder in irgend einer früher populärer gewesenen Gruppe, wie Tuberkulose, ausgewiesen wurden, in der Karzinomrubrik. Die letztere schwillt an, die Gruppe der an ungewissen Ursachen oder an Altersschwäche usw. Verstorbenen schrumpft zusammen. Diesem Umstande ist großes Gewicht beizulegen, denn er sagt uns, daß die Zunahme der Karzinomziffer zumindest in der Hauptsache durch Verdrängung und Substitution anderer Krankheitsbenennungen, also durch geänderte Nomenklatur zustande gekommen ist, und erklärt uns, wie und warum die aus der Statistik der Schweiz, Hollands, Englands, Amerikas usw. hervorgehende Krebszunahme der einzelnen Altersklassen ungleichmäßig gewesen ist[1]). Setzen wir beispielsweise für England die Krebssterblichkeit der 35 bis 45, 45 bis 55, 55 bis 65, 65 bis 75, und der über 75jährigen Männer bzw. Frauen in den Jahren 1851 bis 1860 gleich 100, so betrug die Krebsmortalität bei den Männern in den Jahren 1920 und 1921 der gleichen Reihe nach: ?, 441, 520, 583 und 600, bei den Frauen 129, 183, 254, 328 und 475. Mit jeder höheren Altersstufe stieg also in England — in den anderen Ländern war es ebenso — die ausgewiesene Karzinomfrequenz rascher und bei den Männern war diese Zunahme stärker als bei den Frauen. DEELMANN sieht in der ungleichen Zunahme der ausgewiesenen Krebsmortalität in den einzelnen Altersklassen ein Zeichen für die Realität der Krebszunahme. Ich kann mich dieser Ansicht nicht anschließen, sondern führe diese Erscheinung darauf zurück, daß 1. auch die Gesundheit der älteren und ältesten Individuen immer mehr der ärztlichen Aufsicht

---

[1]) Ähnlich wie beim Karzinom ist auch die Zunahme anderer Krankheiten ungleichmäßig. So ist in England die ausgewiesene Zahl der an Diabetes Verstorbenen — siehe Ausführungen PIRQUETS — mit dem Alter in steigendem Ausmaß gewachsen.

anvertraut wird, daß sich die diagnostische Erfassung des Krebses immer mehr auf die früher vernachlässigt gewesenen höheren Altersgruppen erstreckt, und 2. daß die diagnostisch schwierigeren Karzinomformen in den mittleren und höheren Altersklassen einen größeren Bruchteil aller malignen Neoplasmen ausmachen als bei den jüngeren. Die größere Zunahme der männlichen Krebsziffern hängt — wenn nicht ganz, so doch zum großen Teil — mit der größeren Häufigkeit der okkulten Karzinome beim Manne zusammen.

Zur Erörterung der Frage, ob die Karzinomfrequenz Schwankungen unterworfen ist, ist, wenn die Gesamtheit aller Karzinome erfaßt werden soll, die offizielle Todesursachenstatistik nur so weit zu verwenden, als man sich auf die Betrachtung der Großstädte während der letzten 20 bis 25, in Amerika höchstens während der letzten 10 bis 15 Jahre beschränkt. Faßt man jedoch nur die äußeren, leicht diagnostizierbaren Karzinome ins Auge, so können auch weiter zurückliegende Zeiten und ganze Länderkomplexe herangezogen werden.

In Wien ist von einer Krebszunahme keine Rede. Die allgemeine Krebsziffer (= Karzinomtodesfälle auf die Gesamtbevölkerung bezogen) ist zwar angestiegen, aber diese Steigerung ist eine scheinbare,

<br>

Veränderungen der Krebssterblichkeit in Wien.

(Ist die Krebssterblichkeit einer jeden Altersklasse in den Jahren 1901—05 gleich 100, so beträgt sie in den Jahren 1905—14 bzw. 1919—23:)

Männer           Frauen

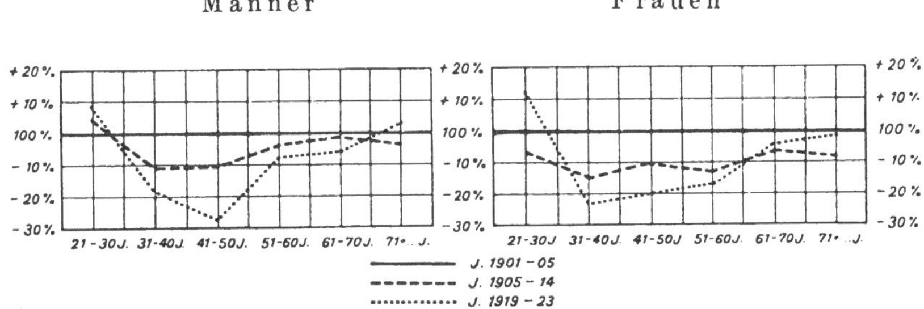


d. h. durch Veränderungen der Altersschichtung unserer Bevölkerung hervorgerufen, denn bei Männern und Frauen hat die Häufigkeit der Todesfälle in den karzinomreichen Altersklassen (von 31 Jahren aufwärts) abgenommen. Die Krebsmortalität ist also in Wien im Laufe der letzten 15 Jahre gesunken. Die Abnahme ist bei den 31- bis 40jährigen größer als in den höheren Altersklassen, in welchen offenbar die Fortschritte der Erfassung des Krebses noch nicht abgeschlossen waren, als in den jüngeren Gruppen eine Reduktion der Krebsziffer — aus einstweilen unbekannten Gründen — einsetzte. In Paris und London sind die zeitlichen Veränderungen der Krebskurve bei Frauen ähnlich wie in Wien. Bei den Männern ist in London die aus-

Tabelle III.

In Wien starben auf eine Million Einwohner einer Altersklasse an malignen Neubildungen:

| Zeit | 21—30 Jahre | | 31—40 Jahre | | 41—50 Jahre | | 51—60 Jahre | | 61—70 Jahre | | 71+.. Jahre | | Alle Altersklassen | | | |
| | | | | | | | | | | | | | mit d. Fremden | | ohneOrtsfremde | |
| | ♂ | ♀ | ♂ | ♀ | ♂ | ♀ | ♂ | ♀ | ♂ | ♀ | ♂ | ♀ | ♂ | ♀ | ♂ | ♀ |
|---|---|---|---|---|---|---|---|---|---|---|---|---|---|---|---|---|
| 1901—1905 | 89 | 103 | 360 | 640 | 1545 | 2113 | 4347 | 4522 | 9059 | 7289 | 12203 | 10222 | 1136 | 1345 | 1005 | 1252 |
| 1905—1914 | 93 | 97 | 321 | 551 | 1388 | 1910 | 4162 | 3933 | 8884 | 6795 | 11748 | 9304 | 1189 | 1340 | 1045 | 1236 |
| 1919—1923 | 97 | 115 | 292 | 491 | 1135 | 1681 | 3988 | 3698 | 8561 | 6831 | 12475 | 9938 | 1369 | 1498 | 1218 | 1392 |

Tabelle IV.

In London starben an malignen Neoplasmen auf eine Million Einwohner jeder Altersklasse:

| Zeit | 25—35 Jahre | | 35—45 Jahre | | 45—55 Jahre | | 55—65 Jahre | | 65—75 Jahre | | 75+.. Jahre | | Alle Altersklassen | |
| | ♂ | ♀ | ♂ | ♀ | ♂ | ♀ | ♂ | ♀ | ♂ | ♀ | ♂ | ♀ | ♂ | ♀ |
|---|---|---|---|---|---|---|---|---|---|---|---|---|---|---|
| 1900 | 129 | 219 | 537 | 1064 | 1933 | 2812 | 5185 | 4702 | 7400 | 6602 | 7495 | 8265 | 836 | 1069 |
| 1911—1913 | 126 | 170 | 486 | 892 | 2177 | 2401 | 5433 | 4705 | 9502 | 7494 | 10731 | 10108 | 1076 | 1174 |
| 1920—1922 | 115 | 174 | 505 | 780 | 2030 | 2306 | 5701 | 4548 | 10050 | 7221 | 12280 | 10763 | 1310 | 1296 |

## Tabelle V.

In Berlin starben an malignen Neoplasmen auf eine Million Einwohner jeder Altersklasse.

| Zeit | 20—30 Jahre | 30—40 Jahre | 40—50 Jahre | 50—60 Jahre | 60—70 Jahre | 70—80 Jahre | 80+.. Jahre | 70+.. Jahre | Alle Altersklassen |
|---|---|---|---|---|---|---|---|---|---|
| 1905—1910 | 104 | 469 | 1630 | 4058 | 7345 | ? | ? | 10000 | 1184 |
| 1911—1914 | 90 | 471 | 1605 | 4055 | 7820 | 10502 | 7962 | 10074 | 1323 |
| 1915—1918 | 124 | 542 | 1660 | 3514 | 6907 | 8889 | 7384 | 8583 | 1373 |

## Tabelle VI.

In Paris starben von einer Million Einwohner einer jeden Altersklasse an malignen Neubildungen:

| Zeit | 20—29 J. | | 30—34 J. | | 35—39 J. | | 40—44 J. | | 45—49 J. | | 50—54 J. | | 55—59 J. | | 60—64 J. | | 65—69 J. | | 70—74 J. | | 75+.. J. | | Alle Altersklassen | |
|---|---|---|---|---|---|---|---|---|---|---|---|---|---|---|---|---|---|---|---|---|---|---|---|
| | ♂ | ♀ | ♂ | ♀ | ♂ | ♀ | ♂ | ♀ | ♂ | ♀ | ♂ | ♀ | ♂ | ♀ | ♂ | ♀ | ♂ | ♀ | ♂ | ♀ | ♂ | ♀ |
| 1905—07 | 27 | 57 | 114 | 278 | 263 | 715 | 610 | 1296 | 1167 | 2417 | 2362 | 2952 | 3519 | 4182 | 5231 | 5000 | 6994 | 6795 | 7719 | 7986 | 8518 | 9405 | 902 | 1344 |
| 1910—12 | 61 | 57 | 110 | 274 | 240 | 590 | 628 | 1059 | 1245 | 1980 | 2378 | 2952 | 3842 | 4134 | 5758 | 5055 | 7881 | 6848 | 8128 | 7961 | 8138 | 8724 | 936 | 1278 |
| 1919—20 | 42·5 | 62·5 | 143 | 298 | 262 | 520 | 497 | 1191 | 1338 | 1987 | 2670 | 2822 | 4201 | 4044 | 6168 | 5122 | 7530 | 6612 | 9111 | 7377 | 8558 | 8600 | 1119 | 1339 |

gewiesene Krebssterblichkeit der bis 75 Jahre alten so ziemlich konstant geblieben, bei den über 75jährigen hat sie zugenommen. In Paris ist die männliche Krebskurve angestiegen. Über Berlin liegen keine detaillierten Daten aus der Nachkriegszeit vor. In New York ist nach dem Kriege bei den über 60 Jahre alten beiderlei Geschlechtes eine mit dem Alter steigende Zunahme der Krebsziffer, in den jüngeren Altersklassen eine geringe Vermehrung bei den Männern, eine geringe Abnahme bei den Frauen nachzuweisen. In Chicago sind die männlichen Krebsziffern angestiegen, die weiblichen bei den unter 75jährigen zurückgegangen. Ähnlich ist es in anderen amerikanischen Großstädten. Es ist nach alledem nicht ausgeschlossen, daß der Verlauf der Krebskurve während der besprochenen Zeit bei den Männern durch andere Momente oder anders beeinflußt wurde, als bei den Frauen, und daß nicht überall die gleichen Veränderungen vor sich gegangen sind.

Differentes Verhalten beider Geschlechter hinsichtlich der zeitlichen Veränderungen der Karzinomfrequenz haben bereits Weinberg und Gastpar an der Hand der Stuttgarter Verhältnisse im letzten Viertel des vorigen Jahrhunderts beobachtet. Ihre Feststellung konnte als merkwürdige Ausnahme aufgefaßt werden. Ähnliches finden wir nun in einer Reihe von Städten der Alten und Neuen Welt.

Eine einwandfreie Festlegung des Anteiles, den jedes Organ an der Ab- oder Zunahme der ausgewiesenen Karzinomfrequenz hat, ist wegen der großen Bedeutung, die der früher sehr oft übersehene, jetzt aber relativ leicht diagnostizierbare Krebs der Digestionsorgane an den Verschiebungen der Gesamtzahlen hat, unmöglich. Die Häufigkeit der leicht erkennbaren Hautkarzinome hat keine nennenswerten Veränderungen erfahren. Die Zahl der ausgewiesenen Genitalkarzinome nimmt in den meisten Ländern und Städten, über die Daten vorliegen, mehr oder weniger ab, in den Vereinigten Staaten von Amerika nimmt sie dagegen zu. In manchen Statistiken geht parallel mit der Abnahme der Genitalkarzinome eine Verringerung der Zahl der Mammakarzinome einher (z. B. Italien), in anderen steigt die Frequenz des Brustdrüsenkarzinoms, ohne Rücksicht darauf ob die Genitalkarzinome seltener (z. B. England), oder häufiger ausgewiesen werden als früher (z. B. Vereinigte Staaten).

Für die Frequenzänderungen des Genital- und Mammakarzinoms kann man nicht gut die therapeutischen Erfolge verantwortlich machen. Man kann sie auch nicht mit dem Geburtenrückgang in Beziehung bringen, denn die Häufigkeit des Genital- und Brustdrüsenkrebses steht gar nicht in Relation zur Geburtenfrequenz der Länder und weil das Häufigkeitsverhältnis beider Lokalisationen zueinander je nach dem Lande verschieden ist. Andere, einstweilen uns unbekannte Momente sind es, die die Karzinomfrequenz dieser Organe bestimmen. Aus unseren Untersuchungen an einem großen klinischen Material[1]) ging hervor, daß die

---

[1]) W. kl. W. 1922,. Nr. 6, 7, 8; A. f. Gyn. und Geb. 1923, Bd. 118; Z. f. Krebsforschung 1923, Bd. 21.

Schwangerschaft, entgegen der vorherrschenden Meinung, nicht als karzinombegünstigend, sondern als ein Schutzfaktor, dessen Wirkung sich auf lange Jahre erstreckt, zu betrachten ist. Dieser Schutz äußert sich nicht oder nur sehr beschränkt in Beeinflussung der Karzinomfrequenz, sondern hauptsächlich in der Mitbestimmung des Manifestationsalters der malignen Neubildung. Man muß zwischen der Schutzwirkung der Schwangerschaft und der Reizwirkung allzu rasch aufeinanderfolgender Gebärakte, die sich in dem Sinken des Manifestationsalters der Krebsgeschwulst offenbart, unterscheiden. Der Gebärakt hat ferner eine wesentliche Bedeutung für die Lokalisation, die der Tumor innerhalb des Genitales wählt. Namentlich die erste und zweite Geburt sind es, die der Verteilung des Neoplasmas auf die einzelnen Genitalabschnitte ihren Stempel aufdrücken.

Manche klinische Einzelbeobachtungen, nach denen das Karzinom erst in der Gravidität zum Vorschein gekommen und besonders rasch gewachsen ist, und gewisse experimentelle Erfahrungen stimmen mit unseren Ergebnissen nicht überein. Ich schließe daraus, daß sich intra graviditaten beim Menschen — bei manchen Tiergattungen mag dies immer der Fall sein — biologische Vorgänge abspielen, die normalerweise durch andere Prozesse überdeckt, gar nicht zum Vorschein kommen, in diesen Fällen aber aus irgend welchen uns schleierhaften Gründen dominierend ihren Einfluß geltend machen.

Außer Schwangerschaft und Geburt gibt es eine Reihe anderer Faktoren, die allerdings weniger im Sinne des Schutzes als des Reizes mit dem Karzinomproblem in Beziehung gebracht werden. Es sei aus der Fülle der beschuldigten Momente der Tabakgebrauch als Reizfaktor für das Zungen- und Mundkarzinom, die Pfeife für den Lippenkrebs, Sonne, Wind und Wetter für den Gesichtskrebs, Alkohol für das Ösophaguskarzinom, alimentäre Schädigungen für das Magen-Darmkarzinom, Röntgenstrahlen für das Hautkarzinom, chronisch entzündliche, infektiöse Erkrankungen der Geschlechtsorgane für das Genitalkarzinom erwähnt. Nicht alles, was darüber geschrieben wurde, ist einwandfrei. Es ist auch noch nicht ganz sicher, ob diese oder andere Schädigungen lediglich den Sitz des Karzinoms und das Erkrankungsalter beeinflussen, oder ob und inwiefern sie als karzinogene Reize auch die Frequenz der Tumoren in toto erhöhen. Eine wichtige Rolle in der Aufklärung dieser Momente kommt der Berufsforschung zu, die die ersten sicheren Anhaltspunkte für die jetzt auf breiter experimenteller Basis aufgenommenen Untersuchungen über die Bedeutung physikalisch-chemischer Einflüsse abgegeben hat (Blasenkrebs der Anilinarbeiter, Hodenkrebs der Brikettarbeiter und Schornsteinfeger, der auch sonst angeblich in Zunahme begriffene Lungenkrebs der Schneeberger Grubenarbeiter usw.). Wir können auf diese wie auf viele andere mit dem quantitativen Krebsproblem zusammenhängende Fragen nicht näher eingehen und wollen nur mit einigen Worten ein Problem streifen, daß an anderer Stelle dieses Buches einer eingehenden Besprechung unterworfen wird. Es liegen viele klinische Beobachtungen vor, die im Sinne einer familiären und

konstitutionellen Disposition zur Karzinomerkrankung gedeutet werden
können, manche, die so gedeutet werden müssen. Zu den letzten gehören
z. B. die Beobachtungen über Gliom- und Gliosarkomfamilien. Wir halten
diese Beobachtungen für unzureichend, um aus ihnen zu verallgemeinernden
Schlüssen hinsichtlich der Krebsätiologie zu gelangen. In Amerika hat
vor kurzem Little — wie ich einer Arbeit Samters entnehme — die Frage
einer Vererbung der Karzinomanlage beim Menschen auf dem einzig gang-
baren Wege, der massenstatistischen Forschung an Menschen, untersucht und — ob mit Recht, mag einstweilen dahingestellt bleiben —
bejaht.

Zum Schlusse sei noch eine eminent praktisch wichtige, mit der
Krebsfrequenz zusammenhängende Frage besprochen. Sieht man von
z. T. mit glänzendem Erfolge gehandhabten gewerbehygienischen Maßnahmen zur Verhütung des Berufskrebses ab, so gibt es bis jetzt keine
spezielle Krebshygiene, sondern nur eine leider auf allzu vielen Gebieten unbefriedigende Krebstherapie. Der undurchdringliche Schleier
der die Krebsgenese umgibt, verhinderte bis jetzt eine wissenschaftlich
begründete Prophylaxe. Die Hygiene des Krebses müßte sich heute
mit der Propaganda für die Einschränkung jener Genüsse begnügen,
die die Rolle von Reizfaktoren spielen. Dieser Weg ist sehr schwierig,
der Erfolg zweifelhaft. Es ist möglich, daß durch die Ausschaltung eines
gewissen Reizes dies Organ weniger geschädigt, aber dafür ein anderes
kompensatorisch erkranken würde. Es ist aber auch denkbar, daß der
eine oder andere Reiz nicht nur dispositionsteigernd für ein Organ,
sondern dispositionschaffend ist, daß also dann die Karzinomfrequenz
in toto herabgesetzt oder zumindest das Erkrankungsalter hinausgeschoben werden könnte.

Von großer Bedeutung wären regelmäßige periodische Untersuchungen der Erwachsenen, wobei das Augenmerk sowohl allen
Veränderungen, die einen Anhaltspunkt für eine beginnende Krebserkrankung, wie auch solchen, in denen sich erfahrungsgemäß später ein Karzinom entwickelt (z. B. Leukoplakia oris), zugewendet und die Therapie
— im ersten Falle Frühbehandlung, im zweiten Prophylaxe — in Angriff
genommen werden müßte. Dieser Weg wäre zweifellos eine große finan-
zielle Belastung für die Gesellschaft und — anfangs — für viele eine
unangenehme Störung ihrer Lebensgewohnheiten. Es käme aber sowohl
für den einzelnen, wie für die Versicherungsgesellschaften, für die
Krankenkassen, wie den ganzen Staat einer gut rentablen Kapitals-
anlage gleich, deren Nutzen sich nicht nur in der Herabsetzung der
Krebsmortalität, sondern vielleicht in noch größerem Maße in der Besserung der allgemeinen Gesundheitsverhältnisse der in Betracht kommenden
Altersklassen zeigen würde, die in den letzten Jahrzehnten nur einen
mäßigen Anteil an dem Sterblichkeitsrückgang der Bevölkerung hatten.

Die Statistik zeigt uns noch andere Wege. Gut ein Viertel der weiblichen Karzinome betrifft das Genitale, mehr als zwei Drittel der Genitalkarzinome nehmen am Orificium uteri externum ihren Ursprung. Berücksichtigen wir noch die relativ sehr günstige Reaktion des Blumenkohl-

krebses der Zervix auf die Röntgen- und Radiumtherapie und die großen technischen Fortschritte des Röntgenverfahrens, die es ermöglichen, daß man das Collum bezw. die Portio vaginalis einer genau dosierten, ausreichenden Bestrahlung unterwirft, ohne daß die Keimdrüsen geschädigt werden, so taucht der Gedanke auf, daß man die therapeutischen Strahlen in den Dienst der Prophylaxe stellt. Es wäre die Forderung berechtigt, daß sich jede Frau, die ein Alter von etwa 35 Jahren erreicht hat, in noch zu bestimmenden Zeitintervallen lokalen Kollumbestrahlungen unterwirft. Die Schädigung der Keimdrüsen müßte u. a. auch aus dem Grunde vermieden werden, weil Spätschwängerungen mit Rücksicht auf den aufschiebenden Einfluß, der ihnen nach unseren Untersuchungen auf das Manifestationsalter des Karzinoms zukommt, nicht verhindert, sondern eher begünstigt werden sollten. Wir wollen uns hier mit diesen Andeutungen begnügen. Ein genaues Studium der einzuschlagenden Wege der Krebsprophylaxe dürfte für absehbare Zeit wichtiger sein als der weitere Ausbau und die Radikalisierung der Operationsmethoden.

# Spezieller Teil.

# Die präkanzerösen Stadien der Haut.

Von

## Professor Dr. Josef Kyrle.

Die Frage der präkanzerösen Stadien hat Kliniker und Pathologen seit jeher in hohem Maße beschäftigt; daß es eine solche überhaupt gibt, liegt in der Tatsache begründet, daß sehr viele Krebsbildungen nicht plötzlich und unvermittelt hervortreten, sondern in langsamem Verlaufe und auf ganz bestimmt zugerichtetem Terrain, mithin, daß das Wachstum des Tumors von langer Hand vorbereitet wird und daß es gewisse Gewebsverhältnisse gibt, die fast zwangsläufig dazu führen. Dieser Tatsache begegnet man nicht nur im Bereiche der Haut, sondern an allen Organen und das Studium der präkanzerösen Stadien hat sich daher niemals etwa nur ausschließlich auf die Haut erstreckt. Immerhin aber stellt sie natürlich das besonders geeignete Objekt dafür dar und in der Tat wird, wenn von präkanzerösen Erkrankungen die Rede ist, in erster Linie immer wieder an jene im Bereiche des Integumentes gedacht. Nun handelt es sich hiebei durchaus nicht um eine einheitliche Gruppe von Erscheinungen, sondern um differente Prozesse; nichts wäre verfehlter, als zu glauben, daß all das, was unter dem Namen präkanzeröser Zustand der Haut zusammengefaßt wird, dem Wesen nach tatsächlich zusammengehört. Davon wird man sogleich überzeugt, wenn man daran geht, die Verhältnisse etwas genauer zu analysieren. Da stößt man zunächst auf eine Gruppe von Prozessen, denen gemeinsam ist, daß **langdauernde Entzündungen den Boden für das Tumorwachstum** zurichten. Ich erinnere sie diesbezüglich an die Fälle von Karzinom auf dem Boden von Ulcus cruris, von Lupus, von Narben verschiedener Provenienz, dann an die Fälle von Karzinom im Bereiche chronisch gereizter Schleimhaut — hier wäre die Leukoplakia oris, die Kraurosis vulvae u. a. m. zu nennen. Hier liegen also die Dinge so, daß der malignen Entartung des Oberflächenepithels durchwegs langdauernde, mehr weniger destruierende Entzündungsprozesse vorangehen, und es kann wohl kein Zweifel darüber sein, daß die Entwicklung des Tumors damit irgendwie zusammenhängt. Wie die Zusammenhänge im einzelnen sind, darüber fehlt uns allerdings jede nähere Erkenntnis, gewiß sind sie nicht so einfach, wie man vielfach anzunehmen geneigt ist. Der chronische Gewebsreiz erklärt uns das Ereignis nur bis zu einem gewissen Grade, denn schließlich sind ja die Fälle, wo derartige Entzündungsprozesse gegeben sind und wo es trotzdem nie zur Krebsbildung kommt, weitaus in der Überhand. Sehr klar geht dies beispielsweise aus einer Statistik hervor, die G. Nobl seinerzeit hinsichtlich der Beziehungen des Krebs zum Ulcus cruris aufgestellt hat. Unter 200 Fällen von Fußgeschwüren fand er nur einen, wo sich auf dem Boden desselben oder auf der Narbe darnach Krebs entwickelt hatte. Und diese Erhebungen decken sich ja völlig mit den Erfahrungen jedes Einzelnen. Es ist also durchaus nicht die Regel, daß chronische Entzündungen der Haut von der Art, wie wir sie früher erwähnt haben, mit Krebs enden. Der Gewebsreiz kann demnach, obgleich ihm gewisse Bedeutung zukommt, allein nicht das Maßgebende sein, es muß noch ein Faktor dazu treten, wenn es in solchen Fällen zur malignen Entartung des Oberflächenepithels kommt. Welcher Art derselbe ist, wissen wir nicht.

Aus dem Gesagten ergibt sich von selbst, daß wir den chronischen Entzündungszustand nicht als präkanzeröses Stadium im strengen Sinne des Wortes ansehen dürfen, er spielt in der Entwicklung maligner Tumoren gelegentlich einmal eine Rolle, aber gehört nicht zu den unerläßlichen Begleit- bezw. vorangehenden Ereignissen; er steht biologisch allem Anscheine nach damit doch nur in losem Zusammenhange. Ob es bei den gegebenen Verhältnissen überhaupt zweckmäßig ist, diese Fälle unter dem Titel präkanzeröses Stadium der Haut abzuhandeln, sei dahingestellt; bleibt man bei dem Brauche, so verdient jedenfalls die Tatsache besondere Betonung, daß die chronische Entzündung keine Conditio sine qua non für das Zustandekommen von Oberflächenkarzinomen darstellt, daß einesteils genug Fälle beobachtet sind, wo trotz Entzündungsreiz Epithelentartung ausbleibt, andererseits krebsiges Wachstum auftritt, ohne daß nennenswerte Entzündung vorangegangen wäre.

Etwas klarer, wenigstens in klinischer Hinsicht liegen die Verhältnisse bei jenen Fällen, die wir als zweite Gruppe besprechen wollen. Hier sind wieder dem Wesen nach durchaus verschiedene Prozesse zusammenzufassen, die aber alle darin etwas Gemeinsames erkennen lassen, daß 1. mit Gewebszerfall einhergehende, infiltrative Entzündungszustände im Entwicklungsgang der Krankheit keine Rolle spielen, mithin das entzündliche Vorstadium der Haut, wie wir es bei der ersten Gruppe kennen gelernt haben, fehlt, und 2. daß die betreffenden Affektionen der Haut so häufig den Ausgangspunkt für Krebsentwicklung bilden, daß man an der Annahme eines ursächlichen Zusammenhanges der Ereignisse nicht vorübergehen kann. An erster Stelle aus dieser Gruppe sei das Xeroderma pigmentosum gesetzt; hier ist der Zusammenhang zwischen präkanzerösem Stadium und Krebsentwicklung am gesetzmäßigsten. Es gibt wohl kaum einen Fall, der nicht zu diesem Ende führt. Bekanntlich ist das Xeroderma pigmentosum eine angeborene Erkrankung, die durchwegs im frühen Kindesalter zur Entwicklung gelangt. Hauptsächlich im Bereiche der unbedeckten Körperstellen, vor allem im Gesichte entstehen in der Regel bald, nachdem das erstemal Sonnenlicht stärker eingewirkt hat, Rötung der Haut, die persistiert und allmählich von ephelidenartigen Flecken ersetzt wird. Bald erhält die Haut ein buntscheckiges Aussehen, das vor allem auch noch durch das Auftreten von Gefäßerweiterungen und umschriebenen Atrophien gesteigert wird. Das Bild ist nun schon ein so klassisches, daß es mit nichts verwechselt werden kann. Früher oder später, oft erst mehrere Jahre, nachdem der geschilderte Zustand erreicht ist, kommt es nun zu Epithelwucherungen, die sich zunächst vielfach als einfache Warzen präsentieren, allmählich aber dort und da Umwandlung zu zerfallenden Epitheliomen erfahren und sich nun ganz so wie bösartige Tumoren verhalten. Das Ende der Xerodermafälle ist das von Krebskranken, in der Regel überleben sie die Kinderjahre nicht.

Hier kann man also mit voller Berechtigung von einem präkanzerösen Stadium sprechen. Die Haut verfällt allmählich in einen Zustand, der zwangsläufig zur Epithelentartung führt. Schon lange Zeit, bevor noch die Epidermis zu wuchern beginnt, kann man auf Grund der Erscheinungen voraussagen, daß es dazu kommen wird, nur der Zeitpunkt des Einsetzens der Wucherung bleibt fraglich und geheimnisvoll, welche Kräfte hiebei wirksam sind. Trotz aller Studien wissen wir hierüber nichts; die Erkenntnis, daß dem Xeroderma eine angeborene Minderwertigkeit der Haut, vor allem eine solche der Epidermis gegen bestimmte Lichtqualitäten zugrunde liegt, daß es sehr frühzeitig zu Degenerationsvorgängen im Bereiche der Kutis kommt, daß die Pigmentbildung der Epidermis eine regelwidrige ist u. a. m., Erkenntnisse, die uns Experiment und miskrokopische Betrachtung gebracht haben, genügt nicht, um verständlich machen zu können, warum plötzlich die Epithelwucherung einsetzt. Und so hat also auch das Xeroderma pigmentosum trotz der günstigen Verhältnisse hiefür die letzten Geheimnisse des Krebsproblems, die immer wieder auf die Frage nach den Ursachen der Zellwucherung hinauslaufen, bisher nicht aufzuklären vermocht.

Ganz Ähnliches gilt hinsichtlich der an zweiter Stelle zu nennenden präkanzerösen Affektionen — ich meine die sogenannte senile und präsenile Dystrophie der Haut. Um was es sich hiebei handelt, ist in den Hauptzügen jedermann bekannt. Die Greisenhaut, vor allem die des Gesichtes, erscheint sehr häufig atrophisch, gerunzelt, eigenartig gelbgrau verfärbt und von zahlreichen Pigmentflecken, Teleangiektasien und kleinen, weißlichen atrophischen Stellen durchsetzt. Ähnlich wie das Gesicht sind in solchen Fällen gewöhnlich auch die Streckseiten der Vorderarme verändert — kurz, auch hier sind es vor allem die dem Lichte ausgesetzten Hautpartien, die eine solche Umwandlung erfahren. Auf diesem Terrain entwickelt sich nun recht häufig ein Zustand, der als Keratosis senilis bezeichnet wird, und seinerseits wieder gar nicht selten die Grundlage für das Wachstum von Epitheliomen abgibt. Die Symptome der Keratosis senilis bestehen in gelbbraunen, über das Niveau der Haut leicht erhabenen, trockenen Flecken und warzigen Exkreszenzen mit rauher Oberfläche. Beim Versuch, sie wegzukratzen, kommt es leicht zu geringfügiger Blutung. Mit Vorliebe tritt diese Keratose an Stirn und Schläfe, sowie an den Handrücken auf und stets nur, nachdem die Haut in der früher geschilderten Weise bereits umgebaut ist. Durchaus nicht alle diese Bildungen wandeln sich zu Epitheliomen um, ein zwangsläufiges Verhältnis besteht demnach diesbezüglich nicht, aber es kommt nicht selten vor, und man hat eigentlich in jedem Falle, wo Keratose gegeben ist, mit der Möglichkeit solcher Entartungen zu rechnen.

Ganz ähnlichen Erscheinungen begegnet man bei jenem Zustand, der als präsenile Dystrophie bezeichnet wird und vor allem bei Personen zur Entwicklung gelangt, die Witterungseinflüssen stark ausgesetzt sind. UNNA hat daher auch dafür den Namen „Witterungshaut" geprägt, auch als „Seemanns-" und „Landmannshaut" wird der Zustand bezeichnet. Er zeigt vielfach weitgehende Übereinstimmung mit dem Xeroderma pigmentosum, was ihm auch den Namen „Xeroderm der Alten" eingetragen hat. Die Veränderungen sind aber durchaus nicht ausschließlich an das höhere Alter gebunden, schon bei Personen zwischen 20 und 30 Jahren können sie deutlich entwickelt sein und immer wieder führen sie zu demselben Endeffekt, zum Hervorkommen von warzigen Gebilden, die schließlich in Epitheliome übergehen können.

Hier haben wir also in der Tat präkanzeröse Stadien vor uns; zwischen dem Verfall der Haut, der von abnormer Pigmentbildung und Gefäßerweiterung begleitet wird, und dem Auftreten von Keratosen und Epitheliomen besteht eine gewisse Gesetzmäßigkeit; die Atrophie der Haut läuft dem Tumorwachstum beträchtlich voraus und bildet die Grundlage für dasselbe. Das eine Mal beginnt der Prozeß bei noch relativ jungen Menschen — wir sprechen dann von präseniler Degeneration — ein anderes Mal zeigt ihn erst die Greisenhaut. Ob das Auftreten der Veränderungen tatsächlich mit dem Senium in kausalem Verhältnis steht, ist aus mancherlei Gründen, auf die ich hier aber nicht näher eingehen kann, fraglich. Ich will nur bemerken, daß es genug alte Leute gibt, deren Haut frei von solchen Erscheinungen bleibt. Das Altern des Menschen ist physiologisches Ereignis, Involutionsvorgänge an den verschiedenen Gewebssystemen stellen die Grundlage hiefür dar, nicht aber gehört dazu das Auftreten von Krankheitserscheinungen, und um das handelt es sich in unserem Falle. Deshalb, weil wir an der Greisenhaut den uns hier interessierenden Zustand häufig antreffen, braucht er noch lange nicht Teilsymptom der durch die Altersinvolution bedingten Verhältnisse zu sein, sondern kann ein Akzidens darstellen, das auf ganz anderer Grundlage ruht. Unterstützt werden solche Vorstellungen natürlich besonders durch die Fälle der sogenannten präsenilen Hautdystrophie; hier können Vorgänge, wie sie bei der senilen Involution maßgebend sind, keine Rolle spielen, frühzeitiges Altern der Haut ist pathologisches Ereignis und der klinische Effekt ganz derselbe wie bei dem, was senile Dystrophie genannt wird. Es scheinen mir also, um es nochmals zu betonen, die Verhältnisse durchaus nicht so einfach zu liegen, daß man das Senium kurzer Hand für die hier besprochenen Ereignisse verantwortlich macht und, um mit den schon in relativ jungen Jahren hervortretenden gleichsinnigen Zuständen zum Rechten zu kommen, den Begriff der präsenilen Dystrophie aufstellt. Eine Definition letzterer zu geben, stößt an und für sich auf Schwierigkeiten. Für mich handelt es sich bei diesem interessanten Komplex um eine System-

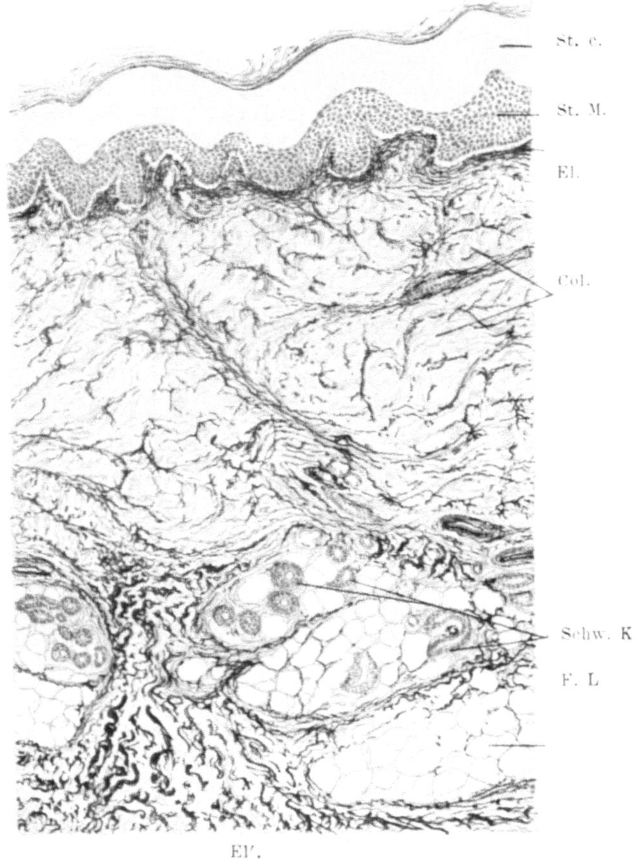


Abb. 1. Schnitt durch die Palma eines Erwachsenen; Darstellung der elastischen Fasern; Kernfärbung mit Lithion Karmin, Elastikafärbung mit dem WEIGERTschen Farbstoff.

St. c. Stratum corneum, St. M. Stratum Malpighi, El. elastisches Fasergeflecht im Stratum papillare, Col. kollagenes Gewebe, bündelige Anordnung desselben, Schw. K. Schweißdrüsenkörper, F. L. Fettlappen im Subkutangewebe, El'. dickere elastische Fasern in der Subkutis.

(Abb. 1—6 aus Kyrle, Histo-Biologie der menschlichen Haut und ihrer Erkrankungen. Bd. I. Wien und Berlin: Julius Springer, 1925.)

erkrankung, die offenbar viel tiefer wurzelt, als man im allgemeinen anzunehmen geneigt ist. Und zwar ist es das Bindegewebe der Haut, das sogenannte kollagene System, das primär getroffen und verändert wird — die Erscheinungen von Seite des Epithels sind sekundärer Natur,

sie treten erst hervor, nachdem die Veränderungen der Kutis bereits
bis zu einer gewissen Höhe gediehen sind. Das ergibt die anatomische
Untersuchung solcher Läsionen und ihrer Vorstufen eindeutig. Ich will

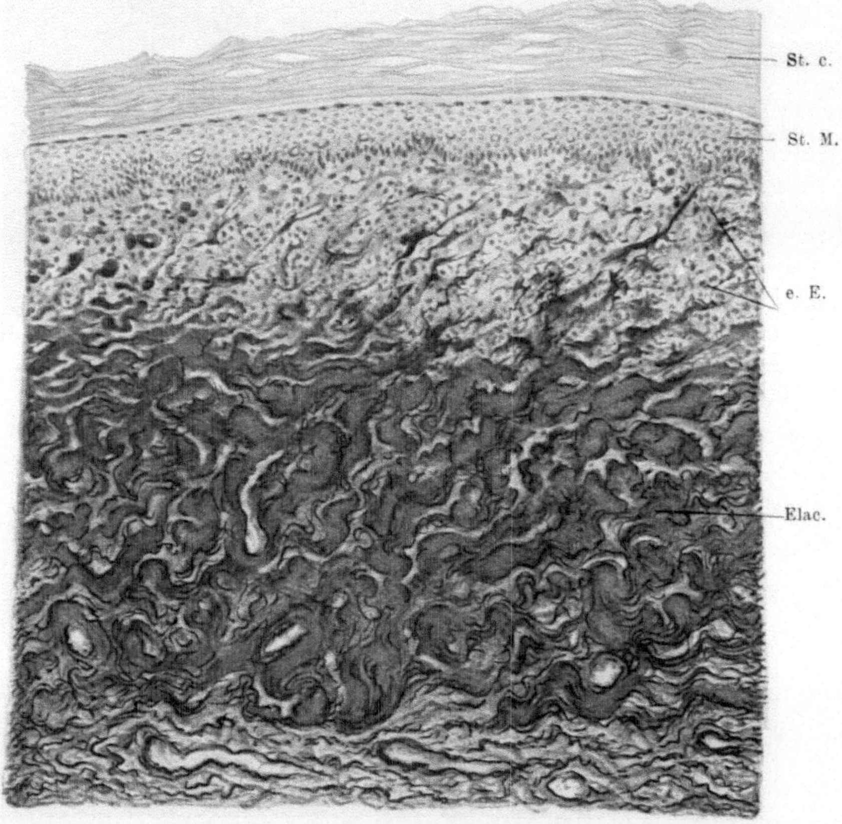


Abb. 2. Schnitt durch die Wangenhaut eines 70jährigen Greises
(in der Nähe von dieser Stelle fand sich ein Epitheliom). Beispiel für die
Umwandlung des Kollagens in eine Substanz, die sich färberisch ähnlich
verhält wie Elastin (Unnas Kollastin und Elazin).
St. c. Stratum corneum, St. M. Stratum Malpighi, Elac. umgebautes
Kollagen, Kollastin, elastische Fasern in diesem Abschnitt nicht mehr nachweisbar. In den oberen Schichten der Kutis gequollene präexistente Elastika,
e. E. entzündliche Elemente.

dies an der Hand einiger mikroskopischer Abbildungen demonstrieren.
Zunächst ein Bild (Abb. 1), das die Verhältnisse der normalen
Haut aufzeigt, und zwar speziell jene des kollagenen und sogenannten
elastischen Gewebes. Es handelt sich um die Reproduktion einer sogenannten Elastikafärbung. Sie sehen die zarten, blauschwarz gefärbten

Fasern, vor allem im Bereiche des Papillarkörpers, und zwischen ihnen die derben, hier ungefärbten kollagenen Bündeln.

Bei der Greisenhaut (Abb. 2), die Zeichen der Dystrophie, inklusive Keratosis aufweist, liegen nun die Verhältnisse durchaus anders. Hier sehen Sie eine völlig umgebaute Kutis, das gesamte Kollagen ist zu einer,

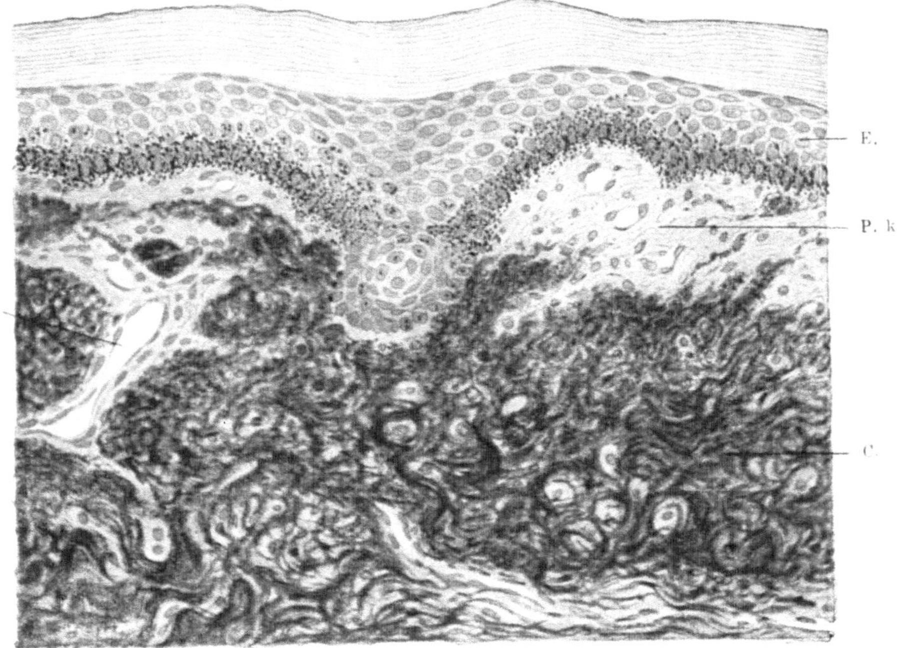


Abb. 3. Schnitt durch eine Stelle vom Handrücken mit den typischen Zeichen der Landmannshaut. 52jährige Frau. Vorgeschrittenes atrophisches Stadium mit zahlreichen warzigen Exkreszenzen an der Oberfläche. Lithion-Karmin-Weigerts-Elastika-Färbung. Vergrößerung 210. E. Epidermis, im basalen Anteil stark pigmentiert. P. K. Papillarkörper, homogen blaßblau gefärbt, nirgends elastische Elemente; einzelne erweiterte Kapillaren. C. umgebaute Kutis. An Stelle der kollagenen Bündel und elastischen Fasern eine sich mit dem WEIGERTschen Farbstoff blauschwarz färbende Masse, die aus gequollenen mit einander innigst verflochtenen Elementen zusammengesetzt erscheint. G. erweitertes Gefäß (Teleangiektasie).

bei Elastikafärbung sich intensiv blauschwarz färbenden Masse verwandelt, von elastischen Fasern ist nicht die Spur mehr vorhanden. Diese sogenannten Alterserscheinungen der Haut sind seit langem bekannt (JADASSOHN, M. B. SCHMIDT, UNNA u. a.).

Ganz dieselben Bilder trifft man bei der präsenilen Dystrophie; der hier reproduzierte Schnitt (Abb. 3) stammt von einer Landmannshaut bei einer 52 jährigen Person. Sie sehen in der Kutis grundsätzlich denselben Zustand gegeben; die Epidermis ist verdichtet und intensiv pigmentiert — klinisch: Keratosis und Lentigo.

6a*

Bemerkenswert ist nun das, was uns die beiden folgenden Bilder (Abb. 4 und 5) zeigen. Sie stammen von klinisch normaler Haut, d. h. es handelt sich um die Präparate von Exzisionen aus der Stirnhaut jugendlicher Personen, 20 und 18 jährigen Frauen, die als Testobjekte dienen sollten und zur Überraschung solch weitgehenden Kutisumbau aufwiesen. Sie sehen, die normale Struktur der Kutis ist absolut verlassen,

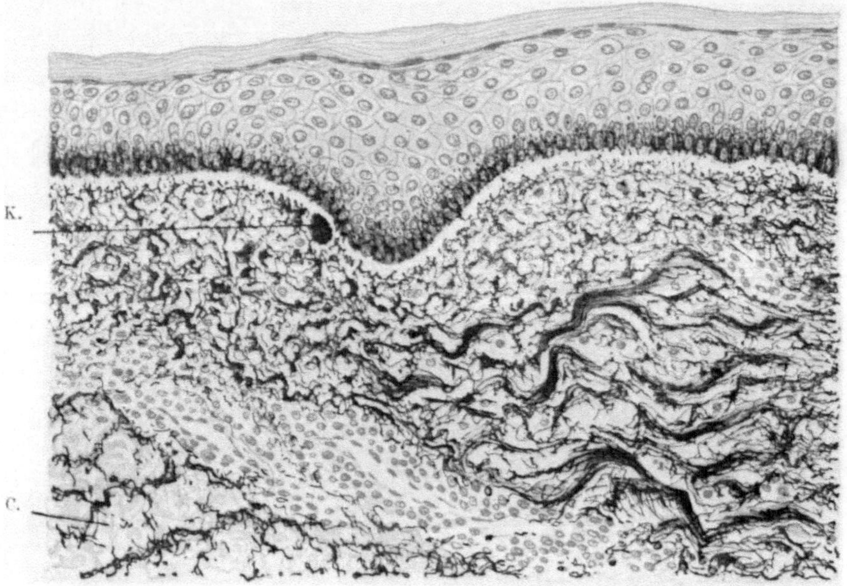


Abb. 4. Chloasma gravidarum; Schnitt durch einen Pigmentfleck aus der Gesichtshaut einer 20jährigen Gravida. Lithion Karmin-Weigerts-Elastika-Färbung. Vergrößerung 210.

Hyperpigmentation der Basalschicht. Weitgehende Veränderungen am elastischen Gewebe und am Kollagen, besonders im Bereiche der obersten Kutisschichten. Die Fasern sind stellenweise grob verdickt und zu umfänglichen Bündeln formiert. Das feine subepitheliale Geflecht der elastischen Fasern ist zerstört, dafür finden sich abschnittsweise unförmliche Haufen und Klumpen von elastinähnlicher Masse (bei K.). Im Bereich der Gefäße mäßige perivaskuläre Zellansammlung. In den tieferen Kutisschichten (bei C.) kollagenes Gewebe erhalten, dazwischen reichlich Elastika eingelagert.

es finden sich Massen im Gewebe von ganz ähnlichem Charakter, wie wir sie früher kennen gelernt haben — kurz, es kann darüber kein Zweifel obwalten, daß wir vom Normalzustand weit entfernt sind.

Was läßt sich nun aus diesen Feststellungen für die uns hier interessierende Frage erschließen? Daß es Vorgänge in der Kutis gibt, die klinisch zunächst nicht hervortreten, offenbar vielfach sehr langsam verlaufen, schließlich aber zum Verfall der Haut führen. Und in einer bestimmten Phase dieses

Umwandlungsprozesses gesellen sich nun von Seite der Epidermis Erscheinungen hiezu, die mit Entartung derselben enden können. Wo es soweit kommt, stellen die Vorgänge in der Kutis tatsächlich das präkanzeröse Stadium dar. Das Krebsproblem läuft damit hier, wie wir sehen, letzten Endes auf ein Bindegewebsproblem hinaus (BIERICH). Wir wollen darauf nicht weiter eingehen, warum ich diese Einzelheiten überhaupt gebracht habe, hat darin seinen Grund, daß ich Sie nur so zu einer halb-

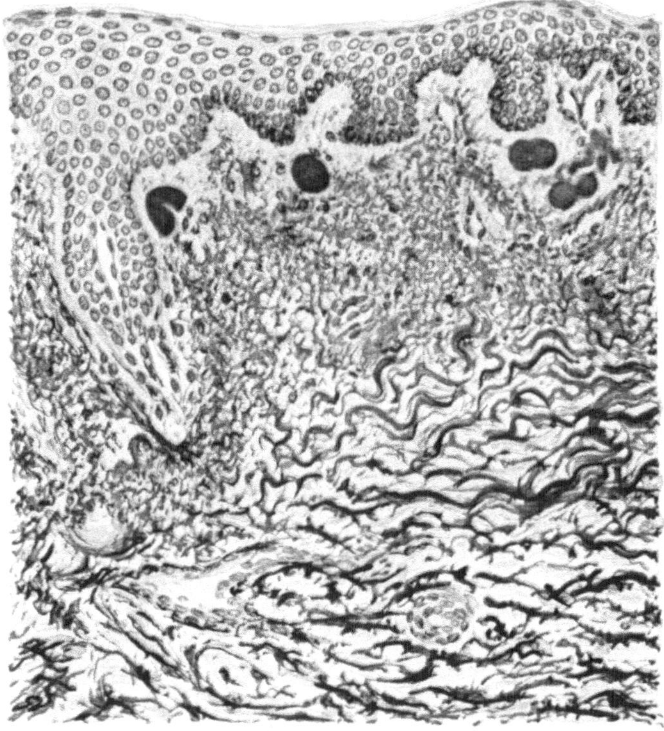

Abb. 5. Schnitt aus der Stirnhaut eines 18jährigen Mädchens (Weigert-Elastica-Färbung). Vergrößerung 210.
(Klinisch normale Haut.) Mikroskopisch schwere Kutisdestruktion.

wegs richtigen Vorstellung über das, was in dem Begriff präkanzeröses Stadium gelegen ist, und auf was alles geachtet werden muß, wenn diese Frage angeschnitten wird, führen konnte.

Eine gute Ergänzung zu dem eben Ausgeführten liefern nun noch die Verhältnisse der sogenannten Röntgen- und Radiumhaut. Wir verstehen darunter bekanntlich jenen, durch übermäßige Einwirkung der Röntgenstrahlen bewirkten chronischen Zustand der Haut, dessen klinische Ähnlichkeit mit den Erscheinungen der senilen und präsenilen Dystrophie und dem Xeroderma pigmentosum immer wieder betont wird. In der

Tat sind hiebei Atrophie der Haut, Teleangiektasien, Pigmentverschiebungen, schließlich das Auftreten warziger und krebsiger Gebilde in ähnlicher Weise gegeben wie bei den früher erwähnten Prozessen. Ein Hauptunterschied liegt nur darin, daß die Ereignisse bei der Röntgen-Radium-Haut häufig durch Entzündung eingeleitet werden, an die sich allerdings nicht sogleich, sondern meist erst in sehr beträchtlichem Abstand Verfall der Kutis und Entartung der Oberhaut anschließen. Die Entzündung ist auch gewiß nicht das Wesentliche für das spätere Schicksal der Haut, sondern sie stellt nur ein Begleitsymptom der spezifischen Gewebsläsion, ein Reaktionsphänomen auf sie, dar. Alle uns begegnenden Erscheinungen bei der Röntgenhaut sind Effekt des Einflusses der strahlenden Energie auf die Konstitution des präexistenten Gewebes. Weitgehender Umbau desselben findet statt, besonders deutlich tritt dies im Bindegewebe hervor. An dem vorgewiesenen Bilde (Abb. 6) sollen Sie erkennen, um was es sich hiebei handelt. Das kollagene und elastische Gewebe ist von einer fibrillären Substanz ersetzt, die sich färberisch ähnlich verhält wie Elastika, die Struktur der Kutis erinnert dabei in keiner Weise mehr an den Normalzustand. Wie wir uns diesen Gewebsumbau zu erklären haben, kann hier nicht weiter erörtert werden, wichtig ist, daß er jedesmal zur Entwicklung gelangt, bevor die Epithelentartung einsetzt. Damit liegen die Dinge ganz so, wie wir sie beim Xeroderm und bei der Landmannshaut kennen gelernt haben und damit ergibt sich auch die Berechtigung, hier von einem präkanzerösen Stadium zu sprechen. Die Röntgenhaut dem Xeroderm und der senilen und präsenilen Dystrophie anzureihen, enthält also nicht etwas Gezwungenes, in der Tat liegen gewichtige Gründe hiefür vor. Natürlich ist ja dem Wesen nach der Röntgenschaden etwas ganz anderes, aber im Effekt ähnelt er den erwähnten Prozessen und besonders interessant ist er deshalb, weil man aus ihm erkennen kann, wie äußere Einwirkungen, und zwar letzten Endes chemische, die Struktur der Haut umzuformen und in einen Zustand zu versetzen vermögen, dem späterhin für die Entartung der Oberhaut maßgebende Bedeutung zukommt.

Durch den Umstand, daß bei der Röntgen-Radium-Haut chemische Einflüsse als auslösendes Moment für die schließliche Entartung der Oberhaut in Frage kommen, bildet sie die Brücke zu einer weiteren Gruppe von Prozessen. die gleichfalls unter den präkanzerösen Stadien abzuhandeln sind: ich meine die sogenannte Arsen-, Teer- und Paraffinhaut. Erstere ist ein seltener Zustand und stets Folge einer chronischen Arsenvergiftung. Auf der Haut, besonders jener des Gesichtes, kann es hiebei zu multiplen warzigen Bildungen kommen, die gelegentlich malignen entarten. Die Fälle sind, wie gesagt, rar. Schon etwas häufiger finden sich die sogenannten Teer- und Paraffinkrebse. Auch sie entstehen durchwegs in langsamem Verlauf auf spezifisch umgebauter Haut. Durch chronische Einwirkung der betreffenden Substanzen, wie es bei bestimmten Berufen vorkommt — Teer-, Paraffinarbeiter, Schornsteinfeger —, wird die Haut allmählich so umgeformt, daß schließlich die Epithelentartung in Szene treten kann. Seitdem es

gelungen ist, bei Tieren durch Steinkohlenteer-Pinselungen ganz analoge
Prozesse zu erzeugen, haben gerade die zwei letzterwähnten Gruppen der
präkanzerösen Stadien besondere Bedeutung gewonnen.

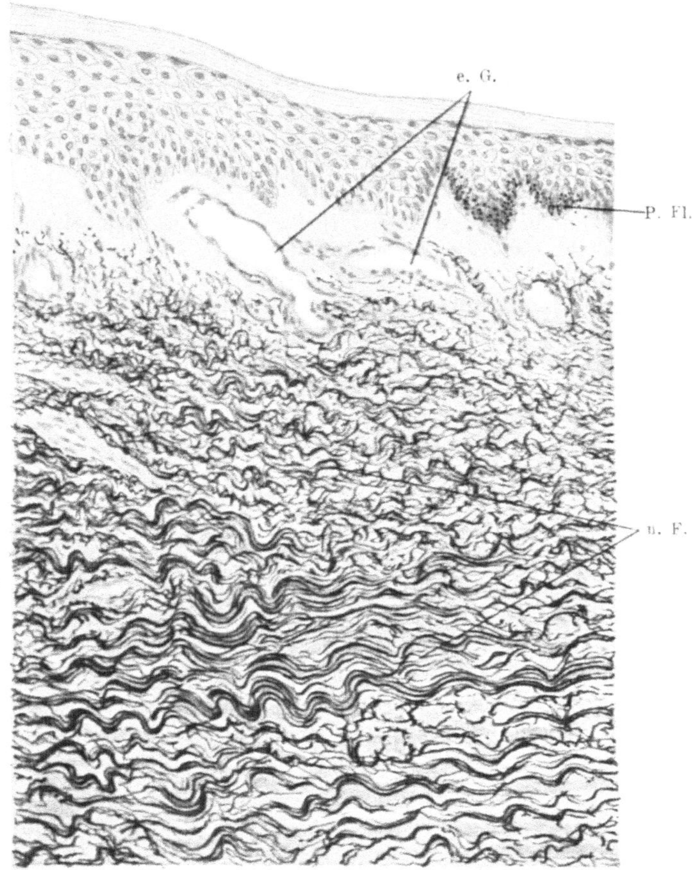


Abb. 6. Schnitt durch eine Radiumhaut, drei Jahre nach Bestrahlung. (Weigert-Elastika-Färbung.) Vergrößerung 110.
e. G. erweiterte Gefäße, in homogene Grundsubstanz eingelagert. P. Fl.
pigmentierte Basalschicht, entspricht klinisch einem Pigmentfleck. n. F.
neugebildete elastikaähnliche Fibrillen.

Zum Schluß seien noch ein paar Worte gesagt über die Beziehung
der Naevi zum Tumorwachstum und über die sogenannte Pagetsche Krankheit. Beide werden gelegentlich unter den präkanzerösen
Affektionen genannt. In der Tat bilden Muttermäler, vor allem pigmentierte, gar nicht selten den Ausgangspunkt für Krebsentwicklung.
Das ist ja allgemein bekannt. Ob es deshalb zweckmäßig ist, die Naevi

unter die präkanzerösen Affektionen einzureihen, erscheint durchaus fraglich, jedenfalls gewinnt darunter nicht die begriffliche Bestimmung dessen, was als Krebsvorstufe angesehen werden soll. Naevi sind Mißbildungen und gehören als solche sondergestellt.

Mehr Berechtigung von einem präkanzerösen Stadium zu sprechen, liegt, wenigstens in klinischer Hinsicht, bei Paget disease vor. Bekanntlich wird darunter jene eigenartig entzündliche Affektion des Warzenhofes und der Brustwarze bei Frauen verstanden, die nach oft jahrelangem Verlauf mit Karzinom endet. Der Prozeß beginnt in der Regel mit einer nässenden Erosion im Mammillarbereich, die sich oft verhältnismäßig rasch nach der Umgebung ausbreitet und in diesem Entwicklungsstadium den Eindruck eines umschriebenen nässenden Ekzems macht. Bei der Palpation erweist sich der Herd aber meist schon eigenartig induriert, und charakteristisch ist die Persistenz des Zustandes und seine Unbeeinflußbarkeit durch Ekzemtherapie. Im Laufe des oft jahrelangen Bestandes der Affektion schrumpft die Brustwarze allmählich und schließlich kommt es zur Bildung knotiger Tumoren, die zerfallen können — kurz, sich ganz so verhalten wie Mammakarzinome überhaupt. Die Stellung dieses Prozesses im System ist noch nicht völlig geklärt, jedenfalls liegen die Dinge nicht so einfach, daß das Ekzem als auslösender Faktor für die Krebswucherung angesehen werden kann und daß demnach ähnliche Verhältnisse gegeben wären wie etwa bei Lupus und Karzinom. Auf Grund der bisherigen Erkenntnisse ist es am zweckmäßigsten, der Paget disease eine eigene Stellung unter den kanzerösen Affektionen einzuräumen und den Begriff präkanzeröses Stadium der Haut damit nicht zu belasten.

Besonderes Interesse als präkanzeröse Hautaffektion hat in letzter Zeit der sog. Morbus Bowen erhalten. Genauere Erkenntnisse über das Wesen der hiebei im Vordergrund stehenden Epidermisdegeneration und über die Stellung des Prozesses im System fehlen noch.


# Über Hautkarzinome.

### Von

## Professor Dr. Gustav Riehl.


M. H. Sie haben im Laufe dieses Vortragszyklus über die wesentlichsten Punkte der Karzinomfrage von berufener Seite eingehende Berichte gehört. Obwohl auch den Dermatologen diese Fragen intensiv beschäftigen, möchte ich meine Aufgabe heute dahin begrenzen. daß ich Ihnen hauptsächlich die klinischen Erscheinungsformen der Hautkarzinome vorführe und einige Bemerkungen anknüpfe. die sich aus der Beobachtung der Hautkarzinome und aus den mikroskopischen Befunden, namentlich in Berücksichtigung der Ergebnisse der experimentellen Krebsforschung, ergeben.

Wie alle Erkrankungen der allgemeinen Decke bieten uns auch die Hautkarzinome den großen Vorteil gegenüber Karzinomen anderer Organe, daß wir sie von ihrer Entstehung an in ihrem ganzen Verlauf direkt beobachten können. Dazu kommt die Möglichkeit, in allen Stadien der Krankheit in die histologischen Vorgänge Einsicht nehmen zu können; dies ist von großer Bedeutung für die Frühdiagnose und daher auch für die rechtzeitige Einleitung der Therapie.

Überblicken wir die Formen und Verlaufsweisen der Hautkarzinome, so fällt zunächst auf, daß der mit dem Begriff Karzinom im allgemeinen verbundene maligne Charakter in sehr weiten Grenzen schwankt. Es gibt zum Beispiel Hautkarzinome, die kurz nach ihrem Auftreten schon die Lymphdrüsen affizieren, rasch die Nachbarschaft infiltrieren und zur Kachexie und zum Tode führen; das sehen wir leider bei Lippen- und Peniskarzinomen recht häufig. Die Mehrzahl der Hautkarzinome anderer Lokalisation zeichnet sich durch schleichenden Verlauf aus. Wir sehen nicht selten auf Handflächengröße ausgedehnte, ulzerierte Karzinome am Schädel, die noch keine Drüseninfektion, geschweige denn Kachexie nach sich gezogen haben, obwohl ihr Beginn 10 bis 15 Jahre zurückliegt, ja wir sehen bei solchen Karzinomen zuweilen eine weitgehende Ausheilung durch Vernarbung und teilweise Stillstand eintreten.

Die Prognose der Hautkarzinome ist dementsprechend günstiger als die anderer Organe und bei frühzeitiger Erkennung und Behandlung ist Dauerheilung häufig zu erzielen. Eine möglichst frühzeitige Diagnose ist daher auch bei Hautkarzinomen von großer Bedeutung.

Die klinischen Formen der Hautkrebse sind sehr mannigfaltig, nicht bloß den äußeren Symptomen nach, sondern auch verschieden nach ihrer Lokalisation, ihrem Ausgangspunkt und ihrem Verlauf.

Bevor wir auf die Besprechung der eigentlichen Hautkarzinome eingehen, möchte ich mit einigen Worten der als Metastasen von Karzinomen innerer Organe in der Haut auftretenden Krebsformen gedenken. Im allgemeinen wird die Haut selten Sitz von Metastasen — eine Ausnahme machen die Karzinome der Brustdrüse, die relativ häufig vorkommen als lentikuläre Metastasen oder in Form des Cancer en cuirasse. Da aber die Brustdrüse genetisch zu den Anhangsgebilden der Haut zu zählen ist, bedeuten die von ihr ausgehenden Metastasen eigentlich regionäre Verbreitung im selben Organ, wie sie auch bei Lippen- oder Peniskarzinom zuweilen gefunden werden. Viel seltener bilden Karzinome des Magens, des Uterus, der großen Drüsen den Ausgangspunkt für Krebsdissemination in der Haut. Diese Formen interessieren vorwiegend den Internisten, sie treten manchmal frühzeitig noch vor Entdeckung des primären Tumors in der Form knolliger, harter, nicht exulzerierter bis walnußgroßer Knoten auf, die für die klinische Diagnose Schwierigkeiten bieten, mit Hilfe des Mikroskops aber leicht zu erkennen sind. Ihr Bau gestattet zuweilen einen Schluß auf ihren Ausgangspunkt, zum Beispiel Schilddrüse oder Nebenniere.

Eine streng genommen nicht hieher gehörige Hautkrankheit, die Acanthosis nigricans, möchte ich deshalb kurz berühren, weil ihr Auftreten immer an die Existenz eines Karzinoms an irgendeinem inneren Organ gebunden erscheint. Die Krankheit beginnt gewöhnlich mit einer eigentümlich graubraunen Verfärbung, welche an den Übergangsstellen der Schleimhäute in die äußere Haut und an den Beugeflächen der großen Gelenke auftritt, sich ohne scharfe Begrenzung in die Umgebung ausbreitet. Auf diesen Stellen treten in dichten Rasen angeordnete papilläre Exkreszenzen auf, die anfänglich kugelig, später sich zu kegelförmigen, mehrere Millimeter hohen Papillomen ausbilden. Die Pigmentierung verstärkt sich bis zu schwärzlicher Färbung und die Oberfläche zeigt hornige Auflagerungen. Die Krankheit endet fast ausnahmslos letal durch den Einfluß des primären Karzinoms — aus den Papillomen hat man aber niemals krebsige Bildungen entstehen gesehen. In einem Falle wurde nach Exstirpation des primären Uterustumors eine spontane Rückbildung der Erscheinungen an der Haut beobachtet. Es handelt sich also bei der Acanthosis nigricans um eine sekundäre Umwandlung der Haut bestimmter Körperpartien durch eine Krebsaffektion innerer Organe, aber keineswegs im Sinne einer Metastasierung, sondern in Form einer Vegetationsstörung der Papillarschicht und der Oberhaut. Es ist nicht zu entscheiden, ob dies durch eine Änderung des Stoffwechsels oder auf dem Wege des vegetativen Systems entsteht; jedenfalls ist dieses Krankheitsbild für die Karzinomtheorie bemerkenswert.

Für den Kliniker und praktischen Arzt erweist sich die Einteilung der an der Haut selbst entstehenden Karzinome in oberflächliche, tiefgreifende und papillär-wuchernde vorläufig noch immer als die zweckmäßigste, weil sie zugleich auf die mehr minder ausgesprochene Malignität Rücksicht nimmt. Zwischen den drei klinischen Formen bestehen aber keine scharfen Grenzen, da auch die oberflächliche Form im weiteren Verlauf in die prognostisch ungünstige, tiefgreifende und papilläre übergehen kann.

1. Zur oberflächlichen Form zählen wir auch das Ulcus rodens, welches JAKOB vor fast 100 Jahren als eigenartiges Geschwür beschrieben hat und das wohl bekannt ist durch seine relative Häufigkeit und seinen Lieblingssitz an den Lidern und deren nächster Umgebung. Das Ulcus rodens zeigt weder klinisch noch histologisch wesentliche Unterschiede gegenüber anderen oberflächlichen Karzinomen der Haut. Sie kennen ja alle die äußerst langsam sich ausbreitende Affektion, welche von den Patienten, weil sie kaum subjektive Beschwerden macht, meist erst in vorgeschrittenem Stadium als Ulkus dem Arzt gezeigt wird. Gewöhnlich wird als erstes Symptom der oberflächlichen Karzinome ein miliumähnliches, hartes, weißes Knötchen oder ein gelblich oder grauweißlich schimmerndes, glänzendes Fleckchen bemerkt, das nicht selten etwas juckt. Die Stelle ist im Niveau der Haut gelegen oder leicht eingesunken, glatt, manchmal schwach schuppend. Nach monatelangem

Bestand zeigen sich am Rand ganz leicht erhabene, bis hirsekorngroße, weißlich glänzende und etwas transparente Kügelchen eingesprengt oder leistenförmige, hart anzufühlende Stellen. Im weiteren Verlauf beginnt die zentrale Partie leicht zu nässen, es liegt ein erosionsartiger, ganz flacher Substanzverlust vor, der lackartig glänzt, lachsfarben oder rosarot gefärbt ist, manchmal etwas blutet und sich bald mit einer kleinen Kruste bedeckt. Diese oberflächliche Ulzeration entsteht durch Abstoßung der karzinomatös entarteten Epidermis und nach längerer oder kürzerer Zeit kann Vernarbung eintreten, während der aus Knötchen oder schmalen Leisten bestehende Rand sich nach außenhin verschiebt; häufig wiederholt sich die Abstoßung der Epidermis und das Sichtbarwerden der flachen Ulzeration, die Bildung der Kruste mehrmals, bevor die Vernarbung eintritt. Wochen-, monate- und manchmal jahrelang bleiben die Erscheinungen die gleichen und die periphere Vergrößerung des Krankheitsherdes schreitet fast unmerklich fort. Prüft man die Konsistenz des Geschwürsgrundes, so findet man ihn jetzt gewöhnlich resistenter als die normale Haut. Der ganze Herd ist über der Unterlage leicht verschieblich, es fehlen entzündliche Rötung und Schwellung in der Umgebung. Die regionären Drüsen sind nicht affiziert. Diese oberflächliche Karzinomform macht in diesem Stadium niemals Metastasen, kann aber in eminent chronischem Verlauf weite Strecken der Haut okkupieren, so daß sie zum Beispiel nicht bloß die Lidhaut zerstört, sondern auch auf Konjunktiva und Bulbus übergreift, sich gegen Haargrenze und Ohrgegend ausbreitet, die Kranken aufs äußerste entstellt, aber ihr Allgemeinbefinden nicht beeinträchtigt. Schließlich beginnt das Karzinom aber doch in die tieferen Schichten zu wuchern, infiltriert Kutis und Subkutangewebe, fixiert das Ulkus an der Unterlage, dringt in Periost und Knochen ein — und wird so zum tiefgreifenden Karzinom.

2. Das eigentliche tiefgreifende Karzinom beginnt entweder in der Tiefe der Haut, von Haarbälgen oder Drüsen ausgehend, und zeigt dann als erstes Symptom einen verschieblichen, harten, höckrigen Knoten, der von unveränderter Haut bedeckt ist oder es tritt gleich zu Beginn eine mehr flächenhaft die Haut infiltrierende, plattenförmige harte Geschwulst auf, die rasch an der Unterlage fixiert wird, sich peripher ausbreitet und dann ulzeriert. Die Geschwüre dieser Form sind kraterförmig unregelmäßig begrenzt, teils den lackartig glänzenden Grund wie die oberflächlichen Ulzera, teils von nekrotischen Massen bedeckte Basis zeigend. Bei seitlichem Druck kann man zuweilen Epithelkugeln auspressen, die den Karzinomzellennestern entsprechen. Diese Form, welche Lippen und die Genitalhaut am häufigsten befällt, führt nach kurzer Zeit zur Ausbreitung im regionären Lymphgebiet und ist auch deshalb prognostisch bedeutend ungünstiger, weil ihr Verlauf ein rascherer ist. Metastasen kommen auch hier nur selten zur Beobachtung. Der Zerfall dieser tiefgreifenden Karzinome macht große, tiefreichende Geschwüre, die nicht bloß die Haut, sondern alle unterliegenden Gewebsschichten miteinbeziehen.

3. Die dritte, papilläre oder fungöse Form, deren Verlauf meist ein

viel rascherer ist, produziert massenhaft Neubildungsgewebe, das in die Tiefe sich ausbreitet und nach der Oberfläche zu knollige Protuberanzen treibt, die aus Papillomen zusammengesetzt sind. Diese letztere Form ist prognostisch die ungünstigste und führt zur Kachexie, nicht ganz selten zu Metastasen. Sie ist aber viel weniger häufig als die beiden vorgenannten Formen.

Das Aussehen der Karzinome variiert in weiten Grenzen — es würde zu weit führen, wenn wir die unter verschiedenen Namen beschriebenen Formen auch nur aufzählen würden — sie lassen sich alle der obigen Einteilung einfügen.

Als klinisch eigenartig wären zwei Formen anzureihen, welche erst in vorgeschrittenem Stadium die Karzinomnatur erkennen lassen, es sind dies das Pagetsche Karzinom der Brustwarzen und der Morbus Bowen. Paget's disease ist sowohl durch den fast ausschließlichen Sitz an der weiblichen Brust als auch durch ihre eigenartigen klinischen Erscheinungen ausgezeichnet. Das Leiden beginnt unter dem Bilde eines nässenden krustösen Ekzems an der Brustwarze, am Warzenhof und denselben überschreitend, zeichnet sich durch scharfrandige Begrenzung und Fehlen von exsudativen Bläschen — gegenüber den Ekzemen — aus und verbreitet sich im langsamen Verlauf meist ohne subjektive Symptome über die Oberfläche der Mamma. Es sitzt meist einseitig; es fehlen ihm die Epithelperlen, Kankroidkugeln und damit die härtere Konsistenz am Rande, dagegen lassen sich öfter verhärtete Streifen und Knötchen an den Milchgängen und in der Tiefe der Milchdrüsen nachweisen. Der weitere Verlauf viele Monate oder Jahre später entspricht dem des gewöhnlichen Mammakarzinoms. Diese Karzinomform, die sich auch durch histologische Besonderheiten auszeichnet, soll ausnahmsweise auch an anderen Körperstellen, zum Beispiel am Skrotum und an der Glutäalhaut vorkommen, was ich nie gesehen habe. Sie gewinnt dadurch Interesse, daß in jüngster Zeit die Frage aufgetaucht ist, ob die Hauterscheinungen immer das primäre Symptom darstellen oder etwa eine Folge schon früher an den Milchgängen bestandener Karzinome darstellen und so etwa im Sinne der Acanthosis nigricans oder als Metastasen zu deuten wären.

Der Morbus Bowen entwickelt sich aus einer an gewisse flache Naevi erinnernden roten, manchmal pigmentierten, an der Oberfläche schuppenden, wohl auch papilläre Exkreszenzen tragenden, scharf umschriebenen Stelle und führt im weiteren Verlauf nach langer Zeit zum typischen Bild des Karzinoms. Das klinische Bild dieser von DARIER als Morbus Bowen bezeichneten Krankheit ist noch recht unscharf und die vereinzelt beschriebenen Fälle zeigen weniger Gemeinsames in ihren klinischen Charakteren als im histologischen Befund, der im allgemeinen als Dyskeratose bezeichnet wird. Ich selbst habe nur wenige derartige Fälle gesehen. Morbus Bowen und die Paget's disease werden als präkanzeröse Erkrankungen bezeichnet, auf die ich heute nicht näher eingehen will, da sie als Thema für einen weiteren Vortrag im Programm stehen.

Während die meisten der Karzinome solitär oder in wenigen Herden auftreten (wie zum Beispiel Ulcus rodens an mehreren Lidern), gibt es eine sehr seltene Form, bei welcher multiple oberflächliche Karzinome an zahlreichen Stellen des Stammes und des übrigen Körpers zerstreut erscheinen.

Die meisten der angeführten Karzinomformen entspringen anscheinend normalen Hautstellen. Es gibt aber eine ganze Reihe von Karzinomen, die auf der Basis von anderen wohl definierten Erkrankungen der Haut entstehen. Von diesen will ich die wichtigsten und häufigsten kurz anführen:

In erster Linie sind die so häufigen Naevi zu nennen. Mißbildungen, die aus den verschiedenen mehr minder ausgereiften oder auf embryonaler Stufe stehengebliebenen Bestandteilen der Haut hervorgehen und der Ausgangspunkt maligner Geschwülste verschiedener Art, von Sarkomen und Karzinomen werden können. Besonders die papillären zerklüfteten Naevi sind Sitz später sich entwickelnder Karzinome.

In der Haut vieler Menschen finden wir gelegentlich vom oberen Teile der Haarbälge ausgehende sproßartige oder flächenförmige Fortsätze der Epidermis, die als rudimentär gebliebene Talgdrüsenanlagen angesehen werden; bei der als Hydrosadenoma bezeichneten Krankheit liegen Epidermismassen in Form von Schläuchen, welche zum Teil Hohlraum umschließen, in der Kutis zerstreut. Von derartigen versprengten Epidermisinseln gehen desgleichen manchmal Karzinome aus.

Besonderes Interesse verdient das Xeroderma pigmentosum, eine auf Anlagsanomalie beruhende Krankheit, die unter dem Einfluß des Lichtes sich intensiv entwickelt. Sommersprossenähnliche Flecke, naevusartige Bildungen, Teleangiektasien und atrophische Stellen in buntem Gemisch an den freigetragenen Hautpartien sitzend, geben im weiteren Verlauf Anlaß zur Entstehung von malignen Geschwülsten — meist Karzinomen —, die schließlich den Tod herbeiführen. Da diese Krankheit schon in der Kindheit auftritt, so bietet sie uns die auffallende Erscheinung, daß schon Kinder im Alter von wenigen Jahren an Karzinom zugrunde gehen.

Seborrhoische und senile Warzen, an sich unbedeutende, nur durch die Entstellung lästige Bildungen, die bei älteren Individuen am Stamm und Gesicht so häufig gefunden werden, bilden oft den Ausgangspunkt für Karzinom. Da sie gewöhnlich in größerer Anzahl auftreten, sind sie nicht selten die Ursache für das multiple Auftreten der Karzinome. Solche Warzen sind im gewissen Sinne schon als präkanzeröse Bildungen zu bezeichnen. Sie bilden ein Beispiel von im späteren Leben akquirierter Karzinomdisposition.

Ähnliches gilt für Papillome, welche als vorragende Wärzchen häufigen mechanischen Insulten ausgesetzt sind, und von den seltenen Hauthörnern. Auch Schwielen werden zuweilen karzinomatös und namentlich Arsenkeratosen. Da nach lange fortgesetzten Bepinselungen von Tierhaut mit Arsenlösungen Karzinome erzielt worden sind, ist dies besonders zu bemerken.

Die auf Basis der durch Röntgen- und Radiumstrahlen veränderten Haut entstehenden Karzinome beanspruchen unser Interesse ganz besonders, sie entstehen meistens bei Ärzten und Laboranten, die sich der Einwirkung dieser Strahlen ohne genügende Schutzmaßregeln durch lange Zeit wiederholt aussetzen, an den Händen.

Zu den deletärsten Komplikationen des Lupus vulgaris gehört das Karzinom, das sich bei alten, ausgebreiteten Lupusfällen, die wiederholt vernarbt und wieder exulzeriert sind, am häufigsten findet und meist in der Form papillärer, rasch wachsender Tumoren auftritt, die zum letalen Ende führen.

Seltener ist der Lupus erythematosus die Basis von Karzinombildung, die in derselben malignen Form auftritt und verläuft.

Bei Psoriasis und Lichen ruber wird nur ausnahmsweise an alten, papillär gewordenen Plaques Karzinom beobachtet, in der gleichen Form wie beim Lupus.

Ähnliches gilt für die luetischen Geschwüre des gummösen Stadiums, wo immer bereits narbige Partien Sitz der Karzinome werden.

Bei den Pachydermien nach chronischem Ekzem und Ulcus cruris kommt Karzinom nur selten vor, dagegen häufiger bei der sogenannten Seemannshaut und der durch atmosphärische Einflüsse verdickten und dauernd hyperämisierten Haut der Feldarbeiter.

Am Lippenrot und der Mundschleimhaut sind Plaques opalines (Leukoplakie) geradezu als präkanzeröse Bildungen zu bezeichnen. Die Mehrzahl der Karzinome der Mundschleimhaut und Zunge entsteht auf diesem Boden.

Narben aller Provenienz, namentlich aber Verbrennungsnarben sind relativ oft Sitz von Karzinom. Es ist sehr wahrscheinlich, daß für das Karzinom bei Lupus und Lues sowie Ulcus cruris das Narbengewebe den Ausgangspunkt der Karzinome bildet. Außerordentlich häufig scheinen in Kaschmir die aus Verbrennungsnarben hervorgehender Karzinome zu sein, die als Kangri-Karzinome beschrieben sind, benannt nach dem Wärmegefäß, welches die Einwohner an der Bauchhaut zu tragen pflegen.

Wenn wir diese prädisponierenden Affektionen überblicken, so finden wir darunter durch Anlagsanomalien entstandene, z. B. Naevi und Xeroderma und akquirierte, auf dem Boden von infektiösen Granulomen entstehende (Lupus, Lues) sowie Affektionen, die schon an sich eine Vegetationsanomalie der Epidermis bedeuten (Schwielen, seborrhoische und senile Warzen, Hauthörner, Papillome), chronisch entzündliche Prozesse mit Epidermisverdickung (Ekzem, Psoriasis, Seemannshaut) und vor allem Prozesse, die zu Narben führen, unter anderem auch Verbrennungen. Manche von diesen Krankheiten könnte man zu den präkanzerösen rechnen, wie z. B. die senilen Warzen.

Besondere Beachtung verdient die Leukoplakie der Mundschleimhaut, die so häufig zur Karzinomentstehung Veranlassung gibt. Ihr anatomisches Substrat ist mit einem Typenwechsel des Epithels einhergehend, indem das Schleimhautepithel den Charakter von Epidermis annimmt, verhornt und Keratohyalin produziert. Wir finden sie fast ausschließlich bei Syphiliskranken und vorwiegend bei solchen, welche viel Tabak rauchen.

Bei all den angeführten Prozessen ist entweder eine Störung des biologischen Verhaltens der Epidermis von vornherein gegeben oder eine konsekutive pathologische Störung in der Ernährung der Oberhaut vorhanden, dadurch, daß die Grenzschicht der Kutis von der Norm abweicht.

Es ist nicht möglich, im Rahmen eines Vortrages auf genauere Schilderung der verschiedenen Bilder, unter denen das Karzinom in Erscheinung treten kann, näher einzugehen und die Differentialdiagnose gegenüber anderen manchmal ähnlichen Krankheitsprozessen zu erörtern. Um aber einen Überblick zu ermöglichen, habe ich mir erlaubt, eine größere Reihe von Abbildungen und Moulagen in den Nebenräumen aufzustellen.

Ebenso muß ich davon absehen, die interessanten histologischen Verhältnisse in den Kreis unserer Besprechung zu ziehen; ich will nur bemerken, daß die verschiedenen Versuche der Autoren, die Hautkarzinome nach der Form ihrer Strukturbilder oder nach ihren geweblichen Ausgangspunkten systematisch zu ordnen, für den Kliniker und praktischen Arzt kein zuverläßliches Resultat ergeben haben, da die aufgestellten Gruppen keineswegs immer gleichen klinischen Typen entsprechen, ja nicht selten an ein und demselben Karzinomherd verschiedene Arten des histologischen Aufbaues gefunden werden. Selbst der so häufig gebrauchte Typenname „Basalzellenkrebs" ist nur scheinbar charakteristisch, denn schließlich stammen ja alle Hautkarzinome von der Keimschicht der Epidermis her. Wichtiger für den Kliniker erscheinen gewisse Degenerationsformen und die Art der Weiterentwicklung der Karzinomzellen, z. B. bei den „Cylindroma epitheliale" genannten Formen oder bei den Hornzellenkrebsen, welchen klinische Eigenheiten zukommen, wie beispielsweise die, daß verhornte Karzinome sich der Strahlentherapie wenig zugänglich erweisen.

Für die Entstehung von Karzinomen auf scheinbar unverletzter Haut ist von jeher die Einwirkung äußerer mechanischer und chemischer Reize angenommen worden. Die neueren experimentellen Forschungen haben diesen ätiologischen Zusammenhang sichergestellt. Die Karzinome, welche durch den mechanischen Reiz von Eingeweidewürmern (Spiropteren FIBIGER) im Vormagen oder bei Verfütterung von Hafer an der Zunge von Ratten (STAHR) entstehen, geben uns die Erklärung für das Auftreten von Karzinom an Hautstellen, welche durch lange Zeit wiederholt mechanischen Insulten ausgesetzt wurden. Die Möglichkeit, an Tieren durch lange fortgesetzte Teerbepinselungen Karzinome zu erzeugen, erklärt uns das Auftreten des Schornsteinfegerkrebses und der Karzinome bei Teer-, Paraffin- und Anilinarbeitern.

Wir finden also in der Reihe der Hautkrebse verschiedenartige ätiologische Momente vertreten. Einer Gruppe ist das eine ge-

meinsam, daß der Karzinombildung langdauernde Reizzustände vorausgehen, die von Wucherungserscheinungen der
Epidermis gefolgt sind und schließlich zur karzinomatösen Entartung
führen. Für viele Fälle können wir uns der Ansicht Sternbergs anschließen, daß die Karzinome „durch immer wiederholte, geringfügige
Gewebsläsionen stets von neuem angeregte und dadurch exzessiv gesteigerte Zellregeneration entstehen, durch welche schließlich
Zellen mit abnorm starker Wachstums- und Vermehrungsfähigkeit heran-
gezüchtet werden". Und ebenso finden wir in anderen Fällen die
Cohnheimsche Theorie, nach welcher die embryonale Zellverlagerung
als Entstehungsursache von Karzinomen angesehen wird, bei Hautkarzinomen gewisser Art zutreffend.

Mit diesen Annahmen bleibt allerdings der letzte Grund für das
Eintreten des grenzenlosen Wachstums der Epithelien in das umgebende
Gewebe bei Karzinom noch unaufgeklärt.

Auf die Besprechung von Fragen mehr allgemeiner Bedeutung darf
ich hier schon in Hinsicht auf die vorausgegangenen Vorträge ganz
verzichten.

Ohne irgendwie auf die Theorien der Karzinomentstehung eingehen
zu wollen, möchte ich mir erlauben, Befunde zu erwähnen, die ich bei
jungen, oberflächlichen Karzinomen der Haut wiederholt gemacht habe.

Da die morphologischen Veränderungen der Epithelzellen bei
Karzinom an sich n i c h t als charakteristisch angesehen werden können, ist
die histologische Unterscheidung gegenüber banalen Wucherungsprozessen der Epidermis unter Umständen sehr schwierig.

Die mehr minder scharfe Begrenzung der gegen die Kutis vordringenden Epidermiszellen und auch ihre Anordnung allein sind oft
weder im positiven noch im negativen Sinne als entscheidend zu betrachten, weil wir in den Basalzellenkrebsen Formen von Karzinom
kennen, welche eine scheinbar normale Formentwicklung und Anordnung
der Palissadenzellen aufweisen.

Karzinom ist histologisch mit Sicherheit erst zu diagnostizieren,
wenn ein Durchbruch der wuchernden Epithelien in das Bindegewebe
stattgefunden hat, womit der Beginn des infiltrierenden Wachstums
festgestellt ist.

Zum Studium dieses Durchbruches in seinen ersten Anfängen bietet
gerade die Haut günstige Bedingungen. Bei den ältesten Autoren finden
wir die Angabe, daß die Grenze der Kutis gegen die Epidermis durch eine
Membrana propria gebildet werde. Eine solche existiert ja an der mehr
als $1^1/_2\ m^2$ sich ausbreitenden Begrenzungsfläche der menschlichen Oberhaut nur an ganz kleinen Abschnitten an Teilen der Haarbälge. Aber
schon mit den primitiven Hilfsmitteln der ersten Histologen wurde die
Verschiedenheit im Bau der Papillarschichte gegenüber der Kutis erkannt.

Die Grenzschicht der Kutis — die Papillarschicht — zeigt unter
physiologischen Verhältnissen einen eigenartigen Aufbau. Statt der groben
Bindegewebsbündel mit den sie umspinnenden Elastikafasern, wie sie

die Kutis besitzt, finden wir in den Papillen ein filzartiges Gewebe von feinsten Bindegewebsfasern, in dem nur zarte Elastinfasern eingelagert sind, die sich an der äußersten Peripherie zu einem zarten Netzwerk verflechten, das unmittelbar unter den Basalzellen liegt und kurze, feine Fädchen zwischen diese entsendet. Diese Grenzschicht ist ja auch in biologischer Hinsicht der Lederhaut gegenüber besonders ausgezeichnet als Träger der Endorgane der Nerven für den Tast-, Temperatur- und Schmerzsinn sowie der autonomen Nerven, welche die Gefäßfüllung, Sekretion und die Wärmeregulierung besorgen. Erst in jüngster Zeit hat HOMMA mittels der Maresch-Färbung nachgewiesen, daß diese Grenzschicht flächenhaft ausgebreitete Gitterfasern besitzt, deren Funktion vielleicht mit zur innigeren Verbindung der Keimschicht der Epidermis mit der Kutisoberfläche beiträgt, vielleicht bei der Ernährung der Epidermis eine Rolle spielt. Die Grenzschicht fungiert aber zugleich als Matrix der gefäßlosen Oberhaut, die in ihrer Ernährung ausschließlich von der Vaskularisation der Papillen abhängig ist. Erhebliche Störungen dieser Gewebsschicht müssen zu Ausfall von Funktionen und in erster Linie zur Änderung in der Ernährung der Epidermis führen. Biologisch bilden Papillarschicht und Epidermis eine Einheit.

Es gibt nun eine ganze Reihe von Wucherungsprozessen der Epidermis, bei welchen letztere gegen die Kutis vordringend die Grenzschicht der Kutis verlagert, deformiert, eventuell komprimiert, ohne sie jedoch in ihrem morphologischen Aufbau zu alterieren (z. B. Epithelioma molluscum, Psoriasis, Verruka, Condylomata accuminata usw.).

Bei beginnenden Karzinomen findet man dagegen nicht bloß eine Verdrängung und Deformierung dieser Grenzschicht, sondern auch eine Veränderung ihrer Struktur, die zuerst in Schwund des oberflächlichen elastischen Netzes und seiner Fortsätze besteht.

Bei längerer Einwirkung der vordringenden Karzinommassen geht die eigenartige Papillenstruktur gänzlich verloren, die Karzinomzellstränge werden von den bekannten Zellinfiltraten umgeben, nach deren Schwund man im zentralen Teil solcher kleiner Epitheliome ein narbenähnliches, fibröses Bindegewebe in Form von groben Fasern direkt an die Epidermis gelagert findet.

Das Auftreten dieses Gewebes an Stelle der zugrunde gegangenen Papillarschicht mag wohl eine Störung der Nahrungszufuhr zur Epidermis verursachen, denn über diesen Stellen pflegt sich das karzinomatöse Gewebe leicht abzustoßen — es entstehen erosionsähnliche Geschwürchen und es tritt eine zeitweise Spontanheilung im beschränkten Bezirke auf. Manchmal erhaltenbleibende Karzinomreste zerstören später dieses neugebildete Narbengewebe wieder und führen zur Rezidive des Karzinoms.

Über das Schicksal, resp. die Beteiligung der Gitterfasern bei diesem Vorgang besitze ich keine Erfahrung.

Der Grenzkrieg zwischen Epidermis und Kutis, der beim Auftreten des Karzinoms beginnt, respektive das Überschreiten der Grenze durch das Epithel wird bei den oberflächlichen Hautkarzinomen durch die beschriebenen Strukturänderungen der Papillarschicht signalisiert.

Bei dem innigen biologischen Zusammenhang zwischen Epidermis und Papillarschicht dürfte die Entscheidung darüber, ob das Vordringen der Karzinomzellen und vielleicht der Einfluß ihrer Stoffwechselprodukte oder die Veränderungen in der Papillarschicht das Primäre sind, schwer zu fällen sein. Die Erfahrungen bei den experimentell erzeugten Karzinomen an Tieren lehren uns, daß Karzinome durch Reizung, zum Beispiel mit Teer, erst nach langer Zeit entstehen und immer Veränderungen der Kutis (Dermatitis, Pachydermie, Ulzeration, Vernarbung, Papillombildung usw.) dem Karzinom vorausgehen. Die klinische Beobachtung der Entstehung von Karzinomen auf dem Boden von chronischen Entzündungen, Granulationsprozessen und Narben, bei welchen allen ja die physiologische Grenzschicht geschädigt oder zerstört ist, wo also der physiologische Widerstand der Grenzschicht gegen die vordringende Epidermis fehlt, würde zur Erklärung der Karzinombildung vielleicht verwertbar sein. Selbst für die Entstehung von Karzinomen aus versprengten Epithelkeimen würde das Fehlen des physiologischen Schutzwalles der Papillarschichte als begünstigendes Moment in Frage kommen.

Ich halte deshalb ein erneuertes Studium der Kutisgrenze und eine weitere Verfolgung dieser Beobachtungen für empfehlenswert und eventuell aussichtsreich.

Zum Schlusse noch einige kurze Bemerkungen über Prognose und Therapie.

Wir haben schon oben hervorgehoben, daß die Prognose der Hautkarzinome im allgemeinen eine weit günstigere ist als die der Karzinome innerer Organe. Dies gilt vor allem für beginnende Karzinome. Die relativ geringere Malignität der Hautkarzinome beruht auf mehreren Umständen, zunächst wird ja auch bei größerer Ausbreitung der Karzinome keine Störung lebenswichtiger Funktionen hervorgerufen, die Hautkarzinome wachsen langsamer, ihr Verlauf ist eminent chronisch, was mit dem trägeren Stoffwechsel und der kühleren Organtemperatur der Haut in Zusammenhang stehen dürfte. Wir haben auch gesehen, daß die Hautkarzinome erst im späteren Verlauf die Lymphbahnen befallen, also eine längere Zeit als rein lokale Prozesse verlaufen. Als das wichtigste Moment für die Prognose erscheint aber die Möglichkeit, die Diagnose in den ersten Stadien der Erkrankung klinisch, oder durch Zuhilfenahme der mikroskopischen Untersuchung sicherzustellen. Dadurch ist dem Dermatologen die Möglichkeit gegeben, schon in dem Stadium therapeutisch einzugreifen, in welchem die primären Hautkarzinome noch einen rein lokalen Prozeß bilden und daher Dauerheilungen zu erzielen sind. Wenn wir bedenken, wie selten Internisten und Chirurgen in diesem Stadium der Karzinome an inneren Organen Eingriffe auszuführen in die Lage kommen, wird dieser auffallende Unterschied zugunsten der Hautkarzinome leicht begreiflich. Es muß als erster Grundsatz gelten, die Hautkarzinome, sobald sie als solche zu erkennen sind, energisch zu behandeln. Leider wird durch Unkenntnis der Laien und Ärzte diese günstige Zeit häufig unbenützt gelassen und so sehen wir auch heute noch viele Fälle, die zu weiter Ausbreitung gelangt und unheilbar geworden sind, weil sie entweder gar nicht oder mit ganz unzureichenden Methoden behandelt worden sind.

Durch Untersuchung auch geringfügiger Läsionen am Genitale auf die Anwesenheit von Spirochaete pallida, gelingt es in vielen Fällen, die Syphilisinfektion schon in den frühesten Stadien zu erkennen, in dem sichere klinische Symptome noch fehlen. Eine zweckentsprechende Abortivbehandlung erzielt dann das Ausbleiben der Allgemeininfektion. Wir verlangen daher vom praktischen Arzte, daß er in allen irgendwie suspekten Fällen auf dem Wege mikroskopischer Untersuchung das Fehlen oder Vorhandensein von Spirochaete pallida feststelle, um den geeigneten Zeitpunkt für eine Abortivkur nicht zu versäumen. Es würde sich empfehlen, prinzipiell auch bei klinisch noch nicht sicher als Karzinom diagnostizierbaren Läsionen, z. B. an den Lippen oder am Genitale, die Diagnose durch histologische Untersuchung zu sichern, damit die für den Erfolg der Therapie günstigste Zeit ausgenützt werden kann.

Die Therapie der Hautkarzinome hat manche Wandlungen durchgemacht, auf die ich hier nicht näher eingehen kann. Leider haben bisher alle Versuche, Karzinome durch Beeinflussung des Stoffwechsels oder durch innere Medikation zu heilen, kein positives Resultat ergeben. — So hat man immer wieder auf verschiedene Arten versucht, die malignen Neubildungen zu entfernen, wobei chirurgische und Ätzmethoden sich abwechselnd größerer oder geringerer Beliebtheit erfreuten. Die Fortschritte der Chirurgie haben die operativen Methoden immer verbessert und so seit Dezennien Glüheisen, Chlorzink und Arsenpasten usw. fast völlig verdrängt. In bezug auf die Hautkarzinome ist namentlich die Ausbildung der plastischen Methoden, mit Hilfe deren auch ausgedehnte Operationsdefekte funktionell und kosmetisch gedeckt werden können, von großer Wichtigkeit geworden. Die notwendige Exzision der Hautkarzinome weit im Gesunden, die Entfernung der infiltrierten Drüsen und Lymphwege, setzen aber mitunter so große Defekte, daß den operativen Eingriffen gewisse Grenzen gesetzt sind, z. B. bei Sitz der Karzinome in der Nähe des Auges usw. Es ist daher begreiflich, daß man unentwegt nach Methoden gesucht hat, welche weniger eingreifend, doch mit Sicherheit das kranke Gewebe in toto entfernen, bei Erhaltung der gesunden Anteile der Haut.

So ist von verschiedenen Autoren wieder das Glüheisen in seiner modernen Form als Paquelin oder Elektro-Brenner mit Vorteil verwendet worden; man hat die Vereisungsmethoden durch Kohlensäureschnee, Elektrolyse, Diathermie, Fulguration u. ä. in Anwendung gebracht, und selbst Ätzmittelverfahren in manchen Fällen als günstige Heilmethode wieder verwendet.

Alle diese Methoden kommen aber nur dann in Betracht, wenn durch ihre Verwendung eine vollständige Entfernung der Neubildung erzielt werden kann, wie wir sie auch von operativen Eingriffen verlangen müssen.

Ihre Indikation kann sich so noch weiter erstrecken auf Fälle, die als inoperabel vom Chirurgen zurückgewiesen werden.

Einen ganz wesentlichen Fortschritt der Karzinomtherapie hat uns die Verwendung der Röntgen- und Radiumstrahlen gebracht. Diese physikalischen Heilmittel haben sich als so vorteilhaft erwiesen, daß sie in richtiger Art verwendet, nicht bloß als Ersatz der Operation gelten können, sondern in mancher Hinsicht die Leistungen der chirurgischen Verfahren übertreffen. Das karzinomatöse Gewebe allein schwindet bis in alle feinsten Verzweigungen und wird durch ein narbiges Gewebe ersetzt, das, weder zur Schrumpfung noch zur Hypertrophie neigend, funktionell und kosmetisch sehr befriedigende Resultate ergibt, z. B. an den Augenlidern. Auch die Rezidivfreiheit zeichnet dieses Verfahren in hohem Maße aus.

Leider erweist es sich nicht allen Karzinomarten gegenüber gleich leistungsfähig. Auf eine genauere Besprechung dieser Methoden, welche noch zu wenig allgemein bekannt sind, kann ich verzichten, da Dozent Dr. KUMER über dieses Thema und namentlich über die an der Radiumstation erzielten Erfolge noch ausführlich berichten wird.

Zusammenfassend können wir sagen, daß heute Hautkarzinome mit wenigen Ausnahmen bei frühzeitiger Erkennung und radikaler Therapie eine so günstige Prognose geben, daß sie das allen Krebskrankheiten anhaftende böse Omen fast völlig verloren haben.


# Über den Brustkrebs.

Von

## Professor Dr. Alexander Fraenkel.

Ist vom Brustkrebs die Rede, so erscheint es fast selbstverständlich, daß damit das Karzinom der weiblichen Brustdrüse gemeint ist. Die gleichartige Erkrankung beim Manne ist ja tatsächlich ein verhältnismäßig so seltenes Vorkommen, daß das Mammakarzinom nicht mit Unrecht als eine ausgesprochene Frauenkrankheit gelten kann. Unter solchen Umständen drängt sich ganz von selbst die Frage auf, worin denn diese so erheblich erhöhte Anfälligkeit gerade der weiblichen Brustdrüse für krebsige Entartung begründet sein mag, wobei es nicht ganz aussichtslos erscheint, in vertiefter Erfassung dieser Erfahrung vielleicht gleichzeitig Anhaltspunkte und Aufschlüsse zu gewinnen, die auch im allgemeinen zur Aufhellung des noch vielfach in tiefes Dunkel gehüllten Krebsproblems beitragen könnten.

Bei der berechtigten Geltung, die auf Grund klinischer, durch das Experiment so bedeutungsvoll ergänzten Erfahrung die Reiztheorie gerade in neuester Zeit gewonnen hat, wäre zunächst festzustellen, inwieweit im Sinne der einschlägigen Beobachtungen die weibliche Brustdrüse den hiebei in Frage kommenden exogenen Reizen in höherem

Grade ausgesetzt erscheint als die männliche, inwieweit also das Moment der Exposition bei der weiblichen Mamma überwiegt. Hiemit muß aber parallel einhergehen die Untersuchung nach den endogenen Momenten, nach der besonderen biologisch-physiologischen Rolle, die gerade im weiblichen Organismus der Brustdrüse zufällt, ob und inwieweit schon durch diese der Boden für die krebsige Entartung etwa vorbereitet, eine Organdisposition geschaffen oder zum mindesten gefördert werden kann. Was das Moment der erhöhten Exposition betrifft, so bietet ja die weibliche Brustdrüse schon vermöge ihres größeren Umfanges und durch ihr Hervorragen über die Körperoberfläche allerlei Traumen und Insulten eine viel größere Angriffsfläche dar; hiezu kommt die vorstehende, erektile Brustwarze mit den Ausführungsgängen, der leicht verletzliche Warzenhof mit den Mündungen der Montgomeryschen glandulae areolares.

Die schon durch diese Momente bedingte erhöhte Vulnerabilität der weiblichen Brustdrüse wird aber noch erheblich vermehrt durch periodische Schwankungen ihres Umfanges und zeitweilige Änderungen ihres Zustandes, die ihrerseits wieder durch endogene Einflüsse bedingt sind.

Die Brustdrüse ist in all ihren Hauptbestandteilen sowohl bei Knaben und Mädchen schon bei der Geburt fertig ausgebildet. Bei beiden Geschlechtern kann man etwa am Ende der zweiten bis zur sechsten bis achten Lebenswoche die Ausscheidung einer milchähnlichen Flüssigkeit, der sogenannten Hexenmilch beobachten. Gleichsinnig läuft dann bei beiden Geschlechtern bis zum Eintritt der Geschlechtsreife auch die weitere Entwicklung der Brustdrüse ab. Während sie aber beim männlichen Geschlechte auf der in diesem Zeitpunkt erreichten Entwicklungsstufe stehen bleibt und nur ganz ausnahmsweise und unter nicht immer klar erkennbaren und für alle Fälle zutreffenden Bedingungen, wie Hypogenitalismus, Hypopituitarismus, einen weiteren Aufbau bis zur ausgesprochenen Gynäkomastie erfährt, in der Regel vielmehr eine rückläufige Einbuße, namentlich der eigentlichen Drüsensubstanz, aufweist, setzt in derselben Lebensphase des weiblichen Geschlechtes zugleich mit der weiteren Entwicklung der anderen sekundären Geschlechtscharaktere der endgültige Ausbau der weiblichen Brustdrüse ein, sie wird zum ausgesprochenen sekundären Geschlechtsorgan.

Wenn aber von einem endgültigen Ausbau der weiblichen Brustdrüse gesprochen wird, so darf dies doch nicht ohne bedeutende Einschränkung geschehen. Denn gerade dieses Organ ist von den Zeiten der Geschlechtsreife an, einem immer wiederkehrenden Auf- und Abbau unterworfen, bis zum Beginn des Klimakteriums sich jene Veränderungen anschließen, die dessen endgültige Involution herbeiführen.

Diese Zustandsänderungen aber, denen die weibliche Brustdrüse in den verschiedenen Lebensphasen und Lebensaltern unterworfen ist, sind es, die den wesentlichen Unterschied gegenüber der männlichen bedingen. Es ist bekannt, daß es vor allem hormonale, von den Ovarien, aber auch von der Schilddrüse und der Hypophyse ausgehende Einflüsse sind, die hiebei wirksam sind, ferner solche, die vom sympathischen Nervensystem ausgehen und die durch all diese Momente verursachten Änderungen des Stoffwechsels. Wie weitgehende Veränderungen an der Brustdrüse schon das physiologische Phänomen der Menstruation begleiten, wurde durch in neuester Zeit erhobene, sehr lehrreiche Befunde ROSENBURGS erwiesen. Auf Grund systematischer Untersuchungen konnte festgestellt werden, daß in der prämenstruellen Phase die Brustdrüse das typische Bild der ersten Monate der Gravidität annimmt, Drüsenfelder aufweist mit soliden Sprossen und Endbläschen; am Ende der Menstruation und in der postmenstruellen Phase hingegen nur noch große und mittlere Milchgänge. Man sieht demnach in der verhältnismäßig kurzen Episode des Ablaufes einer Menstruation eine Summe von Proliferations- und Rückbildungsvorgängen sich in der Brustdrüse abspielen, die das gedrängte Abbild der sich über das ganze Leben erstreckenden Veränderungen am Organ wiedergeben, von der Geschlechtsreife bis zum endgültigen Niedergang der Geschlechtsfunktion. Und inmitten drinnen zwischen diesem immer wiederkehrenden Auf- und Abbau des Drüsengewebes, der Höhepunkt der proliferativen Leistungen zu den Zeiten der Schwangerschaften und der Laktation, die zugleich Höhepunkte der Funktion darstellen. Nebst dem, dem funktionellen Bedürfnis angepaßten und durch dieses erhaltenen Neubildungsprozeß am eigentlichen sezernierenden Drüsengewebe, zugleich aber auch die funktionelle Hyperämie begleitende exsudative Vorgänge, Einwanderung von Leukozyten in großer Zahl aus dem interstitiellen Bindegewebe in die Drüsenalveolen. Mit der erlöschenden Geschlechtsfunktion aber, in der Zeit der Menarche, die Rückbildung des eigentlichen Drüsenparenchyms und auf dessen Kosten ein aus Fett- und Bindegewebsneubildung hergestellter Ersatz als endgültiger Abschluß der so wechselvollen, in ihrer Intensität und Art von der funktionellen Inanspruchnahme abhängigen Veränderungen.

Aber nicht nur durch den physiologisch-biologischen Ablauf der Vorgänge im Organismus werden derlei Zustandsänderungen der weiblichen Brustdrüse bedingt, auch pathologische Prozesse am weiblichen Genitale, wie Geschwülste verschiedener Art, können Zustände von Mammahypertrophie, Anschwellen der Brüste, Bräunung des Warzenhofes und Sekretion verursachen; ja, selbst psychische Einflüsse können z. B. bei nur eingebildeter Schwangerschaft, zumal bei verringerter Ovarialtätigkeit (R. HOFSTÄTTER) in gleicher Weise auf die Brustdrüse einwirken.

All diese hormonalen und anderweitigen Einflüsse kommen für die männliche Brustdrüse nicht oder nur ganz ausnahmsweise in Betracht, im Gegensatz zum weiblichen ist sie vom Zeitpunkt der Geschlechtsreife an ein ruhendes Organ, in dem sich im weiteren Verlauf des Lebens nur noch Involutionsvorgänge abspielen.

Übersicht man dagegen die schon im Rahmen der physiologischen Lebensvorgänge an dem weiblichen Brustdrüsengewebe ablaufenden periodischen Zustandsänderungen mit ihrem reichen Nacheinander von Wucherung, Rückgang und Degeneration usw., so kann man sich vor-

stellen, wie leicht, wenn irgendwie die regulatorischen Einflüsse dabei
versagen, in der einen oder anderen Weise das alte Gleichgewicht in den
Beziehungen der einzelnen das Organ zusammensetzenden und funktionell voneinander abhängigen Gewebe gestört und dann nicht immer
ad integrum wieder hergestellt wird. So kann beispielsweise die periodisch
eingeleitete epitheliale Wucherung zu einer dauernden, mehr oder weniger
ausgebreiteten Hyperplasie des sezernierenden Drüsenparenchyms führen,
das degenerierte und desquamierte Epithel der Bläschen und Milchgänge
statt durch Resorption fortgeschafft zu werden, die Lichtung eines Milch-
ganges verstopfen und so rein mechanisch Erweiterung der Drüsen-
bläschen, Zystenbildungen, mit oder ohne papilläre Wucherungen bedingen; mit oder ohne Mitwirkung ferner von derlei durch Epithelwucherung und Retention entstandenen Bildungen schon unter dem bloßen
Einfluß der periodischen Kongestion, zumal aber unter jenem der während
der Schwangerschaft und Laktation im interstitiellen Gewebe ablaufenden
entzündlichen Vorgänge, die Bildung strangartiger, knotiger oder mehr
diffuser fibroplastischer Veränderungen, die auch ihrerseits zur mechanischen Verlegung und isolierenden Abschnürung des sezernierenden
Parenchyms Veranlassung geben können. All dies kann zum Teil in nur
mikroskopisch nachweisbaren Folgezuständen, in anderen Fällen in für
das freie Auge sichtbaren und für die Palpation deutlich nachweisbaren
Änderungen im geweblichen Aufbau der weiblichen Brustdrüse in Erscheinung treten. Am regelmäßigsten aber begegnet man diesen Veränderungen als Begleiterscheinungen der Involution im Klimakterium,
manchmal auch vor diesem bei jungfräulichen Brustdrüsen.

Alle diese Veränderungen, die an der Grenze von Physiologischem
und Pathologischem stehen und in manchen Fällen auch mit teils
periodischen, teils mehr minder dauernden subjektiven Beschwerden
einhergehen, können durch rein endogen bedingte Einflüsse hervorgerufen
werden; es ist aber einleuchtend, daß sie sich um so eher und leichter
entwickeln, wenn gleichzeitig auch die mannigfachen exogenen Reize sich
geltend machen, denen ja — wie eingangs betont — gerade die weibliche
Brustdrüse besonders ausgesetzt ist.

In der Summierung beider Arten von Einflüssen ist die Erklärung
für die so ausgesprochene erhöhte Anfälligkeit der weiblichen Brustdrüse
für Erkrankungen im allgemeinen gegeben. Eine andere Frage ist es,
ob wir damit auch Anhaltspunkte gewonnen haben für die Erklärung der
Tatsache, daß gerade der Brustkrebs so vorwaltend eine Frauenkrankheit
darstellt. Das eine darf jedenfalls als eine Tatsache der Erfahrung hingestellt werden, daß mit dieser allgemein erhöhten Anfälligkeit der weiblichen Brustdrüse für Erkrankung überhaupt gleichzeitig auch der Boden
für die Entwicklung der krebsigen Entartung in erhöhtem Grade vorbereitet wird. Es ist nicht zu leugnen, daß in all den bisher erwähnten
Zustandsänderungen, die sich in der weiblichen Brustdrüse abspielen,
und die bei genauer anatomischer Durchmusterung des Organs in den
verschiedenen Lebensphasen und Lebensaltern sich so überaus häufig
nachweisen lassen, gewisse Vorbedingungen erfüllt scheinen, die von der

Mehrzahl der Pathologen und Kliniker für die Entstehung des Karzinoms als bedeutungsvoll anerkannt werden. Wo, wie hier, Epithelwucherung und Regeneration in so reichem Maße immer wiederkehren, da ist nach aller Erfahrung auch die Möglichkeit abwegigen, neoplastischen Wachstums in erhöhtem Grade gegeben. Umsomehr, wenn gleichzeitig auch im interstitiellen Gewebe Prozesse ablaufen, die leicht zur Abschnürung und Isolierung von Drüsenzellen führen können und hiemit zu ihrer Loslösung aus der funktionellen Gemeinschaft mit ihrer Umgebung, befreit von jenen Hemmungen, welche die anderen Zellen des Organs zu einem Vermehrungsstillstand zwingen. Wir haben es da mit einer erworbenen Analogie mit jenen Karzinomen zu tun, deren Entstehung aus versprengten Nestern embryonaler Zellen wohl kaum mehr angezweifelt werden kann. Im ersteren Falle könnte man von einer erworbenen, im letzteren von einer angeborenen und daher auch vererbbaren Organdisposition für das Karzinom sprechen.

Dürfen wir aber bei einem derartig vorbereiteten Boden von einem präkanzerösen Zustand sprechen? Die Beantwortung dieser Frage ist von großer klinischer und praktisch ärztlicher Bedeutung.

Wenn wir an irgend einer Körperstelle ein Karzinom entstehen sehen, an der schon vorher durch kürzere oder längere Zeit pathologische Veränderungen irgendwelcher Art, entweder indirekt symptomatisch oder der unmittelbaren Beobachtung zugänglich, nachweisbar waren, so deuten wir — rückschließend — diese vorausgegangenen Erscheinungen als präkanzeröse, womit nicht nur das Nacheinander, sondern auch ein gewisser, zum mindesten konditionaler Zusammenhang der pathologischen Vorgänge angenommen wird. Die Ergebnisse der neuzeitigen experimentellen Forschung scheinen diese Annahme zu stützen. Auch beim experimentellen Tierkrebs sieht man häufig — wenn auch durchaus nicht immer — an der Einwirkungsstelle der krebserzeugenden Reizung erst verschiedenartige Gewebsveränderungen sich einstellen, ehe, wenn überhaupt, der Krebs sich, früher oder später, entwickelt. Aber, um nur ein Beispiel zu bringen, der FIBIGERsche Spiropterenkrebs im Vormagen der Ratte bildet einen Hinweis, daß dieser Nachweis der der Krebswucherung vorausgehenden Gewebsveränderungen keine obligate Vorstufe seiner Entwicklung bildet. Und wenn wir vom experimentell erzeugten Karzinom absehen und all jene Zustände kritisch sichten, die erfahrungsgemäß als präkanzeröse angenommen werden, so gibt es kaum eine chronische pathologische Gewebsveränderung irgendwelcher Art und irgendwelcher Genese, die nicht gelegentlich als Vorläufer einer auf dieser Grundlage entstandenen Krebswucherung angesehen worden wäre. Diese Gewebsveränderungen von vorneherein als präkanzeröse zu erkennen, sind wir aber niemals imstande; die Erkenntnis kommt immer nur post hoc. Einige Beispiele: Die durch Röntgenstrahlen erzeugte Dystrophie der Haut führt in einer Reihe von Fällen allerdings zum Röntgenepitheliom, in einer anderen zum Röntgenulkus, aus dem auch nach jahrzehntelangem Bestehen kein Krebs sich zu entwickeln braucht. Von den in so außerordentlicher Häufigkeit in der senil veränderten Haut sich entwickelnden Warzen sehen wir ebenfalls eigentlich nur einen verschwindend kleinen Teil zum Epitheliom sich entwickeln, ebenso wie aus den in den verschiedenen drüsigen Organen sich entwickelnden Adenomen sich nur ein verhältnismäßig kleiner Teil zum echten Krebs entwickelt, ganz abgesehen von den so häufig sich ergebenden Schwierigkeiten im gegebenen Falle überhaupt Adenom und Karzinom histologisch scharf zu trennen. Diese Beispiele ließen sich leicht ganz erheblich vermehren.

Was wir aber aus all den früher erwähnten Beobachtungen und Erfahrungen erschließen können, ist nur die Tatsache, daß das Karzinom in einer großen Anzahl von Fällen sich auf einem örtlich — sei es angeborener, sei es erworbener Weise — schon irgendwie veränderten Gewebsbezirke entwickeln kann, daß aber die Mannigfaltigkeit dieser der Krebswucherung vorausgehenden Veränderungen eine auch genetisch so überaus große ist, daß es kaum eine Art von Gewebsschädigung gibt, die man nicht als präkanzeröse bezeichnen könnte. Gerade das Beispiel der periodischen Veränderungen, die sich im Mammagewebe vollziehen, zur Zeit der Menstruation, Gravidität, Laktation, Involution, vielleicht auch jene bei dauernder Hypofunktion, könnten in ihrem steten Wechsel von proliferativem Auf- und rückläufig degenerativem Abbau, im gewissen Sinne als präkanzeröse bezeichnet werden. Und wenn man bedenkt, wie unscharf hiebei Physiologisches in Pathologisches übergeht, dann könnte man schließlich auch das ganze Leben als einen präkanzerösen Zustand bezeichnen, was vielleicht nicht ganz so paradox ist, als es zunächst scheinen mag.

Es wurde schon betont, daß diese im Brustdrüsengewebe im Verlaufe des Lebens ablaufenden Veränderungen nicht in allen Fällen sich vollziehen ohne früher oder später dauernde, auch klinisch nachweisbare Spuren zu hinterlassen, die dann differentialdiagnostisch, namentlich auch dem Karzinom gegenüber in Frage kommen. Es handelt sich dann in der Hauptsache um Veränderungen, welche die Brustdrüse, einseitig oder auch doppelseitig, betreffen, einmal mehr den Charakter chronischer Entzündung, ein andermal wieder jenen der Neubildung tragen. So findet man teils ausgebreitete, die ganze Brustdrüse oder nur einzelne Teile des Organs einnehmende Verdichtungen oder derlei fibröse Herde mit von diesen ausgehenden strangartigen Fortsätzen in das sonst unveränderte Drüsengewebe oder über größere Bezirke verstreute Herde körniger Verdichtungen. Ein andermal finden sich dieselben Veränderungen zugleich mit Stellen ausgesprochener klein- oder großzystischer Umwandlung des Parenchyms. Auch Schrumpfungserscheinungen kann man dabei antreffen mit Einziehung der Brustwarze, manchmal auch des ganzen Organs, nicht minder auch Sekretion eines milchig-blutigen Sekretes und schließlich fehlen in manchen Fällen auch die geschwollenen Achseldrüsen nicht. Treten diese Veränderungen in örtlich abgegrenzten Herden der Brustdrüse auf, dann bieten sie das Bild des mehr oder weniger vereinzelten Knotens oder knotigzystischer Verhärtung dar.

Die hier geschilderten Veränderungen mit all ihren mannigfachen Kombinationen und Variationen setzen ein Krankheitsbild zusammen, dem je nach der verschiedenen Auffassung der Autoren auch eine dementsprechende Vielzahl von Namensgebungen zuteil wurde. Die einen halten den entzündlichen Charakter für das Wesentliche des Prozesses, die anderen dagegen den neoplastisch-degenerativen. Je nachdem begegnen wir folgenden Bezeichnungen: Mastitis chronica cystica, Maladie cystique des mammelles, Epitheliome intraacineux cystique, Cystosarcoma phyllodes, Fibroadenoma intra- und pericanaliculare, Mastitis fibrosa usw.

Für den Kliniker steht aber im Vordergrunde des Interesses die richtige Einschätzung des Verhältnisses dieses Zustandes der Brustdrüse zum Karzinom und ihre differentielle Diagnose.

Da drängt sich nach der ersteren Richtung vor allem die schon erörterte Frage auf, ob ein hinreichender Anlaß vorliegt, in diesen Veränderungen der Brustdrüse einen präkanzerösen Zustand zu sehen. Nach den umfassenden Untersuchungen, die am Material meiner Abteilung von Sigmund Erdheim durchgeführt wurden, kann diese Frage mit aller Entschiedenheit verneint werden, wenngleich selbstverständlich nicht von vorneherein die bis zu einem gewissen Grade sogar erhöhte Möglichkeit bestritten werden kann, daß gelegentlich die Wucherung des Drüsenepithels, wo diese im Vordergrunde der Veränderungen steht, auch abwegig werden und den Charakter der krebsigen annehmen kann.

Es handelt sich eben auch hier um einen pathologisch veränderten und daher in diesem Sinne für die Entwicklung des Krebses vorbereiteten Boden.

Je weiter wir aber von der Erkenntnis entfernt sind, unter solchen Verhältnissen auch nur mit einiger Gewißheit die Entwicklung des Karzinoms erwarten zu dürfen und je weniger dies als Regel hingestellt werden darf, umso bedeutungsvoller wird die diagnostische Unterscheidung dieser vielgestaltigen Zustände vom Brustdrüsenkrebs. Die sich hiebei ergebenden Schwierigkeiten rühren daher, daß beide Zustände gelegentlich auch manche gemeinsame Symptome darbieten können. Einige von diesen wurden schon erwähnt: die Einziehung der Brustwarze, Schrumpfungserscheinungen an den tastbaren Infiltraten bis zur dadurch bedingten Verziehung der erkrankten Brustdrüse, Sekretion aus der Mamilla, Drüsenschwellungen in der Achselhöhle. Erleichtert wird die Ausschließung, wenn diese immerhin selteneren, den beiden Erkrankungen gemeinsamen Merkmale fehlen, ferner in allen Fällen von doppelseitiger Erkrankung, die ja beim Krebs doch eher den Ausnahmsfall darstellt, ferner durch die sehr allmähliche, meist recht langwierige Entwicklung der Veränderungen bei der Mastitis chronica cystica.

Die subjektiven Beschwerden: Schmerzen von wechselnder Art und Intensität, zugleich mit dem Gefühl erhöhter Spannung, namentlich zu den Zeiten der Menstruation, sind hiebei oft viel ausgesprochener als bei der krebsigen Erkrankung, die ja bekanntlich oft genug — fast möchte man es bedauern, weil dadurch den kranken Frauen das frühzeitige Aufsuchen ärztlicher Hilfe nicht dringlich erscheint, solange es sich nicht um vorgeschrittene Fälle und zerfallene Krebse handelt — auch ganz beschwerdelos verlaufen kann. Gerade dieser Punkt verdient immer wieder mit besonderem Nachdrucke betont zu werden, weil es den Frauen, mitunter wohl auch den Ärzten nicht eingehen will, daß ein so furchtbares Leiden wie der Brustkrebs sich so unmerklich einschleichen kann. Und weitere Punkte, die in diesem Zusammenhange mit nicht minderem Nachdruck betont zu werden verdienen, sind erstens die weitverbreitete Ansicht, die den Krebs als eine Erkrankung nur des höheren Alters gelten läßt, und zweitens die Geneigtheit, an das Bestehen einer Krebskrankheit nicht glauben zu wollen, solange nicht auch der allgemeine Ernährungszustand offensichtlich gelitten und die Patienten sich noch eines gesunden Aussehens erfreuen.

Gerade die Beobachtungen an den an Brustkrebs erkrankten Frauen könnten die berechtigsten Zweifel an dem Krebs als der vorwaltenden Erkrankung der hohen Altersklassen und vor allem an der Existenz einer Krebskachexie aufkommen lassen, wenn darunter eine durch das Neugebilde als solche hervorgerufene und wohl als chronische, von diesem ausgehende Intoxikation gedachte Mitleidenschaft des Gesamtorganismus verstanden wird. Je mehr man darauf bedacht ist, jeden Fall in seine einzelnen, das Gesamtbild der Erkrankung bedingenden Komponenten zu zerlegen, umsomehr wird man finden, daß, wo den Nachtschlaf raubender Schmerz und Seelenpein fehlen, wo nicht das Blut durch Jaucheresorption vom zerfallenen Gewebe her vergiftet wird, hiedurch nicht Fieberzustände und Blutungen unterhalten werden, keine lebenswichtige funktionelle Störung schon durch den Sitz des Neugebildes rein mechanisch bedingt sich entwickelt hat — daß, wo all dies fehlt, der Krebs auch ohne jede Spur einer Kachexie verlaufen kann.

Die Diagnose erfordert zunächst keinerlei indirekte Untersuchungsmethode. Um den Brustkrebs zu erkennen, bedarf es nur aufmerksamen Schauens und Tastens. Das Auge muß zunächst bei vergleichender Betrachtung beider Mammae etwaige Größenunterschiede feststellen, ferner Ungleichheiten der Lage und Form, Vorwölbungen oder Einziehungen, Schrumpfungserscheinungen, Ungleichheiten an den Warzen und Warzenhöfen, Farbenunterschiede der Hautdecke, auffällige Venenzeichnung. Durch das vergleichende Abtasten wird die Vorstellung über die schon dem freien Auge sichtbaren Veränderungen ergänzt. Es werden kleinere oder größere Knoten nachgewiesen oder diffuse Verdichtungen, die Haut darüber abhebbar oder mit diesen verwachsen, nabelförmig eingezogen, der Knoten für sich verschiebbar oder in dieses eingebettet nur mit dem ganzen Organ, Verschieblichkeit der Geschwulst bei erschlafftem, ihre Unbeweglichkeit bei angespanntem Brustmuskel als Zeichen, daß sie mit diesem verwachsen, volle Fixation auf der Unterlage bei Verwachsung mit den Rippen. Weiterhin ist festzustellen, ob und wie weit über das primär befallene Organ hinaus das Karzinom schon eingebrochen ist, zunächst im Bereiche des dazugehörigen Lymphbezirkes: in der Achselhöhle, in der Gegend der Mohrenheimschen Grube, über dem Schlüsselbein, im Bereiche der sternalen Drüsen. Es empfiehlt sich sehr, auch bei diesen Feststellungen vergleichsweise vorzugehen, um nicht etwa erst durch einen verspäteten Nachweis von Drüsenschwellungen in der anderen Achselhöhle daran erinnert zu werden, daß das Lymphsystem beider Seiten untereinander verbunden ist. Mediastinale Drüsen und Lungenmetastasen können freilich nur mit Zuhilfenahme der Röntgendurchleuchtung festgestellt werden.

Daß es auch Fälle gibt, bei denen man erst durch eine harte, geschwollene, axillare Lymphdrüse daran gemahnt wird, nach einem kleinen, im Brustdrüsengewebe verborgenen Primärtumor zu suchen, verdient ganz besonders erwähnt zu werden. Ebenso wie man sich in der Annahme eines Brustkrebses nicht irre machen lassen und nicht das Vorliegen bloß einer chronisch entzündlichen Lymphdrüsenschwellung annehmen darf, wenn etwa der Tumor fern vom eigentlichen Brustdrüsenkörper in dessen Ausläufern gegen die Achselhöhle oder im paramammären Gewebe der Pektoralfalte seinen Sitz hat. Der Vollständigkeit wegen sei noch darauf hingewiesen, daß geschwollene axillare Lymphdrüsen auch bei unzweifelhaftem Brustkrebs durchaus nicht immer regionäre Metastasen bedeuten und auch bei nicht ulzeriertem Primärtumor als chronische Lymphadenitiden, ja selbst als solche tuberkulösen Charakters sich erweisen können. Mit zunehmender Erfahrung gelingt es, sie schon von vornherein, namentlich wegen ihrer Weichheit, als solche von den krebsigen zu unterscheiden.

Von besonderer Bedeutung ist es, außer der genauen Aufnahme des lokalen Befundes durch eingehende Erkundung sich auch noch über das sonstige Befinden der Patientinnen ein möglichst getreues Bild zu verschaffen. Dabei sind vor allem etwaige Klagen über „rheumatische" Beschwerden ja nicht zu überhören und zu unterschätzen, sie sind oft genug das erste unscheinbare Zeichen einer verhängnisvollen Knochen-, namentlich Wirbelmetastase.

Das Bestreben, einen festgestellten Brustkrebs schon auf Grund seiner klinischen Merkmale auch histologisch zu kennzeichnen, wird oft genug fehlschlagen. Denn die histologischen Charaktere sind durchaus nicht immer bestimmend für Form und Gestalt der Neubildung und, wie wir später sehen werden, im allgemeinen auch nicht für den Verlauf. Schon die älteren Autoren (BILLROTH, WINIWARTER, HANAU) haben in den einzelnen Krebsformen, Carcinoma simplex, medullare, skirrhosum, keine grundsätzlichen Unterschiede, weder klinisch noch anatomisch, anerkennen wollen. Es ist nur eine lokale Frage, ob die Wucherung des Stromas in den Vordergrund tritt oder nicht, welche abhängig ist einmal von dem formativen Reiz, den die Krebszelle auf das Bindegewebe ausübt und zweitens von dessen spezifischer Reaktion. So kommt es, daß in einem und demselben Organ ein Krebs an einer Stelle den einen, an einer anderen einen anderen Typus darstellen kann, ferner auch Metastasen in bezug auf das Verhältnis von Bindegewebe und Parenchym oft so erheblich vom Tumor abweichen. Einen ziemlich einheitlichen Typus in Gestalt und Verlauf halten noch am meisten gewisse Fälle von Skirrhus mammae ein. Sie zeigen das bekannte Bild einer langsam fortschreitenden, das Gewebe gewissermaßen in sich hineinziehenden Verhärtung, die meist spät Drüseninfektion macht und lange Jahre bestehen kann, ehe sie zum Tode führt. Diese Merkmale treffen gewöhnlich zu, aber durchaus nicht immer, der Skirrhus kann auch bei jungen Frauen vorkommen, obwohl er gewöhnlich bei alten, jenseits der klimakterischen Jahre stehenden Individuen gefunden wird. (In WINIWARTERS Statistik finden sich Fälle in den zwanziger und dreißiger Jahren.) Auch der langsame Verlauf ist kein wesentliches Merkmal des schrumpfenden Karzinoms. Endlich bleiben unter Umständen auch die Lymphdrüsen nicht frei von Infektion. Ebenso wie zur Lymphdrüseninfektion, kommt es auch zur Metastasenbildung.

Wachstumsform und Gestalt, in denen der Brustkrebs in Erscheinung zu treten pflegt, ermöglichen demnach nur selten einen sicheren Rückschluß auf seinen histologischen Aufbau. Handle es sich um ein Carcinoma simplex, oder medullare oder um einen skirrhösen Krebs — einmal treffen wir sie als mehr oder weniger deutlich abgegrenzte Knoten, ein andermal wieder als diffus infiltrierend wachsende Neubildung. Ganz besonders bemerkenswert ist aber die Erfahrung, daß auch der völlig abgegrenzte und als solcher frei verschiebliche Knoten, den man dessentwegen für ein harmloses Fibro-Adenom anzusprechen sich berechtigt glaubt, nicht gar so selten bei der histologischen Untersuchung als unzweifelhafter Krebs sich herausstellt.

All die sonst untrüglichen Kennzeichen und Behelfe sind demnach nur für die Krebsdiagnose im allgemeinen zu verwerten; nicht aber für die Art des Verlaufes und die Prognose. Jeder einzelne Fall hat vielmehr sein ganz individuelles Schicksal, für dessen Voraussage rationelle Anhaltspunkte fehlen. Ob jene Fälle, bei denen die Familiengeschichte die Annahme einer ererbten Disposition, namentlich einer vererbten Organdisposition nahelegen, wofür ja manche Erfahrung zu sprechen scheint, prognostisch besonders ungünstig liegen, bleibt genauerer Erforschung vorbehalten. Auf wie schwanken Grundlagen die Prognose der einzelnen Formen des Brustdrüsenkrebses aber im allgemeinen aufgebaut ist, beweisen schon die widersprechenden Schlußfolgerungen, die nach dieser Richtung die Autoren aus ihren Operationsstatistiken ziehen. Nur in der prognostischen Wertung des Gallertkrebses scheint ziemliche Einmütigkeit zu herrschen. Diese Form bietet allem Anscheinen nach die günstigsten Aussichten auf Dauererfolge der operativen Behandlung. In dieser verhältnismäßigen Gutartigkeit werden diese Art von Karzinomen nur noch übertroffen von jenen schon erwähnten, mit hochgradiger Schrumpfung einhergehenden Skirrhen der im Greisenalter stehenden Frauen, die nach BILLROTHS Rat und Meinung am besten sich selbst zu überlassen wären.

Bei der Prognose werden ferner in Betracht gezogen die relative Wachstumszeit der Geschwülste, ihre Größe, ihr Verhältnis zur Umgebung, das Verwachsensein mit Haut und Unterlage, und schließlich Lokalisation und Umfang der Lymphdrüsenmetastasen.

Es ist von vornherein zu erwarten, daß eine rasch wachsende Geschwulst sich auch regionär rasch ausbreitet und bei überstürztem Wachstum es leicht zu Nekrosen kommt, die ihrerseits zu entzündlichen Veränderungen und Fixation der Geschwulst führen. Auch die Neigung zu lokalen Rezidiven nach der Exstirpation wird bei Karzinomen mit der Tendenz zu raschem Wachstum, wenn hiebei auch nur wenige Keime im Operationsfeld zurückgeblieben sind, die unter anderen Umständen durch die Gewebsreaktion hätten unschädlich gemacht werden können, eine erheblich größere sein. Bedeutet doch rasches Wachstum einen hohen Virulenzgrad der Geschwulstzellen oder Versagen einer örtlichen Abwehr gegen das pathologische Wachstum.

Die absolute Größe der Geschwulst bietet kaum einen verläßlichen Anhaltspunkt für prognostische Schlüsse. Namentlich ist dabei nicht zu übersehen, daß oft genug gerade die kleinen Brustkrebse es sind — man denke an VIRCHOWS Metastasenregeln —, von denen die ausgedehntesten Metastasierungen ausgehen, wogegen oft bei umfangreichen Primärtumoren jede stärkere Metastasenbildung fehlt.

Nach all dem treten der Aufgabe, sich über das weitere Schicksal eines gegebenen Falles ein annähernd zutreffendes Urteil zu bilden, kaum zu überwindende Schwierigkeiten entgegen. Man kann nur immer wieder im allgemeinen bestätigen, was schon BILLROTH und WINIWARTER aus ihrer reichen Erfahrung erschlossen haben, daß die Weiterverbreitung des Mammakarzinoms in zwei wesentlich verschiedenen Arten vor sich geht, welche wohl vereint vorkommen, die aber in ausgesprochenen Fällen dem Krankheitsverlauf ein verschiedenes Gepräge aufdrücken, wie sie denn auch in Beziehung auf die Behandlung und auf die Heilresultate verschieden sind: 1. die überwiegend regionäre Ausbreitung, 2. die vorwiegend metastatische Erkrankung des Organismus. Dabei darf aber nicht übersehen werden, wie maßgebend auch bei der reinregionären Ausbreitung, Sitz und Wachstumsrichtung des Primärtumors den weiteren Verlauf beeinflussen. Durch ihre unmittelbare Verbindung mit den mediastinalen Drüsen kommt den Karzinomen der sternalen Hälfte eine schlechtere Prognose zu als denen der axillaren. Solange ferner die Metastasen auf die Achseldrüsen und jene unter dem Schlüsselbein beschränkt sind, kann der Brustkrebs noch als ein örtlicher Krankheitsherd gelten und als solcher auch beherrscht werden. Aber schon die Mitbeteiligung der supraklavikularen Drüsen trübt die Prognose ganz außerordentlich; sie bringt die Gefahr des Einbruches in den Ductus thoracicus und hiemit zugleich jene der Generalisierung der Erkrankung.

Prognostisch unvergleichlich ungünstiger sind jene Fälle, wo der Krebs mit Umgehung der Lymphbahnen unmittelbar in die Blutbahn einbricht und auf diesem ganz direkten Wege die Krebskeime sich allenthalben in den inneren Organen ansiedeln können. Daß für diese Art der Ausbreitung die anatomischen Voraussetzungen viel häufiger gegeben sind, als bis dahin allgemein angenommen wurde, haben seinerzeit die grundlegenden Forschungen des außerordentlich verdienstvollen, nur allzufrüh verstorbenen Freiburger Chirurgen EDWIN GOLDMANN nachgewiesen. Er konnte schon in den allerersten Anfängen der Geschwulstbildung karzinomatöse Thromben in dem Venenlumen oder eine karzinomatöse Degeneration der Venenwand feststellen. Durch diese Befunde wurden jene tragischen Fälle erst so recht verständlich, bei denen sich an einen ganz kleinen, kaum entdeckten Brustkrebs, förmlich Schlag auf Schlag immer wieder neue metastatische Ansiedlungen anschließen und die, während sie von Haus aus die allergünstigste Prognose zu rechtfertigen schienen, unter einem ebenso wechselvollen als qualvollen Krankheitsbild zugrunde gehen.

Es mochte nach GOLDMANNS Befunden andererseits fast unerklärlich erscheinen, daß dieser Verlauf der Krebskrankheit nicht weit häufiger zu beobachten ist, als dies glücklicher Weise der Fall ist. Schon VIRCHOW kannte den Venenkrebs und es fiel auch ihm schon auf, daß trotzdem sich an diesen Befund nicht immer eine ausgesprochene Metastasenbildung anschließt. Die volle Aufklärung für diese scheinbaren Umstimmigkeiten brachten uns erst die berühmten Untersuchungen von M. B. SCHMIDT. Wir verdanken ihm den wichtigen Nachweis, daß tatsächlich erwartungsgemäß häufig lebenskräftige Krebszellen in die kleinen Lungengefäße eingeschwemmt werden, daß sie aber dort in großem Umfange zugrunde gehen; daß ferner metastatische Tumoren, welche bei Exstirpation der primären Geschwulst bereits angelegt sind, sich jahrelang latent erhalten können, bis sie durch rascheres Wachstum in Erscheinung treten. Zugleich eröffnen die SCHMIDTschen Befunde die Möglichkeit, daß metastatische Spätrezidive von solchen latenten intravaskulären Krebsansiedlungen der Lunge erzeugt werden.

Es sprechen demnach eine ganze Reihe von Tatsachen der Beobachtung dafür, daß auch der Krebswucherung gegenüber der Organismus nicht ganz wehrlos gegenübersteht. Schon die lokalen Reaktions- und Demarkationserscheinungen, die in den Nachbargeweben der Krebsgeschwulst, mehr oder minder ausgeprägt, nachweisbar sind, lassen erkennen, daß sich hier Abwehrvorgänge abspielen; auch die tierexperimentelle Forschung — es sei vor allem auf P. EHRLICHS denkwürdige Untersuchungsreihe hingewiesen — lassen an Immunitätsvorgänge denken, wie sie den Infektionskrankheiten in so ausgesprochener Weise eigentümlich sind. Wie letztere, ist, je nach der Virulenz der pathogenen Invasion, je nach dem Grad der individuellen Reaktionsfähigkeit, auch das Karzinom als ein durch kürzere oder längere Zeit zunächst nur örtlich ablaufender Prozeß anzusehen, und hier wie dort ergibt sich als oberste therapeutische Forderung, vor allem den Primäraffekt unschädlich zu machen.

Hiemit sind wir bei der Besprechung der Behandlung des Brustkrebses angelangt. Die scheinbar fast unüberwindlichen Schwierigkeiten, die sich der Lösung des therapeutischen Problems der Krebskrankheit im allgemeinen entgegenstellen, sind nicht nur in der bisher vollkommen ungelösten Frage ihrer Ätiologie begründet. Es ließe sich manches Beispiel aus der geschichtlichen Entwicklung der Heilkunde anführen, daß auch die reine Empirie lange vor der ätiologischen Aufklärung eines Krankheitsprozesses zu dessen erfolgreicher Behandlung verhelfen kann. Man denke an die Jodtherapie des Kropfes. Die Wahrscheinlichkeit, vielleicht auch auf dem Gebiete der Krebskrankheit wenigstens auf diesem Wege zum Ziele zu gelangen, wird mangels des Vorbildes der Naturheilung allerdings sehr verringert. Dieses ist es ja, dessen Wahrnehmung sonst den ärztlichen Heilbestrebungen Mittel und Wege weist. Über eine untrügliche Beobachtung von Spontanheilung eines als solchen sichergestellten Karzinoms verfügen wir nicht. Aber im Kleinen, in Form einzelner Herde innerhalb der Wucherung und am einzelnen Fall lassen sich doch Vorgänge beobachten, die ungezwungen zum mindesten als Ansätze eines Heilungsvorganges zu deuten sind; wir sehen ferner zeitweiligen Stillstand des Wachstums und Abschließung durch schwielige Demarkation der Geschwulst. Auch die Verschiedenheiten in zeitlichem Ablauf des Geschwulstwachstums, die die einzelnen Fälle bieten, deuten auf Abwehrvorgänge des Organismus, die, wenn auch niemals mit vollem Erfolge, so doch immerhin mehr oder weniger wirksam dem Wucherungsprozeß entgegenarbeiten. Nicht ohne Berechtigung kann man ihrem ganzen klinischen Verlauf nach auch die Karzinome in gutartige und bösartige einteilen. Es bestehen da zweifellos gewisse Analogien mit den Infektionskrankheiten, bei denen ja sowohl eine örtliche, wie eine allgemeine, vom Organismus beigestellte Abwehr nachweislich am Werke ist.

Nach dem Stand unserer gegenwärtigen Einsicht in diese Abwehrvorgänge sind wir freilich von ihrer zielbewußten Ausnützung noch weit entfernt. Wir sind vor allem durchaus noch außer stande, durch bestimmte therapeutische Einwirkungen auf den Organismus das örtliche Leiden im Sinne der Heilung zu beeinflussen. Der Angriffspunkt der Behandlung ist zurzeit unmittelbar auf das Neoplasma als solches eingestellt, ein Heilplan, der durch die sichergestellte Erfahrung rationell wird, daß in einer großen Anzahl von Fällen, in einem gewissen Zeitpunkt vielleicht in allen Fällen der Krebs als rein örtliches Leiden angesehen und solange dies der Fall ist, auch aus dem Organismus ausgeschaltet werden kann.

Unter den Verfahren, die hiebei für den Brustkrebs in Frage kommen, wofern nicht unüberwindliche technische Schwierigkeiten oder anderweitige schwere Erkrankungen, zumal Herz- und Lungenkrankheiten, sie verbieten, steht die Operation, als gebieterisch indiziert, an allererster Stelle.

Bekanntlich gilt als leitender Gesichtspunkt bei der Durchführung der operativen Entfernung des Brustkrebses, nicht nur die Geschwulst mitsamt dem von ihm befallenen Organ weit im Gesunden auszuschneiden, sondern mit dem Eingriff auch der weiteren Ausbreitung der Wucherung und der Rezidive von vorneherein den Boden zu entziehen. Erreicht wird dieser zugleich vorbauende Zweck der Operation namentlich dadurch, daß das erfahrungsgemäß gegebene Ausbreitungsgebiet der Wucherung als ein zusammenhängendes, gleichsam ein geschlossenes System darstellendes Ganzes eliminiert wird, wobei man namentlich auf die Mitentfernung nicht nur aller zugehörigen Lymphdrüsen, sondern auch aller Lymphbahnen innerhalb deren die Krebszellen noch weiter fortwuchern könnten, besonders bedacht ist. Dabei kommen namentlich auch die retromammären Lymphgefäße als ein Hauptweg der Fortleitung der krebsigen Infiltration in Betracht. In der Fascia pectoralis, im und unter dem großen Brustmuskel sammeln sich alle abführenden Lymphgefäße und begleiten die Vasa thoracica bis zu den axillaren Lymphdrüsen. Nur die Lymphgefäße vom inneren Teil der Brustdrüse gehen mit den Ästen der Mammaria interna. Hiemit ist zugleich vorgeschrieben, ein wie weites Operationsfeld die Operation des Brustkrebses zu umfassen hat. Hiezu kommt, daß dabei — man denke an die lentikulären Metastasen! — auch mit Fortnahme der Haut, etwa aus Rücksicht auf die Möglichkeit einer, womöglich spannungslosen Deckung der großen Wundfläche, nicht gespart werden darf. Trotz der Größe des Eingriffs ist aber glücklicher Weise die Operation nahezu als gefahrlos zu betrachten. Als einzig unberechenbare fatale postoperative Konsequenz kommt auch hiebei die Embolie der Arteria pulmonalis in Betracht. Dauererfolge sind — darin stimmen fast alle statistischen Feststellungen überein — etwa in 40% der Fälle zu erzielen. Inwieweit die Radikalität des Eingriffs zur Erzielung der Dauererfolge beiträgt, oder ob das Dauerresultat nach der Operation nicht im vorhinein und im wesentlichen auch von dem klinischen Charakter des Karzinoms bestimmt wird, mag dahingestellt bleiben.

Inwieweit die Röntgen- und Radiumbehandlung berufen und befähigt sind, die postoperativen Dauererfolge noch zu verbessern, bleibt zukünftiger Erfahrung vorbehalten. Nur wo ernste Gegenanzeigen die Operation verbieten, tritt für diese von vorneherein die Strahlenbehandlung an ihre Stelle. Wo nicht, kommt sie lediglich als ergänzendes therapeutisches Verfahren in Betracht. Nach meinen, allerdings in diesem Belange nur geringen Erfahrungen scheint sie primär angewandt beim Skirrhus mammae noch am leistungsfähigsten.


# Karzinom und Nervensystem.

## Von

## Professor Dr. Emil Redlich.

Affektionen des Nervensystems bei Karzinomkranken sind viel häufiger als man zunächst erwarten sollte. Es genügt, wenn ich erwähne, daß ich im Laufe der letzten Jahre 62 Fälle in der Privat- und Spitalspraxis gesehen habe, wo nervöse Erscheinungen verschiedener Art bestanden, deren Abhängigkeit von einer karzinomatösen Erkrankung der betreffenden Individuen entweder durch Operation oder Obduktion sichergestellt oder mindestens durch den ganzen klinischen Befund naheliegend war. VIRCHOW[1]) hat den Satz aufgestellt, daß diejenigen Organe, die eine Neigung für primäre Karzinome haben, eine geringe Disposition

---

[1]) Zitiert bei WOLFF, Die Lehre von der Krebskrankheit. Jena 1907.

für Metastasen des Karzinoms haben; in Umkehrung dieses Satzes sehen wir, daß das Zentralnervensystem, in dem primäre Karzinome eine große Rarität darstellen — im Rückenmark kommt dasselbe überhaupt nicht vor — relativ häufig Sitz von Metastasen von Karzinomen anderer Organe sind. Wenn wir unser Thema nach den verschiedenen, in Betracht kommenden Verhältnissen gliedern, so ergeben sich folgende Möglichkeiten, die in mancher Beziehung auch für Metastasen anderer maligner Neubildungen gelten, unter anderem für die Hypernephrome, zum Teil auch für das Deciduoma malignum u. a.

1. Das Zentralnervensystem, und zwar das Gehirn, kann der Sitz eines primären Karzinoms sein.

2. Es kann das Karzinom eines dem Nervensystem benachbarten Organs direkt oder indirekt durch Bildung von lokalen Rezidiven resp. Metastasen auf Teile des Nervensystems übergreifen und einwirken und dadurch klinische Erscheinungen hervorrufen.

3. Das häufigste aber ist die Metastasierung von Karzinomen in das Zentralnervensystem selbst oder in die dasselbe umgebenden knöchernen Hüllen, z. B. die Wirbelsäule, wodurch das Zentralnervensystem oder die aus demselben austretenden Nerven geschädigt werden.

4. Es gibt endlich eine Reihe von Fällen, wo bei Karzinomkranken Erscheinungen von seiten des peripherischen oder des Zentralnervensystems auftreten, ohne daß dieses direkt lädiert wäre, für deren Zustandekommen toxische, durch das Karzinom direkt oder indirekt ausgelöste Schädlichkeiten verantwortlich gemacht werden. Nur nebstbei sei erwähnt, daß wir Nervenärzte gelegentlich noch dann mit Karzinomkranken zu tun bekommen, wenn sie infolge ihrer Krankheit Morphium oder andere Anodyna in größerer Menge zu konsumieren gezwungen waren und dadurch Schwierigkeiten entstehen.

1. Primäre Karzinome kommen, wie gesagt, nur im Gehirn vor und stellen auch da große Seltenheiten dar. Es sind drei Lokalitäten im Gehirn, die Ausgangspunkt von Karzinomen werden können. Erstens die Plexus und Telae chorioideae, die mit einem Zylinderepithel ausgekleidet sind und Ausgangspunkt von papillomatösen Geschwülsten werden können, die, wie wir dies ja auch sonst bei Papillomen nicht selten sehen, karzinomatös entarten und auf das Gehirn selbst übergreifen können. In diesen Zylinderepithelkarzinomen kann es durch Entartung des Zwischengewebes und der Epithelzellen auch zur Bildung von größeren Zysten kommen.

Ebenso selten wie diese Karzinome ist eine zweite Form, die, wie z. B. in einem Falle von CORNIL, vom Ependym, der Auskleidung der Hirnventrikel, einem Abkömmlinge des Ektoderms, ausgeht. Es handelt sich auch da um Karzinome mit drüsen- oder zylinderepithelähnlichen Zellen; sie können, wie z. B. in einem Falle von BONEDYK-BASTIANSE, auch multipel auftreten und sekundär ins Gehirn eindringen, oder, z. B. in einem Falle von HORT, regionäre Metastasen in den Lymphdrüsen der Supraklavikulargegend machen. Von BUCHHOLZ, SAXER, BITTORF u. a. wird übrigens angenommen, daß auch die tiefer liegenden Gliazellen, die ja bekanntlich histogenetisch den Ependymzellen nahestehen, wie diese Abkömmlinge der Auskleidung des primären Medullarrohres sind, unter freilich sehr seltenen Umständen wieder ihren epithelialen Charakter gewinnen und Ausgangspunkt eines Karzinoms werden können.

Interessant ist eine zuerst von ERDHEIM nach eigenen und fremden Beobachtungen beschriebene Form eines primären Karzinoms des Gehirns. Es handelt sich bei diesen, merkwürdiger Weise meist bei jugendlichen Individuen im Alter von 11 bis 16 Jahren, einmal sogar von fünf Jahren auftretenden Karzinomen um ein geschichtetes Pflasterepithelkarzinom, das vom sogenannten Hypophysengang ausgeht, der aus dem unteren Teil der Rathkeschen Tasche stammt, und das im Infundibulum oder in der Hypophyse selbst sich entwickelt. Klinisch stehen Erscheinungen der Dystrophia adiposo-genitalis in diesen Fällen im Vordergrund.

2. Größere klinische Bedeutung als diese eigentlich wenig mehr als pathologisch-anatomische Raritäten darstellenden Formen des primären Karzinoms des Gehirns haben die anderen von uns genannten Modalitäten, unter denen Karzinome das Nervensystem in Mitleidenschaft ziehen. So kann — auch das ist noch relativ selten — ein Karzinom der Bronchialschleimhaut, der Schilddrüse, des Ösophagus, des Mediastinum auf einen benachbarten Nerven, z. B. den Vagus, den Phrenicus übergreifen und Lähmung dieses Nerven bedingen. Als ein interessantes Vorkommnis sei eine Beobachtung von COLBET und BONNET erwähnt, wo ein Krebs der Parotis Lähmung des Fazialis, des X., XI. und XII. Hirnnerven bedingte. Karzinome der oben erwähnten Organe können aber bei ihrem Fortwuchern auch auf die Wirbelsäule übergreifen, diese usurieren und spinale Erscheinungen auslösen.

Viel häufiger ist es, daß Karzinome durch lokale Metastasen in den regionären Lymphdrüsen Lähmungen der benachbarten Nerven bedingen. Wir sehen hier ganz charakteristische Bilder, denen wir immer wieder begegnen. Beim Krebs der Mamma, der Bronchialschleimhaut, der Thyreoidea, des Ösophagus z. B. kann es durch Metastasen in den supra- und infraklavikularen Lymphdrüsen, resp. denen der Axilla zu einer Kompression des Plexus brachialis kommen. Es kann der Plexus dann von einem breiten karzinomatösen Ring eingescheidet sein, der aber nahezu stets am Perineurium haltmacht. Nach DUPONT können die Karzinomzellen allenfalls bis in die Lymphspalten des Perineurium vordringen, aber nicht in die Nerven selbst. In solchen Fällen treten zunächst heftige Schmerzen vom Charakter der Plexusneuralgie auf; allmählich kommen hinzu Sensibilitätsstörungen und Lähmungen mit Atrophie, zunächst im Bereiche einzelner Nerven, schließlich des ganzen Plexus, wobei meist auch durch Verschluß der Venen Ödem der Hand, schließlich des ganzen Armes sich hinzugesellt. Analoge Bilder sehen wir am Plexus lumbalis resp. sacralis, z. B. bei Karzinomen des Darmes, des Uterus, der Ovarien usw., wo durch lokale Infiltrate in den retroperitonealen Lymphdrüsen die Nerven des Plexus komprimiert werden können. In meinem Material finden sich nicht weniger als zwölf solche Fälle. Auch hier kommt es meist unter Ödembildung an einem Bein zu heftigen

Schmerzen und fortschreitenden Lähmungserscheinungen motorischer und sensibler Art, z. B. im Bereiche eines Nervus cruralis oder ischiadicus mit Verlust eines PSR oder ASR. Hier kann unter Umständen die lokalisatorische Differentialdiagnose: Nervenplexus oder Cauda equina, im Anfang Schwierigkeiten machen, was sich aber im weiteren Verlauf meist leicht entscheiden läßt.

3. Unser eigentliches Thema aber bildet die Metastasierung von Karzinomen verschiedener Organe ins Zentralnervensystem selbst, wobei das Gehirn viel häufiger betroffen ist als das Rückenmark (siehe später).

Unter meinen eigenen Beobachtungen finden sich 39 Fälle mit Metastasen in das Gehirn, die Wirbelsäule oder in beide. Frauen überwiegen dabei weitaus über die Männer; übrigens ist nach BORST auch sonst das Verhältnis der Männer zu den Frauen beim Krebs wie 4 : 6, was vor allem mit der Häufigkeit des Carcinoma mammae als primäre Geschwulst zusammenhängt.

Bezüglich des Alters überwiegen natürlich die höheren Lebensalter (nach KAUFMANN kommen von Metastasen in das Gehirn zirka drei Viertel der Fälle auf das Alter von 40 bis 60 Jahren). Aber es ist zu betonen, daß auch bei jüngeren Individuen nicht allzu selten Karzinome, die ins Zentralnervensystem metastasieren, vorkommen. In meinem Material standen z. B. drei Kranke im Alter von 20 bis 30 Jahren, sieben zwischen 30 bis 40 Jahren.

Was die primäre Geschwulst betrifft, die Ausgangspunkt der Metastasierung ins Nervensystem ist, überwiegen nach meinen Erfahrungen, die mit denen anderer Autoren übereinstimmen, weitaus die Karzinome der Mamma. Unter meinen 62 Fällen mit nervösen Erscheinungen überhaupt sind es nicht weniger als 34, bei denen die primäre Geschwulst in der Mamma saß, während z. B. WOLFF unter den karzinomkranken Frauen nur 8 bis 12% mit Karzinom der Mamma hat. Dagegen sind unter meinen Fällen die Karzinome des weiblichen Genitale, des Uterus und der Ovarien relativ selten, während in der Statistik von WOLFF 20 bis 32% der weiblichen Karzinome auf die genannten Organe entfallen. Ich selbst habe einen einzigen Fall mit Karzinom des Uterus als primärem Tumor. Relativ häufig metastasieren wieder Prostatakarzinome in die Wirbelsäule und in die Cauda equina. Besonders hervorzuheben ist, daß die an sich nicht häufigen Karzinome der Lungen und Bronchien relativ oft zu Metastasen ins Gehirn Anlaß geben, wobei auf die relative Häufigkeit von Hirnabszessen bei Lungeneiterungen als Analogie hingewiesen werden kann[1]). So fand DOSQUET unter 105 Fällen von Lungenkarzinom in 31% Metastasen ins Gehirn. Nach KAUFMANN soll sogar, wenn Karzinome anderen Sitzes zu Metastasen in die Lunge führen, von hier aus relativ häufig Metastasierung ins Gehirn zustande kommen[2]). Das dürfte damit

---

[1]) Auch bei der relativ häufigen Metastasierung von Karzinomen der Thyreoidea ins Gehirn wird an ein ähnliches Verhältnis zwischen eitriger Thyreoiditis und Hirnabszeß zu erinnern sein.

[2]) Nach KAUFMANN sollen ähnliche Beziehungen zwischen Metastasen ins Gehirn und in die Nebennieren bestehen.

zusammenhängen, daß Karzinome der Lunge, primäre oder metastatische, leicht in die Lungenvenen einbrechen, von hier in den großen Kreislauf und so ins Gehirn gelangen. Hier erfolgt also die Verschleppung des Karzinoms in das Gehirn auf dem Wege der Blutbahn, aber auch der andere Verbreitungsweg, die Lymphbahnen, spielen sicherlich eine große Rolle, wie die Anhäufung von Karzinomzellen in den perivaskulären, selbst perizellulären Lymphräumen im Gehirn (BUCHHOLZ, O. FISCHER) beweist. Auch bei der später zu besprechenden sogenannten Meningitis carcinomatosa soll die Verschleppung der Karzinomzellen auf dem Wege der Lymphbahn erfolgen.

Die Metastasen ins Gehirn finden sich meist neben Karzinommetastasen in anderen Organen, nur selten sind sie isoliert; nicht allzu häufig finden sich Kombinationen von Metastasierung ins Gehirn und ins Rückenmark, resp. die Wirbelsäule. Die Metastasen im Gehirn entsprechen, wie dies ja auch sonst die Regel ist (E. ALBRECHT) in ihrem histologischen Bau im Wesen dem primären Karzinom; bei skirrhösem Brustkrebs zeigen z. B. auch die Metastasen im Gehirn die Bildung von viel Bindegewebe. Bei relativ hochdifferenziertem Karzinom sollen übrigens nach BORST die Metastasen einen relativ einfacheren Bau haben.

Von Wichtigkeit ist es noch, das zeitliche Verhältnis des primären Tumors zur Metastasierung ins Zentralnervensystem zu besprechen. Es kann — wir sehen das z. B. wieder am häufigsten beim Krebs der Mamma — dieser schon vorher bestanden haben, operiert worden sein, lokale Rezidiven gemacht haben, oder es kann auch lokal alles vollständig in Ordnung sein und trotzdem kann es zur Entwicklung von Metastasen im Gehirn, gleichwie in anderen Organen kommen und das selbst nach einem längeren Zeitraum — bis zur Dauer von sieben, selbst 15 Jahren! In anderen Fällen aber können die Erscheinungen von seiten des Gehirns — das gleiche werden wir von den Metastasen in die Wirbelsäule und das Rückenmark hören — schon deutlich sein, ohne daß der primäre Tumor z. B. ein Karzinom der Bronchien, des Magendarmtrakts, der Prostata überhaupt irgendwelche Erscheinungen macht, oder diese sind absolut uncharakteristisch. Unter Umständen erweist erst die Obduktion das Vorhandensein eines primären Tumors.

Was nun speziell die im Gehirn auftretenden Metastasen von Karzinomen der verschiedenen Organe betrifft, so können wir dabei in lokalisatorischer Hinsicht drei verschiedene Formen unterscheiden, die sich auch klinisch in verschiedenen Krankheitsbildern ausprägen. Zunächst das Auftreten von metastatischen Knoten im Gehirn selbst. Sie finden sich relativ am häufigsten in der Rinde, nach KAUFMANN mit besonderer Vorliebe in den Zentralwindungen, resp. in den angrenzenden Markpartien, sie treten aber auch im weißen Marklager des Großhirns, in den subkortikalen Ganglien, im Kleinhirn usw. auf. Nur selten handelt es sich um solitäre Geschwülste (nach GALLAVERDAIN in einem Drittel der Fälle, während KAUFMANN umgekehrt multiple Karzinomknoten nur in einem Drittel der Fälle fand). Die multiplen Knoten können sich auf die

Zahl von zwei bis drei beschränken, oder sie sind ungemein zahlreich bis zu Hunderten, wie in den bekannten Fällen von Buchholz, O. Fischer, Dumont u. a. Im letzteren Falle handelte es sich um kleine bis mikroskopisch kleinste Knötchen, die aber durch Konfluenz auch zu größeren Geschwülsten heranwachsen können, während die solitären oder vereinzelten Tumoren meist größere Geschwülste darstellen. Nicht selten treten Blutungen in den Geschwülsten auf; dadurch, noch häufiger durch Verflüssigung des Gewebes kommt es zur Bildung mehr minder großer Zysten, die an der Peripherie noch von einem Wall von Karzinomgewebe umgrenzt sind.

Die klinischen Erscheinungen, die die metastatischen Karzinome im Gehirn hervorrufen, sind oft auffällig gering, sie können selbst latent bleiben, was damit zusammenhängt, daß das Karzinom sich dem Gewebe substituiert, oft so, daß noch Reste des ursprünglichen Gewebes zwischen den einzelnen Knoten und Knötchen zurückbleiben, wobei nach O. Fischer die Ganglienzellen relativ die größte Resistenz zeigen. Wie dies Hassim und Singer genauer beschreiben, kommt es in der Umgebung der Karzinomknoten auch zu nekrotischen Vorgängen im Gewebe. Jedenfalls fehlen meist eigentliche Druckerscheinungen, wie wir sie sonst bei Tumoren des Gehirns sehen, was sich auch im klinischen Bild ausprägt (Siefert, O. Fischer u. a.); daher denn auch diffuse Kopfschmerzen, Stauungspapille usw. relativ selten sind. Natürlich finden sich aber die den betroffenen Regionen entsprechenden Lokalerscheinungen, z. B. bei Sitz der Karzinomknoten in der Zentralwindung Jackson-Anfälle mit nachfolgender Lähmung, Sensibilitätsstörungen usw. Relativ häufig sind psychische Störungen verschiedenen Gepräges, von einfacher Somnolenz über Korsakoff-Bilder bis zu schwerer Demenz usw. Simmonds (zitiert bei Schiff) sah nach Metastasierung in den Hinterlappen der Hypophyse Diabetes insipidus auftreten. Wichtig ist, daß selbst in Fällen, wo das klinische Bild auf eine Lokalität hinweist, trotzdem an eine Multiplizität der Metastasen zu denken ist, deren Feststellung freilich auch sonst recht schwierig ist. In einem eigenen Falle traten zu den Erscheinungen fortschreitender Hemiplegie später deutliche zerebellare Symptome; die vorausgesetzte Lokalisation der Metastasen in der Zentralwindung und im Kleinhirn erwies sich bei der Obduktion als richtig.

Eine zweite relativ häufige Lokalisation metastatischer Karzinome im Gehirn, der meist auch ein charakteristisches Krankheitsbild entspricht, ist die Hirnbasis, resp. unter Infiltration der Schädelknochen die Schädelbasis, was oft durch das Röntgenbild nachweisbar ist; auch die Rhinoscopia posterior kann in solchen Fällen das Fortwuchern der Geschwulst in den Nasenrachenraum aufdecken. Klinisch ist diese Form charakterisiert durch eine fortschreitende Lähmung der basalen Hirnnerven, und zwar meist einseitig, indem die Knochenvorsprünge, die Durafaltungen an der Basis für das Vordringen des Karzinoms auf die andere Seite ein großes Hindernis bilden. Nur einmal sah ich in einem solchen Falle (primäres Karzinom der Bronchien) die Geschwulst unter

Infiltration der Keilbeinhöhle durch die Sella hindurch auf die andere Seite übergreifen. Es werden in solchen Fällen, wie gesagt, sukzessive die Hirnnerven einer Seite, manchmal mehr die medial oder lateral oder die mehr vorne oder hinten gelegenen gelähmt, bis schließlich nahezu alle Hirnnerven einer Seite ergriffen sein können, dann können auch Extremitätenparesen usw. hinzutreten. Daneben besteht auch einseitiger Kopfschmerz mit Perkussionsempfindlichkeit der basalen Schädelpartien dieser Seite usw.

Relativ häufig ist noch eine dritte Lokalisation metastatischer Karzinome im Gehirn, und zwar in den Meningen; seltener in der Dura mater, gelegentlich mit Blutungen, so daß man von einer Pachymeningitis haemorrhagica carcinomatosa gesprochen hat. Häufiger sind karzinomatöse Infiltrate der weichen Häute, die sogenannte Meningitis carcinomatosa. E. Meyer hat bereits vor einigen Jahren 20 solcher Fälle aus der Literatur und nach eigenen Beobachtungen zusammengestellt. Nach Morse, Heinemann, Pachantoni u. a. sind es besonders Karzinome des Magendarmtraktes, bei denen diese Form der Metastasierung ins Gehirn sich findet, für die, wie schon erwähnt, vor allem die Lymphgefäße als Verbreitungsweg des Karzinoms herangezogen werden. Diese Meningitis carcinomatosa kann neben größeren Knoten im Gehirn auftreten, noch häufiger aber sind die Meningen allein infiltriert, manchmal schon makroskopisch in Form einer tumorösen Umbildung der zerebralen Meningen, die auch auf das Rückenmark übergreifen kann. In anderen Fällen aber ist makroskopisch der Geschwulstcharakter nicht erkennbar; die Meningen z. B. an der Basis, der Konvexität scheinen bloß einfach verdickt, und erst die mikroskopische Untersuchung zeigt, daß die zarten Meningen von Karzinomzellen infiltriert sind. Auch zu Blutungen in die Meningen kann es in solchen Fällen kommen (Pachantoni) oder es finden sich (Stadelmann) auch wirklich entzündliche Veränderungen. Meist beschränkt sich dabei das karzinomatöse Infiltrat auf die Meningen selbst, ohne auf das Gehirn überzugreifen. Es gibt schließlich Fälle, wie sie zuerst Sänger beschrieben hat, wo dieses karzinomatöse Infiltrat der Meningen ganz umschrieben ist, erst durch eine sorgfältige mikroskopische Untersuchung überhaupt festgestellt werden kann — Fälle, wo sonst die Annahme einer rein toxischen Einwirkung des Karzinoms nahegelegen wäre.

Das klinische Bild solcher Fälle, speziell wo größere Knoten im Gehirn fehlen, entspricht im wesentlichen dem einer Meningitis. Es kann dabei der Verlauf, insbesondere wenn sich auch entzündliche Veränderungen etabliert haben, ein mehr akuter sein, wenige Tage dauern, mit Fieber einhergehen (Stadelmann), während in anderen Fällen der Prozeß einen mehr protrahierten Verlauf nimmt, mehrere Monate dauert (bis zu $7^1/_2$ Monaten z. B. in einem Falle von Heyde und Curschmann). Die Symptome bestehen in Kopfschmerz, Schwindel, Erbrechen, Krampfanfällen, Nackensteifigkeit, Erblindung mit Neuritis optica, selbst Stauungspapille, Pupillenstarre, Lähmungen basaler Hirnnerven, Fehlen der Sehnenreflexe, worauf Pette besonderes Gewicht legt, Blasenlähmung. Nahezu stets sind auch psychische Störungen, vor allem große Unruhe, Delirien, Korsakoffsche Merkfähigkeitsstörung, Stupor vorhanden. Auch kompliziertere psychische Bilder, an progressive Paralyse, selbst an Hysterie gemahnend, sind beobachtet worden.

Von besonderer Wichtigkeit kann in solchen Fällen das Ergebnis der Lumbalpunktion werden, indem wiederholt, z. B. von STADELMANN, KRÖNIG, SCHWARZ, BARTELS, PETTE, WÜLLENWEBER u. a. im Punktat bei entsprechender histologischer Technik epitheloide Zellen, selbst in größerer Zahl nachgewiesen wurden.

Im Rückenmark selbst sind, wie schon erwähnt, Karzinommetastasen sehr selten, am häufigsten noch in der Cauda equina, speziell bei Männern bei Karzinomen der Prostata, bei Frauen bei Geschwülsten der Mamma, seltener bei Karzinomen des Genitaltraktes[1]). Das klinische Bild entspricht dem einer Caudageschwulst, zunächst einseitige Schmerzen vom Charakter der Ischias, die später auf die andere Seite übergreifen, dann Lähmungserscheinungen und Sensibilitätsstörungen vom sakralen Typus, meist auf beiden Seiten verschieden ausgedehnt, Verlust eines oder beider ASR, später auch der PSR. Das Röntgenbild ergibt in solchen Fällen keinen oder höchstens sehr spät einen aufklärenden Befund. Wichtig kann auch hier, speziell in Fällen, wie ich sie gesehen habe, wo der primäre Prostatatumor zunächst trotz Suchens nach demselben nicht zu finden war, der Lumbalpunktionsbefund werden, wenn er das Vorhandensein epitheloider Zellen ergibt.

Eine weitere relativ häufige Form, in der das Zentralnervensystem bei Karzinomerkrankung geschädigt wird, ist die durch Metastasen in die Knochen — bekanntlich eine häufige Erscheinung —, wodurch das Zentralnervensystem indirekt in Mitleidenschaft gezogen werden kann. Am Schädel ist dies relativ selten, verhältnismäßig am häufigsten noch bei Karzinomen der Thyreoidea, der Prostata, der Mamma und der Nebenniere usw. Es kommt dann zu umschriebenen Destruktionen mit Rarefizierung des Knochens (osteoklastische Form), selten zu Verdichtung und Sklerosierung (osteoplastische Karzinome), ein Unterschied, den wir auch bei den viel häufigeren Metastasen in die Wirbelsäule zu machen haben. Klinisch entsprechen solchen Metastasen in die Schädelknochen umschriebene Schmerzen am Knochen, meist mit deutlicher Perkussions- und Druckempfindlichkeit, allenfalls perkutorische Phänomene (Geräusch des gesprungenen Topfes usw.); bisweilen kommt es durch Druck oder Übergreifen auf die Dura oder das Gehirn zu umschriebenen Lähmungserscheinungen. Der häufigsten Form solcher Metastasen in die Schädelknochen an der Basis haben wir schon oben Erwähnung getan.

Hingegen erfordern die Metastasen in die Wirbelsäule wegen ihrer Häufigkeit und der oft schweren klinischen Erscheinungen, die sie auslösen, unser volles Interesse. Als primärer Tumor steht auch hier

---

[1]) Nebstbei sei erwähnt, daß auch Grawitz-Tumoren mit und ohne Beteiligung des Knochens gerne in die Cauda equina metastasieren.

wieder das Mammakarzinom, das auch in andere Knochen sehr häufig metastasiert, obenan. Nach Petrén sollen von 40 Mammakarzinomen 14 in die Wirbelsäule Metastasen machen, nach Billroth findet sich dies besonders häufig bei den skirrhösen Formen. Auch die sehr seltenen Mammakarzinome bei Männern können, wie Beobachtungen von Schlesinger und eine eigene Beobachtung zeigen, zu solchen Ablagerungen in der Wirbelsäule mit konsekutiven spinalen Erscheinungen Anlaß geben. An zweiter Stelle stehen Prostatakarzinome, dann Karzinome der Schilddrüse usw. Das, was wir oben über das Verhalten des primären Tumors zu den Metastasen im allgemeinen gesagt haben, gilt auch für die jetzt zu besprechenden Metastasen in die Wirbelsäule. Sie können sich auf einzelne Wirbel beschränken oder auch größere Ausdehnung gewinnen, selbst die ganze Wirbelsäule kann ergriffen sein. Der Prozeß beginnt meist im Wirbelkörper, ergreift dann den Wirbelbogen.

In klinischer Beziehung können solche Fälle mehr latent oder höchstens mit ganz uncharakteristischen Schmerzen verlaufen. Das ist im Beginn sogar recht häufig. Meist aber gewinnen die Schmerzen bald eine sehr große, selbst unerträgliche Intensität. Sie werden entweder in die Wirbelsäule selbst lokalisiert oder sie treten in Form einer ein- oder beiderseitigen Interkostalneuralgie oder einer Ischias auf. Meist besteht auch ausgesprochene Druckempfindlichkeit der Wirbelsäule, nach Schlesinger sollen bisweilen gerade die Partien neben der Wirbelsäule besonders empfindlich sein. Jetzt kommt es nicht selten auch zur Entwicklung eines Gibbus, meist arkuären Typus. Ist die ganze Wirbelsäule ergriffen, kann es, wie dies Charcot zuerst beschrieben hat, zu einem gleichmäßigen Zusammensinken derselben, zu einem Kleinerwerden des ganzen Körpers kommen — Entassement. Inzwischen, mitunter plötzlich durch Zusammenbrechen eines Wirbelkörpers, treten auch spinale Erscheinungen, spastische Parese der Beine bis zur kompletten, schlaffen Lähmung mit Steigerung der Sehnenreflexe, Babinskischem Phänomen, Sensibilitätsstörung, Blasenlähmung auf, kurz, das bekannte Bild der Querschnittsunterbrechung des Rückenmarks. Schlesinger macht auf die relative Häufigkeit von ausgedehnten Venenthrombosen mit Ödem der Beine in diesen Fällen aufmerksam. In diesem Stadium gibt wohl meist auch die Röntgenuntersuchung Aufschluß, wobei nach Sicard für das Karzinom gegenüber der Karies das Freibleiben der Intervertebralscheiben charakteristisch sein soll. Übrigens gibt es nicht seltene Fälle (nach Oppenheim in einem Drittel?), wo die Röntgenuntersuchung selbst in späteren Stadien im Stiche lassen kann. In mehr minder rascher Progression kommt es dann, oft durch Komplikationen von seiten der Blase, durch Dekubitus usw. zum letalen Ausgang; aber es ist gewiß von Interesse, daß Oppenheim auch von, freilich meist wieder vorübergehenden Remissionen in solchen Fällen spricht.

4. Wir kommen nunmehr auf Erscheinungen von seiten des Nervensystems bei Karzinomkranken zu sprechen, die sich an Häufigkeit und klinischer Bedeutung nicht mit den bisher besprochenen Vorkommnissen messen können, nichtsdestoweniger aber ein gewisses theoretisches

Interesse beanspruchen können. Es handelt sich nämlich um klinische und anatomische Alterationen des Nervensystems, die nicht auf direkte Einwirkung des Karzinoms, sei es durch Druck, Substitution usw. zurückzuführen sind, sondern wo toxische Schädigungen zur Erklärung herangezogen werden. In Betracht kommt z. B. die allgemeine Kachexie, die Schädigung der Ernährung, z. B. bei Krebs des Magendarmtraktes, des Ösophagus usw. und die damit einhergehende Anämie und Hydrämie, dann Aufnahme von toxisch wirkenden Produkten bei jauchigem Zerfall des Karzinoms. Dazu kommt schließlich aber auch noch die Resorption von Zerfalls- und Abbauprodukten der Krebszellen selbst, denen nach der Meinung vieler Autoren — ich verweise diesbezüglich z. B. auf Borst — giftige Wirkungen zukommen. Auf die theoretische Richtigkeit einer solchen Anschauung kann ich hier nicht eingehen, will mich vielmehr auf eine kurze Skizzierung des vorliegenden anatomischen und klinischen Materials beschränken.

Schon vor Jahren hatte Lubarsch gezeigt, daß man im Rückenmark von Individuen, die an Karzinom gelitten hatten, — er untersuchte wahllos das Rückenmark von Individuen, die an Karzinomen des Magendarmtraktes, der weiblichen Genitalien usw. gestorben waren — degenerative Veränderungen, speziell in den Hintersträngen und den hinteren Wurzeln, daneben auch hydropische Quellungsvorgänge und echte Gliawucherung finden kann, denen klinisch oft keine Symptome entsprachen, und für deren Pathogenese Lubarsch toxische, durch das Karzinom gelieferte Produkte verantwortlich machte. Daneben ließ er auch autotoxische Vorgänge infolge der Affektion des Magendarmtraktes, endlich auch Schädigung durch Anämie, resp. Hydrämie gelten. Dann hat Oppenheim darauf aufmerksam gemacht, daß bei Karzinomkranken ohne direkte Schädigung durch das Karzinom Hirnerscheinungen oder das Bild einer Querschnittserkrankung des Rückenmarks vorkommen können, die er auf toxische Wirkungen, durch das Karzinom bedingt, zurückführte. Ähnliche Mitteilungen rühren von Minnich, Pfeifer, Wallenberg, E. Meyer her. Von besonderer Wichtigkeit sind aber Fälle von Nonne, in denen bei diffusem oder umschriebenem Karzinom der Wirbelsäule nach Karzinom der Prostata, der Bronchien, auch wieder ohne daß das Rückenmark, wie die anatomische Untersuchung zeigte, etwa direkt geschädigt gewesen wäre, Erscheinungen der Querschnittsunterbrechung desselben oder aufsteigende Lähmungen vom Typus der Landryschen Lähmung auftraten, die Nonne auf eine lokale Toxinwirkung des Karzinom zurückführt, weswegen er von einer Myelodegeneratio toxaemiea spricht. Dann hat Elzholz Fälle von schweren Psychosen bei Kranken mit Karzinom — zwei davon bei Krebs des Magendarmtraktes — beschrieben, für die er pathogenetisch teils abnorme Gärungsvorgänge im Magendarmkanal, teils toxische, durch das Karzinom selbst gelieferte Produkte heranzog. Wie schwierig freilich in solchen Fällen die Beurteilung der Situation ist, das zeigen die schon erwähnten Mitteilungen von Sänger, Siefert u. a., welche bei umschriebenen Lähmungen, die man als toxisch bedingt aufzufassen geneigt gewesen wäre, durch die mikroskopische Untersuchung umschriebene Metastasen in den zarten Meningen nachwiesen.

Auch in den peripherischen Nerven kommen bei Karzinomkranken Mono- und Polyneuritiden vor, wie Beobachtungen von OPPENHEIM und SIEMERLING, KLIPPEL, AUCHÉ, FRANCOTTE, MIURA, SIEFERT und Anderen[1]) zeigen, die sich klinisch teils durch sensible Reizerscheinungen (Paraesthesien, Schmerzen), teils durch Lähmungen kundgeben, für deren Zustandekommen gleichfalls toxische Produkte verantwortlich gemacht werden. Da auch bei diesen Fällen die Karzinome des Magendarmkanals überwiegen, spielt die dadurch bedingte Ernährungsstörung jedenfalls mit.

Die Diagnose der durch Karzinome gesetzten Schädigungen des Nervensystems ist oft eine leichte; wenn eine karzinomatöse Erkrankung eines Organs nachweisbar oder vorausgegangen ist, muß, auch wenn keine lokale Rezidive besteht oder selbst wenn zwischen der ursprünglichen Erkrankung und den nervösen Symptomen ein jahrelanger Zwischenraum liegt, beim Auftreten nervöser Erscheinungen stets an die oben erwähnten Möglichkeiten gedacht werden. Besonders naheliegend ist eine solche Annahme, wenn es sich um Karzinome handelt, die erfahrungsgemäß mit besonderer Vorliebe das Nervensystem affizieren, z. B. Karzinome der Mamma, der Bronchien, der Prostata usw. In gleichem Sinne sprechen Progredienz der Erscheinungen, bei zerebralen Symptomen Anzeichen von Multiplizität des Prozesses, schwere psychische Störungen usw. Schwierig ist die Situation in Fällen, wo die Erscheinungen sich auf heftige Schmerzen vom Charakter der Interkostalneuralgie oder einer Ischias, speziell einseitig, beschränken. Es kann dann unter Umständen lange Zeit dauern, ehe weitere charakteristische Symptome, speziell auch ein positiver Röntgenbefund, die Sachlage klären. Daß man übrigens in solchen Fällen auch allzu pessimistisch sein kann, zeigte mir ein Fall, die Witwe eines Kollegen betreffend, der vor längerer Zeit eine Mamma wegen Karzinom amputiert worden war, und bei der sich später schwere spinale Erscheinungen an den oberen Extremitäten entwickelten und auch die Halswirbelsäule anscheinend verändert war. Die weitere, über viele Jahre sich erstreckende Beobachtung zeigte, daß es sich nicht um Karzinommetastasen in die Halswirbelsäule handelte, sondern um eine Syringomyelie, die mit dem Karzinom keinerlei Zusammenhang hatte. Bei zerebralen Erscheinungen vom meningitischen Typus kann, wie schon erwähnt, die Lumbalpunktion durch den Nachweis typischer epitheloider Zellen Aufklärung bringen.

Besonders schwierig ist natürlich die Diagnose, wenn ein primärer Tumor nicht bekannt ist. Bei älteren Individuen, wo sich die Erscheinungen eines Tumor cerebri oder schwere spinale Erscheinungen entwickeln, muß daher immer an die Möglichkeit gedacht werden, daß es sich um Metastasen eines okkulten Karzinoms handelt, nach dem sorgfältig gefahndet werden muß. Von Wichtigkeit ist in solchen Fällen die

---

[1]) Zitiert nach WERTHEIM-SALOMSON in Lewandowsky, Handbuch der Neurologie, Bd. II, p. 117. Julius Springer, Berlin.

Entwicklung einer typischen Kachexie, zumal primäre Hirntumoren keine Kachexie machen, im Gegenteil, oft Zunahme des Körpergewichts, selbst Fettsucht, bedingen. Ich erinnere mich eines Falles von Querschnittsunterbrechung des Rückenmarks mit positivem Röntgenbefund, den ich vor kurzem gesehen habe, wo ich mit Rücksicht auf die Kachexie an eine Metastase eines Karzinoms dachte und mit dieser Diagnose gegenüber dem Chirurgen und Röntgenologen, die Karies mit Senkungsabszeß angenommen hatten, recht behielt.

Die Therapie der uns beschäftigenden Erkrankungen des Nervensystems ist, wie begreiflich, ein trauriges Kapitel. Oft ist schon durch den allgemeinen Zustand jeder therapeutische Versuch aussichtslos. Immerhin können lokale Erscheinungen dringlich eine Abhilfe verlangen, z. B. heftige neuralgische Schmerzen. Man ist sogar so weit gegangen, bei solchen umschriebenen Neuralgien infolge Kompression einer Wurzel die Radikotomie, d. h. die Durchschneidung der hinteren Wurzel proximal von der Kompressionsstelle (LERICHE) oder die Chordotomie nach SCHÜLLER (Durchschneidung der sensiblen Bahnen in den Vorderseitensträngen) zu empfehlen.

Selbstverständlich ist in den letzten Jahren die Röntgentiefenbestrahlung in großem Maßstabe auch zur Bekämpfung der metastatischen Karzinome des Zentralnervensystems und der Wirbelsäule herangezogen worden. Bei Karzinomen des Gehirns ist dadurch, wie ich mich selbst in mehreren Fällen überzeugte, manchmal, wenn auch nur vorübergehend ein gewisser Erfolg zu verzeichnen. Auch in den Fällen von Karzinomentwicklung an der Schädel-, resp. Hirnbasis mit Lähmung der Hirnnerven sah ich nach der Röntgentherapie Besserung der Erscheinungen. Man hat auch empfohlen in geeigneten Fällen vorher eine Palliativtrepanation mit Entfernung des Knochens über der Stelle, wo der Tumor zu erwarten ist, zu machen, um die Röntgentiefenbestrahlung intensiver gestalten zu können.

Von der Röntgenbestrahlung der Wirbelsäule bei Karzinommetastasen in diese, die auch empfohlen wird, habe ich nur vereinzelt einen gewissen nennenswerten Erfolg gesehen. Es bleibt dann in solchen Fällen meist schließlich nichts als Morphium als das einzige, freilich unentbehrliche Mittel übrig.


# Kieferkrebs.

Von

## Professor Dr. Hans Pichler.

Die meisten Karzinome der Kiefer gehen vom Plattenepithel der Mundschleimhaut oder von der Schleimhaut der Kieferhöhle aus. Merkwürdigerweise sind auch die letzteren, sowie die der Nase überhaupt in der übergroßen Mehrzahl Plattenepithelkrebse. Man erklärt das durch die häufige, anscheinend nach Entzündungen auftretende Metaplasie des Flimmerepithels. In der Mehrzahl der Fälle findet man deutliche Hornbildung (Krebsperlen) im Tumor. Was im folgenden vom Verlauf, von der Bösartigkeit usw. gesagt wird, gilt in erster Linie von diesem typischen Mundkrebs. Die Basalzellenkrebse und die anscheinend von den Drüsen der Schleimhaut ausgehenden Drüsenkrebse zeigen nicht dasselbe typische Verhalten und sind im allgemeinen gutartiger, jedenfalls auch für die Radiotherapie zugänglicher. Ob die bei der Entwicklung der Zähne in deren Umgebung zurückbleibenden Epithelreste, die von der Zahnleiste, also schließlich auch vom Mundhöhlenepithel abstammen, bei der Krebsentwicklung eine Rolle spielen, ist nicht ganz sichergestellt. Es ist kaum zu bezweifeln, daß das vorkommt, aber fraglich, ob es eine gewöhnliche oder häufige Entstehungsart darstellt. Jedenfalls ist zu bedenken, daß das Epithel der Zahnleiste in seinen mehr differenzierten Formen als Epithel des Schmelzorganes Anlaß zur Entstehung einer anderen Gruppe von Geschwülsten, der Adamantinome und gewisser Formen von Zysten gibt, welche nach ihren klinischen Verhältnissen nicht zu den Karzinomen zu zählen sind.

Die Mundkrebse sind im allgemeinen bekannt durch ihre besondere Gefährlichkeit. Der Ernst der Erkrankung besteht erstens darin, daß die betroffenen Organe von besonderer Wichtigkeit für das Leben des Patienten sind. Der Mensch braucht sie fortwährend zum Sprechen und zum Essen. Man kann sie daher bei Erkrankungen schwerer als andere Organe ruhigstellen. Der Zerfall der Geschwülste führt zu einer den Patienten und die Umgebung besonders schwer belästigenden Jauchung, und die Schmerzen, die sich in dem reichen Nervengebiet des Trigeminus abspielen, sind in der Regel sehr quälend. Der zweite schlimme Umstand liegt in der schlechten Prognose. Man sollte glauben, daß diese Geschwülste, die von einer leicht untersuchbaren Schleimhautfläche ausgehen, noch dazu einer solchen, die sehr aktiv ist, frühzeitig subjektive Symptome machen und frühzeitig erkannt werden müßten, was die Prognose günstig machen würde. In Wirklichkeit kommen auch diese Krebse meist zu spät in Behandlung, und auch sonst scheint es, als ob hier besondere Umstände ungünstig wirken würden, denn die Statistik der Operationen, namentlich was die Dauerheilung betrifft, ist ungünstig. Unter 232 auf der Kieferstation der I. chirurgischen Klinik behandelten Fällen wurden 153 operiert und von diesen sind innerhalb drei Wochen nach der Operation 29, d. i. 18·9%, gestorben. Häufig greifen Krebse der Umgebung sekundär auf die Kiefer über (Mundboden, Zunge, Wangen und Lippenschleimhaut, Gaumen und Rachen, äußere Haut). Praktisch bedeutet das keinen besonderen Unterschied; nur jene Kieferkrebse, die durch Übergreifen von Drüsenmetastasen entstanden sind, sind anders zu werten, weil sie schon mit einem vorgeschrittenen Stadium der Krankheitsverbreitung beginnen.

Verlauf der Krankheit. In der Mehrzahl der Fälle, die von der Oberfläche ausgehen, ist das Übel ein Geschwür. Der Zerfall tritt frühzeitig ein und folgt der Geschwulstbildung so sehr auf dem Fuß, daß lange Zeit überhaupt kein Tumor besteht, sondern nur ein Geschwür mit infiltrierten Rändern. Die oft knorpelähnliche Härte des Randes, die körnige Oberfläche, welche gewöhnlich nicht speckig belegt ist, sondern meist eine hellrote Farbe, durchzogen von feinen Äderchen oder Punkten von weißer oder gelblicher Farbe zeigt, charakterisiert das Geschwür so, daß in den meisten Fällen die Diagnose schon dadurch für den Erfahrenen recht leicht ist. Eine kleine Probeexzision vom Rand, welche tief genug gehen und auch gesundes Gewebe enthalten soll, macht die Diagnose sicher. Während man sonst solche Probeexzisionen immer mehr scheut und sie z. B. an unserer Klinik nur mehr ausnahmsweise gemacht werden, kann man sich hier leichter dazu entschließen, weil der Tumor ohnehin exulzeriert ist, so daß man durch die kleine Exzision an der Sache nicht viel ändert und kaum jemals schadet.

Ein anderer Typus zeigt an der Oberfläche papillares Wachstum mit Bildung von warzigen oder blumenkohlartigen, über die Oberfläche hervorragenden Geschwülsten, die nicht von normalem Epithel bedeckt sind und an der Oberfläche auch geschwürig zerfallen sein können. Diese Wucherungen sind in der Regel ziemlich weich.

Die vom Innern des Oberkiefers ausgehenden Krebsgeschwülste stammen wohl meist von der Schleimhaut der Kieferhöhle und füllen diese durch ihr Wachstum oft vollständig aus, bevor sie irgendwelche merkliche Erscheinungen machen.

Frühzeitig findet man Infiltration der regionären Drüsen in charakteristischer Form. Sie sind wenigstens anfänglich klein, schmerzlos, ziemlich hart und gut beweglich. Auffallenderweise findet man die weichen größeren, empfindlichen Drüsen, welche für die Entzündung charakteristisch sind, ziemlich selten, obwohl die Exulzeration der Geschwulst und die Infektion mit den Mundbakterien in allen diesen Fällen genug Gelegenheit dazu geben würden. Wahrscheinlich ist es die bekannte und unerklärte Resistenz der Gewebe des Mundes und seiner Umgebung gegen die Infektion, welche diese Erscheinung hervorruft. Die submentalen Drüsen sind das Gebiet für die Metastasen von Geschwülsten in der Gegend der unteren Schneidezähne und des Kinnes, die submaxillaren von den übrigen Teilen beider Kiefer. Wichtig und meist zu wenig beobachtet sind Drüsen, welche in die an der Außenseite des Unterkiefers herabziehenden Lymphwege eingeschaltet, sehr oft längs der Arteria maxillaris externa meist nur am Unterkieferrand selbst, bisweilen aber auch außen etwa in seiner halben Höhe liegen. Sie zwingen bei einer gründlichen Exstirpation zur Unterbindung der Gefäße und zur Ausräumung relativ hoch oben, wobei es sehr leicht vorkommt und manchesmal unvermeidlich ist, daß der Ramus marginalis des Fazialis verletzt wird. Man schützt sich dagegen am besten durch planmäßiges Aufsuchen und Freilegen des zarten Nervenstämmchens. Die oberen Zervikaldrüsen, die längs der Vena jugularis interna, also unter dem Kopfnicker liegen, bilden gewissermaßen die zweite Etappe der erwähnten Lymphbahnen und sind anderseits direkt gespeist von den Lymphgefäßen, die aus dem hinteren

Teil der Mundhöhle kommen, also auch dem hinteren Teil des Oberkiefers. Wie leicht zu verstehen ist, machen sich im vorderen Teil dieses

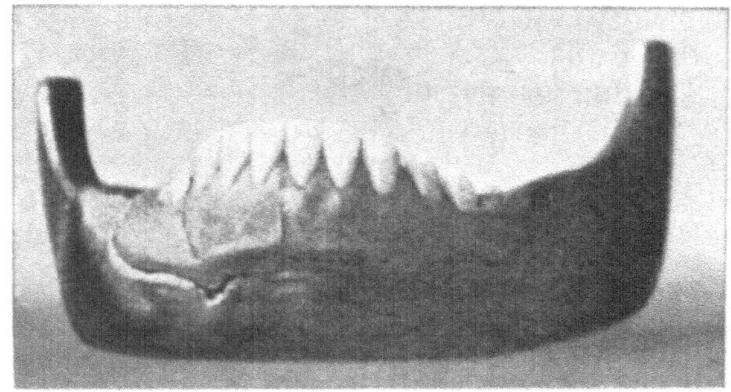

Abb. 1. Resektionsprothese nach Totalexstirpation des Unterkiefers wegen Sarkom; wird nun 11 Jahre lang mit guter Funktion getragen.
(Abb. 1—3 aus Pichler, Einige Fälle aus der zahnärztlichen Chirurgie, Österr. Zeitschr. f. Stomat., 1917.)

Lymphgebietes die Anastomosen zwischen beiden Seiten am deutlichsten geltend, so daß man sagen kann, daß beim Krebs der Unterlippe, der

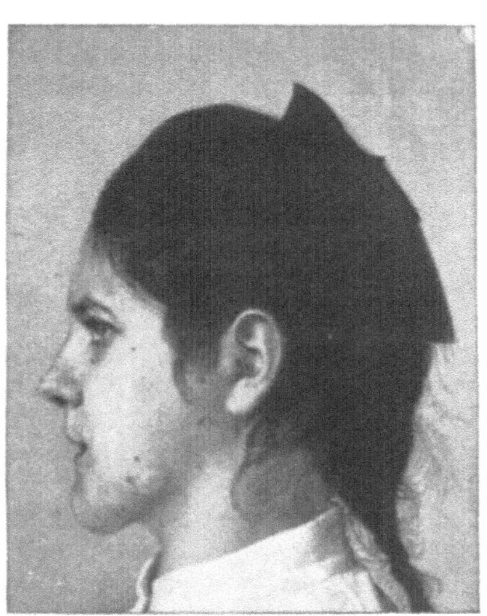
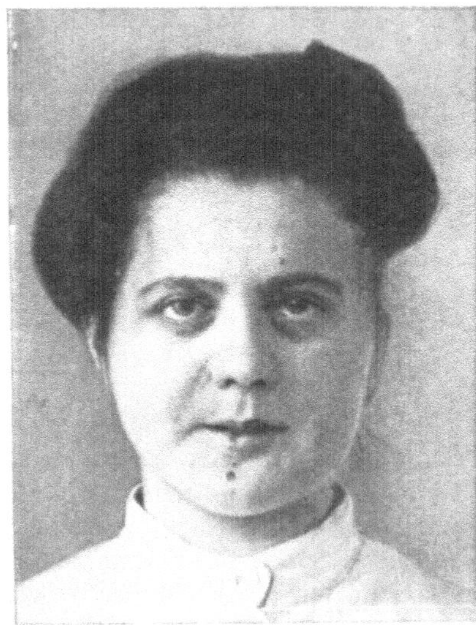

Abb. 2 u. 3. Ersatz des ganzen Unterkiefers durch die in Abb. 1 gezeigte Prothese.

unteren Schneidezahngegend, des Frenulum linguae und der vorderen Zungenhälfte eine Erkrankung der Drüsen auch auf der Gegenseite sehr häufig ist, im übrigen Gebiet aber nur ausnahmsweise vorkommt. Die

Unterkieferkrebse führen frühzeitig zur Erkrankung der Drüsen, die Oberkieferkrebse entschieden später und seltener. Sie sind überhaupt im Durchschnitt etwas gutartiger und auch sonst klinisch so verschieden, daß man PARTSCH recht geben muß, wenn er sie ganz gesondert abgehandelt wissen will. Die Verschiedenheit der Drüsenbeteiligung beruht gewiß nicht nur darauf, daß die submaxillaren Drüsen leichter palpabel sind als die jugularen. Mir ist eine einleuchtende Erklärung dafür nicht bekannt. Man darf übrigens auch nicht vergessen, daß die Tastbarkeit der Drüsen in sehr hohem Grade von der Ausbildung des Fettpolsters abhängt, und ferner daß diese Drüsen bei sehr vielen Menschen schon vor dem Auftreten eines Karzinoms von entzündlichen Vorgängen an den Zähnen und der Mundschleimhaut affiziert sind.

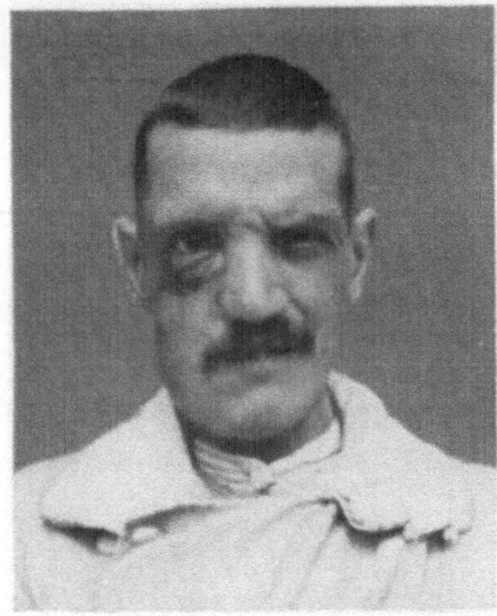

Abb. 4. Fall N. J.  Resektion beider Kiefer einer Seite und Ersatz durch Resektionsprothese (Abb. 5 u. 6). Die vorhandene Entstellung ist nur dadurch bedingt, daß die Fazialisäste nicht geschont werden konnten.

Ein wichtiges Symptom der Krebserkrankung, die Schmerzen, muß im Anfangsstadium als sehr variabel bezeichnet werden. Manchesmal treten sie schon im ersten Beginn auf und zwar in zwei Formen. Die erste ist der rein lokale Schmerz an der Schleimhautoberfläche, ein brennender Schmerz, der bei der Reizung eines oberflächlichen Geschwürs durch mechanische und chemische Einflüsse eintritt, und der zweite ist der ausstrahlende, oft geradezu neuralgieartige Schmerz, der sowohl bei oberflächlichen wie tiefer sitzenden Krebsgeschwülsten die erste ernste Warnung bilden kann. Besonders bei den Oberkieferkrebsen, die, wie erwähnt, oft lange latent bleiben oder auch ein chronisches Empyem der Kieferhöhle vortäuschen können, hat die eigentümliche Art der Schmerzen schon sehr oft für mich den ersten Verdacht auf eine bösartige Neubildung geweckt, der sich dann durch probeweises Eröffnen der Kieferhöhle bestätigt hat. Sehr häufig fehlen aber lange Zeit auch bei oberflächlichen ulzerösen Formen die Schmerzen überhaupt.

Der weitere Verlauf des Übels ist gekennzeichnet durch die Ausbreitung, nicht nur an der Oberfläche, sondern auch nach der Tiefe zu. Durch sie entsteht ein klinisch und namentlich vom Standpunkt des Operateurs oft außerordentlich bedeutsames Übergreifen auf die benachbarten Organe, z. B. vom hinteren Teil des Oberkiefers auf den aufsteigenden Unterkieferast und auf Wange und Gaumen, vom Unterkiefer auf die Zunge oder Wange und schließlich auf die äußere Haut. Dadurch werden die normalerweise gegeneinander beweglichen Teile miteinander verbacken und es entsteht die funktionell höchst störende und quälende Unbeweglichkeit der Zunge, Kieferklemme usw. Der Knochen wird an den Alveolarfortsätzen von der Gingiva her sehr schnell, beim Beginn des Leidens in der entfernteren Nachbarschaft, z. B. der beweglichen Schleimhaut des Mundbodens oder des Vestibulums und der Wange, viel langsamer ergriffen. Im erkrankten Knochen lockern sich die Zähne und fallen aus, oder werden wegen der Schmerzen extrahiert. Auch dieses Symptom der Zahnlockerung kann ein Frühsymptom sein. Jede unmotivierte und relativ rasch verlaufende Zahnlockerung, z. B. in einem Munde, der sonst kein Zeichen von Alveolarpyorrhöe oder eine Atrophie zeigt, muß an Neoplasma denken lassen. Wir hören allzuhäufig die Anamnese: Lockerung und Schmerzhaftigkeit eines oder mehrerer benachbarter Zähne vor Wochen oder Monaten, Extraktion, keine Heilung. In vielen

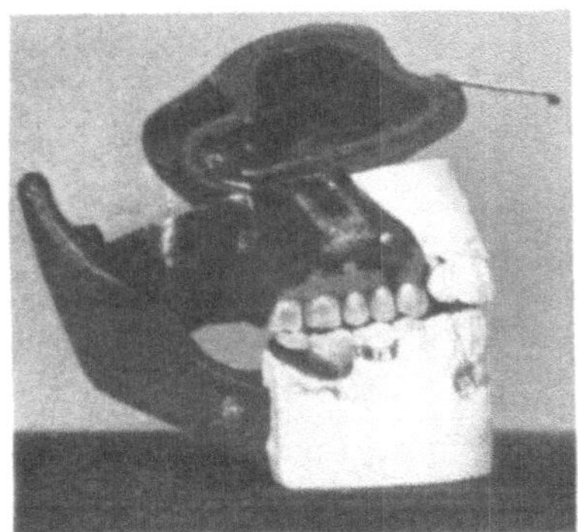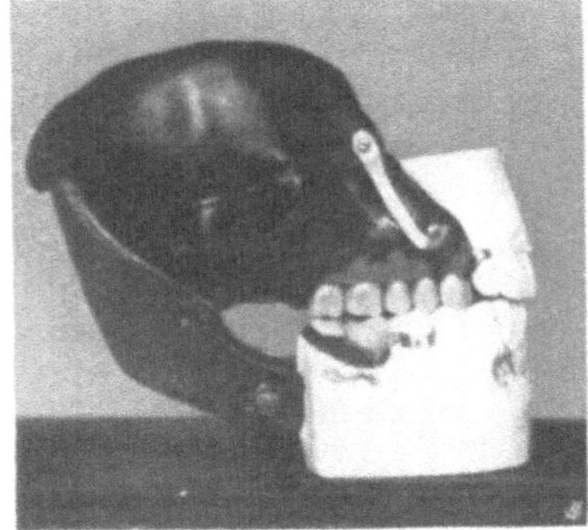

Abb. 5 u. 6. Resektionsprothese für Ober- und Unterkiefer einer Seite. Die obere Prothese trägt eine Gelenkpfanne (Fall N. J. Abb. 4).

Fällen kann der Erfahrene aus der Art der Lockerung schon die Diagnose auf Tumor machen. Ein Zahn, der durch Schwund und Erweiterung der Alveole, z. B. durch Pyorrhoea alveolaris oder Entzündung der Wurzelhaut locker ist, ist beweglich um eine Drehachse, die in der Gegend der Wurzelspitze liegt, oder er balottiert allenfalls auch in der Achsenrichtung. Bei der Erweichung des Knochens, in dem er steckt, dadurch, daß dieser von einer Krebswucherung substituiert wird, kann man den Zahn mit seiner ganzen Umgebung bewegen. Er läßt sich dann im geringen Grade parallel zu sich selbst verschieben. Für den praktischen Arzt oder Zahnarzt ergibt sich daraus die Lehre, daß er nie gedankenlos eine solche Extraktion vornehmen soll. In einem solchen Verdachtsfalle soll er den Eingriff der Extraktion unbedingt dazu benützen, ein Stück von der verdächtigen Umgebung des Zahnes zur mikroskopischen Untersuchung zu gewinnen. Zweifelt er an der eigenen Kompetenz zur Beurteilung der Sachlage, dann soll er nicht extrahieren, sondern den Patienten samt seinem lockeren Zahn zum Spezialisten schicken, denn mit der Entfernung des Zahnes sind die oben erwähnten Anhaltspunkte für die Diagnose und die günstige

Gelegenheit zur Probeexzision vernichtet: Nicht alle Patienten haben
Krebsfurcht. Die meisten werden nach der Extraktion wieder nur zu-
warten und erst Wochen oder gar Monate später, wenn die Erscheinungen
trotz derselben nicht schwinden, sondern ärger werden, wieder zum
Arzt gehen. Bei der traurigen Prognose, welche diese Mundkrebse
meistens geben, ist es ganz besonders wichtig, daß der Fall früh zur Behandlung kommt und in der Hand des praktischen Arztes oder Zahnarztes, der die Fälle als erster sieht, liegt daher das derzeit wirksamste

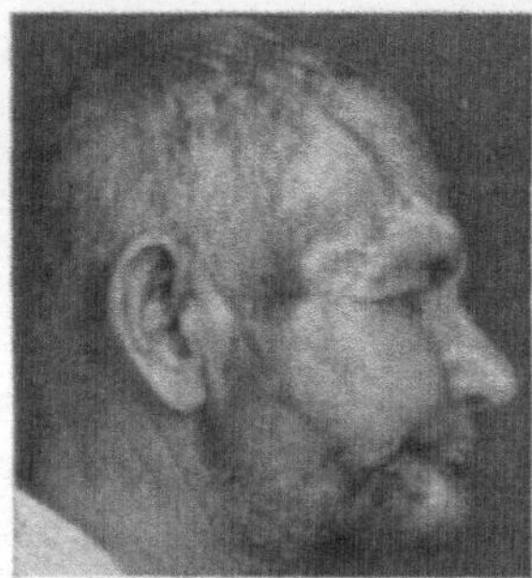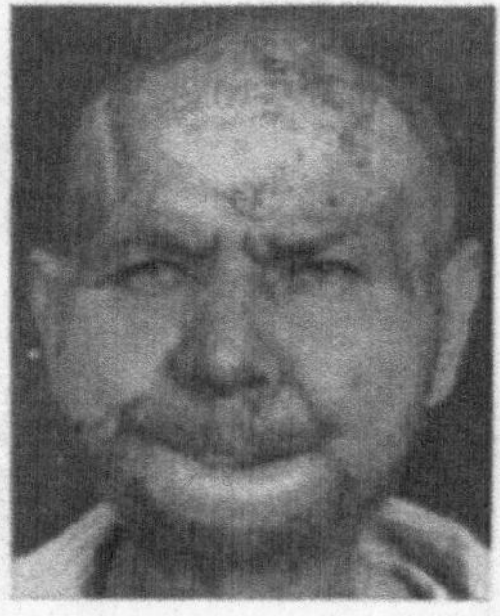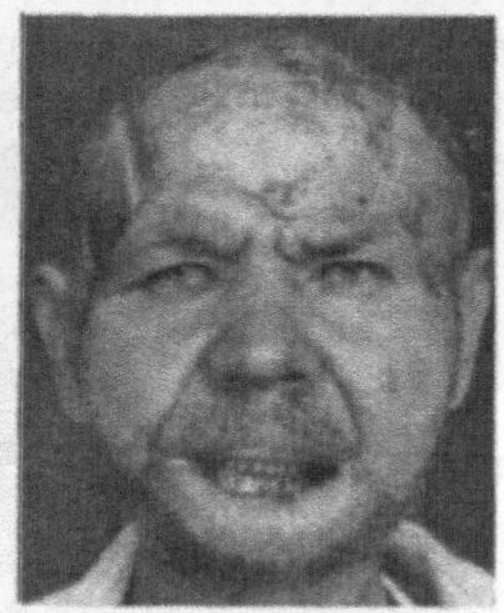

Abb. 7, 8 u. 9. Endresultat nach Operation eines großen auf den Kiefer
übergreifenden Epithelioms der Unterlippe. Ersatz der Unterlippe, der
Kinnhaut und der Mundbodenschleimhaut bis zur Zunge durch einen
großen gedoppelten Lappen aus der Kopfhaut. Die haarlose Stirnhaut
dient als Mundboden- und Lippenschleimhaut. Die Mandibula mußte von
der Gegend der rechten Prämolaren bis einschließlich des linken Gelenkkopfes entfernt und durch eine Immediatprothese ersetzt werden. Als eine
Art Ersatz für den M. orbicularis der Unterlippe ist auf der rechten Seite
          ein Lappen aus dem M. temporalis eingenäht worden.
Das letzte Bild zeigt das Herabsinken der Lippe bei Entspannung dieses
Muskellappens, das mittlere den Lippenschluß bei Kontraktion dieses Hilfs-
muskels; er ist in der Folge noch besser als das Bild zeigt und völlig wasser-
dicht geworden, so daß die geplante gleiche Plastik links unterbleiben konnte.

Mittel, die Sterblichkeit am Mundkrebs herabzusetzen: Er ist es, der
eine Frühdiagnose stellen oder veranlassen kann.

Mit der Zunahme des Wachstums und der Exulzeration kommt es
zu den weiteren sehr quälenden Symptomen des jauchigen Zerfalles,
der mit entsetzlichem Foetor ex ore einhergeht, und der oft enorm gesteigerten Salivation. In diesem Stadium fehlen auch selten die quälenden
Schmerzen und die beginnende Kachexie. Endlich wird auch die äußere
Haut ergriffen, die Wangenhaut, die dem Oberkiefer anliegt, oder die Haut
über dem Unterkiefer oder über den erkrankten submaxillaren oder Halsdrüsen. Der Eintritt dieses Stadiums ist vom Standpunkt des Operateurs
sehr bedeutungsvoll, denn es schließt eine gründliche Entfernung ohne
ausgedehnte und schwierige Hautplastik aus, welche den Eingriff außerordentlich kompliziert und erschwert. Der Tod tritt gewöhnlich durch
Kachexie, durch Pneumonie, durch Lungenabszesse und -gangrän infolge

Aspiration oder durch Arrosionsblutung, sehr selten durch Glottisödem ein. Hämatogene Metastasen sind bei den Mund- und Kieferkrebsen eine ausgesprochene Seltenheit, ein gelegentlich einmal vorkommender Neben-

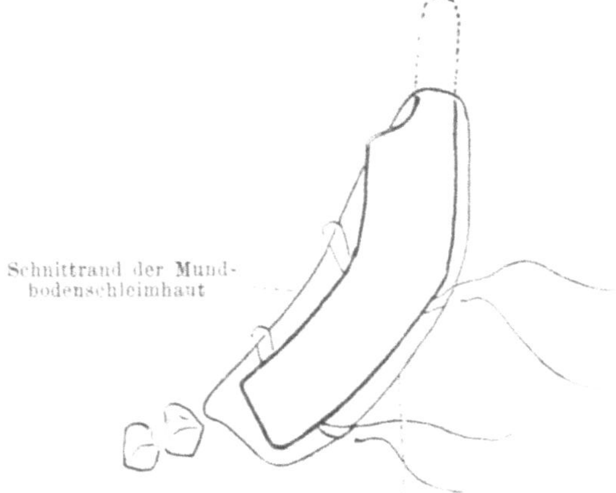


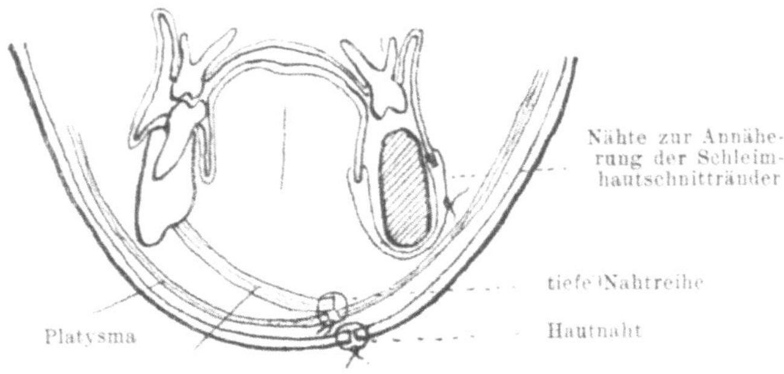


Abb. 10 u. 11. Schematische Darstellung der Lage einer Immediatprothese nach Unterkieferexartikulation. Nur der Gelenkfortsatz steckt in einer Wundtasche. Im übrigen werden die Schleimhautränder unter der Prothese vernäht oder wenigstens angenähert. Wenn man den Gelenkfortsatz und jene Teile der Prothese, für die keine Schleimhautunterlage vorhanden ist, mit Thierschlappen beklebt, gelingt es, das ganze Bett der Prothese primär zu epithelisieren.

(Abb. 10 u. 11 aus Pichler-Oser, Über Immediatprothesen nach Unterkieferresektion, Arch. f. klin. Chir., Bd. 99, H. 4, Julius Springer, Berlin.)

befund bei einer Obduktion. Offenbar sterben die meisten Patienten, bevor es so weit kommt.

Was ich über die Ätiologie zu sagen habe, ist wichtig, weil es auch Winke für die Prophylaxe geben kann. Eine häufige Basis, auf der sich Karzinom entwickelt, ist die Leukoplakie. Wenn sie stellenweise so hochgradig wird, daß dicke papilläre Hornwucherungen mit Rhagaden darin entstehen, kommt es leicht zu maligner Tiefenwucherung des Epithels und man kann in solchen Fällen klinisch und anscheinend auch histologisch einen fließenden Übergang zwischen der Leukoplakie und dem Krebs beobachten. Schon das große Überwiegen der Männer in unserem Krankenmaterial spricht eine lebhafte Sprache: Es ist wohl kein Zweifel, daß das Tabakrauchen für die Entstehung der Mundkrebse bei uns eine wichtige Rolle spielt, teils auf dem Umweg über die Leukoplakie, teils ohne diesen. Hier ist es der chemische Reiz des Rauches, der wohl eine ähnliche Wirkung haben dürfte wie etwa der Teer. Allerdings wird behauptet, daß auch in Ländern, wo die Frauen ebenso viel rauchen wie die Männer, bei ihnen der Mundkrebs viel seltener vorkommt. Ferner sieht man oft genug ein Karzinom an der Stelle eines chronischen Traumas durch einen scharfen Zahnrest entstehen, um mit Grund anzunehmen, daß auch der mechanische Reiz einen Anlaß bieten kann. Daß besonders viel Fälle von Leukoplakie nach Syphilis vorzukommen scheinen, wenn auch sicher nicht alle darauf beruhen, ist einer der Wege, auf welchen auch der Syphilis eine Rolle für die Krebsentstehung zukommt. Ich brauche nicht näher auszuführen, was man aus dem Gesagten für Lehren bezüglich der Prophylaxe ziehen sollte: Wenig oder besser gar kein Tabak, Sanierung der Mundhöhle durch sorgsame zahnärztliche Behandlung zur Vermeidung chronischer, mechanischer Traumen und scharfe Beobachtung von Patienten mit Leukoplakien. Über die Behandlung der letzteren gehen die Ansichten auseinander. Ein wirkliches Heilmittel gibt es nicht. Über den Wert der Radium- und Röntgenbestrahlung sind die Meinungen geteilt, auch meine eigene ist nicht feststehend. Ich habe Besserungen und Heilungen dadurch gesehen, kann aber nicht sagen, ob sie von Dauer waren. HOLZKNECHT hat darauf aufmerksam gemacht, daß Scharlachrotsalbe subjektiv und objektiv günstig wirkt, ich vermute durch die Heilung von Rhagaden in leukoplakischen Herden. Übereinstimmung scheint darüber zu herrschen, daß dabei Lapisätzungen geradezu gefährlich und daher zu vermeiden sind.

Und nun zur Therapie: Da die Radiotherapie in den meisten Fällen von Mundkrebsen, wenn sie überhaupt darauf reagieren, nur eine Besserung

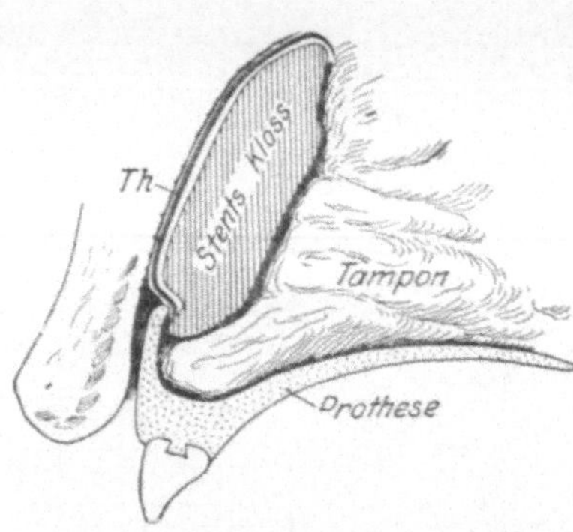



Abb. 12. Prothese und Tampon nach Oberkieferresektion. Zwischen den Tampon und die Wundfläche an der Innenseite der Wange ist eine außen mit Thierschschen Oberhautlappen beklebte Stents-Platte gelegt, welche eine primäre Überhäutung der Wundfläche ermöglicht.

(Abb. 12 u. 13 aus Pichler, Zur Oberkieferresektion, D. Monatsschr. f. Zahnheilk., 1923, H. 17, Julius Springer, Berlin.)

und Hemmung des Krankheitsverlaufes gegeben hat, stehe ich auf dem Standpunkt, daß man operieren soll, wenn man kann. In jüngster Zeit wird die Kauterisation bei relativ niedriger Temperatur und die Elektrokoagulation namentlich von amerikanischer Seite warm empfohlen und der blutigen Operation vorgezogen. Mir fehlen über diese Methoden wie auch über die Fulguration größere eigene Erfahrungen. Doch scheint mir, daß im Bereich des Knochens damit nicht viel zu gewinnen ist. Ich will daher nur von der blutigen Operation reden: Sie hat auf unserem Gebiet in den letzten Jahrzehnten durch zwei Dinge eine bedeutende Förderung und Vervollkommnung erfahren: 1. Durch die Lokal- und namentlich die Leitungsanästhesie und 2. durch die Resektionsprothese. Die Ausschaltung der Narkose setzt die Gefahr des Eingriffes wesentlich herab und ermöglicht ein ungleich ruhigeres, genaueres und schonenderes Operieren als die Narkose. Manche ganz ausgedehnte, sehr langdauernde Eingriffe und die Operation vieler Patienten mit stark geschädigten inneren Organen wären in Narkose überhaupt undenkbar. Die Resektionsprothese namentlich in der Form der Immediatprothese, welche gleich bei der Operation eingesetzt wird, ist imstande, die Ausfälle und Störungen der Funktion und des Aussehens, welche die Resektion eines Kieferteils zu einer hochgradigen und folgenschweren Verstümmelung machen würde, zu verhüten und zwar sowohl die unmittelbaren wie die späteren im Laufe der Heilung eintretenden (Abb. 1, 2, 3, 4, 5, 6, 14, 15 u. 19).

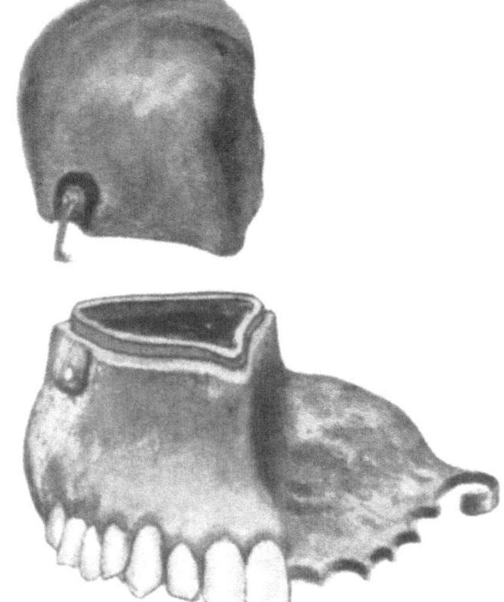

Abb. 13. Endgültige Prothese nach Oberkieferresektion aus Hartgummi, hohl, aus zwei Teilen bestehend, die vorn außen durch ein bewegliches Häkchen, hinten innen (auf dem Bild nicht sichtbar) durch einen fest angebrachten Haken zusammengehalten werden. So wird das Gewicht der Prothese durch den etwas kolbigen Oberteil getragen.

Das hat nebenbei den Vorteil, daß der Chirurg, der eine Immediatprothese zur Verfügung hat, radikaler operieren kann, weil er nicht so sehr durch die Rücksicht auf den Grad der zu erwartenden Verstümmelung beeinflußt wird.

Für die Operation an der Zunge, am Mundboden und am Unterkiefer wird die Anästhesie des Nerv. lingualis und alv. inf. an der Lingula, wenn auch der aufsteigende Ast betroffen ist, am Foramen ovale ausgeführt und durch eine zervikale Leitungsanästhesie oder auch nur die Umspritzung am Hals ergänzt. Der Nervus hypoglossus, der dabei immer empfindlich bleibt, muß besonders infiltriert werden. Wir machen an der

Klinik Eiselsberg die zervikale Leitungsanästhesie auf Grund einer schlechten Erfahrung nur einseitig oder wenigstens nicht gleichzeitig auf beiden Seiten.

Für die Oberkiefer-Resektion anästhesiert man den zweiten Trigeminusast in der Fossa pterygo-palatina und die Nervi ethmoidales, dazu lokale Einspritzung in der Mittellinie der Lippe und des Gaumens. Nur wenn auch an der Orbita in mehr als typischer Ausdehnung operiert werden muß, oder wenn der Weg zum zweiten Trigeminusast durch Tumor verlegt ist, ist die Anästhesie des Ganglion Gasseri zu machen.

Die Frage der Operabilität hängt wesentlich von vier Faktoren

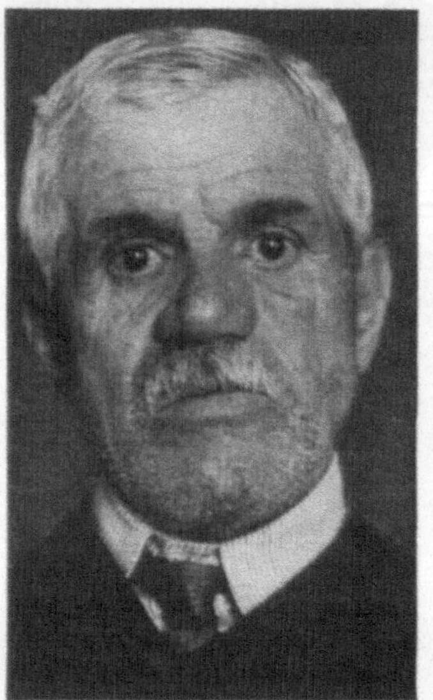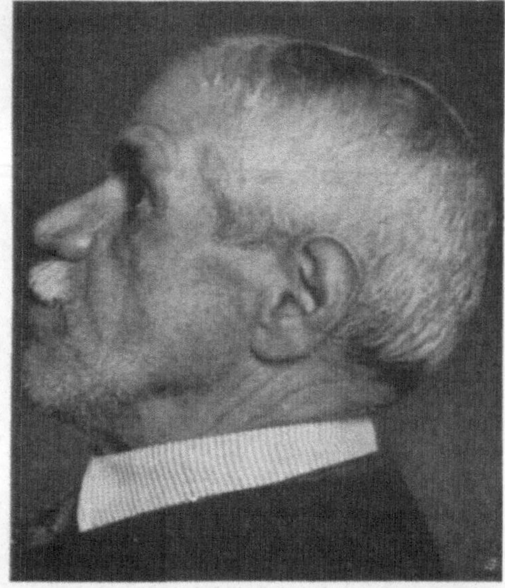

Abb. 14 u. 15. Patient mit Oberkieferresektionsprothese einige Monate nach der Operation.

ab: Dem Allgemeinzustand des Patienten, namentlich dem von Herz und Lungen, der Ausdehnung nach dem Rachen zu gegen Epiglottis und Kehlkopf, der Ausdehnung der Drüsenerkrankung und der Beteiligung der Haut.

Nur selten werden wir aus einem einzigen dieser Punkte eine absolute Kontraindikation ableiten. Der Allgemeinzustand unserer Patienten ist in höherem Alter, besonders nach vorausgegangenem Abusus von Alkohol und Tabak, oft ein recht schlechter. Hochgradiges Emphysem mit chronischer Bronchitis und Arteriosklerose sind ein häufiger Befund und in vielen Fällen sind die Armen noch durch Störung der Ernährung stark herabgekommen. Trotzdem sehen wir die Mehrzahl auch einen großen Eingriff in Leitungsanästhesie ziemlich gut überstehen. Oft schwinden nachher auch die Erscheinungen beginnender Kachexie, die Kranken erholen sich gut, nehmen zu und werden wieder arbeits- und genußfähig. Namentlich dann, wenn der Patient große Schmerzen leidet und wenn sein Tumor auf die Radiotherapie nicht reagiert, so daß wir unsere einzige Hoffnung auf die Operation setzen müssen, scheuen wir uns, das Todesurteil auszusprechen, dem die Ablehnung der Operation gleichkommt, ganz besonders, wenn der Kranke selbst seine einzige Hoffnung auf diese setzt. Gerade dieses psychische Moment scheint mir eine besondere Beachtung zu verdienen.

Die Ausdehnung der Krankheit an den Kiefern selbst braucht uns keine Grenze zu setzen, denn die moderne Resektionsprothetik hat bewiesen, daß sie imstande ist, einen ganzen Unterkiefer (Abb. 1, 2 u. 3), die Oberkiefer beider Seiten oder beide Kiefer auf einer Seite (Abb. 4, 5 und 6) mit gutem kosmetischen und funktionellen Erfolg zu ersetzen. Ich zweifle nicht, daß das auch nach gänzlicher Entfernung beider Ober- und Unterkiefer gelingen würde, doch ist mir kein solcher Fall bekannt geworden. Am häufigsten setzt die Ausbreitung der Krankheit auf die Schädelbasis, namentlich beim Oberkieferkrebs, dem Operateur eine Grenze. Leider zeigt sich das oft erst bei der Operation, da die sichere Diagnose selbst mit Röntgenstrahlen in dieser Beziehung recht schwer ist. Doch ist die Widerstandsfähigkeit vieler Patienten eine erstaunliche und wir

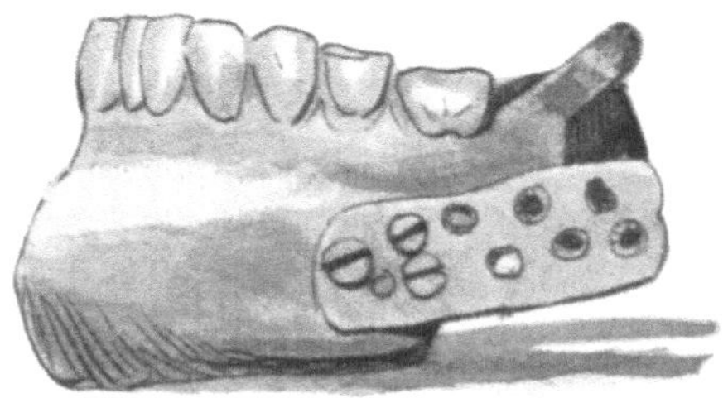

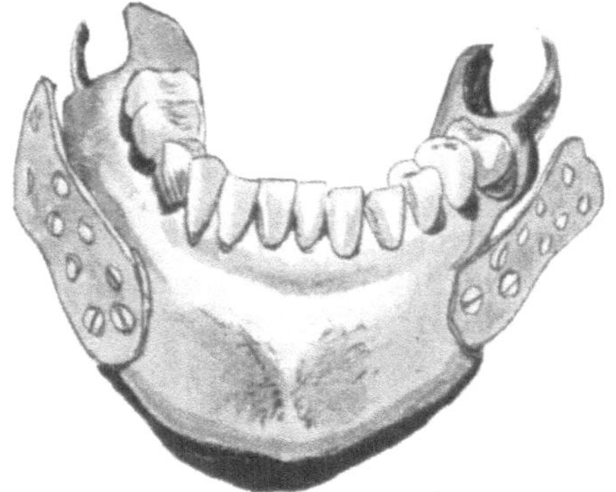

Abb. 16. Immediatprothese zum Ersatz des Unterkiefer-Mittelstücks. Befestigung jederseits an einem Mahlzahn mit Klammern. Für den Fall, als die Zähne bei der Operation wegfallen müßten, sind die durchlochten Blechflügel zum Anschrauben an die Knochenstümpfe vorgesehen.

haben auch bei ausgedehnter Freilegung der Dura mater nur selten Meningitis entstehen sehen und durch vorsichtige Radiumbestrahlung auch nach Operationen, die in der Nähe solcher Stellen unradikal bleiben mußten, Erfolge von ansehnlicher Dauer sichern können. Sehr ungünstig ist eine große Ausdehnung im Rachen und an der Zunge nach hinten zu bis in die Nähe des Kehlkopfeinganges, weil dadurch die Aspiration begünstigt wird. Es ist ratsam, für solche Fälle die Erfahrungen in der Wundversorgung, Pflege und Ernährung heranzuziehen, welche bei der

Exstirpation des Kehlkopfes und ähnlichen Operationen gesammelt worden sind.

Auch die Beteiligung der Halsdrüsen kann weit vorgeschritten sein, ohne die Operation auszuschließen. Man kann im Notfall auf einer Seite sämtliche Gefäße und Nerven exstirpieren ohne wesentlich Schaden zu machen, wenn die Karotis durch den Tumor stark gedrückt oder ganz obliteriert ist. Die größte Schwierigkeit ergibt sich dann, wenn man zwischen der Geschwulst und der Schädelbasis nicht mehr gut durchkommt, um die Vena jugularis zu unterbinden. Eine krebsige Entartung der Drüsen hinunter bis in die Fossa supraclavicularis kommt wohl nur in sehr vorgeschrittenem Stadium vor und gilt mit Recht als ein ganz schlechtes Prognostikum. Man kann in solchen Fällen kaum hoffen, eine radikale Operation zu machen.

Endlich ist auch die Mitbeteiligung der Haut an sich kaum je ein Hindernis für die Operation. Vom Hals, von der Brust und namentlich aus der Stirn- und Kopfhaut, im Notfall auch aus der Haut des Nackens und der Skapulargegend oder des Armes, läßt sich Material genug gewinnen, um die größten Defekte zu decken (Abb. 7, 8 u. 9). Trotzdem ist gerade diese Komplikation mit Recht zu fürchten, denn eine große Hautplastik macht die Operation zu einer sehr viel eingreifenderen, besonders wenn sie im gleichen Akt mit der Entfernung der Geschwulst vorgenommen wird. Zudem werden langwierige Nachoperationen notwendig, die den Kranken auch psychisch schwer hernehmen und nicht selten noch vor dem Abschluß durch ein Rezidiv vereitelt werden. Wenn schon so oft dem Kranken nach der Operation kein sehr langes Leben mehr beschieden ist, so muß man es als besonders traurig empfinden, wenn diese kurze Spanne Zeit ganz im Spital verbracht und durch immer wiederkehrende Quälerei mit Nachoperationen ausgefüllt wird.

Wenn also der Möglichkeit zur radikalen Operation in den einzelnen Richtungen auch weite Grenzen gesetzt sind, so wird doch sehr oft ein Zusammentreffen von Schwierigkeiten in mehreren dieser Richtungen einen Eingriff aussichtslos erscheinen lassen. In solchen Fällen bleibt nichts übrig, als der Versuch, dem Fortschreiten des Übels durch Behandlung mit Röntgenstrahlen oder Radium in den meisten Fällen am besten mit einer Kombination dieser beiden zu steuern. Die Hilfsmittel der zahnärztlichen Prothetik ermöglichen es, Träger für die Radiumkapseln anzufertigen, mit welchen sie ohne besondere Beschwerden für den Kranken, ja, oft ohne Behinderung der Mundfunktionen genau an den gewollten Stellen festgehalten werden können, so daß es möglich ist, auch Dauerbestrahlungen mit schwachen Präparaten, die neuerdings bevorzugt werden, ununterbrochen durch mehrere Tage hindurch anzuwenden. Leider ist die Wirkung der Bestrahlung gerade dann, wenn der Krebs sich am Knochen ausbreitet, eine geringe. Es scheint, daß man in solchen Fällen durch partielle unradikale Operationen den Strahlen sehr wirksam zu Hilfe kommen und dabei gleichzeitig die schreckliche Verjauchung der Geschwulst günstig beeinflussen kann. Zur Nachbestrahlung nach Operationen, sei es aus prophylaktischen Gründen, sei es um Rezidive zu behandeln, kann die Radiumkapsel sehr gut an der Resektionsprothese oder in ihrem Inneren angebracht werden.

Ein wertvolles Mittel gegen die quälenden Schmerzen inoperabler Karzinome im Gebiet des Gesichtsschädels kann unter Umständen die Injektionsbehandlung der betroffenen Nervengebiete sein. Eine Alkoholeinspritzung in einen Trigeminusast oder in das Gassersche Ganglion[1]) ist manchesmal imstande, mit einem Schlag den Patienten von seinen Schmerzen zu befreien, wenigstens für so lange, bis das Übel auf ein anderes Nervengebiet übergegriffen hat. Diese Mitbeteiligung (der Zervikalnerven von den Drüsenmetastasen her) ist aber leider eine sehr gewöhnliche Erscheinung und durch sie sind meine nach den Erfahrungen bei der Trigeminusneuralgie anfangs hochgespannten Erwartungen oft enttäuscht worden. Allerdings konnten auch im Gebiet der zervikalen

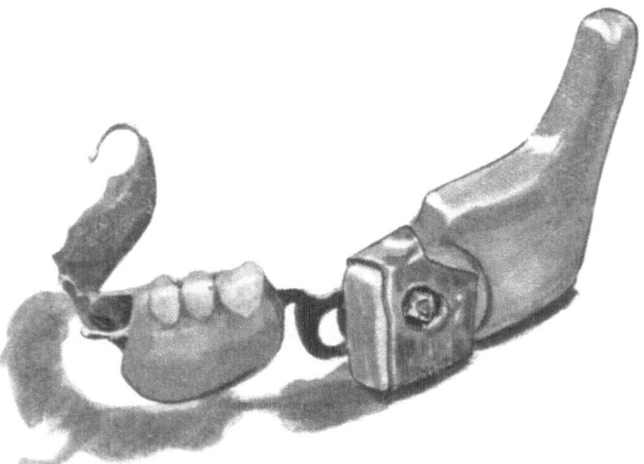

Abb. 17. Immediatprothese für einen Fall von Exartikulation des Unterkiefers nach Abtrennung in der Eckzahngegend. Der Gelenkteil besteht aus Porzellan und ist mit dem Befestigungsteil durch eine einzige Schraube beliebig einstellbar verbunden. Die Umhüllung des Porzellankiefers am vorderen Ende mit Zinn bewirkt, daß sich die beiden Teile nach dem Festziehen der Schraubenmutter nicht mehr gegeneinander verschieben.

Nerven einige sehr erfreuliche Linderungen durch Injektionsbehandlung erzielt werden, doch ist der Erfolg hier viel schwerer zu erreichen und bedeutend weniger sicher.

## Operationstechnik.

Da es heute nicht mehr nötig ist, wie vor der Einführung der Lokalanästhesie eine Kieferresektion um jeden Preis so rasch als möglich zu

---

[1]) Vgl. PICHLER, 51 Alkoholeinspritzungen in das Gassersche Ganglion. Wien. klin. Wochenschr., H. 21 u. 22, 1920.

beenden, wird man sich immer öfter von den ganz typischen Operationen entfernen und mehr individualisieren können und auf diesem Wege möglichst schonend und dabei doch gründlich operieren. So kann man z. B. bei manchen Kieferresektionen die Durchtrennung der Lippen (vgl. Abb. 19), ja der äußeren Haut überhaupt entbehren, ohne sich durch solche Schonung verleiten zu lassen, ohne genügende Übersicht zu arbeiten. Als ein brauchbarer, vielleicht neuer Operationstypus für manche Tumoren, die vom Oberkiefer oder dem Gaumenbogen auf den aufsteigenden Unterkieferast übergegriffen haben, hat sich mir die Entfernung der vorderen Hälfte dieses Astes samt dem Kronenfortsatz und nötigenfalls eines Teiles des Alveolarfortsatzes bewährt, wo früher die Exartikulation gemacht wurde. Die prophylaktische Ligatur der Carotis externa habe ich für gewöhnlich als überflüssig aufgegeben. Mit der Präparation der regionären Drüsen wird die Unterkieferresektion am besten eingeleitet und dann das ganze Paket im Zusammenhang mit dem Knochen entfernt. Bei der Oberkieferresektion machen wir die Drüsenoperation in einem zweiten Akt und auch dann nur, wenn die Drüsen schon zur Zeit der ersten Operation deutlich mitergriffen waren oder sich nachher noch vergrößert haben. Bei gut beobachteten Patienten konnte ich oft eine Rückbildung vergrößerter Drüsen nach der Entfernung des Primärtumors sehen und ich glaube, daß Kranken, die regelmäßig untersucht werden können, besser gedient ist, wenn man sie des Schutzorganes der Drüsen nicht vorzeitig beraubt, sondern diese erst entfernt, wenn man aus der zunehmenden Vergrößerung auf eine krebsige Erkrankung schließen muß. Von demselben Gesichtspunkt aus erscheint die Drüsenentfernung als Vorakt der Operation sinnwidrig. Ebenso hat mich auch die praktische Erfahrung nicht von der Heilsamkeit peinlicher, möglichst restloser prophylaktischer Ausräumung des ganzen interstitiellen Gewebes in der Gegend der regionären Drüsen überzeugen können. Ich habe, wie wohl jeder Chirurg, trotz derselben Drüsenrezidive entstehen sehen, die entweder aus übersehenen winzigen Drüschen oder aus ganz neugebildeten herangewachsen sein müssen und ich habe außerdem nie gefunden, daß eine bei der Operation entfernte Drüse bei mikroskopischer Untersuchung Krebsgewebe gezeigt hätte, wenn sie nicht schon äußerlich durch Vergrößerung und Härte verdächtig aussah. Natürlich bin ich geneigt, bei den Krebsen des Unterkiefers, des Mundbodens und der Zunge, die erfahrungsgemäß viel häufiger Drüsenmetastasen machen, bei der Operation radikaler zu sein als beim Oberkieferkrebs. Ebenso bei Patienten, von denen man annehmen muß, daß sie nicht zur Nachkontrolle erscheinen werden. Die gute Übersichtlichkeit des Operationsdefektes, die durch das Tragen einer Resektionsprothese erzielt wird, erleichtert es sehr, lokale Rezidive, die sich entwickeln, frühzeitig zu erkennen. Wenn das gelingt, so sind sie gewöhnlich nicht allzu schwer gründlich zu entfernen und geben kaum eine schlechtere Prognose als der ursprüngliche Tumor.

## Resektionsprothesen.

Die schwerwiegenden Entstellungen und Funktionsstörungen, welche nach Kieferresektionen entstehen, sind bekannt und waren mit Recht früher gefürchtet. Die Entstellung setzt sich zusammen aus dem einfachen Einsinken der über den Kiefern ausgespannten Haut-Muskelplatte des Gesichtes und den Dislokationen der zurückbleibenden Teilstücke nach Resektion am Unterkiefer. Durch diese wird das Gleichgewicht der Kräfte, die auf den beweglichen Unterkiefer einwirken, gestört. Diese Kräfte stammen nicht nur von den Kaumuskeln, sondern auch den Muskeln der Zunge, des Mundbodens, der Lippen und Wangen und von den Narbenschrumpfungen. Dazu kommt noch unter Umständen die Entstellung durch den Zahnverlust.

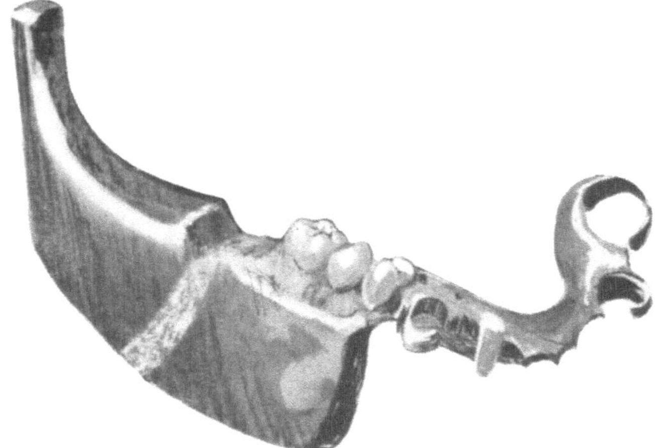

Abb. 18. Endgültige Prothese nach Exartikulation einer Unterkieferseite. In den aus Hartgummi hergestellten Kieferast ist ein Streifen weichen elastischen Kautschuks als „Pseudarthrose" eingeschaltet, der allzu starke Stöße des künstlichen Gelenkkopfes in die Pfanne wesentlich mildert.

Die Funktionsstörung besteht nicht nur aus dem Ausfall des bei der Operation mit dem Kieferstück entfernten Teiles der Zahnreihe für das Kaugeschäft, sondern es werden beim Unterkiefer auch die Zähne in den zurückbleibenden Teilen durch die Verlagerung derselben fast vollständig ausgeschaltet. Dazu kommt oft noch die Verlagerung der Zunge, die den Schluckakt und bisweilen auch die Atmung erschwert und beim Oberkiefer die durch die Resektion entstandenen Kommunikationen zwischen Mund und Nasenhöhle. Alle diese Schäden können nur unvollkommen ausgeglichen werden, wenn sie durch längeres Bestehen d. h. durch Schrumpfung der entspannten Muskeln oder gar durch Narbenschrumpfungen fixiert sind.

Dagegen kann man ihnen mit bester Wirkung schon im Entstehen begegnen, wenn man eine Immediatprothese anwendet, die schon während der Operation eingelegt, die Dislokation der Kieferfragmente und der Weichteile verhindert und den äußeren Gesichtskonturen die ursprüngliche Skelettunterlage in der normalen Größe und Form ersetzt. Es ist unendlich viel leichter, auf diese Weise das Entstehen einer Verlagerung und einer Schrumpfung zu verhüten, als diese nachträglich zu korrigieren, und es ist nebenbei ein enormer Vorteil, wenn gleichzeitig auch die Funktionen schon vor Beendigung der Operation wieder hergestellt werden. Die anfänglich geäußerten Bedenken, daß solche Prothesen die Wundheilung stören und die Wunde unübersichtlich machen, sind nicht stichhältig. Man kann geradezu das Gegenteil beweisen[1]).

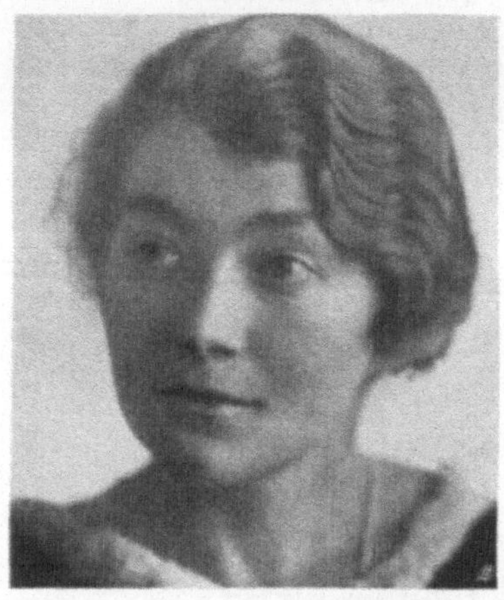

Abb. 19. Resektion des Unterkiefers vom Eckzahn bis zum zweiten Mahlzahn (5 Zähne) vor $2^{1}/_{2}$ Jahren. Ersatz des Knochens durch Transplantation aus dem Beckenkamm mit fester Vereinigung, so daß der Alveolarfortsatz und die Zähne durch eine gewöhnliche Zahnprothese ersetzt werden konnten.

Da die Immediatprothese schon vor der Operation hergestellt sein und der Mund für ihre Befestigung entsprechend vorbereitet sein muß, was nur Sache eines Zahnarztes sein kann, ergibt sich die Notwendigkeit, keine Kieferresektion zu unternehmen, ohne den Zahnarzt herangezogen zu haben.

Auch in den Fällen, die es gestatten, den Kieferdefekt primär oder später durch eine Knochenplastik zu decken, muß vorher eine entsprechende Fixationsschiene durch den Zahnarzt angefertigt werden, welche während der Heilung die Teilstücke in richtiger Lage hält und möglichst ruhig stellt. Die besten Immediatprothesen sind diejenigen, die sich nur unwesentlich von einer Dauerprothese unterscheiden. Sie sollen gleich auch einen Zahnersatz vorstellen, so daß sie vom ersten Moment an sowohl die äußere Form wie auch die Funktion wiederherstellen (vgl. Abb. 12, 16 u. 18).

Ihre Konstruktion kann und muß so einfach sein, daß durch die notwendigen Vorbereitungen die Operation nicht ungebührlich verzögert wird. Sie kann und muß auch so anpassungsfähig sein, daß der Chirurg durch sie nicht in seiner Handlungsfreiheit beschränkt ist und daß er nötigenfalls ohne Schaden über die ursprünglichen Grenzen seiner Operation hinausgehen kann.

---

[1]) Vgl. Pichler. Die Immediatprothese der beste Wundverband im Munde. Korrespondenzblatt für Zahnärzte 1916, H. 3/4.

Die Immediatprothesen gestatten es und erleichtern es sogar bedeutend, jene Teile der Defekthöhle, für die keine Schleimhautbedeckung vorhanden ist, gleich primär mit Hilfe von Oberhautläppchen nach THIERSCH zu epithelisieren. Das geschieht sehr einfach in der Weise, daß man die betreffenden Teile der Prothese mit Mastisol bestreicht und Thierschlappen mit der Wundseite nach außen darauf klebt. Die Resektionsprothese ist ja kein Implantat, sondern sie liegt in der Mundhöhle bzw. in der Ausbuchtung der Mundhöhle, die sich um die Prothese herum ausbildet und durch diese offen und in weiter Verbindung mit der Mundhöhle erhalten wird (Abb. 10 u. 11).

Einzelheiten würden an dieser Stelle zu weit führen[1]). Doch sei kurz besprochen, wie die Immediatprothesen für die verschiedenen Resektionstypen aussehen. Für die Oberkiefer-Resektion besteht die Immediatprothese aus einer einfachen Gaumenplatte aus Kautschuk mit Zahnersatz für den zu entfernenden Kieferteil und auch für alle Zähne, welche etwa vor der Operation schon fehlen. Sie wird nach der Resektion im Munde befestigt, schließt die Defekthöhle vom Munde ab und hält den Tampon an seinem Platz, der diese zunächst ausfüllt. Will man die Wundfläche an der Innenseite der Wange, den Stumpf des Masseter und wenn auch der Proc. pterygoideus entfernt worden war,

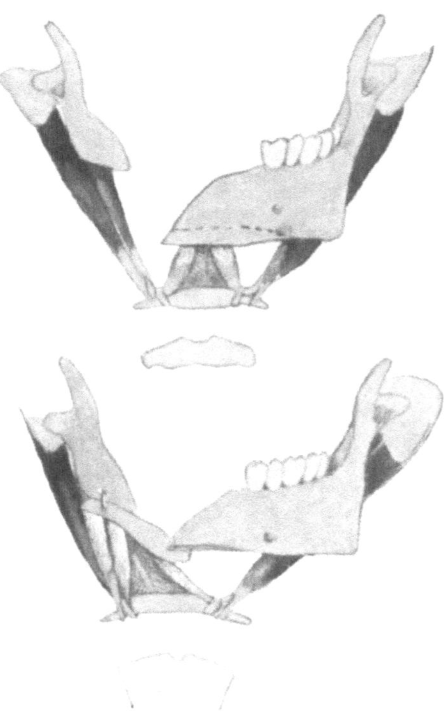

Abb. 20. Schematische Darstellung der Verschiebungsplastik. Ein Span aus dem unteren Rand des Kiefermittelstücks wird abgetrennt und bleibt durch die daran inserierenden Muskeln (der wichtigste ist der vordere Biventerbauch) gestielt und ernährt. Er wird über den Defekt nach rückwärts verschoben und durch Verzapfung oder Drahtnaht und Periostnähte befestigt.
(Aus Eiselsberg u. Pichler, Über den Ersatz von Kiefer- und Kinnhautdefekten. Arch. f. klin. Chir., Bd. 122, H. 2. Julius Springer, Berlin)

---

[1]) Vgl. PICHLER-RANZI, Über Immediatprothesen bei Unterkieferresektionen, Arch. f. Klin. Chir., Bd. 64, H. 1; PICHLER-OSER, Über Immediatprothesen nach Unterkieferresektion, ebenda, 1911, Bd. 99, H. 4; PICHLER, Über Unterkieferresektionsprothesen, Öst.-ung. Vierteljahrsschr. f. Zahnh., 1911, S. 423, oder MÖHRING, Zur Indikat. u. Technik d. Unterkieferresek-

die dadurch entstandene Wundhöhle primär epithelisieren, was die Heilung wesentlich abkürzen und vervollkommnen kann, so modelliert man zwischen Wundfläche und Tampon eine Platte aus erweichter zahnärztlicher Abdruckmasse (Stents-Masse) und beklebt diese an der Außenseite mit Thierschlappen (Abb. 12). Ein bis drei Wochen nach der Operation wird die Defekthöhle abgeformt und darnach ein in der Regel als Hohlkörper hergestellter Fortsatz an der Prothese angebracht, der die Defekthöhle vollkommen ausfüllt und von nun an den Tampon ersetzt. (Abb. 13, 14 u. 15). Er trägt durch seine in typischen Fällen etwas kolbige Form ׳die Last der Prothese, er stützt das Auge, wenn der Boden der Orbita entfernt werden mußte, so daß keine Doppelbilder entstehen, und trägt eine Augenprothese, wenn der Bulbus mit entfernt werden mußte. Der Abschluß zwischen Mund und Nase wird durch die Prothese in befriedigender Weise erreicht, so daß die Patienten vom ersten Tag an schlucken, sprechen und auch etwas kauen können.

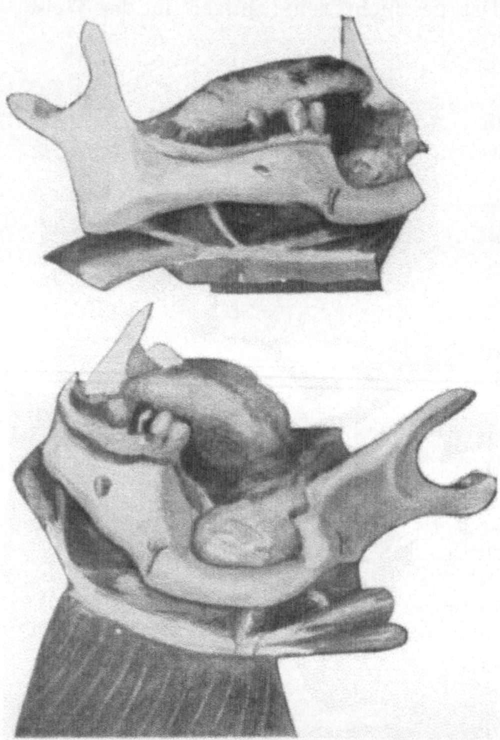

Abb. 21. Sektionspräparat eines Unterkieferdefektes, der fast 3 Jahre vor dem Tode durch Verschiebungsplastik operiert worden war. Man erkennt die solide Vereinigung der Knochenteile und die reaktionslos eingeheilten Drahtnähte.

(Aus Eiselsberg u. Pichler, Über den Ersatz von Kiefer- und Kinnhautdefekten, Arch. f. klin. Chir., Bd. 122, H. 2, Julius Springer, Berlin.)

Eine Immediatprothese für das Mittelstück des Unterkiefers (Abb. 16) sieht aus wie ein gewöhnliches Zahnersatzstück, das sich nach unten in einen massiven Klotz von der Form des Kinnteils der Mandibula fortsetzt. Der Kinnvorsprung hält die Unterlippe nach aufwärts und bewirkt, daß der Lippenschluß nicht verlorengeht, so daß der Speichel im Mund zurückgehalten werden kann. Die Zunge wird durch eine kräftige Naht an der Prothese befestigt, so daß sie nicht zurück-

tionsprothese. Verlag Meusser, Berlin 1914; PICHLER, Zur Oberkieferresektion, D. Monatsschr. f. Zahnh., 1923, S. 513.

sinken kann, was bekanntlich Erstickungsgefahr verursacht. Wenn die
Bezahnung der zurückbleibenden Unterkieferstümpfe nicht für eine
genügende Befestigung der Prothese ausreicht, sorgen geeignete Vor-
kehrungen dafür, ihre richtige Lage zur Zahnreihe des Oberkiefers
und damit auch die richtige Lage im Munde zu sichern. Nur ausnahmsweise wird die Immediatprothese an den Knochen ange-
schraubt.

Eine Immediatprothese für halbseitige Exartikulation des Unterkiefers (Abb. 17) besteht aus dem eigentlichen Kieferersatz, den ich
massiv aus Hartgummi oder Porzellan anfertige, und der sich mit
seinem Processus condyloideus in die entleerte Gelenkspfanne stützt,
und aus dem Befestigungsapparat, der an den Zähnen der erhaltenen
Seite festgeklammert wird und gleichzeitig den Ersatz für den Alveolarfortsatz und die Zähne, die bei der Operation wegfallen, trägt. Diese
beiden Teile, durch eine nach allen Richtungen verstellbare Schrauben-
vorrichtung verbunden, werden im Munde in ihre richtige Lage
gebracht und durch Zudrehen einer einzigen Schraube in dieser festgestellt. Bei der endgültigen Prothese (Abb. 18) wird nur diese Schrauben-
verbindung durch Vereinigung der beiden Teile zu einem festen Ganzen
ersetzt.

## Autoplastik.

Ein Ersatz des Knochendefektes nach Oberkieferresektion kommt
schon aus kosmetischen Gründen nur ausnahmsweise in Frage. Für den
Unterkiefer aber bedeutet die Wiederherstellung seines Zusammenhanges
durch eine Knochenplastik natürlich die einzige wirklich ideale Lösung.
Die Prothese allein kann funktionell niemals dasselbe leisten. Leider sind
nach Karzinomoperationen selten die Voraussetzungen dafür gegeben.
Schon das höhere Alter der Kranken und die Häufigkeit der Rezidiven
sind sehr ungünstige Umstände. Während bei Kieferdefekten nach Verletzungen oder Operationen minder bösartiger Sarkome die erfreulichsten
Erfolge auch mit ausgedehnten Wiederherstellungen durch freie Knochen-
Transplantation (Abb. 19) oder Verschiebung eines gestielten Knochen-
lappens aus der Nachbarschaft des Defektes erzielt werden, kommt bei
den meisten Karzinomfällen diese Methoden gar nicht in Frage. Am ehesten
wird man noch bei günstigen Verhältnissen eine primäre Verschiebungsplastik im unmittelbaren Anschluß an die Operation versuchen können.
Dabei kommt die Methode in Verwendung, die ich nach Schußdefekten
in etwa 70 Fällen mit Erfolg angewendet habe[1]) (Abb. 20 und 21). Ich habe
vier solcher primärer Plastiken nach Karzinom ausgeführt und von einer
derselben Heilung mit völliger knöcherner Wiedervereinigung von nun-

---

[1]) Vgl. PICHLER, Über Knochenplastik am Unterkiefer, Arch. f. klin.
Chir. 108, H. 4, und Sofortige Knochenplastik nach Unterkieferresektion,
Wien. klin. Wochenschr. 1923, Nr. 26; EISELSBERG-PICHLER, Über den
Ersatz von Kiefer- und Kinnhautdefekten, Arch. f. klin. Chir. 122, H. 2.

mehr 2 Jahren Dauer erzielt. Wenn man bei einem Fall die Möglichkeit einer (sofortigen oder sekundären) Autoplastik als gegeben ansieht, soll die Immediatprothese in gewissen Punkten schon auf diese Operation Rücksicht nehmen. Es ist daher zweckmäßig, diese Frage schon bei dem ersten Entwurf des Behandlungsplanes in Erwägung zu ziehen.

Mehrfach sind auch Versuche mit Implantation von Fremdkörpern (Elfenbeinschiene nach KÖNIG-ROLOFF, Einpflanzung von Goldschienen nach WARNEKROS) zum Teil mit befriedigenden Erfolgen gemacht worden. Diese Dinge können aber bei dem heutigen Stande der Prothetik und der Autoplastik praktisch wohl nur in einzelnen Fällen von Resektion in einem zahnlosen Unterkiefer in Frage kommen.

# Das Karzinom der Zunge und der Speiseröhre.

Von

## Professor Dr. Wolfgang Denk.

### Das Karzinom der Zunge.

Von sämtlichen Karzinomen in der Mundhöhle ist das Zungenkarzinom das häufigste und gehört, wie alle Karzinome in der Mundhöhle, zu den bösartigsten Karzinomformen überhaupt. Dies ist auch in Laienkreisen bekannt, so daß vielfach auch bei ganz harmlosen Erkrankungen der Zunge eine ausgesprochene Karzinomangst besteht. Das männliche Geschlecht ist ungleich häufiger vom Zungenkrebs befallen als das weibliche, das Verhältnis ist ungefähr 4 : 1. Das vierte bis sechste Dezennium stellt das Hauptkontingent an dieser Erkrankung.

Das Zungenkarzinom ist in der Regel ein von der Schleimhaut ausgehender Plattenepithelkrebs und beginnt als ein kleines, oberflächliches, rasch ulzerierendes Knötchen am Zungenrand oder -grund. Von hier aus erfolgt sehr rasch die Ausbreitung des Neoplasmas in die Tiefe. Selten entwickelt sich das Karzinom primär in der Tiefe der Zunge aus den Drüsen und stellt dann einen harten Knoten in der Substanz der Zunge dar, der anfangs noch von intakter Schleimhaut überzogen ist und erst sekundär geschwürig zerfällt.

Die Ausbreitung des Zungenkarzinoms erfolgt durch direktes Übergreifen auf die Umgebung, auf Mundboden, weichen Gaumen, Tonsillen, Epiglottis und Unterkiefer, sowie auf dem Lymphwege. Zufolge des Reichtums der Zunge an Lymphgefäßen, kommt der Ausbreitung des Karzinoms auf diesem Wege eine ganz besondere Bedeutung zu, zumal die Lymphe aus der Zunge nach beiden Seiten des Halses abgeleitet wird. Daraus erklärt sich die Tatsache, daß die beiderseitigen Lymphdrüsengruppen von Karzinom befallen sein können. Die Kommunikationen des kollaren mit dem supraklavikularen Lymphgefäßnetz hat zur Folge, daß auch die Drüsen in der Oberschlüsselbeingrube neoplastisch erkrankt sein können. So finden wir nicht nur die submaxillaren Drüsengruppen, sondern auch die Drüsen entlang der großen Halsgefäße sehr häufig erkrankt. Die rasche Infektion des Lymphgefäßsystems hat zur Folge, daß der primäre Tumor oft noch klein ist, während die Lymphdrüsenmetastasen mächtige, ulzerierte Tumoren bilden.

Im Gegensatz zu der ungemein raschen lokalen und lymphogenen Ausbreitung des Zungenkarzinoms sind innere Metastasen außerordentlich selten. Die Kranken erleben diese nicht, da sie an dem lokalen Prozeß früher zugrunde gehen. Aber auch bei den radikal Operierten und rezidivfrei Gebliebenen gehören spätere Metastasen innerer Organe zu den größten Seltenheiten.

Als ursächliches Moment für die Entstehung des Zungenkarzinoms werden chronische Reizung durch Tabak, Lues, die Leukoplakie und das chronisch rezidivierende Trauma angeführt. Der Tabak soll ähnlich wie Teer und Paraffin durch eine chemische Reizwirkung zur Karzinombildung führen können. Wenn wir aber der großen Menge von Rauchern die doch relativ wenigen Fälle von Zungenkarzinom gegenüberstellen, so scheint diese Begründung nicht recht stichhältig zu sein. Auch die Seltenheit des Zungenkarzinoms bei den doch vielfach rauchenden Orientalinnen spricht gegen die krebserzeugende Wirkung des Tabaks. Auch ein Zusammenhang zwischen Lues und Karzinom wird vielfach hervorgehoben. So werden in der Literatur 15—20% Luetiker unter den Zungenkarzinomkranken angeführt. Unter 236 Fällen der Klinik EISELSBERG gaben 27% eine luetische Infektion zu. Besonders die Kombination von Lues und Tabakabusus soll eine krebserregende Ursache darstellen. So nennt POIRIER das Zungenkarzinom den „Krebs der rauchenden Syphilitiker". Wesentlich häufiger scheint sich das Karzinom auf der Basis einer Leukoplakie zu entwickeln. In dem Material von v. BERGMANN hatten 53·8%, in dem der Klinik EISELSBERG nur 10% der Fälle Leukoplakien. Besonders jene Fälle von Leukoplakien, bei denen die weißen Flecke besonders dick und rissig sind, scheinen relativ häufig in Karzinome überzugehen. Hier liegen ausgesprochene atypische Epithelwucherungen vor, indem die Epithelschichten sich kulissenartig zwischen die Papillen einsenken.

Eine der häufigsten Ursachen ist zweifellos das chronische Trauma, welches von kariösen scharfkantigen oder spitzen Zahnresten oder schlecht sitzenden künstlichen Gebissen auf den Zungenrand oder die Zungenspitze ausgeübt wird. Das anfangs vorliegende kleine traumatische Ulkus, welches einen förmlichen Abdruck des Zahnrestes darstellt, scheint überraschend schnell in ein Neoplasma übergehen zu können. So sahen wir Fälle, bei denen das karzinomatöse Geschwür, das wie ein Negativ einer benachbarten Zahnruine aussah, nur wenige Wochen alt war. Bei der beträchtlichen Funktionsstörung, die auch nur kleine Ulzera der Zunge im Gefolge haben, muß man wohl annehmen, daß der Beginn der Erkrankung von den Patienten kaum hätte übersehen werden können.

Das klinische Bild des Zungenkrebses ist so charakteristisch, daß die Diagnose fast immer leicht und mit Sicherheit gestellt werden kann. Im ersten Anfangsstadium findet sich am Zungenrand ein kleines, hartes Knötchen, welches rasch wächst und bald ein Geschwür mit hartem, wallartigem Rand bildet. Bei den seltenen, aus den Zungendrüsen entstandenen Krebsformen, ist zunächst in der Zungensubstanz ein harter Knoten zu fühlen, der im Verhältnis zu den Plattenepithelkrebsen relativ spät geschwürig zerfällt. Stets ist die krebsige Infiltration in der Zunge viel ausgedehnter, als der Größe des Geschwüres entspricht, ein Umstand, der für die Ausdehnung der Operation von besonderer Wichtigkeit ist.

Die Neubildung greift rasch auf die Umgebung über, fixiert die Zunge, führt zu starkem Speichelfluß und erschwert die Sprache und den Schluckakt. Der im ersten Anfangsstadium schmerzlose Prozeß verursacht in fortgeschrittenen Fällen sehr heftige Schmerzen, die nach dem Gaumen und nach dem Ohr zu ausstrahlen und beim Sprechen und Essen einen quälenden Charakter annehmen. Dazu kommt noch ein auffallend starker Foetor ex ore, gelegentlich auftretende Blutungen aus dem zerfallenden Neoplasma und die zuweilen sehr frühzeitig auftretenden und dann das Krankheitsbild förmlich beherrschenden Metastasen in den Lymphdrüsen am Hals, die ihrerseits durch Druck auf die Nervenstämme zu den heftigsten neuralgischen Schmerzen führen.

Mit zunehmendem Wachstum des Krebses wird die Zunge in eine harte, unbewegliche, mit dem Mundboden oder den Kiefern verwachsene, außerordentlich schmerzhafte Masse verwandelt, welche die geringste Nahrungsaufnahme zu einer qualvollen Prozedur macht. Die Schmerzen, die ekelerregenden Zerfallsprodukte des Karzinoms und die minimale Nahrungsaufnahme haben eine rasch auftretende und fortschreitende Kachexie zur Folge, der die Kranken schließlich erliegen, wenn nicht früher schon eine Aspirationspneumonie oder die Arrosion eines größeren Gefäßes, besonders der Karotis durch den Zerfall der Halsdrüsen, den Exitus herbeiführt.

Die Differentialdiagnose bietet in der Regel keine Schwierigkeiten. Fibrome und Papillome lassen sich sowohl durch die Anamnese als auch durch das klinische Bild leicht vom Karzinom unterscheiden. Das traumatische Ulkus heilt nach der Beseitigung der schädlichen Ursache, z. B. nach der Zahnextraktion, in ein bis zwei Wochen vollkommen aus. Bleibt es nach der Extraktion schadhafter Zähne oder Glättung scharfer Kanten länger bestehen, so ist der Prozeß sehr verdächtig auf ein Karzinom.

Besondere Aufmerksamkeit erfordert unter Umständen die Unterscheidung zwischen Krebs und Tuberkulose der Zunge. Sie ist manchmal durch bloße Inspektion und Palpation nicht möglich, besonders wenn sich die infiltrierende Form der Tuberkulose mit der ulzerösen verbindet. Da wir fast immer bei der Zungentuberkulose reichlich Tuberkelbazillen im Sputum finden und eine floride Lungen- oder Larynxtuberkulose die Voraussetzung für eine Zungentuberkulose ist, wird durch die entsprechende Untersuchung die sichere Differenzierung getroffen werden können. Nur bei der außerordentlich seltenen hämatogenen Zungentuberkulose kann die Unterscheidung unter Umständen schwierig werden.

Auch zerfallende Gummen, die sich mit Vorliebe am Zungenrücken und -grund lokalisieren, können unter Umständen mit einem Karzinom verwechselt werden. Die geringere Konsistenz des Infiltrates, der meist auffallend schmierige Belag, das Fehlen von stärkeren Schmerzen und die positive Wassermannsche Reaktion werden auch hier in der Regel eine genaue Diagnose stellen lassen. Keinesfalls soll man zur Erhärtung der Diagnose den Erfolg einer antisyphilitischen Kur abwarten, weil damit viel Zeit verloren geht.

Wenn einmal in einem differentialdiagnostisch schwierigen Fall alle die erwähnten Hilfsmittel versagen, so hat das Mikroskop das letzte Wort zu sprechen. Wie bei allen Probeexzisionen empfiehlt es sich auch hier, die eventuell vorzunehmende Radikaloperation unmittelbar im Anschluß an die, am Gefrierschnitt gestellte histologische Diagnose auszuführen, damit nicht durch die Exzision eine Propagation der Karzinomzellen hervorgerufen wird.

Für die Therapie gilt als Hauptregel frühzeitigste und ausgiebigste Operation. Noch immer sehen wir Zungenkrebse, die mit dem Lapisstift behandelt werden, in der Meinung, es handle sich bloß um ein traumatisches Ulkus. Auch dieses sollte niemals lapisiert werden, denn es heilt von selbst, wenn die Ursache beseitigt ist. Die Therapie des Zungenkrebses kann nur eine operative sein. Die Keilresektion ist nur bei ganz kleinen Krebsen gerechtfertigt, sonst muß die Halbseitenexstirpation, gegebenenfalls die Totalexstirpation der Zunge ausgeführt werden. Prinzipiell müssen die regionären Drüsen auf beiden Halsseiten mitentfernt werden, worauf besonders Küttner hingewiesen hat. Dazu ist stets die Mitentfernung der submaxillaren Speicheldrüsen notwendig, weil erst dann die medial von denselben gelegenen Lymphdrüsen entfernt werden können. Auch die Drüsen entlang der großen Halsgefäße müssen entfernt werden, sobald die submaxillaren Drüsen bereits vom Karzinom ergriffen sind.

Es ist hier nicht der Ort, auf die technischen Details der Operationen einzugehen, nur mit wenigen Worten soll das Prinzip derselben erörtert werden. Der Eingriff an der Zunge wird, wenn möglich, vom Munde aus vorgenommen. Bei weit nach hinten reichenden Karzinomen oder beim Übergreifen auf die Nachbarschaft sind Voroperationen notwendig, um einen guten Zugang zu erhalten und sicher weit im Gesunden resezieren zu können. Als solche werden heute meist die quere Wangenspaltung nach Jäger, die mediane Kieferspaltung nach Sédillot oder die seitliche Kieferspaltung nach Langenbeck-v. Bergmann ausgeführt. Je nach dem Sitz und der Ausdehnung des Krebses wird der eine oder andere Weg gewählt. Beim Übergreifen des Karzinoms auf benachbarte Organe müssen auch diese radikalst entfernt werden, welche Eingriffe zu den größten und gefährlichsten Operationen gehören.

Die Mortalität der Zungenresektion ist bei kleinen Karzinomen recht gering, bei ausgedehnten Erkrankungen und den dabei notwendigen großen Eingriffen sehr hoch. Die primäre Mortalität ist seit der Einführung der örtlichen Betäubung stark gesunken, weil dadurch die

Aspiration von Blut und Speichel während und unmittelbar nach der Operation verhindert wird. Nach wie vor besteht aber im postoperativen Stadium die Gefahr der Schluckpneumonie weiter fort und sie ist die häufigste Ursache der postoperativen Todesfälle. Diese betragen nach einer Sammelstatistik von Partsch 16·6%, während Küttner nur 8·5% Mortalität berechnet. Aus dem Material der I. chirurgischen Klinik berechnete Ehrlich 1906 25·5% Mortalität, seither sank dieselbe bei 134 Operationen auf 18·6%. Sie ist deshalb noch immer relativ groß, weil in diesem Material auch die Fälle mit ausgedehnter Mundboden- oder Kieferresektion mit enthalten sind.

Entgegen der wesentlichen Besserung der primären Mortalität sind die Dauerresultate heute noch ebenso traurig wie früher. Dies hat seinen hauptsächlichsten Grund in der technischen Unmöglichkeit, den Primärtumor und die Lymphdrüsenmetastasen samt den verbindenden Lymphgefäßen im Zusammenhang entfernen zu können. Wo dieses Prinzip durchführbar ist, wie z. B. beim Mamma-, Dickdarm- oder Peniskarzinom, sind die Aussichten auf eine Dauerheilung wesentlich günstiger. Leider haben auch Radium- und Röntgenstrahlen die in sie gesetzten Hoffnungen auf eine günstige Beeinflussung nicht erfüllt. Die Dauerheilungen über drei Jahre älterer Statistiken betragen 9 bis 18%. In der Sammelstatistik von Partsch erscheinen 11% über drei Jahre geheilt. Küttner hatte 13% Dauererfolge.

Was nun die Dauerresultate des eigenen Materials anbelangt, so hat Ehrlich 1906 über 13% dreijähriger Heilungen berichtet. Herr Dr. Friedel hat die seit Abschluß der Ehrlichschen Arbeit an der Klinik Eiselsberg operierten Fälle von Zungenkarzinom jetzt nachuntersucht. Von den 134 Operierten sind 25 im Anschluß an die Operation gestorben; von 39 war keine Nachricht zu erhalten. Von den 70 Fällen, die mithin für die Beurteilung der Dauererfolge in Betracht kommen, sind 17 über drei Jahre rezidivfrei geblieben, was einer Dauerheilung von 24·2% entspräche. Dies wäre das Optimum unserer Dauererfolge. Wenn wir aber alle 39 Fälle, von denen keine Nachricht zu erhalten war, als Rezidive unter drei Jahren buchen (wir können dies nur von 20 mit Wahrscheinlichkeit annehmen), so blieben als Minimum noch immer 15·5% dreijährige Heilungen. Die richtige Zahl dürfte ungefähr in der Mitte liegen und 18 bis 20% betragen.

Daß aber eine dreijährige Beobachtungszeit für die Beurteilung wirklicher Dauererfolge zu kurz ist, bestätigt auch die Nachuntersuchung des eigenen Materials, da wir zweimal Rezidive nach je vier Jahren und je ein Rezidiv nach 6 und 11 Jahren feststellen konnten.

Jedenfalls sind die Resultate der Operation noch wenig befriedigend und unser ganzes Streben muß dahin gehen, so früh als irgend möglich zu operieren und auch beim kleinsten Karzinom große Operationen auszuführen, und sich mit kleinen Exzisionen unter Belassung von Drüsen, wie dies noch immer gelegentlich geschieht, nicht zufrieden zu geben. Das Um und Auf ist die Frühdiagnose, und diese wird nur dann gestellt werden, wenn seitens des praktischen Arztes auch den kleinsten

und harmlos aussehenden Veränderungen an der Zunge die gebührende
Beachtung geschenkt wird. Nur dann wird es gelingen, die operativen
Resultate nennenswert zu verbessern.

## Der Speiseröhrenkrebs.

Bei der Besprechung des Ösophaguskarzinoms entrollt sich uns ein
noch wesentlich düstereres Bild als beim Zungenkarzinom. Das Bronchus-
karzinom und der Krebs der Speiseröhre, besonders im intrathorakalen
Abschnitt desselben sind unter allen Karzinomlokalisationen weitaus die
ungünstigsten und einer operativen Therapie am wenigsten zugänglich.
Dies ist um so bedauernswerter, als der Speiseröhrenkrebs ein sehr häufiges
Leiden darstellt. Die Sammelforschung des deutschen Komitees für
Krebsforschung ergab, daß 5% aller Karzinome den Ösophagus betreffen,
und daß diese Lokalisation, was Häufigkeit anbelangt, etwa die vierte bis
fünfte Stelle unter allen Karzinomen einnimmt.

Auch hier ist es vorwiegend das höhere Alter, besonders das sechste
Dezennium, welches vom Speiseröhrenkrebs befallen wird. Der jüngste
an der Klinik beobachtete Fall war nur 26 Jahre alt. Wesentlich häufiger
werden Männer befallen als Frauen, in unserem Material beträgt das
Verhältnis der Männer zu den Frauen 21 : 1.

Über die Ursache des Ösophaguskarzinoms läßt sich ebensowenig
sagen wie bei den anderen Krebslokalisationen. Nach der Zusammenstellung von Starlinger aus unserer Klinik ergibt sich in 18% der Fälle
ein Karzinom in der Aszendenz, 16% der Erkrankten hatten Potus
zugegeben. Heißes Essen wird öfter in der Anamnese angegeben, ohne
daß dies aber irgendwie ätiologisch verwendet werden könnte. Einmal
hatte sich das Karzinom nach einer Laugenessenzverätzung entwickelt,
aber auch hier ist der Zusammenhang in keiner Weise sichergestellt.

Pathologisch-anatomisch handelt es sich fast ausschließlich um
primäre Neoplasmen. Metastatische Ösophaguskarzinome sind kaum bekannt, sekundäre Krebse ziemlich selten. Diese letzteren entstehen durch
Übergreifen eines primären Karzinoms des Larynx, der Trachea, Schilddrüse oder Lunge auf den Ösophagus oder als Inokulationstumoren von
höher oder tiefer gelegenen Karzinomen der Speiseröhre selbst. Die
Primärgeschwülste sind meistens Plattenepithelkarzinome, seltener
Drüsenkrebse, welche teils als tuberöse, fungöse, skirrhöse, blumenkohl-
artige, ringförmige oder diffus-infiltrierende Formen vorkommen.

Die Prädilektionsstellen des Karzinoms sind die physiologischen
Engen, besonders die Höhe der Bifurkation der Trachea, dann eine Stelle
ungefähr handbreit oberhalb des Zwerchfelles und schließlich der Übergang des Pharynx in den Ösophagus. Diese Reihenfolge stellt gleichzeitig
die Häufigkeitsskala bezüglich der Lokalisation dar. Leider sind gerade
die am schwersten zugänglichen Karzinome in der Höhe der Tracheal-
bifurkation auch die häufigsten.

Die Ausbreitung des Speiseröhrenkrebses erfolgt in erster Linie durch
direktes Übergreifen auf die Nachbarschaft, auf Herz, Gefäße, Lunge,

Trachea und Mediastinum. Das Übergreifen auf die Trachea führt in weiterer Folge zu der so oft zu beobachtenden Perforation in dieselbe, so daß eine Kommunikation zwischen Trachea und Ösophagus entsteht. Auffallend, aber allgemein beobachtet ist die Tatsache, daß derartige Perforationen durchaus nicht sofort zu einer Aspirationspneumonie führen. In der Regel erfolgt erst nach einigen Wochen die erlösende Pneumonie. Die Perforation des Karzinoms in die Aorta führt häufig zuerst zu leichten prämonitorischen Blutungen, denen dann plötzlich die foudroyante, in wenigen Minuten tödliche Blutung folgt.

Die metastatische Aussaat erfolgt meist auf dem Lymph-, seltener auf dem Blutwege. Die Lymphmetastasen treten in den periösophagealen und peribronchialen Lymphdrüsen, am Magen, in der Leber und in der Lunge auf. Sehr selten finden sich hämatogene Metastasen in der Haut, im Gehirn oder in anderen Organen. Als Unikum sei der von STARLINGER aus unserer Klinik mitgeteilte Fall erwähnt, bei welchem ein Adenokarzinom des Ösophagus multiple Metastasen in der Haut, in der Muskulatur, in der Aortenintima, im Plexus chorioideus des linken Seitenventrikels und in der Schilddrüse gesetzt hatte. Die Metastasen sind im großen und ganzen durchaus nicht häufig und wir können auf Grund unseres eigenen Materials diese Behauptung BILLROTHs bestätigen. 66% unserer obduzierten Fälle hatten isolierte Tumoren, ohne irgendwelche Metastasen. Auch LOTHEISSEN berichtet, daß über 64% der obduzierten Speiseröhrenkrebse des Franz Josefs-Spitals in Wien isoliert und metastasenfrei waren. Um so bedauerlicher ist es, daß bisher noch keine bewährte Methode für die Radikaloperation existiert, da bei der Seltenheit der Metastasierung die Radikaloperation eine besonders große Aussicht auf Dauerheilung hätte.

Das klinische Bild des Speiseröhrenkrebses ist so charakteristisch, daß die Diagnose kaum irgend welchen Schwierigkeiten begegnet. Das regelmäßigste und meist auch erste Symptom ist die allmählich sich entwickelnde Schluckstörung, die im Beginn nur bei größeren, hastig geschluckten Bissen auftritt und durch Nachtrinken von Flüssigkeit beseitigt werden kann. Diese Schluckstörung nimmt rasch zu und schließlich können auch Flüssigkeiten nur mehr langsam und in geringer Quantität geschluckt werden. Zeitweise treten durch Zerfall des Karzinoms vorübergehende Besserungen auf. Sobald die Stenose einen höheren Grad erreicht hat, werden die Speisen sehr oft erbrochen und zwar um so rascher nach der Nahrungsaufnahme, je höher die Stenose sitzt. Bei tiefsitzenden Karzinomen können die Speisen in der oberhalb des Hindernisses mehr minder stark dilatierten Speiseröhre auf längere Zeit stagnieren. Beim Skirrhus ist im allgemeinen die Progredienz der Erscheinungen eine wesentlich raschere als beim blumenkohlartigen Karzinom.

Mit der Schluckstörung ist sehr häufig ein manchmal sehr heftiger, drückender Schmerz verbunden, der von den Kranken zwischen die Schulterblätter, seltener in der Gegend des Brustbeines lokalisiert wird. Gelegentlich treten auch unabhängig vom Schluckakt ziehende Schmerzen unbestimmter Lokalisation auf.

Die Diagnose, die schon auf Grund der Anamnese, des Alters des Patienten in der Regel leicht zu stellen ist, wird nun durch eine Reihe von Untersuchungsmethoden sichergestellt. Für den praktischen Arzt ist die Sondenuntersuchung die einfachste diagnostische Methode, welche die Höhe und die Weite des Hindernisses feststellen läßt. Bei negativem Ausfall der Untersuchung wird man an die Möglichkeit eines kleinen Karzinoms oder eines durch Ulzeration zerfallenen Krebses denken müssen. Aber es können dann auch andere pathologische Veränderungen vorhanden sein, welche nur durch die Röntgenuntersuchung oder Ösophagoskopie zu erkennen sind. Ähnliche Schluckbeschwerden wie durch das Karzinom können auch durch eine Narbenstriktur, den Kardiospasmus, die Atonie der Speiseröhre, durch Divertikel, komprimierende Mediastinaltumoren, Aortenaneurysmen und intrathorakale Strumen hervorgerufen werden.

Die Differentialdiagnose läßt sich auf folgende Weise leicht stellen. Die Narbenstriktur ist am häufigsten die Folge einer Verätzung der Speiseröhre, die in der Anamnese fast stets zugegeben wird. In einem unserer Fälle hat die Patientin das Tentamen suicidii mit Lauge anfangs hartnäckig geleugnet, wodurch differentialdiagnostische Schwierigkeiten erwuchsen, die aber bei der Jugend der Patientin und der röntgenologischen Form des Hindernisses nicht allzu groß waren. Auf energisches Zureden, die Wahrheit zu sagen, gab sie schließlich zu, Lauge getrunken zu haben. Der Kardiospasmus befällt fast ausnahmslos jüngere Leute zwischen 20 und 40 Jahren. Im auffallenden Gegensatz zu den Schluckstörungen ist der Allgemeinzustand dieser Kranken meist wesentlich besser als beim Karzinom. Röntgenologisch finden wir das Hindernis an der Kardia, den Ösophagus fast stets erweitert, manchmal bis Armdicke dilatiert, besonders bei gleichzeitig bestehender Atonie der Speiseröhre. Charakteristisch für Kardiospasmus ist der scharfrandige, trichterförmige Schatten des bariumgefüllten Ösophagus. Beim Divertikel sind die Schluckbeschwerden sehr wechselnd, zeitweise ganz fehlend, auch hier ist der Allgemeinzustand selbst bei längerem Bestehen der Erkrankung wesentlich besser als beim Karzinom. Die Röntgendurchleuchtung läßt die Differentialdiagnose sofort und einwandfrei stellen. Auch komprimierende Mediastinalprozesse können röntgenologisch kaum übersehen werden.

Der Röntgenbefund des Ösophaguskarzinoms ist charakterisiert durch einen unregelmäßig begrenzten Füllungsdefekt. Bei sehr guten Aufnahmen ist gelegentlich auch die ganze Ausdehnung des Tumors deutlich zu erkennen. In der Seitenansicht wölbt dieser öfters die hintere Trachealwand vor, bei Perforationen in die Trachea zeigt sich unmittelbar nach dem Schlucken des Bariums ein so überraschendes Bild, daß ich es kurz schildern möchte. Von der Höhe des Hindernisses aus bleibt die Speiseröhre nach abwärts vollkommen leer, dagegen wird plötzlich in beiden Lungenfeldern der Bronchialbaum durch Aspiration des Bariums sichtbar. Es erfolgen sehr bald einige Hustenstöße und nach wenigen Minuten ist der Bronchialbaum wieder leer.

In jenen nicht häufigen Fällen, bei denen die Röntgendurchleuchtung keinen deutlichen Füllungsdefekt, sondern nur ein Hindernis im allgemeinen zeigt, wird sowohl durch die Anamnese wie durch den Allgemeinzustand des Patienten die Diagnose mit großer Wahrscheinlichkeit zu stellen sein. In zweifelhaften Fällen ist die Ösophagoskopie berufen, die Diagnose zu klären. In der Regel gelingt es, den Tumor im Tubus deutlich zu sehen, es kommt allerdings auch bei der direkten Endoskopie gelegentlich vor, daß das eingeführte Rohr infolge submuköser Ausbreitung des Krebses oder perikanzeröser entzündlicher Infiltration nicht ganz bis zum Ulkustumor vorgeschoben werden kann. In diesen Fällen, bei welchen dann auch die Probeexzision negativ ausfallen kann, läßt sich die Diagnose nur mit größerer oder geringerer Wahrscheinlichkeit stellen.

Die Therapie des Ösophaguskarzinoms ist teils eine konservative, teils eine operative. Die Wahl der Behandlung hängt in erster Linie vom Sitz des Neoplasmas ab. Ist dieser für eine Radikaloperation günstig, und das ist nach dem heutigen Stand der Technik bei dem im Halsteil der Speiseröhre sitzenden .Karzinom der Fall, so muß unbedingt operativ eingegriffen werden. Seitdem CZERNY 1877 als Erster mit Erfolg den karzinomatösen Halsteil des Ösophagus resezierte, wurde dieser Eingriff wiederholt, allerdings mit relativ geringen Heilerfolgen ausgeführt. Die besten Resultate hatten GARRÈ, GLUCK, v. HACKER, SAUERBRUCH und KÜTTNER erzielt.

Auch die an der Kardia selbst gelegenen Krebse sind technisch der Radikaloperation zugänglich. Aber auch hier sind die Resultate äußerst spärlich. Länger dauernde Heilungen nach erfolgreicher Resektion der Kardia hatten E. BIRCHER, KÜMMELL, KÜTTNER, VÖLCKER und ZAAJER erreicht.

Die geringsten Aussichten für eine operative Entfernung und Heilung bieten die Karzinome des Brustteiles der Speiseröhre. Trotz zahlreicher Versuche vieler hervorragender Operateure ist es bisher nur dreimal geglückt, den intrathorakalen Abschnitt der Speiseröhre wegen Karzinom erfolgreich zu resezieren (TOREK, LILIENTHAL und HEDBLOM). Aber auch von diesen Dreien hat nur TOREK das Glück einer wirklichen Dauerheilung bis über 10 Jahre gehabt. Der Kranke LILIENTHALS ist $1^1/_2$ Jahre nach der Operation an einem Rezidiv gestorben und auch der Fall von HEDBLOM soll, einer privaten Mitteilung zufolge, einem Rezidiv seines Grundleidens bereits erlegen sein.

So spärlich diese Operationserfolge sind, so ermuntern sie doch immer wieder zu neuen Versuchen, die sonst sicher einem schrecklichen Tode verfallenen Kranken zu retten. Die Schwierigkeit des Entschlusses zu dieser Operation liegt in der enormen Gefährlichkeit derselben, die wir schließlich dem Patienten nicht ganz verschweigen dürfen. Wir können ihm aber andererseits aus Gründen der Humanität die absolut letale Prognose seines Leidens nicht mitteilen. Die Möglichkeit des Erfolges der Radikaloperation wird außerdem durch den Umstand beeinträchtigt, daß die Kranken meist erst dann nennenswerte Schluckbeschwerden haben und zum Arzt gehen, wenn das Karzinom bereits ziemlich weit

vorgeschritten ist, und andererseits ein Kranker mit nur geringen Schluckstörungen, dem man die Ursache derselben nicht sagen darf, sich kaum
je einer so schweren und lebensgefährlichen Operation unterziehen wird.

Für die Mehrzahl der Speiseröhrenkrebse bleibt also nur mehr die
künstliche Ernährungsfistel, mit der aber weder der Arzt noch der Patient
jemals eine Freude erlebt. Sie dient nur zur Beseitigung des oft sehr
quälenden Hunger- und Durstgefühles und hat daher nur dann einen
Zweck, wenn die Stenose der Speiseröhre schon so weit vorgeschritten ist,
daß die natürliche Ernährung in hohem Grade beeinträchtigt ist.

Von den unblutigen Behandlungsmethoden erweist sich die Radiumbehandlung des Karzinoms in manchen Fällen als zweckmäßig. Wenn
sie auch häufig gänzlich versagt, so sind doch bemerkenswerte vorübergehende Verbesserungen damit erzielt worden (KURTZAHN). Die Röntgenbehandlung hat bisher keine bemerkenswerte Erfolge zu verzeichnen.

Was nun die einfache Sondenbehandlung anbelangt, so unterliegt es
keinem Zweifel, daß damit vorübergehende Erweiterungen der karzinomatösen Stenose und dadurch Besserungen des Schluckaktes und Ge-
wichtszunahme erzielt werden können. Das wesentliche dieser Behandlung
liegt in der günstigen psychischen Beeinflussung der Kranken. Wer
aber erlebt hat, daß unmittelbar nach Einführen oder nach der Entfernung der Sonde eine tödliche Blutung auftrat, oder daß sich an die
Sondierung eine tödliche Mediastinitis anschloß, der wird auch diese
sonst so einfache Behandlung lieber unterlassen. Zur psychischen Beeinflussung des Kranken können auch harmlosere Mittel angewendet
werden. Zu diesen gehören in erster Linie sorgfältige Regelung der Diät
durch zweckentsprechende Auswahl der Nahrungsmittel und Linderung
der Schmerzen durch Anästhesin oder Morphium.


# Das Karzinom des Rachens.

### Von

## Professor Dr. Hermann Marschik.

So wie der menschliche Rachen kein einheitliches, gleichmäßiges
Organ bzw. Gewebe darstellt, kann auch der Krebs des Rachens nicht
von einheitlichen Gesichtspunkten aus beurteilt werden. Zunächst muß
in Erinnerung gebracht werden, daß nach der neueren anatomischen
und physiologischen Einteilung der Rachen von der Schädelbasis, dem
sog. Rachendach, bis unterhalb des Ringknorpels reicht, bis zum sog.
Ösophaguseingang, und im allgemeinen in drei Abschnitte zerfällt, die
zufolge der Beziehungen zu den Nachbarorganen ausgesprochene Unterschiede in ihrer Physiologie und Pathologie aufweisen. Die Abschnitte
werden demgemäß auch nach diesen Nachbarorganen als Nasenrachen,

Mundrachen und Kehlkopfrachen bezeichnet, wissenschaftlich Rhino-
(Epi), Oro- (Meso-) und Laryngo- (Hypo-)Pharynx. Der letzte Abschnitt,

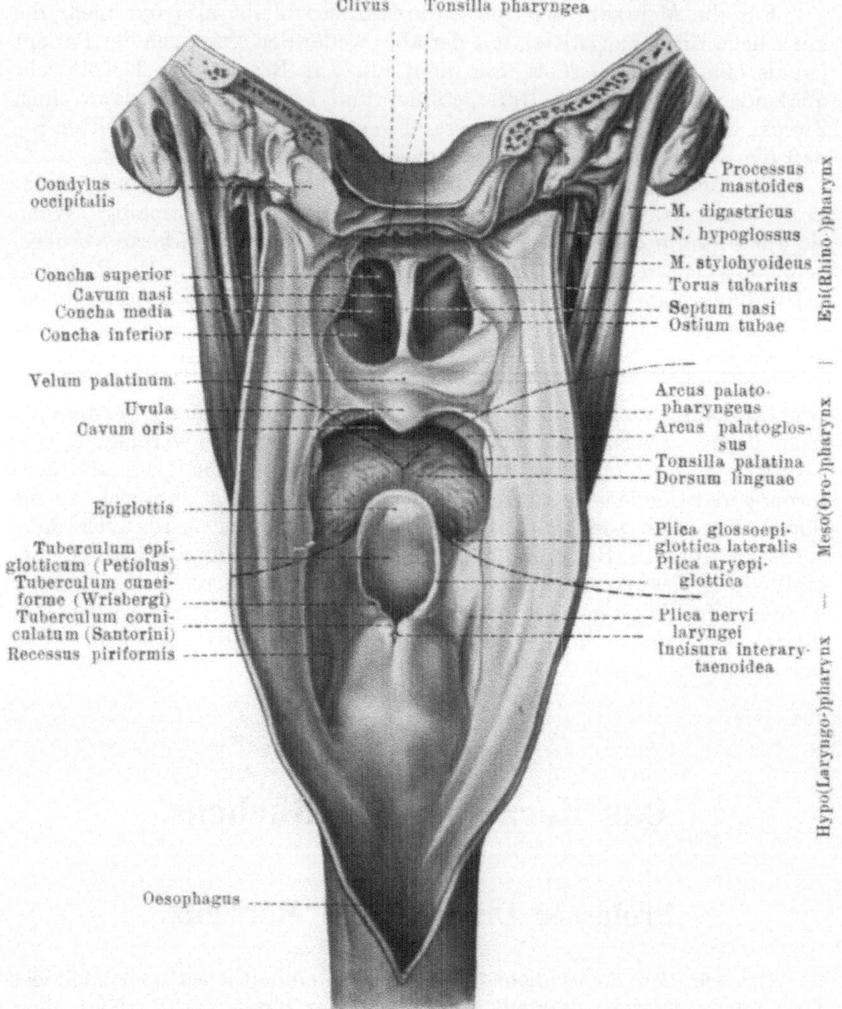


Abb. 1. Rachen, von hinten aufgeschnitten. Übersichtsbild.
Grenzen der drei Abschnitte.
(Nach Schultze, Atlas und Grundriß der topographischen und angewandten Anatomie, und
Denker-Brünings, Lehrbuch der Krankheiten des Ohres usw.)

der vom Kehlkopfeingang bis zum Ösophaguseingang reicht, wurde
ehedem und wird vielfach auch heute noch als Ösophagus bezeichnet,
obwohl er vom Ösophagus genau so different ist wie der Mundrachen, und

ein großer Teil der klinischen Literatur und der anatomischen Bezeichnungen ist von diesem Standpunkt aus einer Revision zu unterziehen, bzw. von der Ösophaguspathologie abzutrennen, so die ZENKERschen Pulsionsdivertikel, viele sog. Ösophagusfremdkörper und Ösophagusverletzungen, Tumoren, die sog. Ösophagus-Larynxfisteln usw. Dieser begründeten Einteilung zufolge sollen auch die drei Abschnitte gesondert besprochen werden, ein Vorgehen, das auch KNICK in seinem Artikel im Zweifel-Payrschen Handbuch der bösartigen Geschwülste eingehalten hat.

Alle Statistiken, von denen wir die bekannten von SCHUMACHER, LINDENBORN, MELLER hervorheben, kommen zu dem Ergebnis, daß der Krebs des Rachens zu den ungünstigsten Lokalisationen zu rechnen ist, wenn man die hohe Mortalität bei der Operation, die große Rezidivfähigkeit und die große Anzahl der schon als inoperabel zur Beobachtung kommenden Fälle in Betracht zieht. Letzterer Umstand ist, abgesehen von den Schwierigkeiten der Diagnose, den geringfügigen Symptomen am Anfang des Leidens, wohl auch durch die reiche Lymphgefäßversorgung der Rachenschleimhaut bedingt, zufolge welcher es frühzeitig nicht nur zur Infektion der benachbarten Lymphdrüsen, sondern auch schon zu Fernmetastasen kommt. So verzeichnet SCHUMACHER unter 136 Rachenkrebsen 61% davon von vornherein inoperabel. Die unmittelbare Mortalität von mit Exstirpation behandelten Fällen berechnen LINDENBORN mit 39%, SCHUMACHER mit 35%. Ebenso sind die Dauerresultate äußerst traurige; drei Viertel aller Operierten bekamen Rezidive. Ich möchte glauben, daß dieses Verhältnis noch viel zu günstig berechnet ist. SCHUMACHER errechnet als Verlängerung der Lebensfrist durch die Operation nur sieben Monate. Was das Geschlecht anbelangt, so überwiegen wie überhaupt beim Krebs der oberen Luft- und Speisewege weitaus die Männer. Dem Alter nach hält sich der Rachenkrebs im „Karzinomalter", d. h. vom 40. Jahre aufwärts, doch sind auch in diesem Gebiete eine Reihe von Karzinomen bei Jugendlichen beobachtet worden, so von SCHMIEGELOW im Nasenrachenraum bei einem zwölfjährigen Jungen, von JEANNERET an der Rachentonsille bei einem sechsjährigen Kind, von KOFLER im Hypopharynx bei einem 14jährigen Mädchen u. a. m.

## Krebs des Nasenrachens.

Der Nasenrachen, der vom Rachendach bis in die Höhe des Gaumensegels reicht, ist durch die Nähe der Schädelbasis, von der er ja ein Teil ist, der Tuben und der Choanen gekennzeichnet. Dicht unter der Schleimhaut liegen die Knochen des Keilbeinkörpers, der beiden ersten Halswirbel, der hintere Rand des Septums, das Gaumenbein und der Processus pterygoideus, welche Knochenanteile, da sie verschiedenen Gesichts- und Schädelknochen angehören, durch mehr weniger offene Suturen und Fissuren getrennt sind. Das Karzinom wird daher frühzeitig Gelegenheit haben, einerseits die knöcherne Basis der befallenen Schleimhautpartie zu ergreifen, anderseits in die Spalten, besonders die Fossa pterygopalatina vorzudringen und damit in ein Stadium einzutreten, wo eine Radikaloperation kaum mehr Aussicht bietet, von der technischen Schwierigkeit abgesehen. Der Nasenrachen ist auch ein so verstecktes Gebiet, seine Untersuchung nur mittels schwieriger Spezialmethoden möglich, so daß es kein Wunder ist, wenn bei diesen diagnostischen Schwierigkeiten der Krebs des Nasenrachens lange Zeit fast unbeachtet blieb, so daß SCHUMACHER noch 1912 unter 137 Rachenkrebsen nur zwei des Nasenrachenraumes verzeichnet. Immerhin haben sich in neuerer Zeit die Beobachtungen immer mehr gehäuft, wohl hauptsächlich durch die Fortschritte der Rhinologie und ihrer Untersuchungsmethoden, so daß heute wohl schon an 200 Fälle veröffentlicht sind.

Die Karzinome sind gegenüber den Sarkomen verhältnismäßig seltener, hauptsächlich auch weil hier das meist von der Rachentonsille ausgehende Lymphosarkom hinzukommt.

Histologisch handelt es sich meist um Carcinoma simplex, vom Deckepithel der Schleimhaut ausgehend, seltener sind verhornende Plattenepithelkarzinome, noch seltener Adenokarzinome.

Wenn man die Verstecktheit des Nasenrachenraumes berücksichtigt, seine eigentümliche Bildung, nämlich eines Hohlraumes von nahezu Nußgröße beim Erwachsenen, ohne deutliche Gliederung, so ist es nicht verwunderlich, wenn gerade hier die klinischen Erscheinungen eines Tumors, d. h. einer Schwellung, bei einem Hohlraum die einer Verengerung desselben, so besonders lange auf sich warten lassen. Von allen Autoren wird daher immer wieder die lange Latenzperiode hervorgehoben. Solange der Tumor klein und auf die Schleimhaut beschränkt ist, ist es kaum denkbar, daß er sich irgendwie bemerkbar macht. Und das hervorstechendste Symptom des manifesten Stadiums, die Verlegung der Nasenatmung, meist zuerst auf einer Seite, hat daher geringe Bedeutung, weil es für eine Frühdiagnose zu spät auftritt. Viel wichtiger sind Symptome, die an der Nachbarschaft des Nasenrachenraums sich oft sehr früh zeigen; das ist die sog. Rhinitis vasomotoria, Tonusstörungen des Schwellgewebes der Nasenmuscheln, wie sie durch alle Prozesse, die zur Stauung oder entzündlichen Reizung führen, auch einfache Katarrhe, chronische Tonsillitis usw. hervorgerufen werden kann. Sie gibt sich kund durch Nasenverstopfung wechselnder Stärke, Perioden freier Atmung wechseln mit Stenose ab, während die Stenose durch den Tumor selbst konstant bleibt. Ferner sind leichte Blutungen zu erwähnen, entweder durch die Nase beim Schneuzen oder auch beim Räuspern erscheinend. Das wichtigste Frühsymptom aber ist die Gehörstörung, die nur bei genau auf das Rachendach oder auf die Hinterwand beschränkten Tumoren ausbleibt. Sie äußert sich objektiv als Tubenverschluß, Stauungskatarrh, besonders charakteristisch ist die Form des sog. sekretorischen Katarrhs.

Im manifesten Stadium stellen sich dann der Reihe nach Kopfschmerzen, zunehmende und unveränderliche Nasenverstopfung ein. Die Stimme und Sprache nimmt immer mehr und mehr den toten Charakter der Rhinolalia clausa an, wie sie besonders bei adenoiden Vegetationen und großen Polypen der hinteren Nasenpartie bekannt ist. Ein charakteristisches Merkmal dieser Periode sind Trigeminusneuralgien, insbesondere ist es der an der seitlichen Wand des Nasenrachens nahe der Schleimhaut verlaufende dritte Ast, der frühzeitig ergriffen wird. Für malignen Tumor, also einen destruktiven Prozeß ist charakteristisch, daß mit der Zeit zur Neuralgie auch Anästhesie in demselben Versorgungsgebiet hinzukommt. Bei Tumoren in der Gegend der Tubenöffnung kommt es dann zur Ausbildung der sog. Trotterschen Trias, die in Hörstörungen, Neuralgie und Anästhesie des dritten Trigeminusastes und einseitiger Gaumensegelparese besteht, erzeugt durch das Hineinwuchern des Karzinoms in den M. levator veli palatini. Durch die muskuläre Infiltration kommt es aber nicht zur Erschlaffung und Senkung, sondern zum Höherstehen der paretischen Hälfte. Multiple Hirnnervenlähmungen, und zwar zunächst der vier letzten (9, 10, 11, 12), die nahe beieinander an der Schädelbasis austreten, dann Neuralgien auch des ersten und zweiten Astes mit nachfolgender Anästhesie, Parese des motorischen Quintusastes und damit Lähmung der Kaumuskulatur einer Seite, endlich Augenmuskellähmungen bis zur völligen Ophthalmoplegie, Protrusio bulbi und Erblindung, gelegentlich auch Erscheinen des Tumors im Mittelohr, sind weitere wichtige Stationen des manifesten Stadiums und Anzeichen, daß der Tumor sich mehr und mehr an der Schädelbasis ausbreitet und durch die vorgebildeten Wege der verschiedenen Spalten und Kanäle vordringt. Alle diese Nervenstörungen können aber lange Zeit nur durch Stauungsödem oder entzündliche Reizung und Stauung bedingt sein und daher bei entsprechender Behandlung, insbesondere Beseitigung der entzündlichen Schwellung des Karzinoms wieder zurückgehen, wie ich einen solchen Fall an der Klinik CHIARI beobachtet habe. Ein ungünstiges Zeichen ist jedenfalls die Kombination von Anästhesie mit Neuralgie. Endlich wuchert der Tumor allenthalben in die Nachbar-

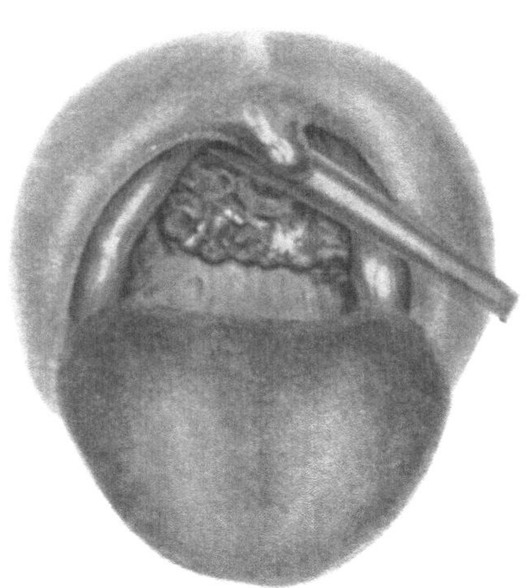

Abb. 2. Nasenrachenkarzinom, vorgeschritten. Der untere Rand erscheint im Mesopharynx hinter dem weichen Gaumen.

(Nach Grünwald, Atlas der Krankheiten der Mundhöhle, des Rachens und der Nase.)

schaft, das Gaumensegel wird immer mehr vorgetrieben, schließlich erscheint der untere Tumorrand an der seitlichen oder hinteren Rachenwand der Pars oralis, die Einwucherung in die Mm. pterygoidei erzeugt Kieferklemme, die fortschreitende Zerstörung des Keilbeins und der Wirbelsäule führt zu den traurigen Erscheinungen des Terminalstadiums: Unerträgliche, auch durch Morphium nicht mehr beeinflußbare Kopf-

schmerzen, immer profusere, ja tödliche Arrosionsblutungen, Foetor ex
ore, Unbeweglichkeit des Kopfes und Halses, heftige Schmerzen bei
Bewegungen, schließlich Erscheinungen spinaler und bulbärer Lähmung,
Sopor als Zeichen des Einwucherns in den Cerebrospinalraum und der
völligen Erweichung der Schädelbasis, die den Schädel nicht mehr auf
der Wirbelsäule halten kann, so daß schon bei der Aufrichtung durch
Kompression der Hirnbasis und des verlängerten Markes es zu Atem-
stillstand und plötzlichem Tod kommen kann. Doch macht der Tod
meist schon viel früher durch die fortschreitende Kachexie infolge der
Schlucklähmungen, ungenügenden Nahrungsaufnahme, durch Schluckpneumonie dem Leben ein Ende. Im Gegensatz zu den Nasen- und Neben-
höhlentumoren ist Meningitis und Hirnabszeß durch Einwuchern in das
Gehirn äußerst selten. Am ehesten sieht man noch Einwuchern durch
das Foramen lacerum und das Ganglion Gasseri in die Schädelhöhle. Dieser
Verlauf spielt sich meist innerhalb ein bis zwei Jahren ab, doch haben
mehrere Autoren über Fälle berichtet, die bis zu acht Jahren gelebt haben. So
der Fall meines Vorgängers an der Poliklinik KOSCHIER, der acht Jahre, allerdings
nach diversen Palliativoperationen (Exkochleation), gelebt und KOSCHIER zu
dem Ausspruch veranlaßt hat: „Jeder Operateur wäre stolz, einen solchen Fall
acht Jahre nach dem operativen Eingriff noch lebend vorstellen zu können."
Verhältnismäßig frühzeitig erkranken die regionären Lymphdrüsen,
ja, sie sind in vielen Fällen das erste vom Patienten bemerkte Symptom, das
ihn zum Arzt führt. Da ist vor allem wichtig zu wissen, daß die regionären Drüsen
für den Nasenrachenraum

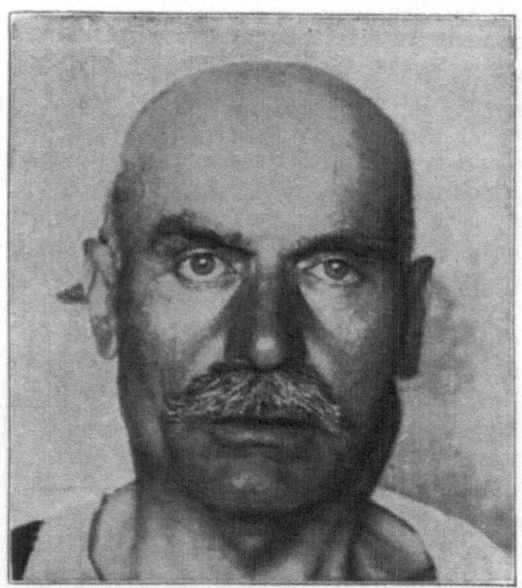

Abb. 3. Drüsenmetastasen bei Nasenrachenkarzinom. Typisch die Auftreibung der seitlichen oberen Halspartien.

(Aus Knick, Bösartige Geschwülste des Rachens in
Zweifel-Payr, Die Klinik der bösartigen Geschwülste)
I. Band.)

die retropharyngealen und die tiefen Halsdrüsen sind, namentlich die
unter dem oberen Sternokleidokopf gelegenen. Durch Anschwellung derselben ergibt sich ein typisches Bild des Patienten, wie es die Abb. 3
zeigt. Wenn der Tumor sonst keine Erscheinungen macht, so kann dieses
Symptom, wie es immer wieder geschieht, für harmlose tuberkulöse

Lymphome gehalten und einer dementsprechenden unzulänglichen Behandlung unterworfen werden, bis die beste Zeit für eine aussichtsreiche Behandlung verstrichen ist. Auch die retropharyngealen Drüsen sind immer ein Stiefkind ärztlicher Aufmerksamkeit gewesen. Auf die ersten Anzeichen von Anschwellung derselben, Vorwölbung der hinteren Rachenwand hinter dem hinteren Gaumenbogen sollte viel mehr geachtet werden.

Von den primären eigentlichen Karzinomen des Nasenrachenraumes sind die sekundären abzugrenzen, die entweder von den Nebenhöhlen, insbesondere Keilbeinhöhle, Siebbeinlabyrinth und Kieferhöhle oder

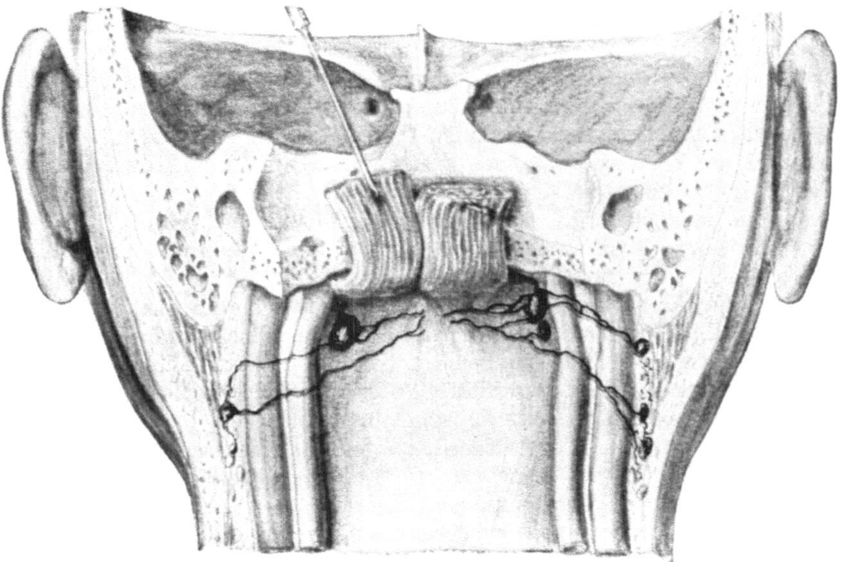

Abb. 4. Retropharyngeale Drüsen.
(Aus Most, Lymphapparat usw. in Katz-Blumenfeld, Handbuch der speziellen Chirurgie des Ohres, I. Band.)

von der Schädelbasis ihren Ausgang nehmen. Speziell die Schädelbasistumoren können lange Zeit unbemerkt bleiben. Charakteristisch ist für sie das frühzeitige Auftreten von Trigeminus-Neuralgien und Lähmungen der letzten Hirnnerven, eventuell auch Lymphdrüsenpaketen unter dem Ohr. Im späteren Stadium dürften in der Symptomatologie nicht viele Unterschiede sein, nur daß die Schädelbasistumoren früher zum Tode führen als die primären Nasenrachengeschwülste.

Die Diagnose, speziell die Frühdiagnose steht und fällt mit der Kenntnis bzw. der Aufmerksamkeit der Ärzte und insbesondere der praktischen Ärzte auf die Frühsymptome des Latenzstadiums. Die endgültige Diagnose hat der Facharzt zu stellen, aber der praktische Arzt soll bei gewissen Symptomen, namentlich wenn sie im entsprechenden Alter bei einem männlichen Individuum auftreten, an die Möglichkeit eines malignen Nasenrachentumors denken. Ich möchte dabei besonders auf die einseitige Hörstörung, sekretorischen Katarrhe, Trigeminusneuralgien und die erwähnten Lymphome unter dem Ohr aufmerksam machen. Die Diagnose ist durch die Rhinoskopia posterior wesentlich gefördert worden und sind seit ihrer Einführung in die Laryngologie die Beobachtungen immer zahlreicher. Doch ist sie nicht die einzige und oft nicht ausreichende Untersuchungsmethode. Die digitale Exploration und das Röntgenverfahren sollten immer auch zu Hilfe genommen werden. Auch die Rhinoskopia posterior, wie sie von ihren Begründern ausgebaut worden ist, mit dem Zungendrücker und dem kleinen Nasenrachenspiegel, hat in neuerer Zeit verschiedene, gerade für die rechtzeitige Erkennung beginnender Karzinome wichtige Modifikationen und Bereicherungen erfahren. Ich nenne das Salpingoskop, ein zystoskopartiges, durch die Nase von vorne eingeführtes Instrument, die Specula von YANKAUER und GYERGYAI und die verschiedenen Instrumente zur Vorziehung bzw. Fixation des Gaumensegels nach VOLTOLINI, STEPHAN, G. HOFER u. v. a. Sache des Spezialisten, dem ein Kranker mit der Frage Nasenrachenkarzinom geschickt wird, ist es, mit allen Mitteln ein genaues Bild des so versteckten Nasenrachenraumes zu gewinnen und sich mit halben Ergebnissen nicht zufrieden zu geben, denn er trägt die volle Verantwortung für die frühzeitige Erkennung des Latenzstadiums eines solchen Tumors. Die Differentialdiagnose hat gegenüber Tuberkulose und Sarkom, die gerade im Nasenrachenraum häufig karzinomähnliche tumorartige Infiltrate bilden, zu unterscheiden. Die wertvollsten und eindeutigsten Ergebnisse liefert die vom Mund oder von der Nase aus zu bewerkstelligende Probeexzision, aber nur, wenn sie positiv ausfällt. Jedenfalls soll man von verschiedenen Stellen des verdächtigen Tumors Stücke entnehmen. Bei negativem Ausfall soll man die Probeexzision aus den Lymphomen entnehmen, wenn welche vorhanden sind.

Die Behandlung kann eine radikal-operative oder eine konservative sein. Die erstere hat hier leider, obwohl eine Reihe von mehr minder brauchbaren Methoden zur Freilegung dieser so versteckten Körperpartie ausgearbeitet worden sind, fast völlig versagt, was nach dem oben Gesagten nicht verwunderlich ist. Die Mehrzahl der Fälle kommt überhaupt schon inoperabel zur ersten Beobachtung, da eine radikale Operation, d. h. im Gesunden ja fast nur bei den reinen Schleimhauttumoren, die noch nicht die knöcherne Basis ergriffen haben, möglich ist und selbst bei solchen wird es sich mancher Chirurg überlegen, einen von den großen, mit starker Blutung einhergehenden, teilweise auch verstümmelnden Eingriffen auszuführen, um schließlich nach Freilegung des Nasenrachenraumes auf einen vielleicht bohnengroßen Tumor zu stoßen, von dem nicht einmal sicher ist, ob nicht auch er schon in den benachbarten Fissuren und Organen schon Ausläufer gesetzt hat. Von den Operationsmethoden sind zu nennen die seitliche Nasenaufklappung nach LANGENBECK, die seitliche Aufklappung mit Resektion der lateralen Nasenwand nach MOURE, die endorale Resektion der lateralen Nasenwand nach DENKER, eventuell kombiniert mit Spaltung des weichen Gaumens, die

Abklappung des harten Gaumens innerhalb des Processus alveolaris nach Gussenbauer, die Abklappung der ganzen Oberkieferbasis beiderseits nach Partsch-Löwe, die osteoplastische Resektion der Oberkiefer nach Langenbeck-Kocher und endlich die seitliche Eröffnung nach Durchsägung oder Resektion des aufsteigenden Unterkieferastes nach Mikulicz. Allen diesen, meist sehr ingeniösen Methoden haften, abgesehen von der schon oben erwähnten Diskrepanz zwischen Größe des Eingriffes und Erfolg der Freilegung, auch gewisse Nachteile und Gefahren von Funktionsstörungen oder Verletzungen benachbarter Organe an. Die Nasenaufklappung bedingt oft bedenkliche kosmetische Schäden, die Operationen vom Munde aus die Gefahr der Infektion mit nachfolgender Sequester- und Fistelbildung, Verletzung und Lähmung des Gaumensegels, mangelhafte Heilung der Spaltung desselben mit der höchst unangenehmen Funktionsstörung des Uranoschisma, die Mikuliczsche Operation die Gefahr der Verletzung oder Schädigung des VII., eventuell auch der anderen letzten Hirnnerven. Der Konservativismus der Operation muß immer mit mangelhafter Übersicht und Zugänglichkeit bezahlt werden und umgekehrt. Die Erfolge waren demgemäß auch höchst unbefriedigende, geradezu klägliche, so daß diese großen Eingriffe schließlich fast nur für die gutartigen Tumoren, vor allem die Angiofibrome reserviert blieben und man sich beim Krebs auf Palliativoperationen beschränkte, worunter meist die Ausräumung des Nasenrachens von der Nase oder vom Munde aus mit scharfem Löffel, Zange oder Adenotomie-Instrument verstanden werden.

Der Nasenrachenkrebs galt daher als nahezu unheilbare Erkrankung auch in den Frühstadien und es bedeutet hier mehr als auf irgend einem anderen Gebiet die Schöpfung der Strahlentherapie eine neue Epoche in der Behandlung des Nasenrachenkrebses. Eine Reihe schöner Erfolge, auch vollkommene Heilungen sind schon erzielt worden (Chiari, Krampitz, Eicken, Schmiegelow, Ledermann, Kuznitzki, Verfasser) und die Streitfrage lautet derzeit nur, ob Radium, Röntgen oder Kombination beider, sowie ob Strahlentherapie allein oder in Verbindung mit konservativen Eingriffen. Während beim Sarkom das Problem heute schon zugunsten der reinen Strahlentherapie entschieden zu sein scheint, man sogar vor irgend welchen Operationen, ja auch schon vor jeder Probeexzision warnt, weil mit großer Wahrscheinlichkeit eine Wucherungsanregung und ungünstige Entwicklung der Krankheit zu erwarten ist, steht diese Lösung für den Krebs meines Erachtens nach noch durchaus nicht fest. Vor allem bei größeren Tumoren scheint die möglichste Verkleinerung desselben resp. Entfernung bis auf geringe Reste den Vorteil zu haben, einen gewissen Vorsprung für die dann nachfolgende Strahlenbehandlung zu gewinnen. Bei dem so versteckten Nasenrachenraum kommt noch hinzu, daß erst die chirurgische Ausräumung oft die Möglichkeit bietet, mit dem Radiumträger überhaupt an den Tumor heranzukommen. Was die Bewertung der beiden Strahlenarten anbelangt, so besagt die allgemeine und insbesonders auch meine eigene Erfahrung, daß von den Röntgenstrahlen am Schädel, wahrscheinlich wegen der vielfachen und ganz unkontrollierbaren Abfilterung der Strahlen, doch noch sehr wenig zu erwarten ist. Ich habe nur selten greifbare Erfolge gesehen. Der Schädel ist meiner Meinung nach die Domäne des Radiums, während ich das Röntgenverfahren für die Bearbeitung der Abflußwege und der infizierten Lymphdrüsen am Hals geeignet halte. Für die Radiumbehandlung haben wir heute zwei Methoden zur Verfügung: die bisherige mit gefilterten Trägern von 10 bis 100 *mg* und mehr, und die von Frankreich und Amerika ausgegangene Methode der Radiumnadeln in kleinen Dosen, womit der Tumor gespickt wird. In dem so schwer zugänglichen Nasenrachenraum dürfte wohl der ersteren mehr Bedeutung zukommen, um so mehr als ja in dem allseits von Knochen umgebenen Nasenrachenraum nur schwer die Nadeln anwendbar sind, und wenn man weiter in die Umgebung einsticht, gefährliche Nebenverletzungen, Gefäßarrosionen u. dgl. drohen. Über die verschiedenen Wandlungen der Applikation und Dosierung seit der Einführung des Radiums in die Therapie des Krebses brauche ich mich hier nicht ausführlich zu äußern, möchte aber nur hervorheben, daß die Wissenschaft sich heute doch mehr und mehr der mehr biologischen Auffassung zuneigt, die die möglichste Schonung des gesunden Epithels, besonders aber des Bindegewebes als oberstes Prinzip hinstellt, das bei aller Aggressivität gegen das Karzinomgewebe nicht beleidigt werden darf. So sind wir nach einer Periode der Massendosen und der Exzessivbestrahlung wieder, aber von der höheren Warte tiefgründigeren Wissens aus, zu den kleineren, ja kleinsten Dosen der ersten Zeit zurückgekehrt. Ich für meine Person muß sagen, daß ich stets Anhänger der mittleren Dosen war, wie ich es auch in meinem Vortrage in Kiel 1914 auf der Laryngologentagung niedergelegt habe, ebenso der längeren Erholungspausen für das eventuell mitgeschädigte gesunde Gewebe. Die Methode, wie ich heute die Radiumbehandlung übe und nach meinen Erfahrungen durchaus empfehlen kann, ist demnach bei kleinen und beginnenden Tumoren Bestrahlung allein, bei größeren und ausgebreiteteren möglichste Verkleinerung durch schonende operative Eingriffe, entweder Auslöffelung vom Munde und von der Nase aus oder vermittels einer der schonenderen chirurgischen Methoden der Freilegung. Als solche hat sich mir am brauchbarsten die Resektion der lateralen Nasenwand erwiesen, die zugleich auch den Vorteil der dauernden Zugänglichkeit für die weitere Behandlung und Kontrolle von der Nase aus hat, ohne dem Patienten schwere funktionelle Störungen zu bringen. Die Resektion wird entweder nach MOURE mit äußerem Schnitt oder nach DENKER vom Munde aus gemacht. Erstere ist nötig, wenn der Tumor mehr in der unteren und seitlichen Partie des Nasenrachens sitzt, letztere ist vorteilhafter für die Tumoren des Rachendachs und wird zweckmäßig insofern erweitert, als mittels Spaltung des vorderen Septumanteils und Ausdehnung des Schnittes auf die andere Seite getrachtet wird, die Gesichtsmaske nach der bekannten Methode von ROUX nach oben zu klappen. Bezüglich der Bestrahlung mit Radium gilt entweder die Methode der mittleren Dosen, bis 50 *mg* täglich oder jeden zweiten Tag ein bis vier Stunden, oder der

Dauerbestrahlung mit kleinen Dosen (5 bis 10 *mg*) zwei bis vier Tage lang und entsprechend längeren Pausen. Gleichzeitig hat die Röntgenbestrahlung der Drüsen am Hals einzusetzen. Auch da stehe ich vorderhand nach den bisherigen Erfahrungen auf dem Standpunkt, chirurgisch so viel vom Karzinom zu entfernen als möglich, und das läßt sich am Hals viel leichter durchführen als am Schädel. Die Drüsen werden demnach,

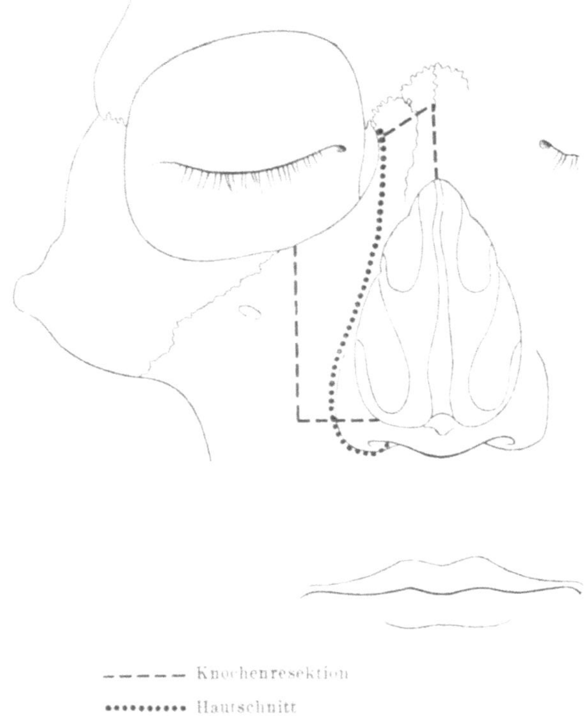



Abb. 5. Transmaxillare Freilegung des Nasenrachenraumes mit Resektion der lateralen Nasenwand nach MOURE.
(Nach Moure-Liébaut-Canuyt, Technique chir. otorhinolar.)

namentlich wenn sie noch nicht zu weit vorgeschritten und nicht zu sehr fixiert sind, in zwei Sitzungen nach der Methode, wie ich sie 1920 auf der Naturforscher- und Ärzteversammlung in Nauheim sowie in einer Sitzung der Freien Vereinigung der Chirurgen Wiens, 1923, mitgeteilt habe, ausgeräumt, wobei besonders auf die Eigentümlichkeiten der Nasenrachenkrebse Bedacht zu nehmen ist, d. h. es sind nicht die gewöhnlich ausgeräumten Drüsen des Karotiswinkels, sondern hauptsächlich die unter dem oberen Sternokleidokopf gelegenen auszuräumen, eventuell mit Resektion dieses Muskels, und dann kräftig zu bestrahlen. Ebenso sind die retropharyngealen Drüsen zu behandeln, für die ich gleichfalls 1920 eine endorale Methode, auf dem Wege der Tonsillektomie, angegeben habe.

An sonstigen Palliativmethoden, Ätzmitteln, Diathermie u. dgl. kommen in Hinsicht der mangelhaften Zugänglichkeit des Nasenrachens nur wenige in Betracht. Ich habe oben gezeigt, wie durch die Resektion der lateralen Nasenwand einer Seite, mit der zweckmäßig eventuell die Resektion des hinteren Septumanteils zu kombinieren ist (diese Eingriffe sind für den Rhinologen auch von der Nase aus ohne äußeren oder Mundschnitt heute kein Problem mehr), die Übersichtlichkeit wesentlich verbessert werden kann und damit auch nach der Operation der Nasenrachen für alle (endoskopischen) Zugriffe immer parat bleibt. Auf eine wichtige Sache möchte ich aber hier aufmerksam machen, d. i. die Bekämpfung der entzündlichen Schwellung oder der Infiltration der Krebsgeschwülste. Sie ist begreiflicherweise bei fast allen von der Oberfläche ausgehenden Krebsen vorhanden und wird durch Ulzeration, besonders aber durch Teiloperationen, Probeexzisionen u. dgl. häufig sehr verstärkt. Da das Karzinom keine Gefäße hat, so erliegt es viel leichter als das Sarkom allen Infektionen und es kommt zu mächtiger entzündlicher Schwellung des Tumors. Das entzündliche Infiltrat kann so groß werden, daß es die eigentlichen Krebszellen fast vollständig verdeckt und verdrängt. Viele von solchen Fällen, wo „plötzlich rapides Wachstum des Tumors" verzeichnet ist, stellen eine derartige Pseudowucherung dar. Ebenso mögen so manche überraschende Heil- oder Besserungserfolge beim Karzinom auf das Schwinden oder die wirksame Bekämpfung — ob bewußt oder unbewußt — der Entzündung und Infiltration des Tumors zurückzuführen sein. Das Bild ist auch für die Behandlung ungünstiger geworden, weil der Tumor viel schlechter abzugrenzen ist und auch bei der Radikaloperation die Gefahr der Wundinfektion droht. Dieser entzündlichen Komponente sollte also mehr als bisher Beachtung geschenkt werden, und ich erwähne hier zwei Methoden, die für die Krebsbehandlung unseres Gebietes wichtig und namentlich für inoperable Tumoren unentbehrlich sind: Die oberflächliche wiederholte Desinfektion des Tumors und die Anästhesierung nach SPIESS. Für erstere hat sich mir am meisten das Pyoktanin bewährt, in 2- bis 3%iger schwach alkoholischer Lösung, das jeden zweiten bis dritten Tag auf den Tumor, besonders wenn er belegt ist oder Jauchung zeigt, aufgepinselt wird. Die Anästhesierung nach SPIESS knüpft an die bekannten Erfahrungen der Bio-Pathologie an, daß die Anästhesierung eines entzündeten Körperteiles, welche ja auch gelegentlich von der Natur selbst besorgt wird, und die sich in der Chirurgie erfahrungsgemäß seit jeher in Form der Ruhiglagerung, der schmerzstillenden Umschläge, der Morphiumgaben usw. ihren Platz gesichert hat, einen wesentlichen Heilfaktor darstellt. SPIESS erreicht die Anästhesierung durch Umspritzung des Tumors in der entzündlichen Randzone mit Novokain-Adrenalin-Lösung nach Art der Leitungsanästhesie und berichtet über bemerkenswerte, ganz unzweifelhafte Erfolge.

Fragen wir uns nun nach den unmittelbaren und direkten Erfolgen dieser modernen Behandlungsweise, so werden Sie natürlich von mir keine Serienangaben verlangen können. Die wenigen statistischen Angaben zu Beginn meines Vortrages mögen Ihnen zeigen, daß die Anzahl der Nasenrachentumoren, insbesondere der zur Behandlung geeigneten Patienten von vornherein ja nicht groß ist und wenn ehedem von einer Heilung eines Nasenrachenkrebses überhaupt kaum die Rede war, so sind auch die heutigen Erfolge noch immer nur vereinzelt zu beobachten; ist ja auch die für die Behandlung der Nasenrachenkrebse so unentbehrliche Strahlentherapie noch durchaus nicht auf ihrer vollen Höhe. Wenn wir also schon das Leben eines solchen Krebskranken um einige Jahre verlängern bei geringen oder erträglichen Beschwerden, so muß das schon als bedeutender Fortschritt gewertet werden. Aber es sind auch schon, wenn auch vereinzelt, Dauerheilungen beobachtet worden. Ich erinnere mich an zwei solche Fälle aus der Klinik CHIARI (jetzt HAJEK), und heute stelle ich Ihnen einen 54jährigen Mann vor, der vor fünf Jahren mit einem durch Probeexzision als Karzinom festgestellten höckerigen Tumor der linken Seite des Nasenrachenraums in meine Beobachtung kam. Ich versuchte damals die von HOFER und KOFLER inaugurierte Exzessivbestrahlung mit 30 mg Radium durch sechs Tage, das in einem 144 Stunden ununterbrochen belassenen Träger durch die durch Resektion der unteren Muschel und des hinteren Septumanteils frei zugänglich gemachte linke Nase eingeführt und kontrolliert wurde. Die Radiumbestrahlung wurde einige Zeit darnach durch Röntgenbestrahlung noch ergänzt, da anscheinend der Erfolg ungenügend war. Pat. machte dann in der Folge eine Periode schweren Leidens durch. Es kam zu Reaktionserscheinungen schwerster Art, heftigste Neuralgien aller drei Trigeminusäste, die zu Alkoholinjektionen in die Hauptstämme zwangen und den Pat. dem Morphinismus rettungslos in die Arme trieben. Eine Nekrose am Gaumen führte zu einer zweikronenstückgroßen Perforation; scheußlicher Foetor ex ore, Fieberbewegungen, Appetitlosigkeit und die unaufhörlichen Schmerzen brachten den Pat. fast dem Tode nahe. Aber zwei Jahre nach der Bestrahlung stieß sich, nachdem schon früher die Kopfschmerzen plötzlich sistiert hatten, die durch die Bestrahlung erzeugte Nekrose ab, mehrere große Stücke, die dem Keilbeinkörper, den obersten Halswirbeln, dem Gaumenbein und dem Oberkiefer angehörten, fielen nach Lockerung heraus, worauf der Foetor wie mit einem Schlage verschwunden war. Pat. ist heute seit drei Jahren in demselben Zustand. Sie sehen durch das Loch am Gaumen eine große, trockene, mit Plattenepithel ausgekleidete Höhle, welche links mit einem Spiegel die in der hinteren Ecke offene Oberkieferhöhle erkennen läßt. Eine die Perforation gut abschließende Prothese ermöglicht dem Pat. normales Sprechen und Essen. Wenn ich nun auch weit entfernt bin, diese heroische Methode der Heilung eines Nasenrachenkrebses, ob sie nun immer mit Sicherheit den Erfolg verbürgen mag oder nicht, für die wünschenswerte Lösung des therapeutischen Problems zu halten, so mag Ihnen der gezeigte Fall doch beweisen, daß radikale und Dauerheilungen auch bei dieser so ungünstigen Lokalisation möglich sind, daß es aber hier mehr als irgendwo auf die

Frühdiagnose ankommt, bzw. darauf, daß der praktische Arzt wie der Spezialist auch bei unverdächtigen Beschwerden immer an die Möglichkeit eines solchen Karzinoms denkt.

## Krebs des Mundrachens.

Weit häufiger, schon wegen der direkten Besichtigungs- und Erkennungsmöglichkeit, ist der Krebs des Mundrachens beobachtet, und die statistischen Angaben der größeren Arbeiten sind hauptsächlich auf diesen zu beziehen. Das Karzinom tritt hier an Häufigkeit gegenüber den Sarkomen nur mehr wenig zurück. Es geht am häufigsten von den Tonsillen aus, dann von der Zungenbasis und den Gaumensegel. Selten sind die Karzinome der Hinter- und Seitenwand. Die Häufigkeit der Tonsillenkarzinome gibt gewiß zu denken Anlaß. Die in erhöhtem Maße Reizen mannigfacher Art ausgesetzte Tonsillenoberfläche, wie die mechanische Reizung der unaufhörlich vorbeigeriebenen Speisen, die an den Tonsillen im Gegensatz zur übrigen Schleimhaut verhältnismäßig derbe, wenig nachgiebige Gewebsteile vorfinden, die chemische Reizung durch die Sekrete der so häufig vorhandenen chronischen Tonsillitis, endlich auch die mikromechanische der durch den lebhaften Lymphozytendurchtritt immer wieder gesprengten und reparierten Epitheldecke schafft von vornherein am Tonsillenepithel eine zur Krebsbildung disponierte Stelle, wie immer man sich auch sonst die Krebsentstehung vorstellen mag. Auffällig ist weiters die häufige Beobachtung von vorhandener Syphilis bei den Karzinomfällen. Berücksichtigen wir, daß die sekundär-luetischen Plaques an der Tonsillengegend besonders hartnäckig sind, oft der energischesten antiluetischen Kur Widerstand leisten, so haben wir damit ein weiteres chronisches Reizmoment, resp. die Disposition zur Krebsbildung eines durch die langdauernde, chronische luetische Erkrankung schon konditionell geschädigten Epithels. Auch das Rauchen, das ja bekanntlich auch die Plaques trotz ausgiebiger antiluetischer Behandlung am Verschwinden hindert, ist weitere Reizursache. Vom Alkohol wird dasselbe behauptet.

Histologisch sind hier die verhornenden Plattenepithelkarzinome weit häufiger als im Nasenrachenraum, auch der Basalzellenkrebs wird beobachtet, fast nie Drüsenkrebs. Frühzeitig kommt es bei der reichen Lymphgefäßversorgung des Rachens zu Drüsenmetastasen, welche sich typischerweise zunächst in dem Paket des Karotiswinkels entwickeln, von da dann die Drüsen an der V. jugularis und die submaxillaren Drüsen ergreifen. Bei allen größeren Lymphdrüsenpaketen findet man das Paket mittelst einer mehr weniger breiten, derben Platte von skirrhösem Karzinomgewebe, die unterhalb des N. hypoglossus und M. digastricus in die Tiefe sich verliert, in direktem Zusammenhang mit dem primären Tumor; deren Stehenbleiben bei der Radikaloperation, wenn darauf nicht besonders geachtet wird, ist dann oft der Ausgangspunkt des Rezidivs. Häufig findet man gerade bei diesen Krebsen richtige Skirrhusformen, so an der Zungenbasis und in den Drüsenmetastasen, wo dann im Karotiswinkel sich ein kaum nußgroßer, äußerst derber, die ganze Umgebung strahlig heranziehender einziger Drüsentumor findet, der mit der Umgebung, Hypoglossus und Teilungswinkel der Karotis eventuell auch Vagus und Sympathikus, fest verwachsen und schlechthin inoperabel ist. Die ersten subjektiven Symptome, leichte Schlingbeschwerden und Erscheinungen von Rachenkatarrh, das ist Kratzen, Brennen und vermehrter Speichelfluß, sind natürlich ganz unverdächtig und werden vom Pat. lange Zeit für bedeutungslos gehalten, wenn, wie es nicht selten vorkommt, der Tumor längere Zeit in Form eines flachen, langsam ulzerierenden Infiltrats verläuft, das die Form des Rachens, speziell des weichen Gaumens und der Tonsillengegend nicht wesentlich verändert. So ist Gelegenheit gegeben, daß der Krebs auch vom Arzt längere Zeit übersehen wird, wenn die Untersuchung oberflächlich geschieht, und somit besteht auch hier ein gewisses, wenn auch nicht so bedeutsames Latenzstadium. Bald aber werden die Beschwerden heftiger, streng einseitig, was mit der hier besonders früh die Krankheit komplizierenden entzündlichen Komponente zusammenhängt. Infolge der Unbeweglichkeit des Gaumensegels und Kehldeckels stellt sich auch Fehlschlucken ein, bei den Tonsillenkarzinomen auch Kieferklemme, sowie heftige neuralgiforme Schmerzen, die in das Ohr und die Zunge ausstrahlen. In diesem Stadium wird auch die Sprache zusehends undeutlicher. Durch die Starre des Gaumensegels kommt es zur Rhinolalia aperta wie bei Lähmung. Der bei den Tonsillarkarzinomen bald auftretende Foetor zeigt die fortschreitende Jauchung des Tumors an. Das Ende wird durch die rasch zunehmende Kachexie infolge der ungenügenden Nahrungsaufnahme, seltener durch Arrosionsblutungen (Lingualis, Karotis) oder Schluckpneumonien, infolge Aspiration jauchender Massen während des Schlafes, beschleunigt. Das traurige Terminalstadium ist auch hier meist durch unerträgliche und schwer zu bekämpfende Schmerzen gekennzeichnet. Bei den Krebsen des Zungengrundes, die zunächst die Epiglottis heranziehen, dann diese mehr und mehr durchsetzen, kommt es auch gelegentlich, nicht immer, zur Kehlkopfstenose, die die Tracheotomie erfordert.

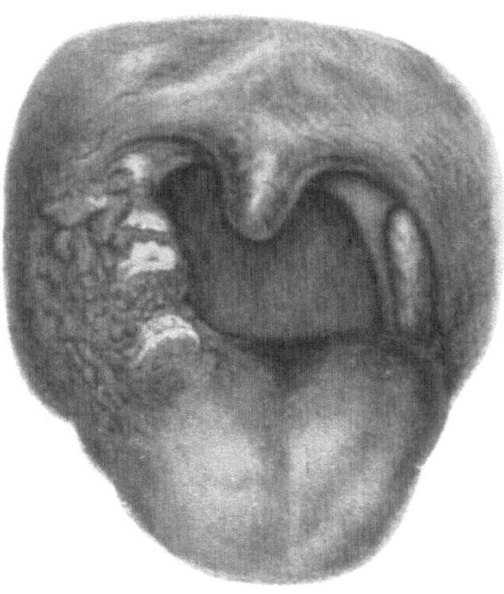

Abb. 6. Karzinom der Tonsille auf die Zunge übergreifend.

(Nach Grünwald, Atlas der Krankheiten der Mundhöhle, des Rachens und der Nase.)

Die Diagnose ist hier natürlich von allen Rachenkrebsen am leichtesten, wenn es sich um einen gut ausgebildeten Krebs des weichen Gaumens oder der Tonsillen handelt, mit entsprechend typischen, derben, indolenten Drüsenmetastasen. Doch ist das nur in einem Teil der Fälle so, das genannte Krankheitsbild bedeutet oft auch schon Inoperabilität und gerade die auch hier dringenst wünschenswerte Frühdiagnose kann auch dem Facharzt große Schwierigkeiten bereiten, wenn, wie gar nicht selten, der Krebs in Form eines kleinen, flachen Geschwürs am Gaumenbogen, das sich auf die Zungenbasis hinzieht, oder an der Tonsille sich darstellt. Eine Betrachtung bei Tageslicht, wie sie gewöhnlich von den Praktikern und Chirurgen geübt wird, kann da leicht, wenn die Form der Rachenorgane noch nicht bedeutend verändert ist, ein beginnendes Karzinom übersehen lassen, um so mehr als man ja an den Tonsillen unregelmäßige, „zerklüftete" Bildungen zu sehen gewohnt ist. Ich möchte daher bei allen Fällen, wo der Verdacht auf Karzinom besteht — und wir müssen bei chronischen, unbemerkt einsetzenden Rachenbeschwerden, namentlich einseitigen, bei älteren männlichen Kranken immer daran denken — auch dem Praktiker dringend raten, sich des Stirnreflektors und vor allem des künstlichen Lichtes zu bedienen, das unvergleichlich besser die feinen Konturen- und Farbenunterschiede erkennen läßt. Aber selbst der Spezialarzt ist vor diagnostischen Irrtümern nicht gefeit, wenn eine vollkommen unverfängliche Anamnese vorliegt, z. B. die eines akuten Beginns mit Fieber, Belag wie bei einer echten Angina lacunaris oder ulcero-membranacea. Auch kann, während das Rachenkarzinom sonst immer vom Deckepithel ausgehend, vom ersten Beginn an oberflächlich gelegen ist und daher einem aufmerksamen Beobachter nicht entgehen kann, bei der Tonsille das Karzinom einmal von der Tiefe einer Lakune ausgehen und damit sich eine Zeitlang scheinbar in der Tiefe submukös wie ein Sarkom entwickeln. Auch manifeste, bereits gut entwickelte Tumoren können bei ihrer Neigung, in dieser Gegend oft in Form eines flachen, in die Umgebung sich ausbreitenden Ulkus aufzutreten, differential-diagnostische Schwierigkeiten machen, wenn durch Infiltration starker Belag auftritt, der die charakteristischen Tumorelemente verdeckt. Die Differentialdiagnose hat hier meist zwischen Karzinom, Tuberkulose und tertiärer Lues zu unterscheiden. Für Karzinom sind immer charakteristisch die neugebildeten Gewebsmassen, die sich von der Schleimhaut als Aftermasse deutlich unterscheiden und doch immer mehr weniger über das Niveau der Umgebung sich erheben, während bei der gummösen Lues der nicht ulzerierte Rand des Geschwürs deutlich noch als, wenn auch infiltrierte, Schleimhaut erkennbar ist. Für Tuberkulose spricht neben den Adjuvantien der Erscheinungen an anderen Organen (Lunge, Anämie) die mehr destruktiv sich ausbreitende Ulzeration, ohne aufgeworfenen Rand, multiple Lokalisation und Schmerzhaftigkeit der Geschwüre.

Jedenfalls muß man sich hüten, mittels einer antiluetischen Kur behufs Klärung der Diagnose kostbare Zeit verstreichen zu lassen. Das letzte Wort hat auch hier die Probeexzision, die von verschiedenen Stellen, am besten aber vom Rand des verdächtigen Geschwürs entnommen wird und ein mindestens erbsengroßes Stück zur Untersuchung ergeben soll. Der Rand beim Gumma ist scharf, beim Karzinom meist mehr weniger wallartig auf- oder übergeworfen, bei der Tuberkulose unterminiert.

Bei der Behandlung hat, wie gesagt, die Radikaloperation hier viel mehr Aussicht und kann sich bei beginnenden Tumoren besonders der Uvula und des Gaumensegels auf eine relativ einfache Operation, die endorale Umschneidung im Gesunden nach Umspritzung mit Novokain beschränken. Jedoch würde ich zur Sicherheit doch raten, die regionären Lymphdrüsen am besten beider Seiten entweder zu exstirpieren oder mit Röntgenstrahlen zu behandeln; letzteres nur, wenn noch keine Drüsen tastbar sind, oder wenn wie bei den skirrhösen Metastasen (siehe oben) wegen der Verwachsung der Drüsentumoren die Exstirpation ohne Opferung der großen Gefäße und Nerven nicht möglich ist. Die Operation der Tonsillarkarzinome geschieht entweder endoral nach Art der Tonsillektomie, wobei man mindestens 1 *cm* im Gesunden bleiben soll, und Exstirpation der regionären Lymphdrüsen in derselben oder in einer zweiten Sitzung, wobei zweckmäßig gegen die Arrosionsblutung aus dem Wundbett des primären Tumors die Lingualis oder Carotis externa primär unterbunden wird, oder bei Tumoren, die schon nach dem Unterkiefer oder nach der Zunge zu vorgeschritten sind, mittels eines der vielen äußeren angegebenen Schnitte, je nachdem mit oder ohne temporärer oder

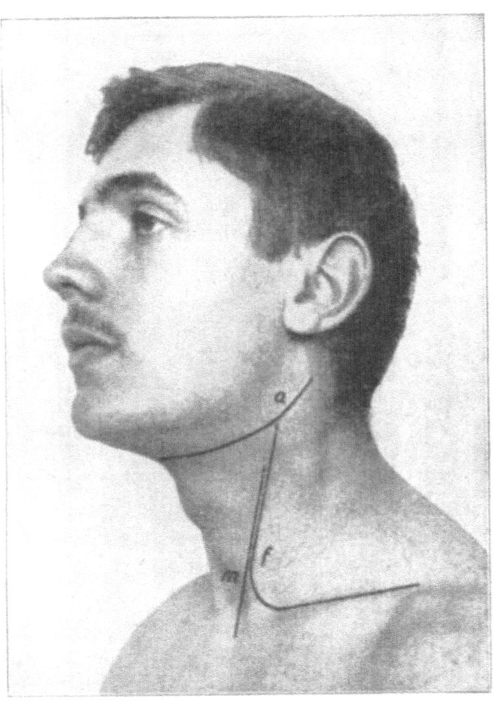

Abb. 7. Schnittführung am Hals zur Drüsenausräumung.
(Nach Bier-Braun-Kümmell, Chirurgische Operationslehre, II. Band.)

definitiver Resektion des Unterkiefers (Operation nach MIKULICZ, KRÖNLEIN, VOHSEN u. a.). Man beginnt mit der Drüsenausräumung, wobei man gewöhnlich von der Peripherie zum Zentrum der metastatischen Drüsenpakete vordringen soll, unterbindet die Lingualis und Carotis externa und legt dann von außen den Tumor möglichst frei, wobei zu achten ist, daß die Gewebsbrücke zwischen Drüsenmetastasen und Primärtumor ausgiebig reseziert wird. Die Operation wird beendet mit endoraler Umschneidung des primären Tumors, wodurch er in die äußere

Wunde herausfällt (Tunneloperation). Fälle wie der von CITELLI, der ein Plattenepithelkarzinom der Tonsille mit der Schlinge entfernt und danach zwei Jahre lang Heilung gesehen hat, sind Raritäten, ohne Einfluß auf die besprochene allgemein gültige Methode der Radikalbehandlung, dagegen für unsere Anschauungen über Krebsentstehung und Krebsheilung von großer Bedeutung.

Ein besonderes Kapitel sind die Zungengrundkrebse. Diese besondere Lokalisation bringt es mit sich, daß sie frühzeitig in die Zungensubstanz einwuchern und mit dem Kehlkopf in Beziehung treten, auch frühzeitig Metastasen setzen. Die Diagnose ist oft auch für den erfahrenen Spezialarzt schwierig, bzw. kann der Beginn eines solchen Tumors oft der Erkennung entgehen zufolge der eigenartigen Färbung und Gestaltung des Zungengrundes mit seinen unregelmäßig höckerigen Follikeln, wie auch zufolge der Neigung dieser Krebse, oberflächlich nur ein sich immer mehr skirrhös zusammenziehendes Geschwür zu bilden, und mehr in die Tiefe zu wuchern und unbemerkt die ganze Gegend der Zungenwurzel zu durchsetzen, so daß die Operation meist

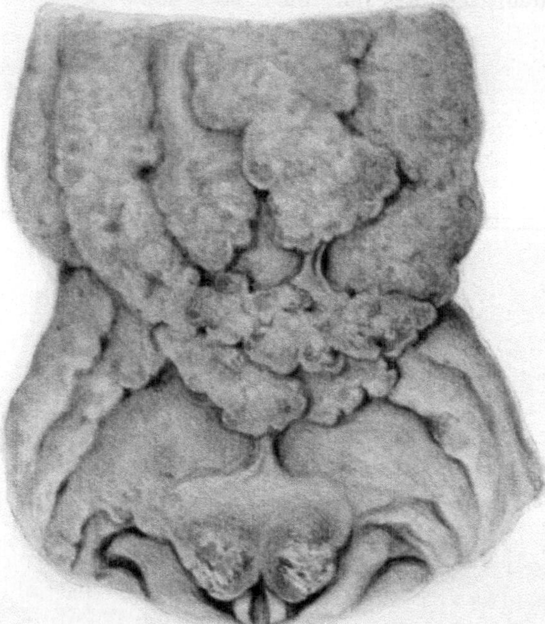

Abb. 8.  Karzinom des Zungengrundes, die Epiglottis durchwuchernd.
(Nach Türk, Atlas zur Klinik der Kehlkopfkrankheiten.)

zu spät kommt. Sie gehören wohl zu den übelsten Karzinomen, die wir kennen. Die Chirurgie stand ihnen lange ziemlich machtlos gegenüber. MALGAIGNE hat für ihre Exstirpation die nach ihm benannte Pharyngotomia subhyoidea angegeben, doch muß man meist nach Freilegung des Zungengrundes feststellen, daß der Tumor nicht mehr operabel ist, namentlich wenn man die Nachbarorgane, Zunge und Kehlkopf, dabei schonen soll. Da hat GLUCK, dem wir eigentlich die moderne Chirurgie des Pharynx und Larynx verdanken, vor mehreren Jahren es unternommen, durch Exstirpation dieser beiden Organe, Zunge und Kehlkopf, der Forderung nach radikaler Operation Genüge zu leisten, da weder die Beschränkung auf den Zungengrund noch die Entfernung des einen dieser beiden Organe dies tut, da man dann immer wieder gezwungen ist, von der gewissenhaften Exstirpation im Gesunden abzugehen. Ich selbst habe bald darauf unabhängig von GLUCK diese Operation in Wien eingeführt und sie bisher in sechs Fällen versucht. Nicht leicht ward dem Chirurgen ein solcher Entschluß, denn es galt, einen fast gesunden Kehlkopf, damit die Stimme und die natürliche Atmung zu opfern, doch war man schließlich dazu gezwungen, um das Leben des

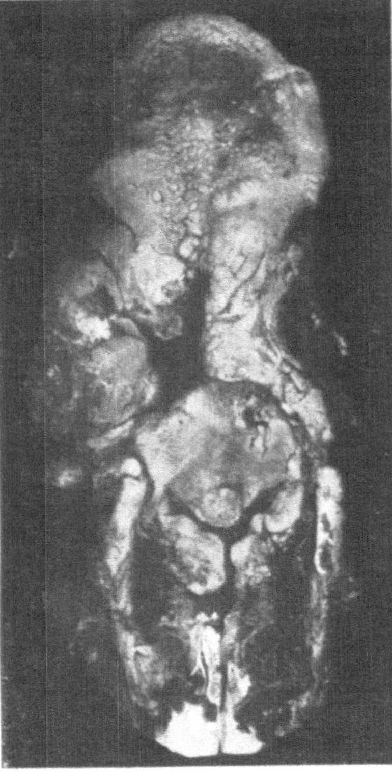


Abb. 9. Präparat nach Zungenkehlkopfexstirpation.
(Aus der Sammlung der Abteilung für Hals- und Nasenkrankheiten der Wiener Allgemeinen Poliklinik.)

Patienten zu retten. Dieser Kehlkopf, der infolge Entfernung eines Teiles des Kehlkopfeinganges die Luftwege nur mehr unvollkommen vor der gefürchteten Aspiration schützt, bildet eine ständige Gefahr für den vom Karzinom wirklich Geheilten, der über kurz oder lang schließlich doch an den Folgen der wiederholten Aspiration zugrunde geht. In dem Kranken, den ich Ihnen jetzt zeige, sehen Sie ein Beispiel einer solchen Zungenkehlkopfexstirpation. Es fragt sich hier nur, ob man immer die ganze Zunge samt Kehlkopf in einem Stück entfernen muß, wie GLUCK und ich es in der Regel getan haben, oder ob man besser den vorderen, vom Karzinom doch höchstwahrscheinlich freien Teil belassen soll. In dem hier gezeigten Fall habe ich mit Erfolg die vordere, stehengelassene Partie der Zunge nach hinten unten gezogen und mit der nach der Kehlkopfexstirpation übrig gebliebenen Pharynxschleimhaut zur primären Vernähung, damit die ganze Pharynxwunde zum primären Verschluß gebracht. Die Trachea wird wie immer bei der typischen GLUCKschen Kehlkopfexstirpation in die Haut so eingenäht, daß die Kanüle entbehrlich wird. Der Patient ist jetzt, nachdem er noch wegen eines submentalen Drüsenrezidivs eine Reihe von Nachoperationen und Bestrahlungen durchgemacht hat, schon das fünfte Jahr radikal und anscheinend dauernd geheilt. Sie sehen die nach hinten gezogene Zungenspitze im Mesopharynx. Er hat, wenn auch mit viel Schwierigkeiten, schließlich auch wieder schlucken und essen gelernt.

Nach der Exstirpation der Rachentumoren bleibt eine Wunde zurück, die per secundam mit Narbenbildung heilt. Wurden große Teile des Gaumens oder Rachens entfernt, so kommen störende, manchmal den Schluckakt störende Verziehungen und Defekte zustande. Es ist daher ein genialer Einfall, die primäre Deckung solcher Defekte mit Thiersch-Lappen nach ESSER zu machen. PICHLER hat hier mehrere solche gelungene Operationen von Tonsillarkarzinomen vorgestellt.

Die Strahlentherapie hat sich auch auf dem Gebiete des Mundrachens heute schon als unentbehrlich erwiesen. Auch hier bleibt für den primären Tumor das Radium die Methode der Wahl, das Röntgenverfahren für die Drüsen reserviert. Allerdings tritt hier wieder mehr die Chirurgie in ihre Rechte, da es zumal bei beginnenden Krebsen oft gelingt, mit Sicherheit im Gesunden zu arbeiten. Doch fügen wir, ob radikal oder nicht operiert, stets womöglich eine Radium-Röntgenbestrahlung an. Die Radiumbehandlung wird hier entweder mit gut gefilterten Dominici-Röhrchen ausgeführt, die nach der Exstirpation womöglich noch in derselben Sitzung mit dem Tampon in die Wundhöhle versenkt werden, um dort je nach der Dosis längere oder kürzere Zeit zu verbleiben, oder mit Radiumnadeln, die hier schon sehr bemerkenswerte Erfolge erzielt haben und vielleicht berufen sind, die radikale Operation ganz zu verdrängen. Denn hier lassen sich leicht in den umfangreichen Weichteilmassen die Nadeln in die Tiefe versenken, wo sie tagelang liegen bleiben. Besonders kommen die Nadeln für den Zungengrund in Betracht, wenn man dem Pat. den enormen Eingriff der Zungen-Kehlkopfexstirpation nicht zumuten will oder kann, während die Anwendung der gewöhnlichen Dominici-Röhrchen technischen Schwierigkeiten begegnet. Im übrigen verweise ich auf meine früheren Ausführungen. Ich zeige Ihnen hier einen 50jährigen Mann, dem ich vor einigen Monaten ein histologisch festgestelltes Karzinom der linken Tonsille und die retropharyngeale Drüse endoral exstirpiert habe, während die Halsdrüsen in derselben Sitzung mittels Y-Schnittes nach KOCHER ausgeräumt wurden. Der Kranke ist nachher mit Radium in der Tonsillengegend und mit Röntgenstrahlen am Halse nachbestrahlt worden und ist derzeit ohne Funktionsstörung geheilt.

## Krebs des Kehlrachens (Hypopharynx).

Er ist von den Rachenkrebsen der häufigste. SCHUMACHER verzeichnet 81 Fälle unter 136 Rachenkrebsen. Die Häufigkeit ist zum Teil auch dadurch bedingt, daß fast ebenso häufig wie die primären die sekun-

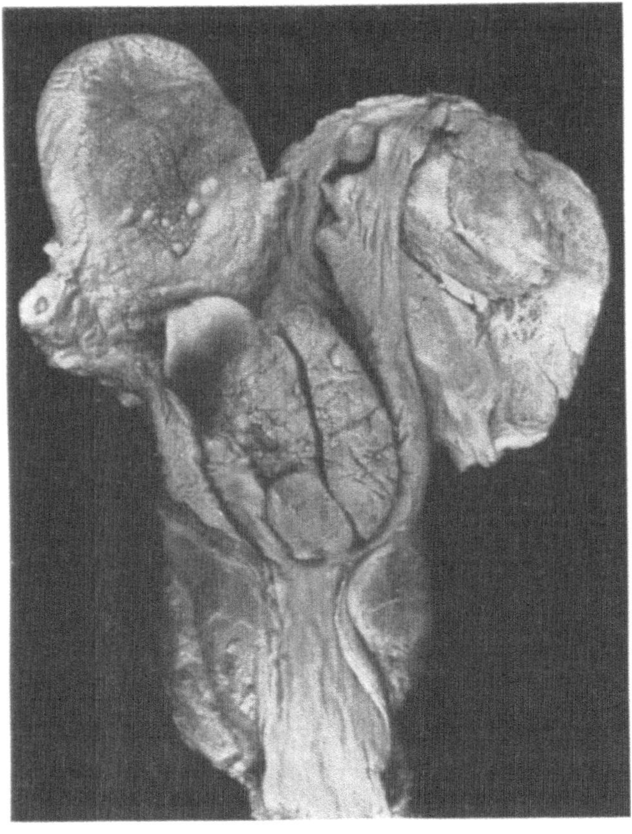

Abb. 10. Karzinom des Hypopharynx (Recessuskarzinom). Rechter Recessus piriformis von einem walnußgroßen Tumor ausgefüllt, der auch die rechte Kehlkopfhälfte schon substituiert hat. Großer Drüsentumor.
(Aus der Sammlung der Abteilung für Hals- und Nasenkrankheiten der Wiener Allgemeinen Poliklinik.)

där von der Nachbarschaft in den Hypopharynx eingewucherten Tumoren beobachtet werden, wie Geschwülste der Tonsillen, branchiogene Karzinome des Halses, maligne retropharyngeale Strumen und vor allem Tumoren des Kehlkopfinnern. Mag der primäre Tumor der Nachbarschaft welchen Charakter immer haben, sobald er im Hypopharynx erscheint, gewinnt er alle Merkmale des primär daselbst entstandenen Krebses und ist daher zweckmäßig auch wie dieser zu behandeln. Auch hier sind es

meist Plattenepithelkarzinome, selten Zylinder- oder Drüsenkrebse,
mehrfach wurden auch gestielte Tumoren beobachtet. Am häufigsten
entwickelt sich das Hypopharynxkarzinom im Recessus piriformis, viel
seltener an der Hinterwand. Von letzterem habe ich zwei interessante
Fälle beobachtet, die insofern von abweichendem Charakter waren, als
die Lymphdrüsen nicht ergriffen waren und der Krebs in Form eines
flachen Geschwürs verlief, analog dem Ulcus rodens der äußeren Haut.
Fast ausschließlich sind es Männer im vorgerückten Alter. Nur das sog.
Postcricoid-Karzinom, eine besondere Abart, das sich an der Hinter-
fläche des Kehlkopfes entwickelt, soll nach dem Engländer WAGGETT
vorzugsweise bei Frauen mittleren Alters vorkommen. Die Geräumigkeit
des Hypopharynx in Form einer beiderseits vom Ringknorpel sich ausbreitenden Tasche bringt es mit sich, daß ein solches primäres Karzinom
des einen Recessus piriformis lange Zeit wachsen kann, ohne besondere
Beschwerden zu erzeugen, vor allem keine Schlingbeschwerden, da die
Speisen, wenn sie auf der einen Seite ein Hindernis finden, einfach ihren
Weg zur anderen Seite nehmen. Da auch hier frühzeitig die Lymphdrüsen
erkranken, kann es leicht vorkommen, daß das Auftreten von derben
Drüsen am Halse das erste vom Patienten bemerkte Symptom ist. Jedenfalls ist Erschwerung des Schluckaktes in der Regel durchaus nicht immer
das erste Symptom, viel eher Reizhusten, einseitig ausstrahlende Schmerzen
und Vermehrung der Schleimsekretion. Berücksichtigt man die Schwierigkeit der nur mittels Laryngoskops erstellbaren, wenn sich der Tumor in
der Tiefe des Recessus piriformis entwickelt, manchmal auch dann nicht
möglichen Diagnose, so erwächst hier mehr als sonst dem praktischen
Arzt die Pflicht, bei entsprechenden Beschwerden auch ohne Drüsen-

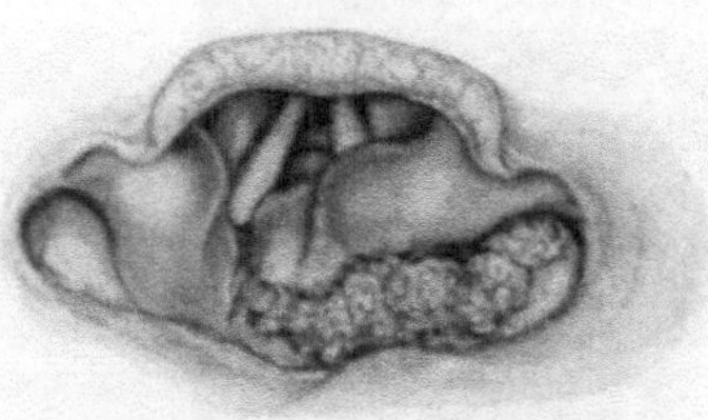

Abb. 11. Karzinom des Hypopharynx. Kehlkopfspiegelbild.
(Nach Türck, Atlas zur Klinik der Kehlkopfkrankheiten.)

schwellungen, wenn es sich um einen
älteren Mann handelt, an die Möglichkeit eines solchen Rezessuskarzinoms
zu denken und die fachärztliche Untersuchung desselben zu veranlassen. Mit
der Zeit kommt es dann zu wirklichen
Schluckschmerzen, die in das Ohr ausstrahlen, durch Einwucherung in den
Kehlkopf tritt dann mit der Zeit auch
Stenose des Kehlkopfes auf, und zwar
entweder wie z. B. beim Postcricoid-
Karzinom durch Infiltrat und Ausfall
der Mm. postici, wodurch Median-
stellung der Stimmlippen eintritt, oder durch Ödem und reaktive Entzündung im Kehlkopf. Zu dieser Zeit kommt es auch zu schweren Jauchungen
der Tumormassen und starkem Foetor ex ore, endlich werden die Schlingbeschwerden immer größer, namentlich wenn der Tumor in den Ösophaguseingang absteigt und unter zunehmender Kachexie und Inanition,
die die Gastrostomie und Tracheotomie nur mangelhaft aufhalten können,
kommt es zum Tode des Kranken, wenn er nicht durch arterielle Arrosionsblutungen beschleunigt wird. Die Diagnose ist, wie gesagt, nur

mit dem Kehlkopfspiegel zu stellen, wenn aber der Tumor in der Tiefe des Rezessus versteckt ist, dann bleibt es nur der Hypopharyngoskopie nach Eicken vorbehalten, die rechtzeitige Diagnose zu stellen. Diese Methode besteht darin, daß nach Kokainisierung des Kehlkopfs in diesen ein mit einem stumpfen Knopf am Ende versehener, starrer, gebogener Hebel eingeführt und bei Anstemmen unterhalb der vorderen Kommissur der Kehlkopf nach vorne und von der Wirbelsäule, an die ihn für gewöhnlich die Pharynxmuskeln angepreßt halten, abgezogen wird. Ein gleichzeitig eingeführter Kehlkopfspiegel, aber auch ein eingeführtes Autoskopierohr nach Brünings gestatten die bequeme Besichtigung des nun breit geöffneten Hypopharynx bis zum geschlossenen Ösophagusmund, und man erkennt an den charakteristischen blumenkohlähnlichen, bald rötlichgrauen, reinen, bald schmierig belegten Wucherungen den sicheren Krebs. Einen ähnlichen Effekt der Öffnung des geschlossenen Hypopharynx erzielen auch die Apparate zur direkten Laryngoskopie nach Killian (Schwebelaryngoskopie), Seyffert und Haslinger (Stützautoskopie). Verwechslung mit Lues oder Tuberkulose ist möglich, doch sind sie hier recht selten und es sichern die meist schon sehr früh auftretenden derben Lymphknoten dann die Diagnose. Die oben erwähnten Fälle von (Plattenepithel-)Krebs der Hypopharynxhinterwand, die ähnlich wie ein Ulcus rodens verliefen in Form eines flachen Geschwürs ohne nachweisbare Lymphdrüsen, mahnen auch hier wieder zur Vorsicht und zur Beherzigung des Rates: Die Probeexzision ist auch hier wieder unserer Weisheit letzter Schluß. Bei fortgeschritteneren Fällen fühlt man die Geschwulst von außen als Verplumpung und Verwischung des Kehlkopfkonturs. Die Drüsen sind ziemlich konstant, leider werden bald auch tiefere ösophageale und tracheale Drüsen infiltriert und damit scheidet der Fall von jeder aussichtsreichen Behandlung aus. Das Röntgenverfahren sollte bei unklarem Kehlkopfspiegelbild immer herangezogen werden, weil es die beste Methode zur Abgrenzung des Divertikels vom Karzinom ist. Die Prognose ist infaust, da die Frühdiagnose selten gelingt. Von Schumachers 81 Fällen waren 61 inoperabel. Von 16 radikal Operierten starben 55% durch Komplikationen. Schumacher berechnet die mittlere Verlängerung der Lebensdauer nur auf drei Monate. Gluck hat die operative Mortalität, wohl dank seiner glänzenden Technik und der neueren Methode der Operation, die später besprochen werden wird, zwar auf fast 2% herabgedrückt, doch vernichten die so häufigen Drüsenrezidive, manchmal auch Fernmetastasen (Lungen, Knochen) oft die schönsten Resultate vollendeter Technik.

In der Behandlung tritt hier die Strahlentherapie gegenüber der Chirurgie noch mehr zurück, und zwar aus einem bestimmten Grund. Es ist der in unmittelbarer Nähe befindliche und gegen Radium und Röntgenstrahlen so empfindliche Kehlkopf, der die Anwendung von Dosen, die zur Karzinombekämpfung nötig sind, verbietet — eine Erfahrung, über die eine Reihe von Röntgenologen geschrieben und auch ich 1920 in der allgemeinen Röntgensitzung in Nauheim berichtet habe.

Es kommt bei starker Dosierung zu Ödem, Perichondritis, Knorpel-
sequestration, schließlich gehen die Patienten an den Lungenkomplikationen durch den fortwährend hinabfließenden Eiter oder an chronischer

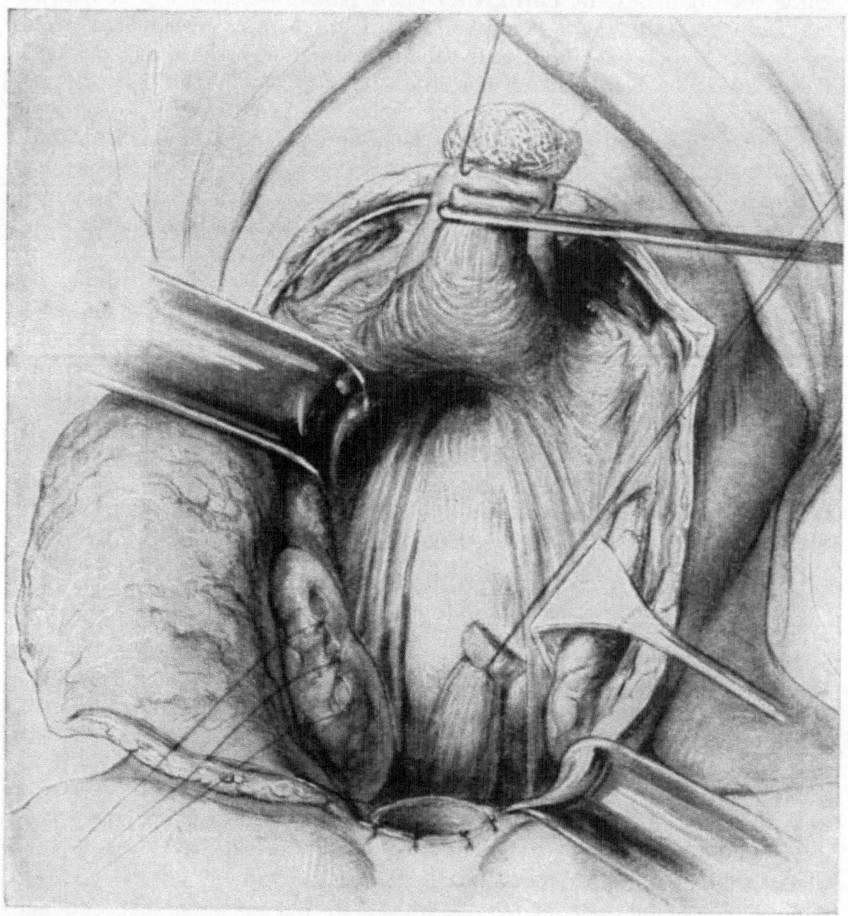

Abb. 12. Quere Pharynx-Larynxresektion nach GLUCK. Tracheo-Oesophago-
Pharyngostoma.
(Aus Bier-Braun-Kümmell, Chirurgische Operationslehre, II. Band.)

Sepsis zugrunde. Anderseits hat uns GLUCK in seiner queren Pharynx-
Larynx-Resektion eine Methode geschenkt, die, sofern das Karzinom
nicht zu tief schon in den Ösophagus vorgedrungen ist, die radikale
Exstirpation im Gesunden bequem durchführen läßt, allerdings mit
Opferung des Kehlkopfes, während die Versuche, mittels lateraler
Pharyngotomie (UCHERMANN, TROTTER u. a.) und Erhaltung des Kehl-
kopfes vorzugehen, nicht befriedigt haben und dieser Weg wohl nur für

die Krebse der Hinterwand, die mit dem Kehlkopf nichts zu tun haben, in Betracht kommt. Es handelt sich auch hier wiederum für den Chirurgen um den mutigen Entschluß, zugunsten der Sicherung der Vita des

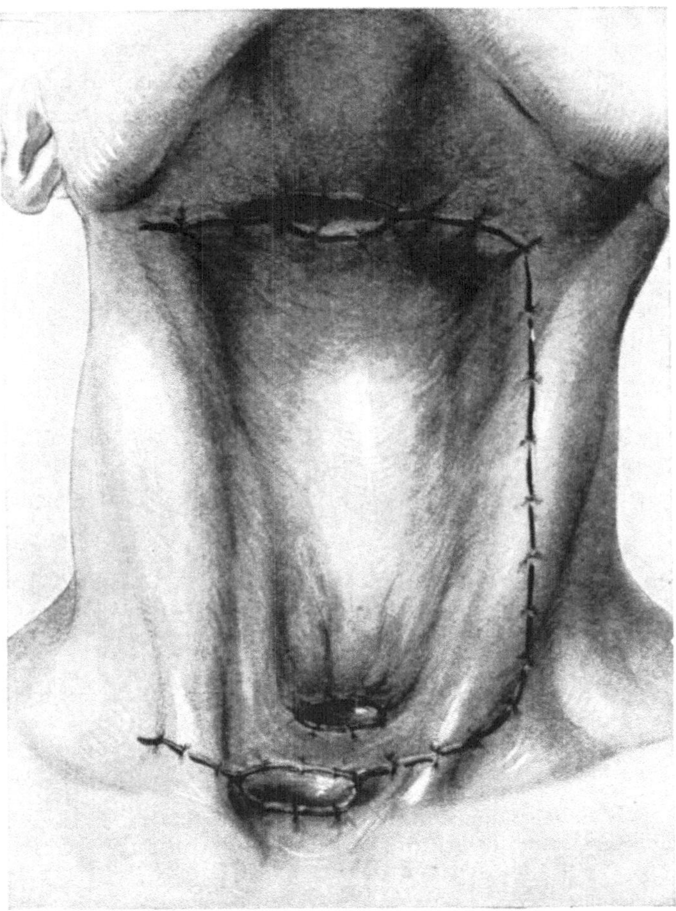

Abb. 13. Quere Pharynx-Larynxresektion nach GLUCK, Tracheo-Oesophago-Pharyngostoma. 2. Akt. Pharyngo-Oesophagoplastik.
(Aus Bier-Braun-Kümmell, Chirurgische Operationslehre, II. Band.)

Patienten einen zum größten Teil intakten Kehlkopf nur rein technischen Zwecken zu opfern. Mit der provisorischen Bildung eines Pharyngo-Oesophago-Tracheostoma wird das Operationsterrain vollständig primär versorgt und nach Monaten, wenn die Heilung andauert, durch eine Plastik ein künstlicher Hypopharynx gebildet, womit der Patient wieder normal essen, eventuell mit der Zeit auch wie die einfachen Kehlkopf-exstirpierten sprechen kann (Pharynxstimme). Entsprechend den Erfahrungen über Affektionen der Lymphdrüsen sind beide Seiten möglichst radikal auszuräumen. Der Eingriff läßt sich heute sogar zur Gänze in Lokalanästhesie durchführen. Mit dieser Methode hat GLUCK die noch von SCHUMACHER auf 55% berechnete und nach anderen, z. B. HACKER nicht viel bessere unmittelbare Mortalität der Operationen mit Erhaltung des Kehlkopfes auf die unglaublich geringe Zahl von 2% herabgedrückt (z. B. in einer Serie von 38 Fällen nur drei Todesfälle), und auch Dauer-

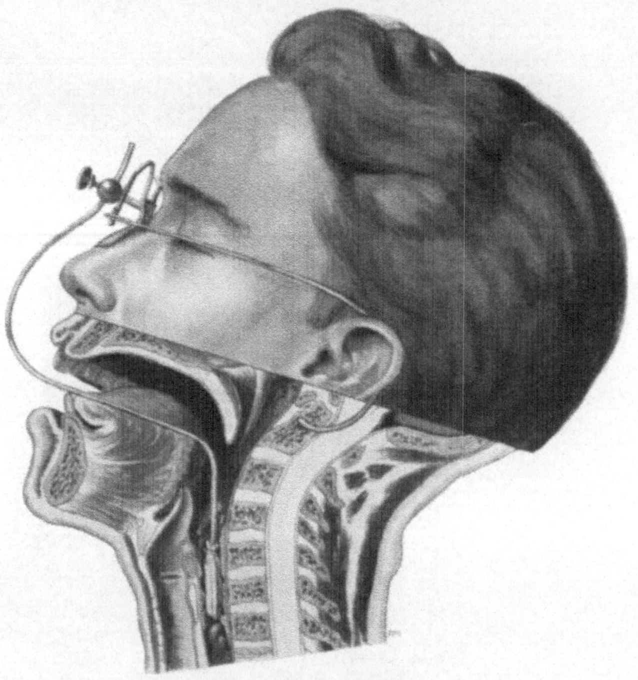

Abb. 14. Radiumbehandlung des Recessuskarzinoms. Der in einer Messing-kapsel eingeschlossene Träger ist an einem biegsamen Kupferstab, dieser an einem Brillengestell befestigt.

heilungen von ein bis zwei Jahren — ehedem eine Seltenheit — in einer großen Reihe von Fällen beobachtet. Auch ich bin zu ähnlichen, wenn auch nicht so glänzenden Resultaten gekommen. Allerdings sind die Dauerresultate schlechte. Ich weiß aus meiner eigenen Erfahrung nur von zwei Fällen, die noch nach Jahren geheilt waren, KAHLER (persönliche Mitteilung) hat einen Fall operiert, der schon acht Jahre geheilt ist; jedenfalls sind Dauerheilungen derzeit noch vereinzelt. Die Ursache scheint in der ungenügenden Radikalität der Abtragungsgrenze des Tumors zu liegen. Die sonst bei Schleimhautkarzinomen übliche Abtragung in der Nähe des Randes (1—2 cm) dürfte ungenügend sein. Radikale, bis 5 cm entfernt vom Karzinom durchgeführte, auch große, anscheinend gesunde Schleimhautbezirke rücksichtslos opfernde Querresektionen des Pharynx sollten bei jedem, auch kleinerem Rezessustumor gemacht werden. Kommt es nicht schon in den ersten Monaten zum lokalen Rezidiv, so geht der Patient nach ein bis zwei Jahren an inneren Metastasen zugrunde. Es ist nicht zu hoffen, daß sich diese traurigen Verhältnisse viel ändern werden, solange die Frühdiagnose noch immer so im Argen liegt.

Die Strahlenbehandlung kommt erst in Frage, wenn der Kehlkopf entfernt und auch die Plastik vollendet ist, weil durch die Bestrahlung auch die Plastik gefährdet wird. Doch ist in dieser Frage noch nicht das letzte Wort gesprochen. Wir können nur hoffen, daß die Strahlenbehandlung es in der Zukunft uns doch ermöglichen wird, unseren Patienten die so verstümmelnde Kehlkopfexstirpation zu ersparen. Zum mindesten gibt es unter den Krebsen manche, die gegen radioaktive Strahlen besonders empfindlich sind und also die Bestrahlung mit Dosen gestatten, die den Kehlkopf nicht gefährden. So hat DÖDERLEIN über drei Fälle von Recessuskarzinom berichtet, die er mit Röntgenstrahlen behandelt hatte. Sie waren an interkurrenten Erkrankungen zugrunde gegangen (wie es scheint, zum Teil auch an Röntgenkachexie). Die Tumoren erwiesen sich bei der Obduktion als geheilt, auch mikroskopisch, allerdings war in den Drüsen noch Karzinom nachweisbar. Ich zeige Ihnen hier das Präparat eines ähnlichen Falles, den ich behandelt habe. Zunächst Drüsenexstirpation in zwei Sitzungen. Bei der Drüsenausräumung der kranken Seite wurde der Recessus piriformis von außen freigelegt und nun von außen und innen (Kehlkopfexstirpation war vom Kranken abgelehnt worden) gleichzeitig im Kreuzfeuer mit Radium bestrahlt. Mehrere Wochen nach der Behandlung war im Recessus piriformis vom Tumor nichts mehr zu sehen, nur ein kleiner Rest am Ösophaguseingang. Leider ging der Patient an einer Lungengangrän zugrunde, die infolge der Loslösung und Verschleppung eines marantischen Thrombus der rechten Vena jugularis inferior anläßlich der Ösophagoskopie, welche eben jenen kleinen Rest des einseitig ausgebreiteten Tumors festgestellt hatte, zustande gekommen war. Aber Sie sehen an dem Präparat, daß als einziges Residuum des früheren Tumors nach der Radiumbestrahlung eine deutliche Pigmentation der Schleimhaut des Recessus piriformis nachweisbar ist, außerdem der kleine Rest weiter unten am Ösophaguseingang. Die histologische Untersuchung des Tumors brachte nun eine gewisse Erklärung dieses überraschenden Heilerfolges: Der Tumor zeigte schon ohne Bestrahlung deutliche Tendenz zum Selbstzerfall. Diese Erfahrung stimmt mit dem Satze KRAMPITZ' überein, daß die Krebse, bei denen viele Nekrosen auftreten, für die Strahlenbehandlung geeignet sind. Der genaueren Untersuchung der Probeexzisionen auf regressive Erscheinungen und Tendenzen sollte also mehr als bisher Aufmerksamkeit geschenkt werden und dementsprechend die Strahlenbehandlung in den Fällen eingeleitet werden, die — und es werden ihrer immer mehr — die große Operation nach GLUCK ablehnen oder für sie wegen Kontraindikationen nicht in Betracht kommen.

# Das Karzinom der Schilddrüse.

Von

## Privatdozent Dr. Burghard Breitner.

Seit den umfassenden Arbeiten von BRAUN, EHRHARD, v. EISELSBERG, HINTERSTOISSER, KAUFMANN, KOCHER, LANGHANS, SCHÄDEL, SCHILLER haben nur wenig Autoren das Thema der Struma maligna behandelt. In der jüngsten Bearbeitung des Kapitels durch A. KOCHER wird dies damit begründet, daß das Wesentliche in der Frage, die Therapie, auch in der Form der Röntgenbehandlung nichts der Veröffentlichung Wertes ergeben habe.

Diese Bemerkung enthebt mich zunächst von einem literarischen Referat, verlangt aber dafür eine Klarstellung der Therapiefrage, die ja auch uns als das Wichtigste erscheint. Ich glaube am besten zu tun, wenn ich die Hauptpunkte des Problems der Struma maligna an dem an der Klinik EISELSBERG beobachteten und von JUST und mir gesichteten Material bespreche.

In den Jahren 1901—1922 wurden an die Klinik EISELSBERG 103 Fälle von maligner Struma aufgenommen. Das Überwiegen des weiblichen Geschlechtes, das im Verhältnis 2 : 3 zum Ausdruck kommt, deckt sich mit allen größeren Statistiken. Besonders ist das vierte bis sechste Jahrzehnt betroffen. Bei Fällen im zweiten bis vierten Jahrzehnt handelt es sich fast ausschließlich um Frauen.

Die alte Erfahrung, daß die maligne Entartung der kropfigen Schilddrüse häufiger ist, als die der normalen, besteht zu recht. Das Befallensein der rechten Schilddrüsenhälfte überwiegt.

Es ist keine Frage, daß es zu den besonders wichtigen Aufgaben des praktischen Arztes gehört, die Diagnose der malignen Entartung der Schilddrüse zu stellen oder wenigstens den Verdacht auszusprechen. Denn bei der großen Häufigkeit von Geschwulstbildungen in der Schilddrüse in der Form der benignen Strumen kann gerade hier leicht ein Versehen unterlaufen.

Ich will von allen Einzelheiten des palpatorischen Befundes absehen, die sich auf Lage und Beweglichkeit des Tumors beziehen, und dafür die unbestrittene Beobachtung KOCHERS unterstreichen, daß rasches, unmotiviertes Wachstum einer längere oder kürzere Zeit bestehenden Geschwulst der Schilddrüse als das am meisten alarmierende Symptom aufzufassen ist.

Diesem Symptom gegenüber treten alle anderen in den Hintergrund, da sie — mögen sie noch so bezeichnend sein — als Spätsymptome gewertet werden müssen.

Die Atemnot, das an sich häufigste Symptom, teilt die maligne Struma mit der benignen, beï der auch die Dysphagie, eine Rekurrensschädigung, ja selbst ausstrahlende Schmerzen, wenn auch seltener, beobachtet werden. Die Tumorkachexie — ein, wie uns Professor FRÄNKEL lehrte, übrigens recht vager Begriff — wird wohl niemand als Unterstützung der Diagnose abwarten wollen.

Differentialdiagnostisch kommt ja bei der Angabe des raschen Wachstums nur die Blutung und die Entzündung in Betracht.

Die Blutung in eine diffuse Struma ist äußerst selten, kommt also, wenn eine solche vorliegt, kaum in Frage. Umgekehrt ist die Entzündung bei den diffusen Strumen häufiger. Die akute Thyreoiditis ist sehr selten und nur im Verlauf einer akuten Infektionskrankheit beobachtet. Die chronischen Formen der Entzündung der Schilddrüse oder des Kropfes sind schwieriger abzugrenzen. Aber auch dabei gilt das früher Gesagte, daß es in erster Linie darauf ankommt, rechtzeitig an maligne Degeneration zu denken.

A. Kocher warnt mit Recht auf das eindringlichste davor, in solchen unklaren Fällen die zur Operation vielleicht noch günstige Zeit durch eine interne Behandlung mit Jod oder Schilddrüsentabletten oder durch eine mehrwöchentliche Röntgenprobebestrahlung (wie es Schädel vorschlug) verstreichen zu lassen. Ich möchte hier nur daran erinnern, daß es ein radiographisches Zeichen für die Malignität der Struma derzeit leider noch nicht gibt.

Aufmerksamkeit erfordert das Kapitel der mitunter als erstes Krankheitszeichen bemerkten Solitärmetastasen. Seit den Untersuchungen Eiselsbergs wurde diesem für die Schilddrüse bezeichnenden Vorkommen erneute Aufmerksamkeit geschenkt und besonders durch Erdheim in seinen praktischen Möglichkeiten kritisch gewürdigt. In rein biologischer Hinsicht ist die Antwort gewiß noch nicht spruchreif. Aber für den Praktiker gilt auch hier dasselbe wie für die Beurteilung des raschen Wachstums. Bei einem isolierten, langsam wachsenden Knochentumor soll, wenn sich keine andere sichere, eindeutige Diagnose stellen läßt, an eine Struma-Metastase gedacht werden. Es bleibt dann dem Röntgenologen überlassen, diesen Verdacht zu erhärten oder abzulehnen und das Krankheitsbild sonst aufzuklären. Wichtig ist es aber zu wissen, daß im Befund einer isolierten Schilddrüsenmetastase keineswegs das Todesurteil über den Patienten ausgesprochen ist, sondern daß gerade bei solchen Fällen die Exstirpation der Metastase und des erst jetzt beachteten Primärtumors in manchen Fällen zu langdauernder Heilung geführt hat.

Dies leitet uns zum wichtigsten Teil des Referates: zur Prognose und Therapie der malignen Struma.

Es liegt in der besonderen Anatomie und in der Topik des Organes begründet, daß die Prognose des Leidens als solchen eine durchaus schlechte ist. Der Reichtum an Gefäßen und deren eigentümliches Verhalten, die Variabilität der Zellen und deren Beziehungen zu den Gefäßen, die großen physiologischen funktionellen Schwankungen der Drüse scheinen ebenso zur malignen Degeneration zu prädisponieren wie sie die Metastasierung fördern. Dem gegenüber stellt sich die innige Beziehung der Drüse zu den wichtigen Nachbarorganen des Halses einer radikalen Therapie rasch hindernd in den Weg.

LÜCKE hat die Krankheitsdauer bei unbehandelter Struma maligna mit einem Jahr befristet. Die Berechnung aus unserem Material kommt dieser Ziffer sehr nahe. Aber gerade dabei muß festgehalten werden, daß es pathologisch-anatomisch ganz verschiedene Typen der malignen Entartung gibt, die auch eine Stufung der Bösartigkeit widerspiegeln. Da eine klinische Unterscheidung der Typen nur ganz ausnahmsweise möglich und zudem für die Indikationsstellung belanglos ist, bleibt für den Praktiker als Wichtigstes die Betonung, daß auch für das Schilddrüsenkarzinom die Frühoperation das Entscheidende für die postoperative Prognose ist.

Wird die Neubildung exstirpiert, solange sie auf die Schilddrüse beschränkt ist und noch keine Metastasen gesetzt hat, dann können Heilungserfolge erzielt werden, die sich über Jahrzehnte erstrecken. Die Möglichkeit der „Dauerheilung" ist beim Schilddrüsenkarzinom ebenso gegeben wie bei anderen Organkarzinomen in den Frühformen. Allerdings, wenn die beiden genannten Bedingungen nicht mehr zutreffen, dann ist die Aussichtslosigkeit einer wirksamen Therapie besonders erschreckend.

A. KOCHER macht sehr richtig darauf aufmerksam, daß es nicht angehe, die Resultate der Früh- und der Spätoperationen zusammenzunehmen. Aber diese Unterscheidung, die ja nicht nach den Angaben des Patienten über die Dauer des Leidens, sondern nur aus dem pathologisch-anatomischen Befund getroffen werden darf, ist oft sehr schwierig. Wir haben bei Struma maligna, die im Präparat noch auf die Drüse selbst beschränkt schien, bald nach der Operation lokales Rezidiv und Metastasierungen auftreten sehen, an denen der Patient zugrunde ging. Und wir haben anderseits Fälle von wiederholtem lokalem Rezidiv durch Jahre hindurch in einem erträglichen Zustand erhalten können.

Die Furcht, daß eine „übertriebene" Indikationsstellung ganz harmlose Strumen zur Operation führt, kann wohl nicht ernst genommen werden. Anderseits kann allerdings nicht behauptet werden, daß die Operation einer benignen Struma mit Sicherheit vor späterer maligner Struma schützt. Wir haben einige Fälle an der Klinik beobachtet, in denen es nach Exstirpation eines zweifellos gutartigen Kropfes nach Jahren zum Rezidiv und im Rezidiv zur malignen Degeneration kam.

Die Technik der Operation ist eine rein chirurgische Angelegenheit und braucht hier nicht erörtert zu werden. Ich möchte nur daran erinnern, daß SUDECK die Totalexstirpation der Schilddrüse als Methode der Wahl empfiehlt. Dies ist gewiß nicht grundsätzlich zu befolgen, wenn es auch für einzelne Fälle vielleicht eine mögliche Methode darstellt. Eine angeschlossene Organtherapie vermag den Ausfall bei den meist älteren Patienten zu decken.

Die letzten Jahrzehnte haben aber in der Behandlung der malignen Struma einen anderen wesentlichen Fortschritt gebracht. Die lokale Ausbreitung der Erkrankung entwindet heute — wenn nicht Metastasen oder der schwere Allgemeinzustand dagegen sprechen — dem Chirurgen das Messer nicht mehr, seit er in der Röntgenbestrahlung eine wertvolle

Unterstützung gefunden hat. Mit anderen Worten: die bewußt unradikale Operation und selbst die verlästerte einfache Tracheotomie kann heute nicht mehr als ganz aussichtsloser Versuch bezeichnet werden.

Als Beleg einige Zahlen: Von den 103 wegen Struma maligna an die Klinik Eiselsberg (innerhalb von 20 Jahren) aufgenommenen Patienten wurden 23 nicht operiert. Zum Teil lehnten die Patienten einen Eingriff ab, zum Teil befanden sie sich in einem derartig schlechten Allgemeinzustand, daß jeder Eingriff aussichtslos schien. Zwei starben bei der Einlieferung an die Klinik. An 72 Patienten wurden 88 Operationen ausgeführt.

Die Zeit, innerhalb welcher sich bei diesen die ersten Zeichen von Malignität bis zur Operation bemerkbar machten, beträgt im Durchschnitt 23 Wochen.

23 Patienten erlebten die Entlassung nicht mehr. Sie starben durchschnittlich drei Wochen nach dem Eingriff.

26 starben vor Ablauf eines Jahres.

Sieben lebten noch nach Ablauf eines Jahres. Über 39 konnte nichts in Erfahrung gebracht werden.

Bei 14 Patienten wurde eine kombinierte Behandlung — Operation mit nachfolgender Röntgenbestrahlung — angewendet. Die Bestrahlungen wurden zum größten Teil im Zentral-Röntgeninstitut des Professors Holzknecht durchgeführt.

Über neun von diesen Patienten langte ein Bericht ein. Es findet sich eine Heilungsdauer von einem Jahr bis zu zwölf Jahren. Nur drei starben vor Ablauf eines Jahres.

Der bloße Vergleich mit den Patienten ohne Röntgenbestrahlung zeigt schon eine wesentliche Vermehrung der Heilungsdauer. Wenn man aber zudem bedenkt, daß dies zum großen Teil Fälle waren, bei denen die nachträgliche Röntgenbestrahlung wegen der Ausdehnnung des lokalen Prozesses und der bewußt unradikalen Operation eingeleitet wurde, dann kann die günstige Wirkung der Bestrahlung nicht übersehen werden. Sie hat denn auch dazu geführt, daß an der Klinik — wie dies ja auch anderenorts geschieht — grundsätzlich jeder Fall von Struma maligna einer kombinierten Behandlung unterzogen wird. Eine spätere Statistik wird zeigen, welche Erfolge sich damit erzielen lassen.

Aus diesen Zahlen sollen gewiß keine bindenden Schlüsse gezogen werden. Die Tatsache, daß wir — und viele andere Chirurgen — ohne Bestrahlung bei sicherem Karzinom Dauerheilungen bis zu 18 Jahren und darüber sehen konnten, während andere Fälle trotz intensiver Nachbestrahlung nicht einmal ein Jahr lang lebten, zeigt eindringlich, daß derzeit auch von der Röntgenbestrahlung noch kein sicherer Erfolg zu erwarten ist. Ganz verfehlt wäre aber die Meinung, daß die ausschließliche Röntgentherapie an Stelle der operativen zu treten habe.

Seit wir durch die Arbeiten der Pathologen die morphologische Vielgestaltigkeit des Schilddrüsenkarzinoms und die verschiedene Stufung der Bösartigkeit kennen gelernt haben, ist uns die Verschiedenheit der klinischen Bilder verständlich geworden. Wir können aus dem histologischen Bild der exstirpierten Struma annähernd eine gute oder schlechte Prognose hinsichtlich des Verlaufes stellen, wir können uns von der Röntgenbehandlung im Einzelfalle viel oder wenig Erfolg versprechen. Dies ist immerhin schon ein Fortschritt.

Aber die Fülle von Formen hat uns nur zum Teil dem Erschließen der Karzinomfrage als solcher näher gebracht. Zum anderen Teil hat sie uns nur noch weiter davon entfernt.

STERNBERG hat eindringlich darauf hingewiesen, daß noch andere Schwierigkeiten gerade bei der Frage der malignen Struma zu überwinden sind. Es sind dies jene Fälle, die klinisch als maligen anzusprechen sind, während sie histologisch alle Zeichen von Bösartigkeit vermissen lassen. Hier zeigt sich das Problematische, das noch mancher grundsätzlichen Frage anhaftet, mit aller Deutlichkeit.

Es steht außer Zweifel, daß die praktischen Forderungen eindeutiger und klarer auszusprechen sind, als die Formulierung mancher rein wissenschaftlichen Frage.

Diese praktische Forderung lautet auch für das Karzinom der Schilddrüse: Frühdiagnose und Frühoperation.

Darum sei das Wesentlichste zusammengefaßt wiederholt:

Rasches, unmotiviertes Wachstum einer Struma oder einer bisher anscheinend normalen Schilddrüse genügt allein, um den Verdacht auf Malignität wachzurufen. Es ist unverantwortlich, weitere sichere Zeichen der Bösartigkeit abzuwarten. Die Fälle von Blutung und Entzündung können meist als solche erkannt werden.

Früh erkannte und operierte Fälle geben eine günstige operative Prognose.

Aber auch weiter vorgeschrittene Fälle der Erkrankung sind unter Anwendung einer kombinierten Behandlung — Operation mit nachfolgender Röntgenbestrahlung — nicht völlig hoffnungslos.

Es ist nicht zu leugnen, daß auch die bloße Röntgenbehandlung nennenswerte Erfolge zu erzielen vermag. Für diese Art der Therapie kommen jene Patienten in Betracht, deren Allgemeinzustand, nachweisbare Metastasen oder lokale Ausdehnung der Erkrankung einen chirurgischen Eingriff vollkommen kontraindizieren. In jedem anderen Fall aber ist unbedingt die Operation zu versuchen, auch wenn sie bewußt unradikal verlaufen sollte.

Die Tracheotomie wird von den meisten Autoren als sinnlos abgelehnt. Diesen Standpunkt nimmt die Klinik EISELSBERG nicht ein.

Zunächst muß ein Unterschied gemacht werden zwischen einer chronischen schweren Dyspnoe und einem akuten Erstickungsanfall.

Im ersteren Fall soll, wenn Metastasen fehlen und es der Allgemeinzustand des Patienten erlaubt, die Operation auch ohne Aussicht auf Radikalität versucht werden. Wird dabei die Tracheotomie notwendig, dann ist sie eben auszuführen und eine energische Röntgenbestrahlung anzuschließen. Vier unserer Patienten verließen mit liegender Trachealkanüle in leidlichem Zustand die Klinik. Ein Patient wurde dreimal wegen rezidivierenden Schilddrüsenkarzinoms operiert und dabei dreimal tracheotomiert. Er ist jetzt zehn Jahre in Beobachtung und fühlt sich heute — ein Jahr nach der letzten Operation — im Alter von 66 Jahren ohne Kanüle ganz wohl.

Im akuten Erstickungsanfall kann die Tracheotomie unseres Erachtens noch weniger abgelehnt werden. Es sind wohl nur ganz seltene Vorkommnisse, daß die Tracheotomie technisch nicht möglich ist. Vor ungefähr zwei Jahren wurde an die Klinik eine 61 jährige Frau eingeliefert, die seit einigen Tagen an schwersten Erstickungsanfällen litt. Sie hatte seit einem Jahr eine rasch wachsende Geschwulst an der linken Halsseite bemerkt. Seit einem halben Jahr bestanden Atem- und Schluckbeschwerden. Die Patientin magerte rasch ab. Bei der Lagerung auf den Operationstisch setzte die Atmung vollkommen aus. Es blieb nur die Tracheotomie übrig, die mit dem Paquelin durch die Tumormassen hindurch vorgenommen wurde. Diesem Eingriff wurde ehestens eine intensive Röntgenbestrahlung angeschlossen. Der Erfolg war, daß die Patientin nach zweieinhalb Monaten ohne Kanüle die Klinik verlassen konnte. Fortgesetzte Röntgenbestrahlungen erhielten sie in einem erträglichen Zustand.

Die Tracheotomie stellt den einzigen Eingriff dar, den auch der praktische Arzt bei maligner Struma auszuführen gezwungen sein kann. Die vielfach ausgesprochene Verurteilung der Tracheotomie soll ihm nach unserer Meinung nicht die Hände binden. Sie mag oft zu spät kommen und oft ohne jeden längeren Erfolg sein. Wenn sie einem einzigen Menschen zum Heile gereicht, ist ihre Anwendung nicht nur erlaubt, sondern geboten.

# Der Larynxkrebs.

## Von

## Professor Dr. Markusz Hajek.

Als Einleitung zu meinen folgenden Erörterungen stelle ich Ihnen eine Anzahl von Patienten vor, welche in den letzten Jahren wegen Kehlkopfkrebs operiert wurden. Es sind nur sieben Patienten, welche für heute meiner Einladung Folge leisten konnten. Ein Kranker, der beiläufig vor einem Jahre mittels Laryngofissur operiert wurde, ist vollkommen geheilt, trägt keine Kanüle, spricht etwas heiser, da ihm die Weichteile der einen Larynxseite entfernt wurden, aber die Stimme wird mit der Übung noch besser werden. An den anderen sechs Kranken, die ich Ihnen nun der Reihe nach vorführe, ist der Kehlkopf total exstirpiert worden; zwei vor wenigen Monaten, einer vor wenigen Wochen, die übrigen vor ein bis zwei Jahren. Alle diese Kranken haben ein Tracheostoma, durch welches sie atmen, befinden sich wohl und gehen ihrer teilweise schweren Arbeit nach. Zwei von diesen Kranken verfügen auch über eine mäßig gute Sprache. Ich lasse dieselben einige Sätze sprechen und Sie werden selbst in diesem großen Saale sehr deutlich ihre Sprache vernehmen, wenn Sie vielleicht auch die Stimme etwas rauh und gedrückt finden, da dieselbe keinen musikalischen Charakter hat. Diese Sprache erlernten die Kranken in der phonetischen Abteilung meiner Klinik durch fleißige Übung nach der Methode des Dozenten Dr. STERN und sie genügt für den von den Patienten auszuübenden Beruf vollständig. Die hier vorgestellte Dame ist Direktrice in einem Mittelstandsanatorium in Baden und versieht in jeder Hinsicht ihren Dienst auch sprachlich vollkommen. Sie verdeckt ihr Tracheostoma durch ein zierliches Medaillon, so daß ihre äußere Erscheinung keinerlei sichtbaren Defekt aufweist.

Die hier demonstrierten und auch von anderer Seite erzielten Resultate sind das Produkt dezennienlanger Bemühungen, teils um die Gefährlichkeit der Operation zu vermindern, teils um die Resultate mehr oder weniger dauernd zu gestalten.

Wenn ich nun im Folgenden es unternehme, Ihnen den heutigen Stand der Lehre vom Larynxkrebs vor Augen zu führen, so werden Sie mit mir hoffentlich eines Sinnes sein, wenn ich bei dieser Erörterung alle allgemeinen auf die Ätiologie und Pathologie bezüglichen Fragen übergehe; diese sind von der pathologisch-anatomischen Seite so eingehend erörtert worden, daß es mir überflüssig erscheint, darauf wieder einzugehen. Ich will vielmehr einige charakteristische Eigentümlichkeiten des Larynxkrebses bezüglich ihres Verlaufes und ihrer Heilbarkeit hervorheben, damit Ihnen in der Praxis einige sichere Richtlinien für Ihre Handlung gegeben werden.

Um den zu besprechenden Gegenstand übersichtlich zu gestalten, räume ich mir die Konzession ein, einmal eine von der üblichen Einteilung abweichende Einteilung einzuhalten.

Ich beginne mit der Therapie und Indikationsstellung und werde dann das aus diesen Fragen von selbst entstehende Problem der Frühdiagnose erörtern.

Wenn ein Larynxkarzinom klinisch und histologisch erwiesen ist, dann muß es operiert werden. Da eine endolaryngeale Operation fast niemals eine radikale sein kann, muß der Larynx eröffnet und daraus alles Krankhafte entfernt werden. Die hiebei in Betracht kommenden operativen Methoden, so viele der Modifikationen auch vorhanden sein mögen, kann man ihrem Wesen nach in zwei Haupttypen teilen: 1. die Laryngofissur: a) mit alleiniger Exzision von Weichteilen, b) mit partieller Exstirpation von Knorpelstücken, c) mit halbseitiger Exstirpation des Larynx und 2. die Totalexstirpation des Larynx: a) für sich allein oder b) mit Teilen des Pharynx, Ösophagus und der Zunge.

Wir wollen nunmehr kurz die hiebei in Betracht kommende Technik, operative Resultate und Indikation in Kürze streifen.

Was vor allem die unter die Gruppe der Laryngofissur subsumierten Fälle betrifft, können wir sagen, daß ihre Ausführung technisch keinerlei Schwierigkeit darbietet und für den Patienten bei sachgemäßer Ausführung so gut wie ganz gefahrlos ist. Wir operieren ein- oder zweizeitig, je nach den individuellen Verhältnissen. Bei jungen Leuten ohne erhebliche

Schilddrüsenvergrößerung in einem Akte und zwar durchaus in Lokalanästhesie. Bei älteren Leuten und bei exzessiv großer Schilddrüse zweizeitig: zuerst die Tracheotomie und nach acht bis zehn Tagen die Laryngofissur mit der zugehörigen Entfernung der erkrankten Larynxteile. Die
Lokalanästhesie mit Novokain von außen und die Kokain-Adrenalin-
applikation auf die Larynxschleimhaut hat diesem früher unter allgemeiner Narkose ausgeführten Eingriff jede Gefährlichkeit benommen.
Die absolute Anästhesie des Larynxinnern läßt eine genaue ruhige Operation zu, während bei erhaltenen Larynxreflexen diese Manipulation
früher sehr schwierig war und daher auch nicht so übersichtlich sein konnte,
wie dies heute der Fall ist. In wenigen Wochen ist die innere Larynxwunde
übernarbt, wonach der Patient dekanüliert werden kann und das Resultat
eintritt, welches ich an dem ersten vorgeführten Kranken gezeigt habe.

Für die partielle Exstirpation ist natürlich Bedingung, daß der
Krebs noch ganz zirkumskript ist, so daß man weit entfernt von dem
krankhaften Teile die Exzision vornehmen kann. Sind diese Bedingungen
nicht vorhanden, so ist es besser, von vornherein die totale Entfernung
des Kehlkopfes vorzunehmen.

Die Resultate der partiellen Exzision sind relativ sehr günstig. Die
Operationsmortalität dürfte heute Null betragen, die Dauererfolge erstrecken sich auf Jahre, selbst 15 bis 25 Jahre. Erst unlängst kam ein
alter Herr mit einer Rezidive auf meine Klinik, dem ich vor 18 Jahren
durch Laryngofissur einen zirkumskripten Cancer des rechten Stimmbandes entfernt habe. Ich habe zwei Kranke in Evidenz, von dem einer
länger als 20 Jahre, der zweite über 26 Jahre ohne Rezidive geblieben ist.
Natürlich sind derartige Dauerresultate nicht häufig, aber meiner Ansicht nach nur deshalb, weil man in vielen Fällen nicht ganz zirkum-
skripte Karzinome noch konservativ operiert, das heißt knapp an der
Grenze des sichtbaren Cancers, wobei schon in der Umgebung weiter
vorgedrungene Cancerdepots vorhanden sind.

Daß in diesen Fällen die Rezidive schon nach wenigen Monaten,
höchstens nach ein bis zwei Jahren erfolgt, kann uns nicht Wunder
nehmen.

Die günstige Prognose bei zirkumskripten Fällen wird durch die
Entfernung zirkumskripter Knorpelstücke nicht geschmälert. Es gibt
alle möglichen Grade partieller Exzision des Knorpels bis zur halbseitigen
Entfernung des Kehlkopfes. Letztere ist fast niemals indiziert, da bei
vollständiger Entfernung der Weichteile des Larynxeinganges stets
ein Fehlschlucken in den Kehlkopf erfolgt.

Dieses erwähnte günstige Verhalten des Larynxkarzinoms betrifft
indes zumeist nur Fälle, welche ihren Sitz im Larynxinneren haben.
Die außerhalb des Larynx befindlichen: an der lingualen Fläche der
Epiglottis, am pharyngealen Teile der aryepiglottischen Falten, ferner
die an der hinteren Fläche des Ringknorpels auftretenden Karzinome,
hauptsächlich indes die an der Schleimhaut des Sinus pyriformis entspringenden zeigen im Gegensatz zu den intralaryngealen Karzinomen
eine besondere Malignität (Krishabersches Gesetz).

Wir nehmen an, daß dieser Unterschied hauptsächlich durch den Unterschied der Lymphgefäßverteilung innerhalb und außerhalb des Larynx bedingt ist. Im Innern des Larynx ist ein zartes und grobmaschiges Lymphgefäßnetz vorhanden, während außerhalb des Larynx ein sehr dichtes Lymphgefäßnetz vorwaltet. Diesem Gegensatz entsprechend finden wir auch zumeist, daß die Karzinome des Innenrohres des Larynx nur sehr spät regionäre Lymphdrüsenmetastasen und fast niemals Metastasen in entfernten Organen setzen, während die extralaryngealen, im Speziellen die Pharynxkarzinome, gerade in dieser Hinsicht sich sehr malign zeigen. Klinisch manifestiert sich dies in den extremen Fällen in der Weise, daß ein Karzinom des Larynxinneren sehr spät, erst im Endstadium des Prozesses Drüsenschwellungen bedingt, während ein Karzinom der äußeren Umgebung des Kehlkopfes oft schon, ehe es lokale Störungen bedingt, ganz gewaltige Infiltrationen der zervikalen Drüsengruppen bedingen kann, welcher Umstand die Operabilität des Falles von vornherein in Frage stellt.

Diese Gesetzmäßigkeit ist indes keine absolute, da es Ausnahmen davon gibt, aber im ganzen und großen wird sie durch die Erfahrung bestätigt.

Totalexstirpation. Wenn wir mittels der erwähnten zirkumskripten Exzision von Larynxteilen nicht mehr zum Ziele gelangen, dann tritt die totale Entfernung des Kehlkopfes in ihre Rechte. Wir üben diese Operation nach dem von GLUCK inaugurierten Prinzipe, das heißt mit Vornähen des Trachealstumpfes in die Haut, um jede Kommunikation zwischen Digestions- und Respirationstrakt aufzuheben. Durch dieses Prinzip allein sind wir imstande, die früher am häufigsten schuldtragende Ursache am ungünstigen Ausgang des operativen Resultates, die Aspirationspneumonie, hintanzuhalten. Die zahlreichen Modifikationen der GLUCKschen Methode ändern nichts an dem Wesen dieser Methode. An meiner Klinik führen wir seit Jahren die Operation zweizeitig aus, und zwar ausschließlich in Lokalanästhesie.

Im ersten Akt wird eine Art Tracheoplastik ausgeführt, das ist die Fixation des unteren Halbkreises der Trachea an die Haut, welche vollkommen dem nach der Exstirpation des Larynx übrigbleibenden Tracheostoma entspricht. Durch Einheilen des Trachealstumpfes vor der Exstirpation wird einem Teil der möglichen Komplikationen: Senkung des Eiters in das vordere Mediastinum, Versinken der Trachea nach möglichem Durchschneiden der Nähte, vorgebeugt. Gleichzeitig entfernen wir jetzt im ersten Akt größere Drüsenpakete in der Umgebung der Vena jugularis interna und in der Karotisscheide. Innerhalb acht Tagen bedeckt sich auch dieses für Infektionen empfindliche Gebiet mit Granulationen, wodurch erreicht wird, daß nach der späteren Entfernung des Kehlkopfes der nach einem möglichen Versagen der Pharynxnaht ausfließende Speichel kein Unheil mehr anrichten kann. 8 bis 14 Tage nach dem ersten Akt wird die eigentliche Exstirpation des Kehlkopfes allein, nötigenfalls mit den angrenzenden Teilen des Pharynx und der

Zunge ausgeführt. Ich wende überdies seit Jahren bei der Nachbehandlung das künstliche Absaugen des Speichels durch eine zu diesem Zweck bei der Operation angelegte Pharynxfistel an und, wie ich glaube, habe ich nebst der Zweizeitigkeit auch diesem Umstand die von Jahr zu Jahr sich bessernden Operationsresultate zu verdanken. Vor fünf Jahren hatte die Klinik noch beiläufig 30% operative Todesfälle zu verzeichnen. Im Gegensatz hiezu zeigt eine Statistik der letzten 53 an meiner Klinik ausgeführten Totalexstirpationen nur sechs Todesfälle (von 53 Fällen sechs Todefälle 11%), darunter schwere und allerschwerste Fälle mit Mitbeteiligung des Pharynx und der Zunge, Tonsille usw. Auch waren viele Patienten vor der Operation nicht frei von Bronchitis und Emphysem und zeigten mehr oder weniger ausgesprochene Defekte ihres Zirkulationsapparates. Jedenfalls waren viele Fälle darunter, die eine vernünftige Indikationsgrenze sowohl hinsichtlich der lokalen Ausdehnung der Erkrankung als auch des Allgemeinzustandes weit überschritten haben. Diese erweiterte Indikation war aber bei Prüfung der von mir als Verbesserung der Nachbehandlung angesehenen Prozeduren nötig, um nicht durch Ausschluß der schweren Fälle künstlich zu einem günstigeren Resultate zu gelangen. Es wäre ein leichtes, durch Gruppierung der Fälle in einfachere und komplizierte, den Beweis zu führen, daß bei den wenig komplizierten Fällen ein Todesfall fast gar nicht vorkommt. Somit können wir hoffen, daß künftighin bei Einhaltung einer vernünftigen Indikation die Mortalitätsgefahr nach Kehlkopfexstirpation auf ein Minimum herabsinken wird.

Wenn wir nun nach den Dauerresultaten der totalen Kehlkopfexstirpationen fragen, so müssen wir prinzipiell zwei verschiedene Kategorien unterscheiden: 1. Fälle ohne infizierte Lymphdrüsen, welche hauptsächlich die auf das Larynxinnere beschränkten Karzinomformen umfassen, 2. Fälle mit mehr oder weniger hochgradig infizierten regionären Lymphdrüsen, welche entweder sehr vorgeschrittene Innenlarynxkarzinome oder solche mit partiellem Ergriffensein von Pharynx und Zunge in sich begreifen. Was die erste Gruppe betrifft, so ist die Aussicht auf eine längerdauernde Heilung günstig. Da gibt es zahlreiche Fälle, die drei bis zehn Jahre, auch länger ohne Rezidive bleiben und auch später an irgend einer anderen Alterskrankheit sterben. Wenn bei derartigen voraussichtlich eine günstige Prognose versprechenden Fällen dennoch bald eine Rezidive eintritt, so ist es fast immer eine Rezidive der Drüsen; seltener ist die Rezidive regionär, und dies hauptsächlich dann, wenn man knapp an der Grenze des Krankhaften operiert hat. Bei der zweiten Gruppe von Fällen, d. h. denjenigen, in welchen bereits tastbare oder nichttastbare, jedoch durch die mikroskopische Untersuchung als karzinomatös erkrankte Lymphdrüsen vorhanden waren, ist die Prognose leider eine schlechte. Diese Fälle werden schon häufig nach dem ersten Jahre rezidiv und überleben nur ausnahmsweise das dritte Jahr nach der Operation.

Der Grund dieser Rezidiven wird Ihnen anschaulicher werden, wenn ich Ihnen hier ein Bild vorführe (Abb. 1), welches die verschiedenen

Gruppen von Lymphdrüsen und Lymphwegen zeigt, welche von dem Larynx und seiner Umgebung ihre Quellen beziehen. Auf eine ausführliche Erörterung dieses komplizierten Bildes kann ich hier nur beiläufig hinweisen. Aufmerksam will ich Sie nur machen auf die Larynxlymphwege zu der typischen Jugulardrüse im Venenwinkel und auf die direkte Verbindung der Lymphwege mit den tiefen Jugulardrüsen, welche beiderseits die Vena jugularis interna einsäumen. Diese Lymphdrüsen kommunizieren wieder einerseits mit den supraklavikular liegenden, andererseits mit dem

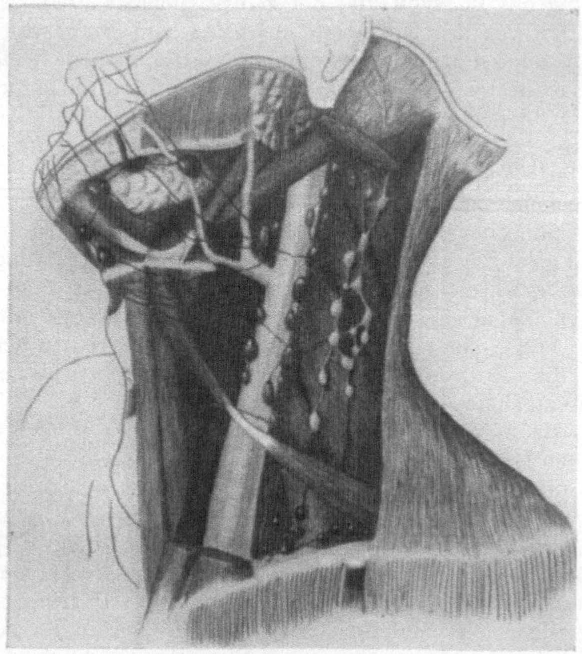

Abb. 1. Die Lymphgefäßgebiete des Kehlkopfes.

hinter dem M. sternocleid. liegenden Glandulae cervicales externae. Alle diese Lymphdrüsen, wenn sie nicht tast- und sichtbar sind, mit Sicherheit zu entfernen ist trotz aller Anstrengung eine vergebene Mühe. Die sichtbaren lassen sich ja, wenn sie nicht gerade mit der A. carotis communis verwachsen sind, entfernen; aber die zahlreichen kleinen, nahezu unsichtbaren, welche indes schon längst infiziert sein können, aufzufinden und mit Sicherheit zu entfernen, gelingt nicht. So sehen wir auch in diesen Fällen, in welchen wir für die Entfernung der Drüsen unendlich viel Mühe und Zeit geopfert haben, trotzdem die Rezidive seitens der Drüsen sich bald wieder einstellen.

Diese schlechten Resultate rechtfertigen vollkommen die Anschauung mancher Autoren, die Fälle, in welchen mit einiger Sicherheit harte

Lymphdrüsen zu tasten sind, von der Operation ausgeschlossen haben wollen. Wenn wieder andere Autoren trotzdem noch operieren, so läßt sich dies damit rechtfertigen, daß ausnahmsweise doch der eine oder der andere dieser Kranken noch mehrere Jahre am Leben bleibt. Ich habe einen Patienten vor fünf Jahren operiert, bei welchem der Übergang des Larynxkarzinoms auf die Schilddrüse sich vor der Operation nicht feststellen ließ und der ganze linke Schilddrüsenlappen vom Cancer durchwachsen war. Auch mußten zahlreiche erkrankte Lymphdrüsen entfernt werden. Nach aller Erfahrung hätte hier bald eine Rezidive eintreten müssen; dieselbe blieb indes bis zum heutigen Tage aus und der Kranke fühlt sich in jeder Hinsicht zufrieden. Ähnliche Erfahrungen haben auch viele andere Operateure aufzuweisen. Man sieht somit, daß auch die Erfahrung keine absolut verläßlichen Anhaltspunkte liefert. Die klinische Forschung darf sich das Recht einräumen, das Indikationsgebiet weiter hinauszuschieben, um durch weitere Versuche die operativen Resultate zu verbessern, wenn auch dabei die Statistik nicht so blendend ausfällt, wie wenn man nur leichte unkomplizierte Fälle mit sonst tadellosem Status der inneren Organe operieren würde.

Aus der bisherigen Darstellung folgen zwei Leitsätze, welche die Grundlage unserer theoretischen und praktischen Erkenntnis bilden:

*a*) Die beginnenden Karzinome des Larynx sind relativ gutartig und die Dauerresultate nach der radikalen Operation sehr günstig.

*b*) Die fortgeschrittenen Formen mit Übergang auf den Pharynx oder mit primärem Ursprung in dem Pharynx und solche mit bereits infizierten Lymphdrüsen geben sehr schlechte Dauerresultate.

Aus dieser Erkenntnis geht klar und eindeutig hervor, daß nur eine frühzeitige radikale Operation gute Dauerresultate gibt. Wir könnten also die großen eingreifenden Operationen entbehren, wenn sich die Kranken zu frühzeitiger Operation melden würden.

Wie steht es aber bisher mit dieser frühzeitigen Operation? Leider sehr schlecht. Unter den der Klinik eingelieferten Fällen befinden sich unter 50 Fällen kaum vier bis fünf Fälle, welche beginnende Fälle darstellen. Die meisten sind schon so vorgeschritten, daß nur die Totalexstirpation in Frage kommt und diese häufig genug auch unter schlechten Auspizien, da die Drüsen schon infiltriert sind und der Pharynx mitbeteiligt ist, wobei auch leider oft eine chronische Bronchitis mit Emphysem und eine Myodegeneratio cordis erschwerend in die Wagschale fallen.

Wie ist dem abzuhelfen? Wohl nur dadurch, daß die Wichtigkeit der Frühoperation immer wieder betont wird. Es ist leider nicht genügend, daß die Ärzte dies alltäglich lesen und hören. Es muß diese Anschauung endlich bei ihnen zur unerschütterlichen Überzeugung werden, denn nur dadurch werden sie den Eifer aufbringen, ihre Kranken zur Frühoperation zu überreden. Ich gebe gern zu, daß es zuweilen eine sehr harte Aufgabe sein mag, einem Kranken, der außer einer geringfügigen Heiserkeit noch keinerlei erhebliche Beschwerden aufweist, die Situation klar zu machen. Aber bedenken Sie, meine Herren, daß wir vorläufig kein anderes verläßliches Mittel zur Ausrottung des Kehlkopfkrebses haben als das Messer. Röntgentherapie und Radium haben hier bisher nur sehr wenig ermutigende Resultate gezeitigt. Wir wollen natürlich der Hoffnung Raum geben, daß es einmal der biologischen Forschung gelingen möge, uns in neue therapeutische Bahnen zu lenken. Aber bis dahin haben wir in Ermanglung von etwas Besserem an den bisher erreichten positiven Resultaten der Frühoperation festzuhalten und uns nicht irre machen zu lassen.

Die Möglichkeit der Frühoperation setzt aber noch einen anderen wichtigen Faktor voraus, die recht frühzeitige Diagnose, deren Vervollkommnung wieder Sache der klinischen Forschung ist.

Gestatten Sie mir, statt langatmiger Erklärungen einige typische laryngoskopische Bilder an die Wand zu projizieren. Zuerst zeige ich Ihnen ein Beispiel von typischem Karzinom des Stimmbandes im Beginne seines Auftretens (Abb. 2). Sie sehen eine einfache diffuse Verdickung am vorderen Ende des rechten Stimmbandes, welche durchaus keinen geschwulstförmigen Charakter hat, die vielmehr ebensogut der Ausdruck einer entzündlichen Verdickung als eines beginnenden Cancers sein könnte. Man muß dies wissen, um von vornherein diese ernste Möglichkeit ins Auge zu fassen. Man muß ja nicht sofort aus dieser Betrachtung ernste Konsequenzen ziehen, es genügt, den Fall in Evidenz

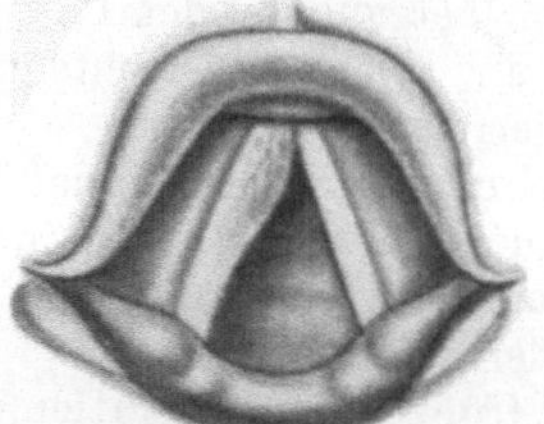 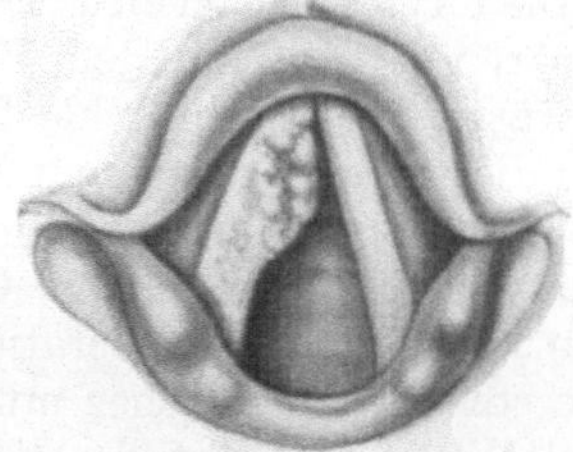

<table>
<tr><td>Abb. 2. Beginnendes Karzinom<br>des rechten Stimmbandes.</td><td>Abb. 3. Ulzeriertes Karzinom<br>des rechten Stimmbandes.</td></tr>
</table>

zu halten und wiederholt zu kontrollieren. Wenn eine derartige Verdickung des Stimmbandes trotz Schonung der Stimme nicht nur nicht zurückgeht, sondern an Umfang zunimmt und dabei das Stimmband infiltriert, dann muß zumindest eine Probeexzision ausgeführt und im positiven Falle die Laryngofissur mit Exzision des Stimmbandes ausgeführt werden. Nun zeige ich Ihnen ein weiteres Bild (Abb. 3), an dem zu sehen ist, daß die diffus infiltrierende Verdickung des eben demonstrierten Falles bereits zerklüftet ist. Man sollte glauben, daß in diesem Stadium der Gedanke an die Möglichkeit eines Cancers schon bei jedem Beobachter wachgerufen werden müßte. Leider ist dem nicht so. Es wird an alles mögliche, nur nicht an einen Cancer gedacht, weil noch immer die Meinung verbreitet ist, daß bei Cancer auch im Beginne ganz besondere Beschwerden vorhanden sein müßten. Dies ist aber ein Irrtum. Auch jetzt ist es noch nicht zu spät für eine weniger eingreifende Operation (Laryngofissur, partielle Exstirpation), aber wenn man über dieses Stadium hinaus noch weiter wartet, dann überschreitet die Infiltration die vordere Kommissur, geht auch auf die andere Seite über und greift gleichzeitig in die Tiefe, was sich durch Fixation des Stimmbandes und Mitergriffensein des Perichondriums kundgibt. Bei dieser vorgeschrittenen Flächen- und Tiefenausbreitung kann dann nur eine sehr eingreifende Operation, wie die totale Exstirpation, in Betracht kommen.

Ein weiteres Bild (Abb. 4) zeigt Ihnen einen zweiten Typus; eine wirkliche Geschwulstbildung an der vorderen Kommissur mit höckeriger und teilweise papillärer Oberfläche. Ein derartiger Befund wird auch bei den minder Erfahrenen sofort den Gedanken einer malignen Geschwulst wachrufen, insbesondere wenn es sich um ein Individium über den vierziger Jahren handelt. Die Probeexzision einer kleinen Geschwulst wird mikroskopisch sofort den typischen Bau des Karzinoms erkennen lassen.

Außer diesen typischen Formen gibt es leider auch Formen von atypischem Aussehen und atypischem Verlauf, welche schon große Erfahrung erfordern, um nicht irregeführt zu werden. Es ist bereits eine große Anzahl von Fällen beobachtet worden, in welchen zuvörderst

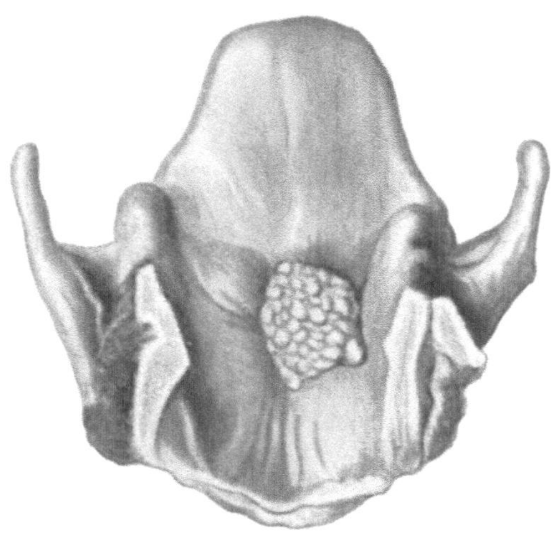

Abb. 4. Papilläres Karzinom an der Vorderwand des Larynx.

klinisch und mikroskopisch ein vollkommen benign aussehendes Papillom beobachtet wurde, welches Jahre hindurch analog dem im Kindesalter beobachteten Papillom des öfteren rezidivierte, aber dessen ungeachtet den benignen Charakter bewahrte. Nach einem mehrjährigen Bestande zeigte plötzlich die rezidivierende Geschwulst malignen Charakter, indem das umgebende Gewebe infiltriert wurde und diesmal auch die mikroskopische Untersuchung der Probeexzision die für den Cancer charakteristische, atypische Wucherung des Epithels ergab. Es läßt sich darüber diskutieren, ob in einem derartigen Falle das ursprünglich gutartige Papillom eine maligne Umwandlung erfuhr, oder ob der maligne Teil nur in der Tiefe geschlummert und die Papillome nur der Ausdruck einer sekundären Reizerscheinung der Umgebung waren. Tatsache ist, daß man auch bei anscheinend benign aussehenden Neubildungen des Larynx älterer Leute stets auf der Hut sein muß, ob nicht doch später eine maligne Neubildung in die Erscheinung tritt. Diese Beobachtung macht eine von

Zeit zu Zeit einsetzende Kontrolle durch Laryngoskopie und durch zeitweise erfolgende wiederholte mikroskopische Untersuchung erforderlich, um den Kranken von Unheil zu bewahren. Man wird in diesem Falle von unangenehmen Überraschungen verschont bleiben.

Eine recht seltene Form des atypischen Kehlkopfcancers ist die einer dünngestielten Geschwulst an einem Stimmbande, also das typische Bild eines gutartigen Kehlkopfpolypen. Was hiebei noch besonders merkwürdig erscheint, ist der Umstand, daß eine derartig gestielte Geschwulst selbst nach wiederholten Rezidiven wieder gestielt erscheinen kann, was ich in einem meiner Fälle beobachten konnte (Abb. 5). Eine derartige Geschwulst wird selbst bei dem erfahrensten Laryngoskopiker immer wieder nur den Gedanken an ein gestieltes gutartiges Fibrom aufkommen lassen. Nur die Gewohnheit, jede Kehlkopfgeschwulst, ohne Ausnahme, mikroskopisch untersuchen zu lassen, kann uns in diesen Fällen vor Irrtum bewahren. Ich habe einen derartigen Fall nach der zweiten Rezidive mittels Laryngofissur und Exzision des Stimmbandes operiert; derselbe ist bisher länger, als acht Jahre geheilt geblieben.

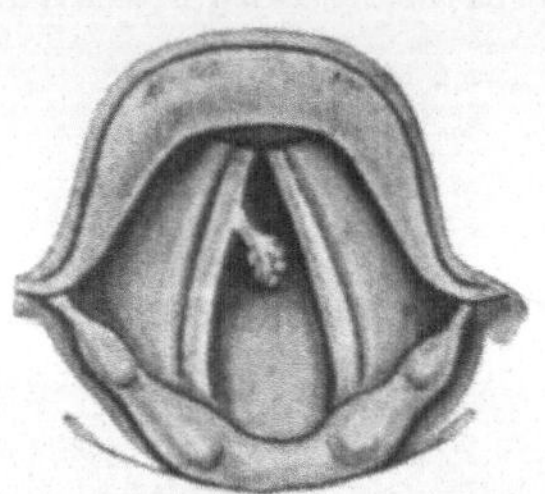

Abb. 5. Gestieltes Karzinom des rechten Stimmbandes[1]).

Natürlich gibt es auch bei Resultaten der mikroskopischen Untersuchung Fehlgriffe, indem ein Karzinom diagnostiziert wurde, wo der weitere klinische Verlauf diesen Befund Lügen straft. Doch will ich über die Grenzwertung der mikroskopischen Untersuchung hier nichts Weiteres aussagen, da dieses Kapitel zu weit in die spezielle pathologische Anatomie führen würde, welches zu erörtern nicht in dem Rahmen dieses Vortrages liegt. Was sich aber der Kliniker vor Augen halten muß, ist der Umstand, daß trotz der autoritativen Beweiskraft des mikroskopischen Befundes auch das makroskopische Aussehen und der Verlauf einigermaßen in Betracht kommen. Vorsichtiges Zögern im Falle der Inkongruenz zwischen mikroskopischem Befunde und klinischem Verhalten der Kehlkopfveränderung wird des öfteren zur befriedigenden Lösung des diagnostischen Problems führen.

Ich könnte Ihnen aus meiner Praxis eine große Anzahl von Krankengeschichten mitteilen, welche in dieser Hinsicht sehr instruktiv sind.

Eine ganz merkwürdig atypische Erscheinung des Karzinoms ist, daß dasselbe zuweilen ganz nach dem Typus des kindlichen Papilloms auftritt, d. h. gleichzeitig an mehreren Stellen und ohne jede Infiltration des Mutterbodens. Ich habe einige derartige Fälle, den letzten an einem 70jährigen russischen Kollegen beobachtet, der an zahlreichen Stellen der Stimm- und Taschenbänder gleichzeitig kleine Papillome gezeigt hat (Abb. 6). Mehrere exzidierte Stücke zeigten alle durchaus den dem kind-

---

[1]) Abb. 5, 6, 7 u. 8 aus M. Hajek, Atypische Formen von Kehlkopfkarzinom. Zeitschr. f. Laryngol. u. Rhinol., XII. Bd.

lichen Papillom analogen benignen Charakter. Zwei Jahre später kam
der bereits tracheotomierte Kollege zu mir. Es war der größte Teil
des Kehlkopflumens durch einen diffusen Cancer verlegt.

Des weiteren sah ich aus einem Tumor, der in jeder Hinsicht einem
typischen Kehlkopfpolypen ähnlich sah (Abb. 7), dessen Entfernung von
der Trägerin verweigert wurde, nach zwei Jahren
ein diffuses Karzinom hervorgehen (Abb. 8).

Diese merkwürdigen Beobachtungen lehren
uns, daß keines unserer diagnostischen Gesetze
auf absolute Gültigkeit Anspruch erheben kann.

Zum Schluß will ich noch einer seltenen
Lokalisation des Larynxkrebses gedenken,
welche fast unlösbar scheinende diagnostische
Schwierigkeiten bereitet, ich meine das Ventri-
kularkarzinom. Wie schon der Name besagt,
handelt es sich hier um eine in der Tiefe des
Ventrikels auftretende karzinomatöse Infiltration, welche wegen ihrer verborgenen Lage

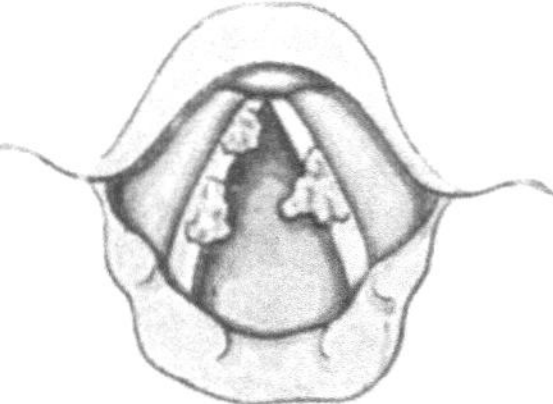

Abb. 6. Papillome des
Kehlkopfes als Beginn
eines späteren diffusen
Karzinoms.

nicht gesehen werden kann. Der Cancer wölbt, wie aus der schematischen
Abb. 9 ersichtlich ist, das Taschenband geschwulstförmig hervor. Da

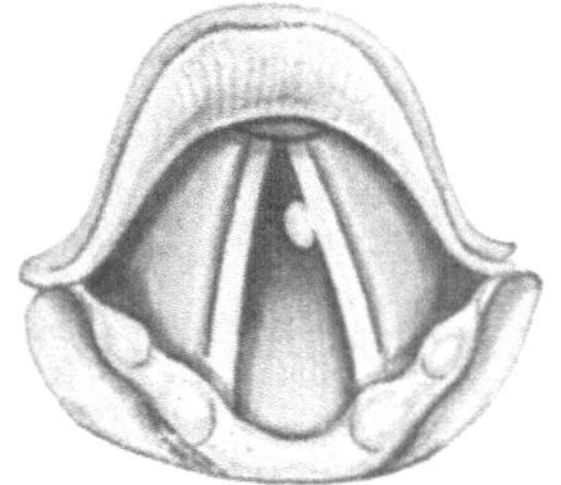

Abb. 7. Fibröses polypähnliches Gebilde am linken Stimmbande.

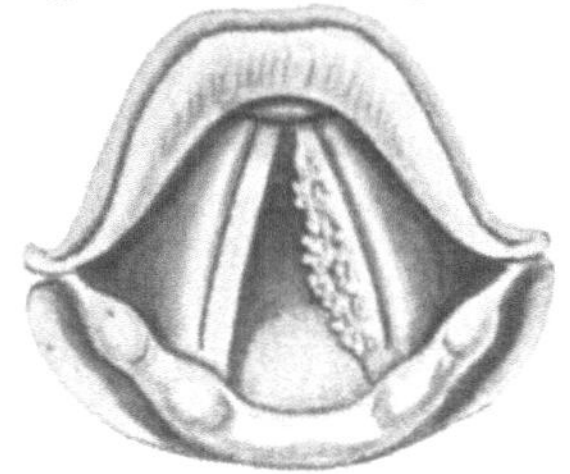

Abb. 8. Der Fall Abb. 7 nach 2 Jahren
als diffuses Karzinom des linken
Stimmbandes.

die Probeexzision immer nur die normale oder höchstens die durch
sekundäre Entzündung infiltrierten Weichteile erreicht, ergibt selbst nach

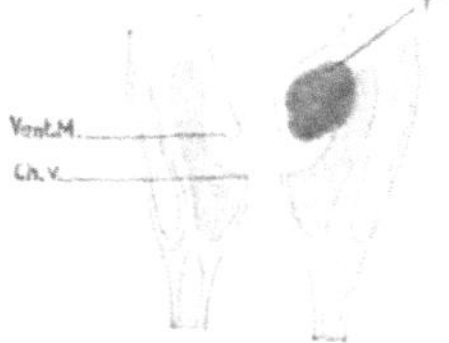


Vent. M. = Ventriculus Morgagni.
Ch. v.  = Chorda vocalis.
T       = Tumor im Ventriculus
          Morgagni entspringend.

Abb. 9. Cancer im linken Morgagnischen Ventrikel.

wiederholter Probeexzision die mikroskopische Untersuchung naturgemäß
hinsichtlich des Cancers einen negativen Befund. Wartet man aber, bis
der Tumor im Larynx die deckenden Weichteile durchbrochen hat, dann
kann der Cancer auch schon gegen die Tiefe, also in der Richtung des

Knorpels weit vorgeschritten sein, also operativ schon schwere Maßnahmen erfordern. Zum Glück ist diese Form im ganzen doch selten. Der erfahrene Laryngolog wird in einem derartigen Fall sich nicht scheuen, nötigenfalls eine Probelaryngofissur zu machen, um durch direkteste Anschauung und durch mikroskopische Untersuchung eines aus der Tiefe des Morgagnischen Ventrikels entnommenen Gewebstückes die Diagnose festzustellen. Voraussetzung ist selbstverständlich bei einer derartigen Probelaryngofissur, daß früher alle differentialdiagnostischen Momente reiflich erwogen, insbesondere eine tuberkulöse oder syphilitische Erkrankung ausgeschlossen werden. Daß hiebei trotzdem gelegentlich Irrtümer unterlaufen können, ist begreiflich. Vor einem halben Jahre habe ich einen ähnlichen Tumor aus dem Kehlkopf entfernt, der sich nachträglich mikroskopisch als tuberkulöser Natur erwies, obwohl durch zahlreiche frühere Untersuchungen des Patienten alle auf Tuberkulose gerichteten Verdachtsmomente sich als negativ erwiesen haben.

Sie ersehen aus obiger Darstellung, daß die Polymorphie des Larynxkrebses der Frühdiagnose zuweilen große Schwierigkeiten bereiten kann. Es kommt aber wesentlich auf die Frühdiagnose an, wenn wir noch hoffen wollen, bessere Dauerresultate zu erzielen.

Im Beginn der laryngoskopischen Ära glaubte man mit der relativ frühzeitigen Erkenntnis weniger typischen Formen die Frage der Frühdiagnose erledigt zu haben. Erst durch weitere Erfahrungen und gelegentliche Irrtümer sind wir eines besseren belehrt worden. Es hat sich auch in der Entwicklung unserer laryngoskopischen Kenntnisse dasselbe ereignet, was Goethe so treffend für den nach wahrer Erkenntnis ringenden Geist gesagt hat.

„Mit dem Wissen wächst der Zweifel.“

Diesen Zweifel vollkommen zu beseitigen, wird die Aufgabe der gegenwärtigen und zukünftigen Generation sein. Bis dahin läßt sich aber auch mit unseren bisherigen Erfahrungen noch viel mehr erreichen, wenn man die diagnostisch festgestellten Fälle sofort der radikalen Operation zuführt.

# Diagnose des Magenkarzinoms.

Von

## Professor Dr. Karl Glaessner.

Bekanntlich ist das häufigste Karzinom neben dem Rektumkarzinom bei Männern das Magenkarzinom, während ihm bei Frauen das Mamma- und Uteruskarzinom erfolgreiche Konkurrenz macht. Seine Häufigkeit soll, wie in der letzten Zeit angegeben wird, sogar zugenommen haben, es mehren sich die Stimmen, die von einer prozentuellen Zunahme auch des Magenkarzinoms sprechen. Was die Heredität betrifft, so ist heute die Diskussion darüber im Gange, ob das Karzinom des Magens eine hereditäre oder eine familiäre Affektion darstellt. Die älteren Autoren (Boas) bezweifeln die Heredität und treten für ein familiäres Vorkommen ein. Sicher ist, daß es Karzinomfamilien gibt, und es ist in manchen Fällen schön zu beobachten, wie die Krebsdisposition durch Kreuzung einer gesunden mit einer Krebsfamilie bei den Deszendenten zutage tritt. Ob die Krebsdeszendenten mendeln, ist nicht sichergestellt, aber wahrscheinlich. Ein familiäres Vorkommen von Magenkrebs unter Gatten, Geschwistern wird angenommen; hieher gehören vielleicht auch jene Krankengeschichten von Ärzten, welche durch zufälliges Verschlucken von Magensaft Krebskranker sich infiziert haben sollen. Ein sicheres Urteil darüber ist derzeit nicht möglich. Das Alter, in welchem das Magenkarzinom auftritt, hat die Tendenz, sich gegen die Jugend zu zu verschieben, wissen wir doch seit Rütimeyer, daß Fälle von 14-, 19- und 23jährigen Krebsträgern bekannt sind, immerhin ist die Zeit zwischen 40 und 50 die Lieblingszeit des Magenkarzinoms, bei Personen, die älter als 60 Jahre sind, tritt das Magenkarzinom nicht auf (van Lier). Die Lebensweise soll einen gewissen Einfluß auf die Entwicklung des Magenkarzinoms haben. Doch sind die Angaben, daß Fleischnahrung das Magenkarzinom begünstige, sicher unrichtig, da auch vegetarisch Lebende an Magenkarzinom erkranken. Der Beginn der Erkrankung ist entweder schleichend oder schroff, und wenn Leube sagt, daß jene Menschen, die nie magenkrank waren und plötzlich ein Magenleiden akquirieren, gewissermaßen aus voller Gesundheit heraus, sehr krebsverdächtig sind, so trifft das in vielen Fällen zu, doch gibt es sicher Fälle, die sich durch schleichenden, langsam fortschreitenden und langwierigen Verlauf auszeichnen. Auch der Mangel an Appetit, der dem Magenkarzinomkranken zugesprochen wird, hat seine Ausnahme. Der Appetit bleibt oft bis in vorgeschrittene Stadien erhalten. Der Verlauf des Magenkarzinoms ist entweder ein sehr langsamer oder ein foudroyanter, und es ist interessant zu sehen, daß gerade kleine Krebswucherungen oft einen stürmischen Verlauf nehmen, während mächtige Geschwülste mit zahlreichen Metastasen oft jahrelang bestehen können.

Allgemeine klinische Zeichen. Die subjektiven Symptome des Magenkarzinoms sind vielgestaltig. Allgemeine Schwäche, Auftreten von Schmerzen in der Magengegend, Mangel an Appetit, gelegentlicher Brechreiz sind oft die einzigen Symptome der Krankheit. Reicher sind schon die objektiven Symptome. Zu diesen gehört das Erbrechen, das indes kein Frühsymptom, sondern eher ein Spätsymptom ist, gelegentliches Blutbrechen, Auftreten von dunklen Stühlen, Kachexie, Gewichts- und Temperaturabnahme (Untertemperatur ist bei Karzinomen häufig). Die Anämie ist ein wichtiges, objektiv allgemeines Symptom. Sie ist vom Charakter der sekundären Anämie mit Normoblastenbildung oder -ausschwemmung. Wir finden Werte von 30 bis 60 Hämoglobingehalt, doch ist die Anämie nie so beträchtlich wie beim Ulcus ventriculi nach einer Blutung. Die Differentialdiagnose zwischen der sekundären Krebsanämie und der perniziösen Anämie soll nach Forschungen jüngerer Zeit darin gefunden werden, daß bei perniziöser Anämie und Ulkusblutungen das Urobilinogen vermehrt ist, während es bei Krebsanämien fehlen soll.

Die Lokalzeichen des Magenkarzinoms kommen sicher zu spät, um für die Frühdiagnose des Leidens ausschlaggebend zu sein. Hier spielt der Tumor eine wichtige Rolle. Die Größe, die Lage, die Verschieblichkeit, die Schmerzhaftigkeit, die Form, Konsistenz usw. ist für Karzinom charakteristisch. Wie schon früher erwähnt, hat die Größe des Tumors mit dem Grad seiner Malignität nichts zu schaffen. Große Tumoren zeigen bei der Operation oft gute Operabilität, während erbsengroße Knoten inoperable Metastasen aufweisen. Neben dem Krebsknoten sind die Lymphdrüseninfiltrationen wichtig, vor allem die supraklavikularen Lymphknoten und die Nabelmetastasen. Bekanntlich unterscheiden wir drei Gruppen von Lymphdrüsen. Die erste Gruppe sammelt die Lymphe von der kleinen Kurvatur und zieht nach oben, die zweite Gruppe von der großen und kleinen Kurvatur und zieht nach links gegen die Milz, die dritte Gruppe von der großen Kurvatur gegen die Leber ziehend. So erklären sich die verschiedenen Infiltrationen der regionären Lymphdrüsen. Gelegentlich sind Hautmetastasen das erste objektive Symptom des Magenkarzinoms.

Sind alle diese Zeichen mehr oder weniger wohl für die Diagnostik nicht aber für die Frühdiagnose des Magenkrebses verwendbar, so hat man sich bemüht,

chemisch-biologische Zeichen für dieses Leiden aufzufinden. Die Untersuchung des Magensaftes ist in dieser Beziehung zunächst bedeutungsvoll, und zwar pflege ich zunächst den nüchternen Saft zu untersuchen, in welchem auch durch histologische Untersuchung gelegentlich Kernmitosen (HEMMETER) gut darzustellen sind, in welchem sich häufig Blutgerinnsel oder okkultes Blut findet. Im Magensaft nach Probefrühstück sehen wir meist Fehlen der Salzsäure, ein Vorkommnis, das in etwa 90% der Krebsfälle im vorgerückten Stadium zu konstatieren ist. Neben der Anazidität ist das Vorkommen von Milchsäure, das heute nicht nur nach der Methode von UFFELMANN, sondern zweckmäßig nach dem HOPKINSschen Verfahren nachgewiesen wird, von großer Bedeutung. Die Methode nach HOPKINS besteht darin, daß 3 *ccm* konzentrierter Schwefelsäure mit ebensoviel Tropfen gesättigter Kupfersulfatlösung versetzt und im siedenden Wasserbad nach Zusatz von einigen Tropfen Magensaft erwärmt werden. Nach ausgiebiger Abkühlung werden mehrere Tropfen einer 2%igen alkoholischen Thiophenlösung zugeführt; kirschrote Färbung bei neuerlichem Verweilen in siedendem Wasserbad zeigt die Milchsäure an. Natürlich ist das Vorkommen von Milchsäure nicht absolut beweisend, zumal da auch bei anderen Stauungen Milchsäure in Erscheinung treten kann. Milchsäurebefund ist ein Retentionszeichen, das Pyloruskarzinome charakterisiert, obwohl auch bei präpylorischen Tumoren Retention nachgewiesen wird. Dagegen haben manche vor dem Pylorus gelegene Geschwülste oft eine sehr geringe Retention, welche die Differentialdiagnose bedeutend erschwert (LÈCZINER). Bei der Untersuchung des Magensaftes ist darauf zu achten, daß bei einer bestimmten Anzahl von Karzinomen das temporäre Fehlen von Salzsäure für die Bösartigkeit des Leidens typisch ist. Konstantes Auftreten von Salzsäure spricht für Ulkus, gelegentliches Fehlen oder Verminderung der Säure für Karzinom. Darauf beruhen die Methoden von GLUZINSKI, der a) nüchtern, b) nach Eiweißdarreichung, c) nach Genuß von Beefsteak den Magen aushebert und das gelegentliche Fehlen von Salzsäure beobachtet. Ein bedeutsames Problem ist die Differentialdiagnose zwischen Krebsachylie und gewöhnlicher Achylie des Magens. Ein wichtiges Hilfsmittel ist hier die Technik von SALOMON, der den Eiweißgehalt des nüchternen Mageninhalts bei Karzinom vermehrt fand, etwa in dem Maße wie THIELE dies quantitativ bestimmt hat, daß bei Achylia gastrica simplex der Eiweißgehalt zirka 30 bis 40, bei Krebsachylie 200 beträgt. Es ist im wesentlichen das dialysable Eiweiß, das bei Krebs vermehrt sein soll (WASSERTHAL). Neuere Untersuchungen stellen fest, daß man durch Verdünnung des Magensaftes bei Achylie und Karzinom und Fällung mit Phosphor-Wolframsäure den großen Unterschied im Eiweißgehalt bei Achylie und Karzinom sinnfälliger machen kann. Andere Autoren wie ZÖPPRITZ lehnen aber das Vorkommen von Eiweiß im nüchternen Magensaft als Krebsdiagnostikum ab, da auch Stauung dasselbe hervorrufen soll. Die Methode der Neutralrotdiagnostik nach GLAESSNER und WITTGENSTEIN zeitigt für die Diagnose Karzinom recht vielversprechende Resultate. Verringertes Auftreten der Farbe im Magensaft spricht für feine Störung der Magenfunktion.

In etwa 25% kommt beim Karzinom freie Salzsäure im Magensaft vor und diese Fälle entsprechen dem, was man Ulkuskarzinom nennt. Über die Frage, ob das Ulkus karzinomatös entartet oder ob zu einem bestehenden Ulkus ein Karzinom zufällig hinzutritt oder ob ein Karzinom exulzeriert, wird lebhaft diskutiert. Alle drei Möglichkeiten sind zu beweisen. So sah GRUBER drei Ulzera bei einem und demselben Individuum, eines war perforiert, eines blutete, das dritte war karzinomatös degeneriert. BAMBERGER findet nach Resektionen wegen Ulkus und nach Gastroenteroanastomosen wegen desselben Leidens gleich viel Karzinombildung, was gegen die Entstehung des Karzinoms aus dem Ulkus spricht. Dagegen hat HABERER echte Ulkuskarzinome zehn Jahre nach der sicheren Beobachtung eines Ulkus entstehen sehen.

Lezithin soll im Magensaft von Karzinomatösen sich vorfinden (PEREZ, ORTIS). Verdünnt man den Magensaft mit Wasser und fällt man ihn mit Ammoniummolybdat, so entsteht nach Schichtung mit Schwefelsäure ein grüner Ring. Die Probe soll sich in manchen Fällen bewährt haben.

Bazillen- und Fermentproben im Krebsmagensaft. Auch Sarcine, die wir ja aus der Pathologie des Magengeschwürs kennen, kommen in gestauten Krebsmagensäften zur Beobachtung. Sie werden in etwa 20% der Fälle gefunden. In vorgeschrittenen Fällen findet man entsprechend dem Auftreten der Milchsäure die bekannten Oppler-Boasschen Bazillen in etwa 80 bis 90% der Fälle; neuerlich hat LUGER im nüchternen Magensaft bei Krebskranken Spirochäten nachgewiesen. Es scheinen nach LAUDA Mundspirochäten zu sein, welche der Zerstörung im Magensaft entgangen sind.

Von Fermentproben erwähne ich die Glycyl-Tryptophan-Probe von NEUBAUER und FISCHER, die auf Grund einer älteren Arbeit von mir und auf Grund von Versuchen von EMERSON und REISS aufgebaut ist; ich habe vor längerer Zeit nachgewiesen, daß Krebsgewebe, wenn es autolytisch zerfällt, sehr bald die Tryptophanreaktion darbietet. Versetzt man also 10 *ccm* eines Karzinommagensaftes mit Glycyl-Tryptophan nach NEUBAUER und FISCHER und läßt man es 24 Stunden im Brut-schrank stehen, versetzt man die Flüssigkeit dann mit 3%iger Essigsäure und läßt Bromdämpfe einwirken, so tritt die Tryptophanreaktion — Rosafärbung — ein. Zur Ausschließung von Irrtümern muß aber sowohl Darmsaft als auch Blut ausgeschaltet werden. Der negative Ausfall dieser Probe beweist, daß kein exulzerierter Tumor vorhanden ist; der positive Ausfall ist wegen der Fehlerquellen unzuverlässig.

Hieher gehört auch der Nachweis einer Amidase nach HALPERN. Durch dieses Ferment sollen die Monoamidosäuren zerlegt und unter Abspaltung von Ammoniak zu Ameisensäure verwandelt werden. Nähere Untersuchungen darüber sind unbekannt. Auch die Gegenwart von Hämolysinen im Magensaft nach KELLING soll als diagnostische Probe verwendbar sein, doch sind auch benigne Magenaffektionen imstande, Hämolysine auftreten zu lassen (FEURER, LIVIERATO), durch Regurgitation von Gallenblasensekret kann eine wichtige Fehlerquelle in Erscheinung treten. Das Vorkommen von Hämolysinen ist wohl durch Fettsäuren verursacht, die wiederum durch fortgeschrittenen Tumorzerfall entstehen.

Der Mangel einer sicheren lokalen Krebsprobe führte zur Erforschung von **allgemeinen Krebssymptomen**, die sich im Harn, im Blut, im Stuhl nachweisen lassen sollen.

a) **Krebsnachweis im Harn.** Die hohen Werte des Uroroseins im Harn sollen nach LIPP eine gewisse diagnostische Bedeutung besitzen. Die Vermehrung des Harnschwefels zurückzuführen auf Rhodankonzentration soll für die Diagnose bedeutungsvoll sein. SAXL fand bei den Harnen Krebskranker eine Vermehrung des Ammoniaks, des Neutralschwefels, der Oxyproteinsäure, der Ausscheidung der Polypeptide im Harn. SALKOWSKI beobachtete im Urin eine zwei- bis dreifache Vermehrung des sogenannten kolloidalen Stickstoffes, d. i. ein Stickstoff, der durch Alkoholfällung des Urins niedergeschlagen wird. Eigene Untersuchungen machten wahrscheinlich, daß zunächst bei Krebsmäusen nach intravenöser Zufuhr von Traubenzucker im Harn Milchsäure ausgeschieden wird, so daß eine Stoffwechselstörung in dem Sinne wahrscheinlich gemacht wird, daß Zucker nicht völlig abgebaut, sondern bis zur Milchsäure oxydiert wird. Die gleichen Verhältnisse konnten nun auch beim Menschen studiert werden. Intravenöse Injektionen von zirka 50 *g* Traubenzucker oder Milchzucker führten bei Krebskranken in manchen Fällen zum Auftreten von Milchsäure im Urin, ein Verhalten, das beim

Nichtkrebskranken fehlte. Ich verfüge bereits über eine Anzahl von positiven und beweisenden Fällen in dieser Richtung; die Zukunft wird lehren, ob diesen Versuchen auch ein frühsymptomatischer Wert zukommt.

b) Krebsnachweis im Blut. Das Auftreten oder Fehlen von Antikörpern im Blut soll für Magenkrebs charakteristisch sein. Es sind das die BRIEGERschen Antitrypsine, die bei Krebs vermindert sein sollen. Während das Verhältnis von Antitrypsin im Blut normal 1 : 4 ist, soll es beim Karzinom 1 : 20 sein. Doch sind Fehler bis zu 25% bei dieser Methode aufgezeichnet. ASCOLI findet eine Verminderung der Oberflächenspannung des Serums in zirka 50% der Krebsfälle. FREUND und KAMINER stellen die Theorie auf, daß normales Serum Krebszellen zu lösen imstande ist, während Serum von Krebskranken die Krebszellen intakt läßt. Ob es sich um eine Präzipitation durch Krebsserum oder um eine Lyse des normalen Serums handelt, ist unentschieden. Jedoch versagt diese Methode auch in zirka einem Fünftel der Fälle. In jüngster Zeit will KAHN eine Verminderung des sogenannten hydrophilen Albumins im Blut bei Karzinomen nachgewiesen haben. Er bringt drei bis vier Tropfen Blut zum Trocknen, fällt diese Menge mit einer 37%igen Ammonsulfatlösung, extrahiert zehn Minuten bei 26⁰ C und kocht. Das Auftreten einer Trübung beweist den negativen Ausfall der Probe. Eine mittlere Fällung ist ein zweifelhaftes Ergebnis, während eine ganz schwache Trübung bzw. Opaleszenz einem positiven Ausfall gleichkommt.

c) Stuhluntersuchung. Der Nachweis von okkultem Blut im Stuhl ist für die Krebsdiagnose sehr wertvoll. Seit Jahren bemühen sich die Forscher eine möglichst einfache Methode zu eruieren, um auch dem Praktiker diesen Befund zu erleichtern. Ich erwähne die Angaben von BOAS (Phenolphthaleinprobe), von GREGERSEN (Benzidinprobe), von SCHUMM (Guajakolproben), von WOHLGEMUTH. Ich verwende in den letzten Jahren eine vereinfachte Benzidinprobe, die vorzügliche Resultate liefert. Hält man zwei Lösungen vorrätig, deren erste 0·5 Benzidin auf 50 *ccm* 50%igen Eisessig enthält, während die zweite aus 2 *g* Wasserstoffsuperoxyd, 5 *g* Traubenzucker gelöst in 50 *g* 50%igen Alkohol besteht, so genügt es, etwas Stuhl auf einen Objektträger zu verstreichen und einige Tropfen eines Gemisches der beiden Lösungen aufzuträufeln, nach kürzerer oder längerer Zeit, gewöhnlich nach zwei bis drei Minuten tritt die Grünfärbung ein. Im allgemeinen ist zu sagen, daß dauernde Ausscheidung von okkultem Blut ohne Unterbrechung für Krebs spricht. Hört die Blutung, wenn auch nur zeitweilig, auf, so ist eher Ulkus zu diagnostizieren.

Man würde sich eines wichtigen diagnostischen Mittels berauben, wollte man nicht auch die Röntgendiagnostik des Magenkarzinoms in den Bereich dieser Erörterungen ziehen. Aus mehreren Gründen gibt die Röntgenuntersuchung nicht nur eine wertvolle Ergänzung, sondern vor allem oft erst den ersten Anhaltspunkt zur Diagnose. Durch die Röntgenstrahlen wird erstens die interne Diagnostik auch röntgenologisch sichergestellt, zweitens noch nicht palpables Karzinom gelegentlich entdeckt, drittens unsichere chemische Untersuchungen durch den Nachweis oder das Fehlen eines Tumors im Röntgenbild auf ihren wahren Wert zurückgeführt, viertens die Frage, ob intra- oder extraventrikulär entschieden und endlich fünftens der Sitz der Neubildung in vielen Fällen sichergestellt. Doch muß schon jetzt darauf hingewiesen werden, daß auch die Röntgenuntersuchung keine Panazee ist und diagnostische Irrtümer nach beiden Richtungen, in positivem wie in negativem Sinne, vorkommen und vorkommen müssen. Auch frühsymptomatische Veränderungen läßt häufig das Röntgenverfahren nicht erkennen, trotzdem ist es heute eines der wichtigsten Hilfsmittel für die Sicherung der Diagnose. Von den drei im Magen vorkommenden Krebsformen — dem Papillom, dem Medullarkarzinom, dem Skirrhus — ist das erstere am leichtesten zu erkennen. Schwieriger ist ein Medullarkrebs und besonders schwierig ein skirrhöser Krebs in manchen Fällen radiologisch zu konstatieren. Rein lokal müssen wir drei Gruppen von Krebsformen feststellen, der Krebs an der Kardia oder am Fundus, zweitens der Krebs des Corpus ventriculi, endlich der Krebs des Antrum pyloricum. Beschäftigen wir uns zunächst mit Eigentümlichkeiten des radiologischen Befundes bei Kardia- oder Funduskarzinomen, so zeigt es sich, daß ein wichtiges Zeichen die Stauung im Bereich des Ösophagus ist, das Auftreten von zackigen Kanälen, welches eine krebsige von einer nichtkrebsigen Verengerung der Kardia auszeichnet. Oft ist der Kanal gewunden und so für das Karzinom charakteristisch. Es gelingt, manche Fälle von Funduskarzinom ohne Bariumfüllung nachzuweisen, indem das Karzinom sich als von rundlichen Linien begrenzter Schatten von der lichten Fläche der Magenblase deutlich abhebt. Zweitens das Korpuskarzinom geht gewöhnlich von der kleinen Kurvatur aus, führt zu Defekten im Schattenbild und endlich zum Auftreten eines Sanduhrmagens. Dieser unterscheidet sich vom Sanduhrmagen beim Magengeschwür durch seine eigentümliche Form. Während letzterer eine tiefe Einziehung vornehmlich an der großen Kurvatur aufweist, zeigt letzterer flache Einziehungen auf beiden Kurvaturseiten, so daß eher von einer Hantelform des Magens gesprochen werden muß. Bei Geschwülsten, die klein sind oder ungünstig an der Hinterwand sitzen, kann man den Nachweis durch inselförmige Aussparungen führen, die für Geschwülste der Hinter- oder Vorderwand bedeutungsvoll sind. Drittens das Pyloruskarzinom ist vorwiegend durch zwei Zeichen charakterisiert, durch den sogenannten Karzinomzapfen, d. s. spitze oder stumpfe Vorsprünge des Bariumkonglomerats gegen den Pylorus zu. Diese Zapfen können singulär oder multipel auftreten und sind äußerst charakteristisch. Zweitens die sogenannte Karzinomdistanz, d. i. die Entfernung des Kontrastschattens im Antrum vom Duodenum, die um so größer ist, je bedeutender der Defekt zwischen Fundus und Bulbus duodeni erscheint. Endlich gibt das Röntgenbild uns Aufschluß über Karzinomstenose (6 bis 24 Stundenreste) und über Fisteln, die sich zwischen dem Magen und dem Colon transversum z. B. gerne etablieren. Für die feinere Diagnostik bzw. für die Frühdiagnostik des Magenkarzinoms müssen wir nach Assmann auf folgende Punkte achten: a) den Füllungsdefekt. Dieser kann fehlen, es kann sich um unvollkommene Füllung handeln, er kann durch Organe der Nachbarschaft vorgetäuscht sein, es können extraventrikuläre Tumoren ihn bedingen, gelegentlich kann Ulkus und Gastrospasmus zu einem Füllungsdefekt führen; all die genannten Vorkommnisse sind imstande, einen Füllungsdefekt vorzutäuschen, ohne daß ein solcher besteht. b) Abnorme Konturen. Bei Karzinom sind die Konturen nicht glatt, sondern unregelmäßig. Das sorgfältige Absuchen der Konturen ist das wichtigste Erfordernis bei Stellung der röntgenologischen Diagnose. Es genügt nicht, den Magenschatten zu betrachten, man muß ihn abtasten und sowohl an den beiden Kurvaturseiten als in verschiedenen Durchmessern die Regelmäßigkeit der Magenkonturen feststellen, wenn man eine Geschwulst ausschließen will. Es empfiehlt sich für diesen Zweck auch, den Magen im Liegen zu untersuchen und in beiden Seitenlagen zu durchleuchten. c) Gestaltsveränderungen. Diese sind recht variabel. Die Extreme sind der skirrhöse Schrumpfmagen, der auffallend klein, bandförmig, stierhornförmig gestaltet, hochgedrängt mit einem schmalen Kanal versehen imponiert, und der Stenosenmagen, der einen mächtig dilatierten Magen mit großer Retentionsschichte, beträchtlicher Rechtsdistanz, großer Pylorusdistanz, Hypersekretionsschichte darbietet. Dazwischen liegt eine große Anzahl von Zwischenstufen. Über die karzinomatösen Sanduhrmägen ist bereits vorhin gesprochen worden. d) Störungen der Peristaltik. Die krebsige Infiltration der Magenwand bringt es mit sich, daß der Ablauf der normalen Wellen am Rande der Infiltration stehen bleibt. Wir können also von einer Hemmung der Peristaltik, sei sie auch nur vorübergehend, sprechen. Dieses Zeichen ist für beginnende oder kleine Krebsinfiltrate charakteristisch, während das Hinweggehen der Wellen über einen Defekt gegen Krebs sprechen soll. Indessen finden wir auch bei krebsiger Infiltration gelegentlich ein glattes Durchschneiden der Wellen. e) Motilitätsstörungen. Auch hier gibt es zwei Extreme: Ist der Pförtner starr infiltriert, dann kommt es zu rascher Entleerung, zu ausgußweiser Füllung des Duodenum, die noch durch die bestehende Achylie begünstigt wird. Ist der Pförtner verengert, so kommt es zur Stenose mit großen Rückständen, Mikro- und Makroretention; auch beim krebsstenotischen Magen kann man, wie ich selbst gesehen habe, neben der normalen Peristaltik Antiperistaltik beobachten. f) Tumor, Druckpunkte. Die Feststellung, daß der eventuell zu palpierende Tumor mit dem Defekt oder der Wandveränderung am Schirm übereinstimmt, ist ein wichtiges diagnostisches Mittel. Wesentlich ist auch, daß die Druckpunkte intraventrikulär gelegen sind bzw. den infiltrierten regionären Lymphdrüsen entsprechen. Der Nachweis des Tumors, der in das Röntgenbild hineinprojiziert werden kann, sichert vor Verwechslungen mit Geschwülsten anderer Organe. g) Die passive Beweglichkeit. Sie ist beim Magenkarzinom häufig vorhanden, ihr Nachweis ist indes gar kein Anhaltspunkt für die leichte Entfernbarkeit des Tumors. Ist der palpable Tumor mit dem Magenschatten verschieblich, so wird man damit auch einen Anhaltspunkt für die Sicherheit der Diagnose gewinnen.

Das Ideal einer Frühdiagnose des Magenkarzinoms würde darin bestehen, den Magen endoskopisch zu untersuchen und ähnlich wie die Blase abzuleuchten. Seit länger als einem Jahrzehnt sind solche Untersuchungen im Gange. Ich meine die sogenannte Gastroskopie oder direkte Besichtigung des Magens mit Hilfe eines Magenrohres. Seit Rosenheim, Elsner und Sternberg sind solche Versuche wiederholt gemacht worden. Die Typen der gegenwärtig im Gebrauch stehenden Gastroskope kann man in zwei Gruppen teilen: das sogenannte bewegliche und das sogenannte starre System. Das bewegliche System besteht darin, das Gastroskop in Form eines Magenschlauches einzuführen, dann zu strecken und sodann die Optik zu benützen. Das starre System begnügt sich damit, das Rohr direkt wie beim Zystoskop durch die Kardia zu schieben. Beide Systeme haben ihre Vorteile und ihre Gefahren. Leider hört man noch immer von Verletzungen und Unglücksfällen auch bei sehr geübten Untersuchern, so daß diese Art der Endoskopie wohl als die schwerste überhaupt bezeichnet werden muß. Ich selbst beschäftige mich seit den Publikationen von Schindler in München mit gastroskopischen Untersuchungen. Neben der guten Vorbereitung des Patienten (Anästhesierung des Mundes, Rachens, Kehlkopfs und Ösophagus) ist die Lagerung desselben von großer Wichtigkeit. Während Schindler die Seitenlage vorzieht, empfiehlt Sternberg eine eigentümlich kniehockende Stellung. Ohne auf die Technik hier näher einzugehen, bemerke ich nur, daß naturgemäß bloß ein kleiner Bezirk des Magens sichtbar wird, und zwar kann man das Rohr entsprechend seiner durch den Ösophagus fixierten Länge nur nach vorwärts oder rückwärts bzw. um seine eigene Achse verschieben. Es werden also Teile der Kardia, der großen und kleinen Kurvatur und eventuell der Anfangsteile des Antrums sichtbar zu machen sein. Dagegen ist Beleuchtung des Pylorus ein Zufall; immerhin hat man mit Hilfe des Instrumentariums schon Karzinome entdeckt, und es würde diese Methode eine wahre frühdiagnostische sein, wenn sie, wie oben gesagt, nicht noch ihre großen Gefahren hätte. Ein weiterer Ausbau der Gastroskopie wird aber sicher das Problem der Krebsdiagnostik unendlich fördern.

Eine weit geringere Bedeutung als der Gastroskopie dürfte zukommen der Laparoskopie, d. h. der von Jacobäus inaugurierten Methode der Beleuchtung der Bauchhöhle. Bekanntlich hat dieser Autor empfohlen durch einen kleinen Schlitz im Peritoneum ein zystoskopartiges Instrument einzuführen und nach Aufblähung der Bauchhöhle mit Luft oder Gas die Organe abzusuchen und ihre Veränderungen festzustellen. Die Methode konnte sich nicht recht einbürgern, da sie ja eigentlich einer Probelaparotomie gleichkommt, die in vielen Fällen ja auch heute noch das letzte Mittel bleiben wird, um die Diagnose Magenkarzinom exakt zu stellen.

Überblicken wir die hier nur kurz und kursorisch aufgezählten und besprochenen Vorschläge der Diagnostik des Magenkarzinoms, so müssen wir trotz allem Optimismus bekennen, daß der Satz, den Freund vor Jahren ausgesprochen hat, leider auch heute noch zurecht besteht: Von der Krebskrankheit kennen wir nur den fünften Akt des Dramas, während die vier anderen so gut wie unbekannt sind.

# Prognose und Therapie des Magenkarzinoms.

Von

## Professor Dr. Anton Eiselsberg.

Gern habe ich es übernommen, über Prognose und Therapie des Magenkarzinoms hier im Rahmen des von der Krebsgesellschaft veranstalteten Vortragszyklus zu sprechen und will dabei in erster Linie dankbarst meines großen Lehrers BILLROTH gedenken, der 1881 die erste erfolgreiche Resektion ausgeführt und damit die moderne Magenchirurgie begründet hat. Dabei leuchten in meiner Erinnerung Namen zahlreicher, größtenteils schon verstorbener Freunde — GUSSENBAUER, CZERNY, WÖLFLER, v. MIKULICZ, v. WINIWARTER, v. HACKER auf, die in der schöpferischen Mitarbeit auf diesem, durch ihren Lehrer und Meister erschlossenen Gebiet sich unvergeßliche Verdienste erworben haben. Ich will es dahin gestellt sein lassen, ob die von vielen Seiten behauptete Zunahme der Krebskrankheit überhaupt, im besonderen des Magenkarzinoms auf Richtigkeit beruht. Manches scheint auch mir dafür zu sprechen, doch muß man mit solchen Behauptungen äußerst vorsichtig sein. Jedenfalls ist das Magenkarzinom als solches eine sehr häufige Lokalisation dieser bösartigen Neubildung. Nach einer älteren Statistik von D'ESPINE betreffen 44% aller Karzinome den Magen und wenngleich auch nach ASCHOFF in letzter Zeit diese Zahl als zu hoch gegriffen erscheint, hat dieser Autor immerhin 34% festgestellt. Erst wenn einmal ein allgemeiner Obduktionszwang eingeführt sein wird, werden genaue statistische Berechnungen möglich sein. Das Karzinom des Magens befällt ebenso wie das Ulkus mit Vorliebe die kleine Kurvatur und den Pylorus, entwickelt sich aber jenseits des Pylorus, also im Duodenum nur ganz ausnahmsweise, während bekanntlich das Ulkus noch häufiger im Duodenum als im Magen sitzt. Das Karzinom führt zunächst zur Infektion der Lymphdrüsen längs der kleinen und großen Kurvatur, die bis zu einem gewissen Grad einen Schutzwall für die Weiterverbreitung darstellen. Dann kommt es im weiteren Verlauf zur Infektion der Drüsen im Tripus coeliacus und in dritter Linie zur Infektion der Drüsen längs des Oesophagus und Ductus thoracicus bis herauf zur VIRCHOWschen supraklavikularen Drüse. Ist damit die Weiterverbreitung durch die Lymphdrüsen kurz festgestellt, dann wissen wir, daß es anderseits zur Aussaat ins Peritoneum, Netz, Leber, Douglas (SCHNITZLER), Ovarium (KRUKENBERG) und endlich zur metastatischen Ablagerung an entfernten Körperstellen, z. B. den Knochen, kommt. Endlich sei noch der direkten Weiterverbreitung des Karzinoms auf Querkolon, Mesenterium des Dünn- und Dickdarmes, den Nabel und damit auch auf die äußere Haut gedacht.

Die Diagnose macht keine große Schwierigkeit. Möge nur immer der Arzt an die Möglichkeit des Karzinoms bei älteren Leuten, welche spontan den Appetit verlieren, hie und da Aufstoßen und Erbrechen oder schwarzen Stuhl darbieten, denken! Allerdings ist auch hier oft die Geringfügigkeit der Symptome und Beschwerden, ihre Unscheinbarkeit die Ursache, warum der Fall als Magenkatarrh u. dgl. längere Zeit natürlich erfolglos behandelt wird, bis vielleicht ein harter, schmerzloser Tumor, auf den nicht selten der Patient selbst den Arzt aufmerksam macht, die Diagnose leider oft nur zu spät klärt. Auf die genaue Diagnose durch Mageninhalt, Röntgenuntersuchung usw. sei hier um so weniger eingegangen, als dieselbe in einem anderen Vortrage eingehend erörtert wird. Ob die Gastroskopie berufen erscheint, die Frühdiagnose zu fördern, ist fraglich, jedenfalls müßte die Methode von ihren Gefahren entkleidet sein!

Mit Sicherheit kann gesagt werden, daß die Prognose des Magenkarzinoms, ob es Stenose darbietet oder nicht, bei rein expektativem Verhalten oder medikamentöser Behandlung absolut schlecht ist.

Als Therapie hat sich leider bisher kein Medikament bewährt. Auch das Radium, das in anderen Fällen bei malignen Tumoren so gute Dienste erweist, hat sich ebenso ohnmächtig gezeigt wie die Röntgenbestrahlung. Vor einem Dezennium wurde die Vorlagerung des karzinomatösen Magens in die Bauchdecke zwecks leichterer Einwirkung der dann anzuwendenden Röntgenstrahlen empfohlen. Die Methode hat sich meines Wissens garnicht bewährt und ist ganz verlassen. Als einzige bisher in Betracht kommende Behandlungsmethode bleibt demnach die Operation, die nicht früh genug ausgeführt werden kann, so lange eben die lokalen Verhältnisse noch eine radikale Entfernung der Geschwulst gestatten.

Im nachfolgenden sei kurz der Eingriff geschildert, wie er sich nach dem jeweiligen Lokalbefund verschieden gestaltet:

Die Laparotomie wird in allgemeiner oder Lokalanästhesie vorgenommen. Wenn ich auch im allgemeinen möglichst viel Patienten die Wohltat der allgemeinen Narkose angedeihen lassen möchte, ist es gerade bei dieser Operation wünschenswert, wo dies nur halbwegs technisch durchführbar ist, die Schmerzlosigkeit des Eingriffes durch eine örtliche Anästhesierung zu erzielen. Die Methoden von H. Braun und Kappis stehen uns dabei zur Verfügung, in manchen Fällen genügt die Umspritzung und Infiltration der Bauchdecke allein. Nach Eröffnung des Peritoneums muß vor allem jede unzarte Zerrung des Mesenteriums und des parietalen Peritonealblattes (Leander) vermieden werden. Und da muß oft zur allgemeinen Narkose gegriffen werden. Ein kombiniertes, distributives (A. Fraenkel) Anästhesierungsverfahren ist das beste. Man muß um so mehr individualisieren, als das psychische Moment dabei eine große Rolle spielt. Leider trifft es sich, daß gerade die technisch schwierigsten Fälle und die durch Krankheit am meisten herabgekommenen Patienten, welche für die Lokalanästhesie besonders geeignet wären, sich oft genug refraktär verhalten und gerade dabei zur allgemeinen Narkose gegriffen werden muß. Aus all dem geht hervor, daß man sich von vornherein nicht auf ein bestimmtes Verfahren festlegen kann und daß keine Dogmen aufgestellt werden sollen, welche dann doch zu oft durchbrochen werden müssen. Aber auf alle Fälle sei man bei diesen Patienten mit der allgemeinen Narkose sparsam, verabreiche sie nicht anders wie als Äther-Tropfnarkose nach vorheriger Morphium-Atropininjektion.

Die Schnittführung kann nach jeder beliebigen Richtung erfolgen. BILLROTH machte bei seinen ersten Magenresektionen wegen Karzinom immer einen Querschnitt, der Dezennien später von SPRENGEL warm empfohlen wurde. Nach Eröffnung des Peritoneums wird Magen, Netz und Leber, Querkolon genau inspiziert, die Hinterwand des Magens und sein Verhalten zum Pankreas durch Palpation (ein kleiner Schlitz, entsprechend der großen, allfällig auch der kleinen Kurvatur in das Gekröse des Magens dient zur Einführung des Fingers und Umgreifung des Magens) untersucht.

Selbst bei eröffneter Bauchhöhle ist durchaus nicht immer die Diagnose sofort klar. Man kann auch dann noch zweifeln, ob ein Pyloruskarzinom oder ein Ulcus callosum vorliegt. Auch die reine Pylorushypertrophie kann einen malignen Tumor vortäuschen. Harte, anscheinend karzinomatöse Drüsen können ausschließlich entzündlicher Natur sein. Auch tuberkulöse Drüsen können für karzinomatöse gehalten werden.

Erweist sich der vorliegende Fall infolge zu starker Infektion der Lymphdrüsen oder anderweitiger Aussaat des Karzinoms (Leber, Douglas-Metastasen usw.) als inoperabel, so richtet sich unser weiteres Verhalten je nach dem Fehlen oder Vorhandensein von Stenosensymptomen.

Im ersten Fall wird die Bauchdecke durch sorgfältige Naht geschlossen. Kein Medikament, etwa in die Bauchhöhle eingegossen, vermag die Krebsaussaat zu vernichten. Es gibt noch kein Karzinolysin.

Liegen Stenosensymptome vor, wird je nach dem sich bietenden Befund die Gastroenterostomie:

1. als G. E. r. p. oder

2. als G. E. a. a. plus Enteroanastomose ausgeführt oder

3. in ganz seltenen Fällen wird die G. E. mit der unilateralen Pylorusausschaltung kombiniert, um die Neubildung vor dem Reiz durch die Ingesta zu schützen.

4. Dort wo das Karzinom bis an die Kardia reicht und starke Stenosensymptome vorhanden sind, kann eine Jejunostomie als Ernährungsfistel angelegt werden.

Ist das Karzinom operabel, so erfolgt entweder die Resektion nach Billroth I (in der Originalmethode oder einer ihrer Modifikationen, KOCHER, HABERER) oder Billroth II in der Originalmethode oder einer ihrer zahlreichen Modifikationen (KRÖNLEIN, v. MIKULICZ, HOFMEISTER, POLYA, REICHEL, FINSTERER). Man kann die Operation mit der Ligatur der Arteria gastrica sinistra beginnen, hierauf wird die große und kleine Kurvatur des Magens unter sorgfältiger Blutstillung abgebunden. Greift das Karzinom auf Pankreas oder Leber über, mag, wenn die Aftermasse nicht zu tief in diese Gebilde eingedrungen ist, auch dann noch der Versuch einer Radikalheilung vorgenommen werden.

Bei den weiteren operativen Akten, der eigentlichen Resektion, kommt es vor allem darauf an, den Austritt von Magen-Darminhalt in die freie Bauchhöhle hintanzuhalten. Hiebei leistet uns vor allem die Doyensche Klemme vorzügliche Dienste, da sie vollkommen sicher abschließt und dabei so weich klemmt, daß die Wandung des Darmes selbst bei längerem Liegen der Klemme keine Ernährungsstörung erleidet. Sie kommt bei G. E. zum vorübergehenden Abschluß des Magens und Dünndarmes, sowie bei Billroth I in regelmäßige Verwendung. Beim blinden Abschluß des Duodenums, wie er bei Billroth II ausgeführt wird, wird das Duodenum mit der Payrschen oder Kocherschen Klemme abgeklemmt und unmittelbar proximalwärts davon mit dem Glüheisen durchtrennt, worauf distalwärts von der Klemme mit gerader Nadel eine Stepp- (Matratzen-)Naht ausgeführt wird, nach deren Vollendung die Klemme weggenommen und die schon fest schließende Okklusionsnaht durch eine exakte Lembertnahtreihe übernäht wird.

Jedenfalls ist es wichtig, nach Vollendung der Billroth II-Methode, ebenso wie nach der einer G. E. r. p. den Mesokolonschlitz exakt zu nähen, bzw. den Magen damit zu umsäumen, da sonst eine innere Inkarzeration einer Dünndarmschlinge vorkommen kann.

Zu Beginn meiner Tätigkeit in Königsberg (1896) unterließ ich bei den ersten 16 Fällen von G. E. die Naht des Mesokolonschlitzes, bis mir ein Patient mit den Erscheinungen einer inneren Inkarzeration eingeliefert wurde, bei welchem seinerzeit mein Amtsvorgänger H. Braun eine G. E. wegen einer Pylorus-Stenose gemacht und ebenfalls den Mesokolonschlitz offen gelassen hatte. Durch Hineinschlüpfen einer Dünndarmschlinge in denselben war es zu Ileus gekommen, die Schlinge konnte aus ihrer Drosselung befreit und damit der Patient geheilt werden. Von diesem Augenblick an nähte ich stets mit größter Sorgfalt den Mesokolonschlitz. Später teilte mir Prof Lexer, mein zweiter Amtsnachfolger in Königsberg mit, daß er bei einem dieser 16 von mir seinerzeit ohne Naht des Mesokolonschlitzes behandelten G. E.-Fälle acht Jahre später auch eine innere Inkarzeration ganz ähnlich der eben beschriebenen beobachtete und sie operativ behob.

Die Bauchdeckenwunde wird stets ohne Drainage in drei bis vier Schichten sorgfältig genäht (Billroth).

Während Spencer Wells, der um die Einführung des Bauchschnittes bei Ovarialtumoren so hochverdiente englische Chirurg, die Bauchdecke nur in einer Schichte nähte, hat Billroth, gestützt auf die Beobachtung eines Falles, der beinahe verhängnisvoll verlaufen wäre, zu Beginn der Achtziger-jahre die dreischichtige Naht eingeführt: Billroth hatte bei einem zwanzig-jährigen Mädchen ein großes Uterusmyom durch Laparotomie entfernt. Die Heilung erfolgte rasch, doch entwickelte sich in der nur einschichtig genähten Bauchdecke eine postoperative Hernie, über der sich die Haut immer mehr und mehr verdünnte. Beim Heben einer schweren Last spürte nun das Mäd-chen einen leichten Schmerz in der Narbe und fühlte, das etwas Warmes aus derselben zum Vorschein trat. Groß war ihr Entsetzen, als nach Aufknüpfen der Röcke eine Dünndarmschlinge aus der geplatzten Narbe herausfiel. Patient bedeckte die Schlinge mit einem frischen Sacktuch, hielt die Hände fest da-rüber, stieg in einen Wagen und fuhr an die Klinik. Eine über 30 *cm* lange Dünndarmschlinge war prolabiert, wurde mit großen Quantitäten Sublimatlösung abgespült und in die Bauchhöhle reponiert, welche exakt durch Naht geschlossen wurde. Heilung. Seither führte BILLROTH bei allen Laparotomien eine exakte Schichtennaht aus.

Der Frischoperierte braucht in den ersten Tagen eine besonders sorgfältige Pflege. Man achte vor allem auf Lungenkomplikationen (Omnadininjektionen scheinen der Pneumonie vorzubeugen). Patient muß häufig aufgerichtet, zur tiefen Atmung aufgefordert werden und aus einem Zerstäubungsapparat inhalieren. Morphium ist tunlichst zu vermeiden, als Herzmittel kommt Hexeton und Koffein in Anwendung. Es ist kein Zweifel, daß manche Pneumonie, die nach der Inhalationsnarkose auftritt, der Narkose selbst zuzuschreiben ist, andererseits hat schon vor mehr als 20 Jahren v. MIKULICZ auf die auch nach Lokalanästhesie auftretende Pneumonie aufmerksam gemacht. Von allen unseren Todesfällen wurden 44% nach Äthernarkose, 40% nach Lokalanästhesie, endlich 16% nach einer Kombination der beiden Verfahren beobachtet. Da vorwiegend die elendsten Patienten unter Lokalanästhesie operiert wurden, lassen sich wohl diese Zahlen nicht ohne weiteres vergleichen.

Bei Stauung des Mageninhaltes erzielt die Magenspülung guten Erfolg. Auch beim arteriomesenterialen Verschluß ist diese Behandlung, falls die Seiten- oder Bauchlage des Patienten versagt, oft wirkungsvoll.

Gegen die durch die Operation bedingte Sepsis besitzen wir bisher noch kein anderes als das prophylaktische Mittel (Asepsis). Hoffentlich gelingt es SCHÖNBAUER, auf dem von ihm eingeschlagenen Wege[1]), einmal die ausgebrochene postoperative Sepsis erfolgreich zu behandeln. Das Ziel wäre wohl die dazu aufgewandte große Mühe reichlich wert.

## Resultate.

Da SCHÖNBAUER und ORATOR in genauen Untersuchungen die Resultate meiner Klinik ab 1915 — die Fälle von 1901 bis 1915 sind SCHÖNBAUER und FRIEDEL im Begriffe zusammenzustellen — mitgeteilt haben, kann ich dieser Studie nachfolgende Zahlen entnehmen: von 1915 bis 1924 wurden an der Klinik ausgeführt:

a) Probeinzisionen .........104 mit 11 postoperativen Todesfällen. Von den Überlebenden, insoweit als von ihnen Nachricht zu erlangen war, ergibt sich, daß 49 in drei bis sechs Monaten verstorben sind, wobei die Angehörigen immer wieder schildern, welch schreckliches Leiden die Patienten durchzumachen hatten. Wir bekamen sogar Vorwürfe zu hören, daß die Operation gar nichts genützt, sondern nur die Qualen der Patienten mit ihrem Leben verlängert hätten. Drei Patienten, welche die Probeinzision durch Jahre überlebten, müssen mit Wahrscheinlichkeit als Ulkusträger bezeichnet werden.

b) Jejunostomieen ..................... 22 mit 11 Todesfällen. Die große Sterblichkeit (50%) erklärt sich dadurch, daß diese leichteste

---

[1]) L. SCHÖNBAUER, Die Fermente in ihrer Beziehung zu gewissen Erkrankungen der Gallenblase und zum Ileus. Arch. f. klin. Chir., 130. Bd., S. 427.

Palliativoperation nur in den elendsten Fällen zur Anwendung kam. Die Überlebenden gingen in längstens einem drittel Jahre zugrunde.

c) Gastroenterostomie ..... 104 Fälle mit fast 10% postoperativer Sterblichkeit. Die Patienten starben teils an Pneumonie, teils an Peritonitis. 80 mal handelte es sich um eine Gastroenterostomie r. p., 24 mal um eine Gastroenterostomie a. a. plus Enteroanastomose.

Die Überlebenden fristeten durchschnittlich noch ein halbes Jahr hindurch ein ganz elendes Dasein. Vier länger Überlebende waren auch hier aller Wahrscheinlichkeit nach keine Karzinomträger, sondern es dürfte sich um Ulkusschwielen gehandelt haben.

Die von manchen Seiten (DELORE, ZIEGNER) empfohlene zweizeitige Resektion vermag ich in voller Übereinstimmung mit ENDERLEN bloß als durch die Not bedingt zu billigen.

d) Resektion ........... 157 Fälle, 29 nach BILLROTH I, 128 nach BILLROTH II, mit einer Mortalität von fast 23%, wobei wieder Lungenkomplikationen und Peritonitis die Hauptrolle spielen. Da unter den Resezierten auch mehrere gleichzeitige Resektionen des Querkolons, subtotale Magenresektionen, gleichzeitige Gallenblasenresektionen sich finden, ist damit erwiesen, daß auch schwere Fälle, die an der Grenze der Operabilität standen, einer radikalen Operation unterzogen wurden. Immer mehr erkenne ich in Anbetracht der trostlosen Berichte über das weitere Schicksal der durch eine Palliativoperation behandelten Fälle von Magenkarzinom, wie richtig die Stellungnahme GUSSENBAUERS war, der in bezug auf die Radikaloperation des Magenkarzinoms dem Grundsatz huldigte, daß der Chirurg, der an sich selbst denkt und eine gute momentane Statistik anstrebt, nicht viel ausgedehnte Radikaloperationen unternehmen wird, während der Operateur, der das Wohl des Patienten vor Augen hat, kühn bis zum Äußersten sein soll.

121 Patienten haben die Operation überlebt, von 85 haben SCHÖNBAUER und ORATOR spätere Nachricht erhalten. 23 lebten noch Ende 1923, dabei errechneten SCHÖNBAUER und ORATOR 27% Dauerheilungen bei den mit Resektion behandelten Magenpatienten. Die neuerliche Nachuntersuchung anläßlich dieses Vortrages ergab ein etwas günstigeres Ergebnis, insofern als 2 Fälle $9\frac{1}{2}$ Jahre, 1 Fall 7 Jahre, 2 Fälle $6\frac{1}{2}$ Jahre, 4 Fälle 5 bis $5\frac{1}{2}$ Jahre, 3 Fälle 4 Jahre, 3 Fälle 3 bis $3\frac{1}{2}$ Jahre und 3 Fälle $2\frac{1}{2}$ Jahre sich bei dieser Nachuntersuchung vorstellten und fast alle gutes Befinden aufwiesen.

62 Patienten durchschnittlich überlebten die Operation ein Jahr. Auch die Art des Karzinoms spielt in der Prognose eine Rolle. Die medullären sind besonders bösartig und neigen sehr zu Lokalrezidiv und Metastasenbildung.

Die Resultate lassen noch viel, sehr viel zu wünschen übrig. Wenngleich in neuerer Zeit manche Autoren, z. B. FINSTERER, immer ausgedehntere Eingriffe auch bei Übergreifen des Magenkarzinoms auf die Umgebung mit anerkennenswertem momentanen, ja sogar mit Dauererfolg erzielten, wird doch der Schwerpunkt der Behandlung und eine Verbesserung der Dauererfolge nur in der Frühdiagnose liegen. Deshalb muß immer wieder an den praktischen Arzt appelliert werden, daß er auch bei geringen Anzeichen, die auf ein Magenkarzinom hinweisen, den Patienten einer sachgemäßen Untersuchung zuführt, die, wenn sie nicht mit großer Wahrscheinlichkeit das vermutete Karzinom ausschließen kann, in einer frühzeitigen Probelaparotomie besteht.

Unsere, der Chirurgen Sorge wird es aber sein, außer der — wie erwähnt — noch immer nicht vollkommen gebannten Gefahr der septischen Peritonitis, ein ganz besonderes Augenmerk auf die Verhütung der postoperativen Pneumonie zu wenden. Diese ist es ja, welche die Magenoperierten am meisten und auch noch nach der Operation in einem Zeitpunkt bedroht, wo wir schon des Erfolges sicher zu sein glauben.

# Das Gallenblasen- und Pankreaskarzinom.

Von

## Dr. Hans Steindl,

Assistent an der II. chirurgischen Universitätsklinik.

Klinik und Therapie des primären Gallenblasen- und Pankreaskarzinoms sind für unser ärztliches Erkennen und ärztliches Können derzeit ein noch recht wenig erquickliches Gebiet. Vor dem näheren Eingehen auf das Thema tut man gut daran, einzugestehen, daß unser Bestreben einer rechtzeitigen Sicherstellung und einer erfolgreichen Therapie dieser bösartigen Leiden einem unsicheren und bisher wenig vom Glück begünstigten Tasten gleichkommt.

Der Wert unseres diagnostischen und therapeutischen Könnens liegt bei diesen wie bei den Krebsformen aller anderen Organe in der Möglichkeit der Frühdiagnose und Frühtherapie. Und in diesen beiden Momenten sind wir vom Ziele noch recht weit entfernt. Gleichwohl wäre es verfehlt, schwarz in schwarz zu malen, da die Zusammenfassung der bisher bekannt gewordenen Tatsachen doch eine Heilbarkeit beider Leiden, wenn auch bisher nur in einer geringen Anzahl von Fällen, mehr als möglich erscheinen läßt. Es bleibt die Aufgabe der Ärzte, alle Momente zusammenzutragen und zu erfassen, die zur Ausarbeitung rechtzeitiger Erkennungsmöglichkeiten der klinischen Symptomenkomplexe dieser Krebse beitragen können, und in diesem Sinne mögen die mitfolgenden Mitteilungen und Erörterungen gewertet werden.

Der primäre Gallenblasenkrebs ist eine Erkrankung, über deren Charakter wir erst in den verflossenen drei Dezennien näheren Aufschluß erhalten haben. Diese Tatsache der relativ späten Erkenntnis würde den Gedanken nahelegen, daß der Gallenblasenkrebs ein seltenes Vorkommnis ist. Dies trifft, wie die in den letzten Jahren erschienenen Statistiken beweisen können, weitaus nicht zu, sondern erklärt sich aus dem Umstand, daß die in dieser Zeit zunehmende operative Therapie der

Cholelithiasis oder der Gallenwegserkrankungen überhaupt auch häufiger eine bestehende krebsige Entartung der Gallenblase antreffen ließ. Haben Zusammenstellungen im allgemeinen nur einen gewissen Vergleichswert, und dies nur je nach dem Gesichtspunkte, der bei ihrem Entstehen maßgebend war und je nach der Spezialdisziplin des Autors (Internist, Chirurg, Pathologe), so können trotzdem, als für die Praxis im allgemeinen wichtig, bestimmte Daten daraus herausgehoben werden. Wenden wir uns zunächst mit der Frage nach der Häufigkeit des Gallenblasenkrebses an den Kliniker, speziell Chirurgen, so stießen KEHR in 10%, RIEDEL in 14%, KÜMMEL in zirka 11·6% bei Operationen von Gallenleiden auf einen Gallenblasenkrebs. An unserer Klinik kam unter 522 Gallenblasenerkrankungen 52 mal eine krebsige Degeneration der Gallenblase zur Beobachtung. Es sind dies allerdings Prozentzahlen vom einseitigen Standpunkt des Chirurgen errechnet. Und wenn auf die Erforschung des Gallenblasenkrebses, wie oben erwähnt, erst in den letzten drei Dezennien näher eingegangen werden konnte, so hängt dies vielfach mit der in dieser Zeit aktiveren chirurgischen Behandlungsmethode der Gallenblasenkrankheiten zusammen. Aus einem großen Übersichtsmaterial, wie es den pathologischen Anatomen zur Verfügung steht, läßt sich ersehen, daß die tatsächlichen Prozentverhältnisse etwas geringer angesetzt werden müssen. Nach KAUFMANN betragen die Gallenblasenkarzinome nach Beobachtungen am Breslauer, Basler resp. Göttinger Material 5 resp. 5·9 resp. 7% aller zur Sektion gekommenen Karzinome.

Aus unserem Material erhellt weiter die auch sonst von anderen Autoren wiederholt angeführte Tatsache, daß das weibliche Geschlecht weitaus häufiger als das männliche von dieser Art Krebs befallen wird. Die Gegenüberstellung von 76% weiblicher zu 24% männlicher Kranker spricht diesbezüglich eine beredte Sprache. Ich will Sie, meine Herren, nicht weiter mit Prozentzahlen ermüden, doch ist speziell diese letztere Gegenüberstellung mit Rücksicht auf ätiologische Erwägungen von ganz besonderem Wert. Die Chirurgen, die, wie oben erwähnt, in durchschnittlich 10 bis 12% statt der vermeintlichen Cholelithiasis ein Karzinom der Gallenblase operativ zu Gesicht bekamen, hatten mit wenigen Ausnahmen in den jeweils vorhandenen, der Steinerkrankung zugehörigen Symptomenkomplexen die Indikation zur Operation für gegeben erachtet. Daraus ergeben sich die Fragen von ätiologischer Bedeutung: Besteht ein Zusammenhang zwischen Steinerkrankungen und Gallenblasenkrebs und in welchem Verhältnis stehen diese beiden Erkrankungen zueinander?

Da ist nun vor allem die Tatsache in die Augen springend, daß man durchschnittlich in 82 bis 90% aller karzinomatösen Gallenblasen Steine fand (COURVOISIER, HEDDÄUS, TIEDEMANN, KÖRTE etc.). In anderen Fällen, wo Steine fehlten, konnte man aus den Angaben über abgelaufene Koliken und Abgang von Steinen per vias naturales, sowie anderseits aus den in der Gallenblasenwand aufgefundenen Restsymptomen, wie Narben, pericholezystitische Verwachsungen etc., die frühere Anwesenheit von Steinen erschließen, so daß sich die mit 90% angenommene Verhältniszahl als nicht zu hoch gegriffen darstellt. Auf Grund unserer Zusammen-

stellung können wir selbst bei rigoroser Beurteilung der Fälle in über 70%
der gefundenen Karzinome vorhergegangene Steinbeschwerden annehmen.

Ist nun die Steinerkrankung das Primäre und die Krebsbildung das
Sekundäre oder umgekehrt? Zunächst sei die Tatsache herangezogen,
daß zum Unterschied vom primären Gallenblasenkarzinom, beim sekundären Krebs der Gallenblase nur in zirka 15% Steine gefunden wurden, so
daß also die Ansicht, das Primäre sei der Krebs, das Sekundäre sei die
durch Gallenstauung in der veränderten Gallenblase hervorgerufene
Steinbildung, durch die Feststellung dieser Verhältniszahlen beim sekundären Krebs nicht bestätigt wird. Weiters kann man vielfach bei an
Gallenblasenkarzinom erkrankten Leuten aus der Anamnese Daten erhalten, die den Ablauf von Koliken und das Zutagetreten von Steinsymptomen zu einem Zeitpunkt erschließen lassen, der, die Entwicklungsdauer des vorgefundenen Karzinoms vergleichsweise herangezogen, weit
vor dem der beginnenden Krebsentwicklung angesetzt werden muß.
Die Zeitdauer manifester Steinbeschwerden überwiegt in diesen Fällen
um ein Vielfaches die anzunehmende Entwicklungszeit des bestehenden
Krebses. So ließ sich beispielsweise bei einer ganzen Reihe von unseren
Patienten nach rigoroser Bewertung der mit ihnen aufgenommenen
Anamnese feststellen, daß sie seit 7, 10, 12 Jahren und darüber hinaus an
typischen Gallensteinkoliken gelitten haben resp. mit diesen Leiden in
ärztlicher Behandlung gestanden waren. Das Primäre war also die Cholelithiasis, das Sekundäre das Karzinom, Feststellungen, die in der Erwägung
der Zweckmäßigkeit operativer Therapie der Gallensteinerkrankungen
sicherlich nicht zu umgehen sind. Weiters sei hier auf die von THÖLE
besonders hervorgehobenen Befunde hingewiesen, wonach man oft bei
kleinen, sicher noch nicht lange bestehenden Karzinomen große, alte,
geschichtete Steine zu Gesicht bekam.

Auf Grund ausgedehnter und eingehender Untersuchungen gewinnt
die Ansicht jener Autoren immer mehr an festem Boden, die in der Anwesenheit von Gallensteinen (also bei Gallensteinerkrankungen) ein prädisponierendes Moment für Entstehen eines Gallenblasenkarzinoms sehen.
ZENKER, COURVOISIER, MARCHAND, NAUNYN haben als erste die Meinung
vertreten, daß die durch die Gallensteine bedingten chronischen Reizungs-
und Entzündungszustände zu Veränderungen der Schleimhautgewebsstruktur (zu Ulzerationen, Epithelwucherungen) im Sinne einer epithelialen Hyperplasie führen können. Aus dieser durch Steine so veränderten
Schleimhaut entwickle sich unter gegebenen Umständen das Gallenblasenkarzinom. Es sind dies Vorstellungen, wie sie uns ja von der von
VIRCHOW inaugurierten Reiztheorie hinsichtlich der Ätiologie der Karzinome überhaupt hinlänglich bekannt sind, Anschauungen, die durch
ähnliche Erfahrungen beim Karzinom an anderen Körperstellen (wie
beim Lippenkarzinom, Ösophaguskarzinom, Dickdarmkarzinom) gefestigt
erscheinen. Über sonstige speziell prädisponierende Momente, die für die
Entwicklung des Gallenblasenkarzinoms in Betracht kommen könnten,
läßt sich derzeit noch nichts sagen. Ähnliche ätiologische Erwägungen
treffen auch für den Krebs der tiefen Gallenwege zu. Aus meinen Zusam-

menstellungen aus dem Material unserer Klinik mag erwähnt werden, daß von den Erkrankten 20 im siebenten Dezennium, 17 im sechsten, 12 im fünften und 4 im achten Dezennium ihres Lebensalters gestanden waren. Die jüngste Gallenblasenkrebskranke hatte ein Alter von 39 Jahren. Merkwürdig ist die hohe Zahl der Betroffenen im siebenten Dezennium, wobei, was noch ganz besonders interessant zu erwähnen ist, 19 Frauen und 1 Mann waren. Im allgemeinen läßt sich aus unseren Aufzeichnungen feststellen, daß in dem Lebensabschnitt zwischen dem 40. und 70. Lebensjahr gewisse prädisponierende Momente für die Entwicklung des Gallenblasenkrebses gegeben sein könnten, Erfahrungen, die mit den Statistiken anderer Autoren vollkommen im Einklang stehen.

Das Gallenblasenkarzinom ist also eine Erkrankung des reiferen Lebensalters.

Soweit es für die Diagnose und Therapie hier speziell von Wert ist, möchte ich in kurzen Zügen die wichtigsten Daten aus der Pathologie anführen dürfen. Unseren Erfahrungen nach können wir als Lieblingssitz des sich entwickelnden Gallenblasenkrebses den Halsteil der Gallenblase bezeichnen. Nicht ebenso häufig wird der Fundus betroffen gefunden (KAUFMANN, ZIEGLER etc.). Aus den pathologischen Untersuchungen her wissen wir, daß in den einen Fällen der Krebs vom Ursprungsort· her das Gewebe rücksichtslos durchsetzend und flach infiltrierend weiterwächst, in anderen Fällen wieder mehr lokal zu bleiben scheint und sich dabei in papillären, fungösen oder knotenförmigen Bildungen präsentiert. Gerade letztere Form liefert, alle sonstigen Momente mitberücksichtigt, für die operative Therapie die besseren Chancen. Doch fanden wir auch unter den infiltrierend weiterwuchernden Karzinomen solche, bei denen makroskopischer Beurteilung nach, trotz kalottenförmigen Übergreifens auf die Leber, der Prozeß als lokal beschränkt, mit gutem Erfolg der radikalen Therapie zugeführt werden konnte. Es ist jedenfalls für den, der eine Anzahl von Gallenblasenkarzinomen zu Gesicht bekam, die Feststellung ganz interessant, oft zwei hinsichtlich ihrer Gesamtentwicklung vollkommen differente Typen konstatieren zu können. Das einemal findet sich bei der Operation ein kindsfaustgroßes, die ganze Gallenblase substituierendes, den unmittelbaren Leberbereich miteinbeziehendes, gut lokal begrenztes Neugebilde ohne jegliche Metastasenbildung (makroskopisch), im entgegengesetzten Bild kann man beispielsweise bei kleinem, haselnußgroßem Gallenblasenkuppenkrebs die Leber mit Metastasen reichlich durchsetzt finden. Die Form, Größe und der Inhalt der Gallenblase kann selbstverständlich von der Lokalisation und der Art des angesiedelten Karzinoms sekundär verschiedenartig beeinflußt sein. Stauungsgallenblasen bei kleinem Krebs im Gallenblasenhals, Empyem der exulzerierten Karzinomformen seien hier als Beispiele angeführt. Doch wäre es verfehlt, bei krebsiger Erkrankung der Gallenblase immer eine klinisch nachweisbare Tumorbildung, sei es eine solide Krebsgeschwulst oder sekundär bedingten Hydrops annehmen zu wollen, da krebsig degenerierte Schrumpfblasen nicht allzu selten sind, sei es, daß die Schrumpfblase das Ergebnis eines zur Entwicklung gelangten Skirrhus ist, sei es, daß das Karzinom in einer schon früher chronisch entzündlich geschrumpften Gallenblase sich eingenistet hatte. Wiederholt rezidivierende schwere Entzündungen der Gallenblase, verschleppte Steinerkrankungen bilden ja prädisponierende Momente für die Entwicklung des Krebses, eine Annahme, deren Bestätigung wir an den bei unseren Kranken erhobenen Befunden immer wieder vor uns hatten. Von den engen Beziehungen der Gallensteinkrankheit zum Krebs der Gallenblase habe ich ja früher bereits gesprochen. Doch muß immer wieder darauf verwiesen werden, daß nicht wenige Fälle krebsiger Erkrankung unter der Flagge der Cholelithiasis segeln. Der klinisch nachweisbare Tumor entspricht, an dem pathologischen Befund erläutert, in vielen Fällen nicht der an und für sich veränderten Gallenblase allein (Hydrops, Stauungsgallenblase), sondern einer Verklumpung der krebsig degenerierten Gallenblase mit in den Krebsbereich einbezogenen und schon erkrankten Nachbarorganen oder der in unmittelbarem Gallenblasenbereich etablierten Krebsknoten der Leber. Daß bei vorgeschrittenem Gallenblasenkarzinom und je nach dessen Art Nachbarorgane mitherangezogen werden können, wie Magen, Dünndarm, Netz, Ligam. gastrohepatoduodenale, Colon transv., Pankreas, tiefe Gallenwege, daß Lymphdrüsen und Metastasen in der Leber, im Peritoneum, im Douglas etc. in mehr oder minder starker Ausbreitung das trostlose Bild ergänzen können, gehört ja zur Natur krebsiger Erkrankung und braucht nicht besonders hervorgehoben werden. Bei Prozessen, die nur auf die Gallenblase allein beschränkt sind, gibt es Ausnahmsfälle, in denen man makroskopisch vielfach nicht sagen kann, ob es sich im vorliegenden Falle um einen chronisch entzündlichen Vorgang in der Gallenblasenwand oder vielleicht doch um eine krebsige Entartung handle. KEHR, KÖRTE, THÖLE berichten über Fälle, die, als Karzinom angesprochen, sich später nur als schwere chronische Entzündungserscheinungen in der Gallenblasenwand entpuppt hätten, und es kann, wie THÖLE neuerdings anführt, die durch chronische Cholezystitis bedingte Wandhyperplasie manchesmal mit freiem Auge nicht von Karzinombildungen unterschieden werden. Sowie makroskopisch in vielen Fällen die Diagnose nicht zweifelsfrei bleibt, gilt dies auch, wenn auch nur in einer beschränkten Zahl von Fällen, von der histologischen Untersuchung.

Hinsichtlich des histologischen Aufbaues sei hier nur beigefügt, daß diese Karzinome der Gallenblase, ausgehend von dem epithelialen Teil der Gallenblase, wie Mukosa und Drüsenschlauchepithelien, in ihrem weitaus größten Anteil als Zylinderzellenkrebs in Erscheinung treten. Ein sehr geringer Teil zeigt nach Metaplasie des Epithels das histologische Bild eines Plattenepithelkrebses. Den histologischen Bildern entsprechend kann man makroskopisch die Form eines harten Zylinderzellenkrebses (entsprechend dem Skirrhus mit den ihm eigentümlichen histologisch feststellbaren Gewebsveränderungen), diffus, vielfach wenig voluminös wuchernd, der chronisch indurativen Entzündung stark ähnelnd, der Form eines im histologischen Bild grob azinös aufgebauten, weichen Zylinderkrebses gegenüberstellen. Letztere Form neigt zur Bildung mehr oder minder großer, weicher, weißer, zum geschwürigen Zerfall gegen das Blaseninnere zu neigender Knoten.

Wie oben erwähnt, gelangt in manchen Fällen entsprechend dem Anfangsstadium der Karzinomentwicklung auch die histologische Untersuchung öfter nicht vollkommen zu einem zweifelsfreien Resultat. Mit Recht hat man eine Parallele gezogen zwischen dem Verhältnis der aus chronischen entzündlichen Veränderungen resultierenden atypischen Hyperplasie in der Gallenblasenwand zu dem beginnenden Karzinom desselben einerseits, und dem Verhältnis des Papilloms zur Karzinombildung der Harnblase (Cavillosum) anderseits. Da sich die Schleimdrüsen der Gallenblase vielfach durch die Muskulatur bis fast zur serösen Außenfläche erstrecken können, anderseits deren Zellen im Ablauf der chronischen Entzündung nicht immer das klare Bild der typischen, regelmäßigen Hyperplasie zeigen, sondern doch auch stellenweise unregelmäßig geschichtetes Epithel erkennen lassen können, hält es für den Histopathologen schwer in manchen zweifelhaften Fällen sich nach einer bestimmten Richtung hin, ob Entzündung oder Karzinom vorliege, zu äußern. Es ist diese Feststellung deshalb von praktischem Wert, weil vielleicht von diesem Gesichtspunkt aus betrachtet, einer oder der andere Fall von Dauerheilung von sogenannten beginnenden Gallenblasenkarzinomen unter diesem Gesichtswinkel für sich allein gewertet werden müßte.

Was uns Chirurgen hinsichtlich der pathologischen Anatomie des Gallenblasenkrebses am meisten interessiert, ist die Entwicklungsdauer und Ausbreitungsart, die Art und Zeit der Metastasenbildung des Gallenblasenkrebses; nur unter Erfassung all dieser Momente kann ein zweckentsprechendes chirurgisches Handeln zwecks radikaler Therapie erfolgen. Da sind wir nun zu der Feststellung gezwungen, daß der Gallenblasenkrebs unserem chirurgischen Wollen schwere Hindernisse in den Weg setzt. Es gibt Fälle, die sich langsam entwickeln, zu ansehnlicher Größe heranwachsen und lange stationär und lokal beschränkt bleiben (überwiegend skirrhöse Formen). Dann beobachtet man wieder Fälle, in denen ein ganz kleines Gallenblasenkarzinom, wahrscheinlich nach Einbruch in die Blutbahn in raschester Zeit unglaublich viele in ihrer Größe wechselnde Metastasen setzt. Es kann die Leber von zahlreichen Metastasen durchsetzt sein, die regionären Drüsen von Karzinomherden frei gefunden werden und umgekehrt. Jedenfalls läßt sich sagen, daß die Ausbreitung des Gallenblasenkrebses keinen immer gleichmäßig bestimmten Bahnen folgt oder bestimmten Gesetzen gehorcht. Dennoch ergibt sich aus der durch vielfache Erfahrung (Thöle) gestützten Tatsache, daß, natürlich nur im Verhältnis genommen, die Gallenblasenkarzinome viel länger als andere Karzinome regionär zu bleiben scheinen, ein leichter Hoffnungsschimmer für die prozentuelle Heilungsmöglichkeit der Gallenblasenkarzinome.

Über die Gesamtdauer des Leidens wissen wir eigentlich nichts. Kraus nimmt von den ersten Beschwerden an gerechnet bis zum Exitus eine Durchschnittszeit von sechs bis acht Monaten an, doch läßt sich dies meiner Meinung nach schwer beurteilen, da ja in vielen Fällen die Klagen des Patienten über Gallensteinkoliken und über Symptome cholezystischer Art, die auf die Karzinomentwicklung eventuell zu beziehenden Schmerzen, andere Symptome verdecken können. Nach unserer Statistik und unseren Erfahrungen dürfte die Zeitdauer des Leidens durchschnittlich einen größeren Zeitraum für sich in Anspruch nehmen.

Bei dem Übergreifen des Gallenblasenkarzinoms auf die Leber ist das sekundär in der Leber sich ausbreitende Neugebilde oft scharf gegen normales Lebergewebe abgegrenzt. Der in der Leber im unmittelbaren Gallenblasenbereich sich entwickelnde Tumor kann in seiner gewaltigen kugeligen oder keilförmigen Form den Eindruck hervorrufen, als hätte man hier einen primären auf die Gallenblase übergreifenden Prozeß der Leber vor sich und nicht umgekehrt. Doch erfahrungsgemäß wissen wir, daß solche Leber-Gallenblasentumoren immer den primären malignen Herd in der Gallenblasenwand aufzeigen. Bei der Erwägung der Möglichkeit der Entfernung solcher scheinbar gut abgegrenzter Gallenblasen-Lebertumoren darf man kein allzu großes Vertrauen hegen, da ja erfahrungsgemäß kleine, makroskopisch nicht feststellbare Tochterherde längs der Lymph- oder Gallenwege schon in Entwicklung befindlich sein können, ein Umstand, der für die eventuell erwogene Radikaloperation von Fall zu Fall mitberücksichtigt werden muß.

Wenden wir uns nun der Symptomatologie des Leidens zu. Die Frage, ob ein Geschlecht oder bestimmte Altersstufen von Gallenblasenkarzinomen bevorzugt erscheinen, läßt sich aus der Zusammenstellung der Fälle unserer Klinik dahin beantworten, daß das Gallenblasenkarzinom die Frauen um ein Vielfaches häufiger befällt als die Männer. An unserer Klinik konnten wir fünfmal häufiger Gallenblasenkarzinom bei Frauen als bei Männern wahrnehmen. Hinsichtlich des Alters scheint der Zeitraum zwischen dem 40. und dem 70. Jahr auserwählt. Überwiegend sind im siebenten Dezennium 19 Frauen gegenüber einem Mann von diesem Krebs betroffen, während im sechsten Dezennium 11 Frauen und 6 Männer mit Gallenblasenkrebs zur Beobachtung kamen. Gleichwie das weibliche Geschlecht den Großteil aller Steinkranken für sich in Anspruch nimmt, können wir auch, in Übereinstimmung mit den Erfahrungen der meisten anderen Autoren, beim Gallenblasenkarzinom die ganz besondere Bevorzugung des weiblichen Geschlechtes verzeichnen. Außerhalb dieser erwähnten drei Dezennien tritt das Gallenblasenkarzinom scheinbar nur sehr vereinzelt auf. Unsere jüngste Patientin stand im 39., unsere älteste im 76. Jahre. Meines Wissens war unter den Fällen anderer Autoren die jüngste von Gallenblasenkarzinom befallene Patientin 26 Jahre alt (FREERICHS), die älteste 90 Jahre (THOMAS). Forschen wir nach der Symptomatologie des Gallenblasenkrebses und suchen wir beim Erheben der Anamnese beim Einzelindividuum nach für die Diagnose verwertbaren Daten, dann sehen wir uns vielfach vor recht unbestimmten Angaben. Relativ günstig, da sie doch wenigstens auf den Ort des Leidens hinweisen, ist die Anamnese bei Leuten mit früherem Gallenleiden. Typische Gallensteinkrämpfe mit ausstrahlenden Schmerzen gegen die rechte Schulter hin, Schüttelfrost, Fieberattacken, Erbrechen im Ablauf der Anfälle, zeitweises Auftreten von Ikterus, vorübergehende Acholie des Stuhls, Abgang von Steinen, kurzum, der ganze Symptomenkomplex an Gallenwegs- und Gallenblasenerkrankungen war in dieser Beziehung zu verzeichnen gewesen. Es ist die Schilderung, wie man sie von Patienten zu hören bekommt, von Interesse, wenn sie anführen, sie hätten früher unter seltenen, in der Folgezeit immer häufiger werdenden und an Intensität zunehmenden Anfällen gelitten, seit dem letzten Anfall wäre allmählich ohne besondere Beschwerden eine Gelbsucht eingetreten, die sich nicht nur nie vermindert, sondern im Gegenteil ständig stärker zugenommen hätte und jetzt in der letzten Zeit auf einem gleichmäßigen Zustand verharre. Diese Angaben können bei Leuten im reifen Lebensalter unsere Diagnose in eine bestimmte Richtung lenken, um so mehr noch, wenn sich die Erzählung mit der Angabe über stärker werdenden Gewichtsverlust komplettiert.

Doch sind die Angaben nicht immer so relativ günstig. Es bleibt eine ganze Anzahl von Patienten übrig, die nie über Steinbeschwerden oder ähnliches zu klagen hatten. Es ist dies eine Tatsache, die bei jeder in dieser Richtung hin geführten Statistik immer wieder vermerkt wird (KRAUS, THÖLE, ZIEGLER usw.). Manche Autoren, wie KEHR, teilen mit, daß an Gallenblasenkarzinom erkrankte Leute, bei denen bei der Operation vorgeschrittene Steinbildung gefunden wurde, in der Zeit vor der Operation nie von den leisesten Steinbeschwerden heimgesucht worden waren. Das Karzinom läßt eben vielfach die leisesten Steinbeschwerden vermissen, entwickelt sich allmählich und langsam ohne den Patienten ihr Dasein durch Schmerzen zu beeinträchtigen, oft bis das Auftreten von Aszites und Ikterus den Patienten alarmierend zum Arzt treiben. Es erinnert dieses ganz schleichende, verborgenbleibende Wachstum mit den erst im Endstadium die Trostlosigkeit der Erkrankung kennzeichnenden Symptomen an die skirrhösen Krebsformen am Dickdarm mit schleichender Entwicklung und schließlich plötzlichem Eintritt alarmierender Ileuserscheinungen. Wir verfügen weiters über eine ganze Anzahl von Anamnesen Gallenblasenkrebskranker, auch von intelligenten und sich selbst genau beobachtenden Patienten stammend, die in ihrer Krankengeschichte über nichts anderes zu klagen hatten als über vage Verdauungsbeschwerden. Immer wieder trifft man da auf Klagen über stumpfen Druck in der Magengrube, seltener Magenschmerzen, die unabhängig vom Essen anfangs seltener, später häufiger und an Intensität gesteigert sich eingestellt hatten. Oft bei Ruhelage verschwindend, wären diese Magenschmerzen beim Herumgehen zu unerträglichen Qualen angeschwollen. Nun ist es sehr merkwürdig, daß gerade letztere Gruppe von Leuten mit diesen ganz unbestimmten Beschwerden erst seit relativ kurzer Zeit (nach ihrer Angabe fünf bis sieben Wochen und wenig darüber) krank waren. Es dürfte dies, vorweggenommen, vielfach dadurch zu erklären sein, daß erst der zu ansehnlicher Größe herangewachsene Tumor, oder die durch Karzinommetastasen veränderte Leber, oder Kompressionserscheinungen von

seiten des Karzinoms, oder die Einbeziehung irgendwelcher Nachbarorgane die ersten Beschwerden dem Patienten verursacht haben, während
der Krebs bis zu diesem Zeitpunkt, ohne sich irgendwie bemerkbar zu
machen, herangewachsen war. Nicht allzu selten war, wie oben erwähnt,
Aszites und Ikterus dasjenige Moment, das den Patienten auf eine Erkrankung aufmerksam gemacht hatte. Aus der Anamnese läßt sich
also, ausgenommen die vorgeschrittenen Fälle, nur wenig Brauchbares
herausholen.

Gleich schwierig ist es, unter gleichen Umständen objektiv die
sichere Diagnose auf ein malignes Neoplasma der Gallenblase stellen zu
wollen. Für das Anfangsstadium des Gallenblasenkarzinoms haben wir
kein einziges sicheres Symptom, an das wir uns bei der Diagnose halten
können. Das Aussehen des Patienten, seine Gesichtsfarbe können anfangs
lange Zeit scheinbar unverändert bleiben, doch ist uns hie und da bei
Gallenblasenkarzinomen eine ganz merkwürdige bleigraue Verfärbung
der Gesichtshaut aufgefallen. Als nicht allzu seltenes, wenn auch nicht
immer auffindbares Symptom wäre weiters der lokale, spontane, der
Gallenblasengegend entsprechend lokalisierte Schmerz zu erwähnen.
Dieser ist gewöhnlich mit einer zirkumskripten lokalen Druckempfindlichkeit verbunden. Die Schmerzen werden geschildert als Schmerzen von
dauerndem, in seiner Intensität wechselndem, bohrendem Charakter; doch
bieten diese Angaben keinen speziellen Haltpunkt, da gleiche Sensationen
auch beispielsweise bei chronischer Cholezystitis in Erscheinung treten
können. Wie bei jedem Versuch ein Karzinom nachzuweisen, würde
man veranlaßt sein, auch bei diesem Leiden nach dem Tumor zu suchen.
In vielen Fällen ist er zu finden, in anderen fehlt er. In einer dritten
Kategorie von Fällen, wie ich bei der Differentialdiagnose noch näher
ausführen will, war der Tumor vorhanden gewesen, doch hat er sich als
nicht der Gallenblase angehörig erwiesen. Weiters gibt es Gallenblasentumoren, die einen auf Karzinom höchst verdächtigen Palpationsbefund
liefern und doch gutartig sind. Es genügt also nicht nur das Suchen nach
dem Tumor, resp. das Auffinden desselben, sondern er muß, soll er zur
Klarstellung der Diagnose beitragen, bestimmte Cbarakteristika nachweisen lassen. Im übrigen sei gleich hier bemerkt, daß, so es gelingt,
einen bestimmt charakterisierten Gallenblasentumor nachzuweisen, vielfach damit gleichzeitig auch das Urteil über die Prognose gegeben ist.
Denn die bisher therapeutisch, chirurgisch günstig beeinflußten Karzinome
waren gewöhnlich nicht erst zu dem Zeitpunkt der Tumorbildung der
radikalen Therapie anheimgefallen, sondern waren als Überraschungs-
befund bei der unter anderer Voraussetzung vorgenommenen Operation
festgestellt und chirurgisch behandelt worden. Die palpable Gallen-
blasenkrebsgeschwulst entspricht ihrer Lage nach der Gallenblase und ist,
ausgenommen die Fälle mit ausgedehntem Übergreifen auf die Nachbarschaft, respiratorisch verschieblich. Doch läßt sich die für die Stauungs-
blase charakteristische Birn- oder Gurkenform beim karzinomatösen
Tumor nicht feststellen. Topographisch läßt sich die Geschwulst unmittelbar hinter den Bauchdecken, im Winkel zwischen lateralem Rand

des rechten Rektus und dem Rippenbogenanteil der IX. und X. Rippe nachweisen und entspricht diesbezüglich der Symptomatologie intraabdominell gelegener Tumoren. Das Verhältnis dieser Gallenblasentumoren zur Leber, resp. zum Leberrand, ist anfangs das der entzündlichen Gallenblasentumoren, erst später, bei vorgeschrittenem Karzinom, wird ein Teil der Leber vom Tumor substituiert, so daß eine genaue Abgrenzung gegen das Lebergewebe hin unmöglich wird. Charakteristisch ist die Derbheit der nachgewiesenen Geschwulst und deren höckrige Oberfläche, Befunde, wie sie uns von anderen Karzinomen bekannt sind. Doch ist auch bei der Art scheinbar ganz sicherer Befunde noch auf die Anamnese, auf das Alter usw. Rücksicht zu nehmen, da auch hie und da eine vom indurierten Netz eingehüllte Steinblase derartige Bilder hervorzurufen imstande ist. Hier soll beigefügt werden, daß die vom Zystikus ausgehenden Krebsbildungen als Frühsymptom einen Hydrops der Gallenblase bedingen können, daß sich also hinter dem scheinbar günstigen Hydrops ein Zystikuskarzinom verbergen kann. Daß Karzinome schließlich auch unter dem Bilde einer akuten Cholezystitis (Tumorbildung mit Fieber und Schüttelfrost einhergehend) verlaufen können, wird plausibel, wenn man bedenkt, daß bei bestehendem Karzinom eine sich hinzugesellende Koliinfektion derartige Bilder bedingen kann (unsere Befunde übereinstimmend mit den Erfahrungen von KEHR, THÖLE u. a.). Bei allen diesen Fällen war die Operation, die das Karzinom aufgedeckt hatte, unter der durch die gebotenen Symptome gefestigten Diagnose einer akuten Cholezystitis vorgenommen worden.

Betreffs der Verschieblichkeit des Tumors sei bemerkt, daß man außer der respiratorischen Verschieblichkeit in nicht allzu vorgeschrittenen Fällen palpatorisch auch eine seitliche Verschiebung feststellen kann. Bei den bereits unbeweglich gewordenen Gallenblasenkarzinomen bestehen häufig schon weitere Symptome, die jeden Zweifel über die Art des vorliegenden Leidens beseitigen lassen (Ikterus, mehr oder weniger stark ausgeprägt, oder hochgradiger Ikterus mit Aszites verbunden). Der Ikterus ist dann durch gleichzeitig bestehende Kompression des Ductus choledochus oder durch ausgedehnte Metastasenbildung in der Leber oder durch von der Krebsgeschwulst bedingte Entzündung in den Gallenwegen im Sinne einer Cholangitis bedingt. Es muß jeder allmählich beginnende, später ausgeprägte Ikterus von konstanter Intensität bei älteren Leuten in erster Linie den Verdacht auf ein karzinomatöses Neugebilde im Bereich der Gallenblase, resp. der Gallenwege wach werden lassen. Ob ein primäres Karzinom oder ein sekundäres vorliegt, ergibt die Untersuchung der anderen Organe. Der Aszites, bedingt durch Störung im Portalkreislauf, durch Kompression großer venöser Gefäße (Drüsenmetastasen an der Porta hepatis), ist ein relativ selteneres Begleitsymptom. Die Zeit seines Erscheinens kündigt den nahe bevorstehenden Exitus an.

Die hie und da nachweisbaren Metastasen in der Supraklavikulargegend (die sogenannten VIRCHOWschen Drüsen), wie auch die bei der rektalen Digitaluntersuchung im Douglas antreffbaren Drüsenmetastasen charakterisieren nur die Malignität einer Erkrankung. Für die speziell topographische Bestimmung des primären Karzinoms ist der Nachweis dieser Drüsen nicht zu verwerten, da sie ja beispielsweise beim Magenkarzinom, Pankreaskarzinom, Karzinom des Sigmas usw. aufzufinden sind. Für eine rechtzeitige Diagnose kommen natürlich derlei Momente nicht in Betracht.

Es ist die Feststellung, um nochmals darauf zurückzukommen, des bestimmt charakterisierten, der Gallenblase angehörigen Tumors das weitaus verläßlichste Symptom, seinen Verdacht auf ein vorliegendes Gallenblasenkarzinom sichern zu können. Ohne Tumornachweis bleibt die Diagnose nur ein unsicherer Verdacht, und darin liegt das tragische Schicksal unseres diagnostischen Könnens. Der Wert der subjektiven und objektiv nachweisbaren Symptome steigt eben erst mit ihrer Zuverlässigkeit hinsichtlich der Ermöglichung einer Frühdiagnose. Die Größe dieser Geschwulst kann natürlich verschieden sein, je nach dem Stadium, in dem der Patient zur Untersuchung kommt. Es ist selbstverständlich, daß die Größe der gefundenen Tumoren einen Rückschluß auf den Zustand der Nachbarorgane, resp. auf die Miteinbeziehung dieser in den Krebsbereich erlaubt. Jeder Therapieversuch radikalen Charakters in derart vorgeschrittenen Fällen ist natürlich vergebens, nicht so bei den noch lokal beschränkten Tumoren, da ja ein Skirrhus, in seiner Art langsam weiterwuchernd und auf seinem primären Entwicklungsherd lange Zeit beschränkt bleibend, hie und da trotz der Größe der Geschwulst doch noch eine Aussicht auf eine radikale Entfernung möglich erscheinen läßt. Die Tatsache, daß derartige Karzinome eine kalottenförmige, scharf gegen das gesunde Gewebe sich abgrenzende Infiltrationszone in der Leber bilden können, ist eine Erfahrung, die für unsere Heilungsbestrebungen chirurgischer Art von höchstem Interesse ist.

Ein Wort noch über die Störungen des Allgemeinbefindens: Schlechtes Aussehen des Patienten, Abmagerung, zunehmender Kräfteverfall müssen in Mitbetrachtung aller anderen Symptome als positive Momente in der Krebsdiagnose gelten. Zu beachten ist jedoch, daß einerseits kleine, bei der Operation aufgedeckte Karzinome das Aussehen des Patienten nicht wesentlich beeinträchtigt hatten, daß dagegen andererseits schwer Steinkranke ein den Karzinomkranken gleichend kachektisches Aussehen boten. Man sieht daraus, daß allen diesen Symptomen nur ein relativer Wert beigemessen werden kann, erst in ihrer Gesamtheit und gegenseitigen Gegenüberstellung tritt ihr diagnostischer Wert zutage. Wie soll man unter solchen Verhältnissen, so es sich nicht schon um vorgeschrittene, jeder Therapie trotzende Karzinome handelt, hoffen, von Fall zu Fall eine annähernd sichere Diagnose stellen zu können, besonders also gerade in jenen Fällen, deren Anfangsstadien uns bisher keinerlei Handhabe zur Erkennungsmöglichkeit bieten? Gerade jene Karzinome, die die günstigsten Chancen für einen operativen Eingriff bieten würden, entziehen sich bisher unserer Diagnose. Ihre Entfernung ist ihrer zufälligen Freilegung bei einer aus anderer Indikation (Steinbeschwerden, Hydrops) vorgenommenen Operation gewöhnlich vorbehalten.

Differentialdiagnostisch in Betracht können Tumoren kommen ausgehend von den tiefen Gallenwegen, vom Magen, Pankreas (chronische Pankreatitis), vom Kolon, vom Netz, von der Niere. Gutartige Geschwulstbildungen der Gallenblase chronisch entzündlichen Charakters bieten bei differentialdiagnostischen Erwägungen wohl das Hauptkontingent. Schon früher habe ich erwähnt, daß eine von chronisch entzündlich veränderten und verhärteten Netzklumpen eingehüllte Gallenblase den Befund eines höckrigen Neoplasmas vortäuschen kann. Desgleichen kann die schwartig verdickte Gallenblasenwand den skirrhösen Gallenblasenkrebs vortäuschen. Selbst durch bloßen autoptischen Befund ist in manchen Fällen eine klare Entscheidung zwischen diesen beiden Erkrankungsformen nicht möglich. Bei so schwierigen Fällen kann nur das genaueste Eingehen auf die anamnestisch erhebbaren Daten und genaue Abwägung anderer Begleitsymptome der diagnostischen Erwägung eine bestimmte Richtung geben. Fieber und Schüttelfrost sprechen nicht unbedingt gegen den Bestand des Karzinoms, da einerseits Zerfall des Krebses, andererseits Sekundärinfektionen vom Darm aus genügend Grund für das Fieber abgeben können. Begleitcholangitiden auf Basis von Koliinfektion sind wiederholt beobachtet worden.

Magentumoren bieten bei genauer und eingehender Untersuchung (Anamnese, Lagebefund des Tumors, Ergebnisse genauer klinischer Untersuchungen, wie Magenausheberung usw., Luftaufblähung, Röntgenuntersuchung) keine diagnostischen Schwierigkeiten. Desgleichen werden Darmtumoren (vom Colon transv. ausgehende Karzinome) bei wiederholter und genauer Exploration (Palpation, Stuhluntersuchung, Aufblähung des Darmes, Röntgen) als solche erkannt werden. Ist der Gallenblasentumor krebsigen Charakters sehr groß, dann kann er ein Ballottement rénal vortäuschen, doch sind in derartigen Fällen Leberveränderungen, Ikterus, Aszites und das Fehlen einer Nierenfunktionsstörung deutliche Fingerzeige. Hinsichtlich der Differentialdiagnose gegenüber Pankreastumoren ist die für diese charakteristische Lage eines retroperitonealen Tumors in Betracht zu ziehen. Der Versuch, bei Verdacht auf Pankreaskarzinome Störungen in der Pankreasfunktion eventuell zu finden, sollte nicht unterlassen werden. Differentialdiagnostische Erwägungen gegenüber von Leberechinokokken dürften nur selten in Betracht kommen. Ich habe erst in letzter Zeit Gelegenheit gehabt, bei der Operation eines scheinbaren Gallenblasenkarzinoms eine von derbem Netz bedeckte hühnereigroße Echinokokkusblase des linken Leberlappens nahe der Inzisur der Leber an Stelle des vermeintlichen Karzinoms zu finden. Desgleichen kommen Netzzysten infolge ihres Seltenheitswertes nicht in Betracht. Die Prognose der Gallenblasenkarzinome ist schlecht, doch nicht hoffnungslos, da wir erfahrungsgemäß wissen, daß rechtzeitig zur Operation gelangte Karzinome geheilt werden konnten. Wir müssen uns jedoch vorläufig zum größten Teil mit der Möglichkeit zufriedengeben, zufällig ein aus anderer, nicht zutreffender Indikation aufgedecktes, noch lokal beschränktes Gallenblasenkarzinom einer radikalen Therapie zuführen zu können. Der skirrhöse Krebs wird auf Grund seines langsamen Wachstums, seiner langen lokalen Begrenzbarkeit und seiner erst spät auftretenden Lymphdrüsenmetastasen für die Operabilität die besten Chancen geben. Bei der Erwägung, ob eine radikale Operation möglich ist oder nicht, hat man sich von Art und Aussehen des Gallenblasenkarzinoms zu überzeugen, weiters Leber, Ligam. hepatoduodenale, regionäre Lymphdrüsen (besonders retroperitoneale Drüsen hinter dem Duodenum und dem Pankreaskopf) nach eventuellen sekundären Herden genau abzusuchen. Es ist weiters klar, daß beträchtliche Miteinbeziehung von Nachbarorganen, ausgedehnte Infiltration des Leberrandes, vorgeschrittene Kachexie, Ikterus, Aszites als Kontraindikationen zu werten sind.

Es kann jedoch in manchen Fällen zur Notwendigkeit der Durchführung von Palliativoperationen kommen, wenn sich beispielsweise Ileussymptome auf Grund von Darmstenosen entwickeln oder weiters, wenn bei vorgeschrittenen Fällen mit voller Verlegung der tiefen Gallenwege durch Sekundärmetastasen der schwere Ikterus das Leben des Patienten in unerträglicher Weise beeinträchtigt. Palliativoperationen zur Behebung der Gallenstauung treten dann, wenn auch nur sehr beschränkt, in ihre Rechte.

Es darf nicht verschwiegen werden, daß der größte Prozentsatz durchgeführter Radikaloperationen innerhalb des ersten Jahres nach der Operation an Metastasen und Rezidiven ad exitum kam. Es wird jedoch, so lange uns keine anderen Mitteln zur Verfügung stehen nichts übrigbleiben, als mit der chirurgischen Therapie dem Gallenblasenkarzinom zu Leibe zu rücken. Wenn wir auf unsere Operationserfolge an der Klinik zurückblicken, so können wir verzeichnen, daß wir unter 52 Fällen uns 20 mal mit der Probatoria begnügen mußten, daß weiteren 14 Patienten durch Palliativoperationen, wie Cholezystostomie, Cholezystenterostomie, ihre Qualen gelindert worden waren. Neunmal konnten wir durch radikale Exstirpation, darunter viermal mit Leberresektion verbunden, den Krankheitsherd entfernen. Der Umstand, daß wir von den neun Radikaloperierten nur zwei mit Leberkarzinom verbundene Fälle im Anschluß an die Operation verloren, und die Radikaloperierten wenigstens eine Zeitlang, fast beschwerdefrei, dem Leben wiedergegeben waren, ermuntert uns, in geeigneten Fällen trotz der noch wenig befriedigenden Resultate auch weiterhin den Versuch radikaler Exstirpation bösartiger Gallenblasengeschwülste zu unternehmen.

Wenden wir uns nun dem zweiten Teil unseres Themas, der Besprechung des Pankreaskarzinoms zu. Die Erfahrungen, die wir über dieses Leiden sammeln konnten, sind recht gering, da sie sich auf kaum 20 Fälle von primärem Pankreaskarzinom innerhalb eines Zeitraumes von 15 Jahren stützen. Berücksichtigt man die Größe des Materials, das jährlich eine chirurgische Klinik durchläuft, dann muß diese abnorm kleine Ziffer schon einen Rückschluß auf die Seltenheit des Pankreaskarzinoms erlauben. Neuere eingehende Untersuchungen von Seite der Pathologen haben gezeigt, daß der primäre

Bauchspeicheldrüsenkrebs noch ein viel selteneres Ereignis ist, als die selbst früher schon sehr geringen Zahlen annehmen ließen (FÄHNDRICH). Es ist zweifellos, daß bei älteren Zusammenstellungen andere Vorstellungen über die Häufigkeit dieses Leidens vorhanden waren, da sicherlich Fälle von chronisch-indurativer Pankreatitis und sekundäre, also von den Nachbarorganen auf das Pankreas übergreifende Karzinome mit in die Statistik aufgenommen worden waren. Zur Erläuterung möchte ich hier, den Ausführungen von O. GROSS folgend, anführen, daß nach den Statistiken von SOYKA aus dem pathologischen Institut in Prag, nach ähnlichen Erfahrungen von HOLSTING aus Helsingfors die primären Pankreaskarzinome im Gesamtmaterial von Sektionen ungefähr 1% betrugen. Es erhellt daraus, ähnlich wie aus den Arbeiten von O. GROSS, ENGEL etc., die Seltenheit derartiger Erkrankungen. Die Anzahl der zur Beobachtung gekommenen sogenannten sekundären Krebse dürfte die der primären etwas überragen.

Das Pankreaskarzinom bevorzugt, gleich wie wir es beim Gallenblasenkarzinom gesehen haben, das reife Lebensalter. Von unseren zur Beobachtung gekommenen 20 Patienten standen 4 im Alter zwischen 40 und 49, 9 zwischen 50 und 59, 4 zwischen 60 und 70 Jahren. Unsere jüngsten Patientinnen waren 36 resp. 38 Jahre alt, die älteste 71 Jahre. Auffällig ist der Großteil der Pankreaskarzinome im sechsten Lebensjahrzehnt, während die Gallenblasenkarzinome das siebente mehr zu bevorzugen scheinen. Man gewinnt aus unseren Erfahrungen den Eindruck, daß gegenüber dem Gallenblasenkarzinom die Altersgrenze der betroffenen Patienten etwas nach unten verschoben ist. Dies scheinen auch die aus der Zusammenfassung der Statistiken sich ergebenden Daten zu bestätigen, daß relativ viele Beobachtungen über primären Pankreaskrebs bei Jugendlichen vorliegen (SCHLÜTER). Ja selbst bei Kindern im frühesten Alter wurde dieses Leiden zuverlässig festgestellt (BANDELIER, SIMON, BOHN zit. n. GROSS). Gleich den Verhältnissen beim Gallenblasenkrebs überwiegt in unseren Fällen die Zahl der erkrankten weiblichen Individuen die der männlichen im Verhältnis 12 : 8. Es stehen diese Zahlen im Widerspruch mit anderen Zusammenstellungen, nach denen im allgemeinen die Männer öfter dem Pankreaskrebs anheimfallen.

Hinsichtlich der Lokalisation des primären Krebses der Bauchspeicheldrüse gilt die Ansicht, daß der Kopf des Pankreas als die von der Krebsentwicklung bevorzugte Stelle anzusehen ist. Etwas weniger häufig wird die ganze Drüse erkrankt gefunden, während ein Korpus- oder Kaudakarzinom zu den größten Seltenheiten gehört. Die Pankreaskopfkarzinome bilden meist harte, derbe Knoten und zeigen im histologischen Bild überwiegend den Bau eines skirrhösen Adenokarzinoms, Krebsnester vom Typus des Zylinderzellenkrebses, die von breiten, reichlich entwickelten Bindegewebszügen umklammert werden. Medullar- und Gallertkrebse kommen wenig zur Beobachtung. Den Ausgang nehmen alle diese Karzinome von dem Epithel der Drüsenausführungsgänge, vom Drüsenparenchym oder von den Langerhansischen Zellkomplexen. Besonders die skirrhösen Karzinome ähneln in ihrer Tumorbildung, in ihrer Oberflächenbeschaffenheit, in ihrer Konsistenz und in ihrem klinischen Symptomenbild ganz besonders chronischen Affektionen des Pankreas, der chronisch-indurativen Pankreatitis oder der Pankreassklerose. Diese merkwürdige Ähnlichkeit der genannten Erkrankungen hat vielfach bei operativer Exploration zu Fehlurteilen geführt. So haben sich solche bei der Operation als scheinbar vorgeschrittene, absolut inoperable Pankreaskopfkarzinome angesprochene Tumoren späterhin im weiteren Verlauf oder noch später bei Sektionen als chronisch entzündliche Geschwulstbildungen entpuppt. Ich komme später darauf noch zu sprechen. Nicht selten verbreitet sich ein Pankreaskopfkarzinom im Laufe der Entwicklung über die ganze Drüse hin. Vorgeschrittene Karzinome der Bauchspeicheldrüse ziehen die Nachbarorgane, wie den Duct. choled., das Duodenum, den Magen, das Kolon, in ihren unmittelbaren Zerstörungsbereich mit ein. Durch diese Art des Übergreifens, weiter durch die Metastasenbildung im regionären Drüsengebiet resultieren nicht selten Tumoren von ansehnlicher Größe. Für das klinische Symptomenbild wichtig sind die Beziehungen des Karzinoms zum Ausführungsgang der Drüse, zum Choledochus, weiters zu den großen venösen Gefäßen, Vena portae, Cava inferior, Mesenterica superior, Vena lienalis. Besonders die Kompression letzterer oder Thrombosenbildungen in ihnen können als schwere Zirkulationsschäden im klinischen Bild offenbar werden. Verlegung des Duct. pancreat. bedingt diagnostizierbare Ausfallserscheinungen der Drüsensekretion, Unwegsamkeit des Choledochus äußert sich in allmählich zunehmendem, später stets gleichmäßig schwerem Ikterus. In der Frage nach der Ätiologie des primären Pankreaskarzinoms dürfte man mit der Annahme nicht fehl gehen, daß auch hier in wiederholt ablaufenden Entzündungsattacken oder in hartnäckigen chronischen Entzündungszuständen prädisponierende Momente für Karzinomentwicklung geschaffen werden können; so dürfte die Zirrhose des Pankreas, gleichgültig ob bei Gallensteinbildung oder durch Stoffwechselgifte irgend welcher Art entstanden, einen willkommenen Boden für die Krebsentwicklung abgeben. Sehr häufig soll man nach Gross Alkoholmißbrauch bei an Pankreaskarzinom Gestorbenen feststellen haben können.

Wenden wir uns zunächst nun der Symptomatologie des Pankreaskrebses zu. Der gewissenhafte Arzt ist gewohnt, vor der Untersuchung mit dem Patienten eine genaue Anamnese aufzunehmen, um aus ihr gewisse Anhaltspunkte für die Erkennung des vorliegenden Leidens bekommen zu können. Doch läßt hier die Anamnese im Stich, da der Patient vielfach, wie aus den Statistiken hervorgeht, über unbestimmte Sensationen in der Magengrube, über Übelbefinden, Darmgrimmen etc. klagt. Von einem gewissen Wert kann die Angabe über anfängliche Obstipation und anschließende Durchfälle werden. Doch sind Angaben über Stuhlveränderungen in der Art, daß sie anamnestisch von Wert sein können, wie Angaben über den Abgang von abnormal großen voluminösen Stuhlmengen, über penetranten Geruch desselben oder über merkwürdig verändert fettiges Aussehen der Stühle, bekanntermaßen gewöhnlich erst im Endstadium des Leidens zu erhalten. Diese Angaben können wenigstens auf den Ausgangsort des Leidens hinweisen. Angaben über starke Abmagerung in kurzer Zeit bei älteren Leuten, sprechen im Zusammenhang mit anderen Symptomen für die Malignität vorliegenden Leidens.

Die objektiven Symptome gliedern sich in zwei Gruppen: Zunächst kann der Bauchspeicheldrüsenkrebs den Symptomenkomplex, den eine Pankreaserkrankung an und für sich zeitigen kann, feststellen lassen, also Störungen im normalen Funktionsablauf der Drüse. Und zweitens können sich gewisse Anhaltspunkte finden lassen, die auf den bösartigen Charakter des Leidens hinweisen, wobei der lokale topographische Nachweis des Erkrankungsprozesses für die richtige Lokalisation des Leidens mitbestimmend sein kann. Aus der Physiologie wissen wir, daß das Pankreas eine Drüse mit äußerer und innerer Sekretion ist, die einerseits Trypsin für den Abbau von denaturiertem Eiweiß, die Diastase zur weiteren Hydrolyse des Zuckers und das Steapsin zur Spaltung des Fettes liefert, anderseits für den Zuckerhaushalt des Organismus von unersetzlichem Wert ist. Ist das Pankreas erkrankt, so müßte man annehmbarerweise Drüsenausfallserscheinungen feststellen können. Wie verhält sichs damit beim Karzinom ? Anzunehmen sind Ausfallserscheinungen nur dann, wenn entweder der Abfluß der Sekretmenge in den Darm durch Kompression des Ausführungsganges wesentlich verhindert wird, oder wenn die Ausbreitung des Karzinoms über die ganze Bauchspeicheldrüse hin auf die Sekretbildung hemmend einwirkt. Daraus ergibt sich die altbekannte Tatsache, daß ein Großteil der Pankreaskarzinome überhaupt nur ganz geringe Ausfallserscheinungen gezeigt hat, resp., daß es nur bei den vorgeschrittensten Karzinomen vielfach zum Manifestwerden verläßlicher Symptomenkomplexe gekommen war. Schwere Fehler in der Nahrungsausnützung fehlen in allen jenen Fällen, wo eine Verlegung des Duct. pancreat. fehlt. Steatorrhoe, Abgang von Fettstühlen, Azotorrhoe, Abgang von unverdauten Muskelfasern bei mangelhafter Ausnützung eingenommener Fleischmengen kann man erfahrungsgemäß viel weniger oft nachweisen als man annehmen sollte.

GROSS führt an, daß speziell Steatorrhoe und Azotorrhoe beim Karzinom des Pankreas sehr selten gefunden werden und ihr eventuelles Vorhandensein auf eine gleichzeitig bestehende Pankreatitis zurückgeführt werden könne. Wir müssen uns ja überhaupt eingestehen, daß alle gebotenen Symptome in erster Linie für die Diagnose einer chronischen Pankreatitis gewertet werden müssen, wenn nicht fortschreitende Kachexie, Begleiterscheinungen von Seite des mitbeteiligten Choledochus den malignen Charakter dokumentieren. Die Anfangsstadien und recht häufig vorgeschrittene, aber auf die Drüse allein beschränkte Karzinome können wir diagnostisch als solche nicht erkennen, in günstigen Fällen gelingt uns nur der Nachweis einer Pankreasstörung. So geben auch die geschilderten pathologischen Veränderungen im Stuhl nur Aufklärung über das Organ der Erkrankung, nicht über deren näheren Charakter. Ähnliches ergibt sich auch bei der Bewertung des eventuell vorhandenen Begleitsymptoms von zuckerhältigem Harn.

Erheblich gestützt wird die Vermutungdiagnose eines Pankreaskarzinoms, wenn der Nachweis eines Pankreastumors gelingt. Die Diagnose stützt sich dann auf eine in der Region des Pankreas liegende, retroperitoneal gelagerte, unverschiebliche Geschwulst, die weder dem Darm, noch nachweislich dem Magen angehört. Besteht bei solchen Befunden gleichzeitig ein Ikterus, dann ist er ja leicht als Stauungsikterus nach Kompression des Choledochus zu erschließen. Nicht allzu selten ist der Ikterus als ein Frühsymptom eines sonst noch unerschließbaren Pankreaskarzinoms beobachtet worden. Es spielen diesbezüglich natürlich die Lokalisation des sich entwickelten Krebses im Pankreaskopf resp. überhaupt die topographischen Verhältnisse des Choledochus zum Pankreaskopf eine gewichtige Rolle. Von besonderer Wichtigkeit für die Diagnose des Pankreaskarzinoms ist der Umstand, daß der durch Tumorverschluß bedingte Ikterus in seiner Intensität unverändert konstant bleibt. Ein Ikterus dieser Art ist jedenfalls als ein, wenn nicht als das wichtigste Symptom zu werten.

Es ist klar, daß bei derartiger Verlegung des Choledochus der Befund einer vergrößerten, nicht druckempfindlichen Gallenblase, eventuell auch eine Vergrößerung der Leber erhoben werden kann.

Unser Trachten muß sein, ein eventuelles Pankreaskarzinom im frühen Stadium seiner Entwicklung erkennen zu können. Bis jetzt liegt unser diagnostisches Können noch sehr im argen. Die Diagnose kommt, alle Erfahrungen zusammengenommen, über eine gewisse Wahrscheinlichkeit nicht hinaus. Sie stützt sich auf die Zusammenfassung und genaue Wertung aller vorhandenen Symptome, wobei die Hilfsmittel ärztlicher Untersuchungsmöglichkeiten, Röntgenuntersuchung, Untersuchungen chemischer Art über eventuelle Klarstellung funktioneller Drüsenminderwertigkeit, dort wo die Möglichkeit dazu vorhanden ist, ausgenützt werden sollen.

Differentialdiagnostisch in Erwägung zu ziehen wäre vor allem die Pancreatitis chronica. Klinisch können diese zwei Krankheitsbilder in einem gewissen Entwicklungsstadium des Krebses nicht voneinander geschieden werden; vielfach, wie die Erfahrungen ergeben, auch bei der Autopsie in vivo nicht, umso weniger, als ja sowohl die Veränderungen der Pancreatitis chronica als das Pankreaskarzinom mit Vorliebe als Tumor imponierend im Kopf des Pankreas sitzen.

Verlauf und Dauer des Bauchspeicheldrüsenkrebses sind abhängig von der Art, von dem Sitz des Karzinoms, wobei zu betonen ist, daß die skirrhösen Formen im allgemeinen, wenn nicht eine durch Choledochuskompression bedingte Cholämie das Ende beschleunigt, den Patienten im allmählichen Dahinsiechen den Tod bringen. Die durchschnittliche Krankheitsdauer ist mit sechs bis acht Monaten anzunehmen.

Die bisherigen therapeutischen Bestrebungen bestanden in der bisher wenig wirkungsvollen Röntgenbestrahlung des Krebses, oder in der medikamentösen Linderung der einzelnen Beschwerdenkomplexe der Patienten, oder in chirurgischen Fällen in Palliativoperationen, die den Zweck hatten, besonders quälenden Zuständen der Patienten für die

Zeitdauer des noch kurzen Lebens wirksam zu begegnen, resp. die Qualen zu lindern. Doch sei hier zum Vorteil manches Patienten daran erinnert, daß zunächst als Palliativoperationen gedachte chirurgische Eingriffe nicht selten schließlich eine wesentliche Besserung, wenn nicht sogar Beschwerdefreiheit des Patienten zur Folge hatten. Der Grund war darin gelegen, daß die klinisch als maligner Pankreastumor angesprochene Geschwulst de facto nichts anderes als eine chronisch-indurative Pankreatitis war. Die Unzuverlässigkeit unserer diesbezüglichen diagnostischen Fähigkeiten bietet also auch eine Stütze zur Durchführungsberechtigung sogenannter „palliativer Operationen". Als Operationen kamen in Betracht die Cholezystostomie, Cholezystenterostomie bei hochgradigem Ikterus, Entlastungsoperation bei Darmstenosen etc. Nur ein ganz geringer Teil wurde mit mehr oder minder gutem Erfolg radikalen Extirpationsversuchen (bei noch kleinen, lokal beschränkten, günstig lokalisierten Karzinomen) zugeführt. Unser therapeutisches Ziel kann bei dem bisherigen Mangel einer anderen zweckentsprechenden Therapie nur in der radikaloperativen Entfernung früh diagnostizierter oder besser gesagt, früh aufgedeckter Pankreaskarzinome liegen. Art, Lokalisation, Ausdehnung des Krebses, sein Verhalten zu den Ausführungsgängen der Bauchspeicheldrüse und zu den tiefen Gallenwegen, weiters zu den großen Gefäßen, werden die jeweilige Operabilität bestimmen und unserer Erfahrung nach auf eine sehr verschwindend kleine Zahl herabdrücken. Doch erinnere man sich bei diesen Erwägungen an den sorgsam formulierten Satz Körtes:

„Kann man eine Geschwulst im Pankreas nachweisen, welche Beschwerden verursacht, und ist nach dem Ergebnisse sorgfältiger Untersuchung und Überlegung Aussicht für die Möglichkeit der Entfernung vorhanden, so ist die Berechtigung zu einem operativen Eingriff gegeben."

# Über Dickdarm- und Mastdarmkarzinom.

## Von

## Professor Dr. Julius Hochenegg.

Durch eine Reihe von Zufälligkeiten wurde ich daran verhindert, im Rahmen des Vortragszyklus der Krebsgesellschaft den Vortrag über das mir zugewiesene Thema „Dickdarmkarzinom" zu halten. So sehr ich dies anfangs bedauerte, war ich dann eigentlich froh, nicht zu Worte gekommen zu sein, da ich mir von vornherein sagen mußte, daß es ganz unmöglich ist, in der kurzen, mir für die Erörterung zur Verfügung stehenden Zeit das große Thema der an den verschiedenen Stellen des Dickdarms zu Entwicklung kommenden Karzinome auch nur halbwegs erschöpfend zur Darstellung zu bringen. Stellt doch das Dickdarmkarzinom in seinen verschiedenen Lokalisationen am Coecum, Colon ascendens, transversum, descendens, Flexur und endlich am Rektum sowohl in bezug auf Ätiologie, Symptome, Therapie und Prognose wesentlich voneinander verschiedene Krankheitsbilder dar, die eigentlich für jede dieser Lokalisationen eine eigene ausführliche Besprechung bedürfen und deren Kenntnis und rechtzeitiges Erkennen für den Kranken von folgenschwerster Bedeutung sind.

Was zunächst die Häufigkeit der Dickdarmkarzinome betrifft, so muß man offen bekennen, daß es derzeit noch ganz unmöglich ist, sich auch nur ein halbwegs richtiges Bild hierüber zu verschaffen. Es wurde zwar versucht, der Beantwortung dieser Frage dadurch näher zu kommen, daß man auf Grund der Sektionsprotokolle im pathologischen Institut unseres Krankenhauses die Fälle von Dickdarmkarzinom registrierte und sie in Relation zu anderen Krebslokalisationen brachte. MAJDL und NOTHNAGEL stellten derartige Erhebungen an und fanden, daß unter 1460 an Krebs Verstorbenen 100 Darmkrebse sich befanden, was zwar noch immer keinen Aufschluß über die eigentliche Häufigkeit erbrachte, aber doch zeigte, daß von den 100 Darmkrebsfällen 46 am eigentlichen Dickdarm, 48 am Mastdarm und nur 6 Fälle am Dünndarm lokalisiert waren, so daß auch hiedurch die jedem Kliniker bekannte Tatsache, daß sich das Karzinom im Darm in den weitaus meisten Fällen am Dickdarm entwickelt, auch statistisch bestätigt wurde.

Viel lehrreicher sind statistische Erhebungen in Spitälern an lebendem Material. Eine unlängst an meiner Klinik erhobene Zusammenstellung ergab, daß 12·52% der Gesamtaufnahme Karzinome (3528 Fälle) waren, und daß an dieser Zahl das Dickdarmkarzinom mit 1826 Fällen beteiligt war, was einer Beteiligung von 31·7% entspricht.

Die Verteilung dieser auf die verschiedenen Darmabschnitte lokalisierten Karzinome zeigt uns folgende Tabelle:

| Lokalisation | Coecum | Colon ascend. | Flexura hepatica | Colon transv. | Flexura lienal. | Colon descend. | Flexura sigmoidea | Mastdarm |
|---|---|---|---|---|---|---|---|---|
| Anzahl der Fälle . . . | 72 | 13 | 23 | 18 | 22 | 19 | 145 | 1514 |
| in Prozenten | 4% | 0·7% | 1·3% | 0·98% | 1·2% | 1·04% | 7·9% | 82·9% |
| Männer . . . | 45 | 8 | 15 | 11 | 14 | 12 | 111 | 1024 |
| Frauen . . . | 27 | 5 | 8 | 7 | 8 | 7 | 34 | 490 |

Davon betrafen 68% Männer, 32% Frauen, deren Verteilung auf die verschiedenen Lokalisationen aus oben angegebener Übersichtstabelle hervorgeht.

Sie sehen, meine Herren, daß mir und meiner Klinik ein imposant großes Krankenmaterial in bezug auf das Dickdarm- und Mastdarmkarzinom seit langem zur Verfügung steht, das uns auch ermöglichte, in vielen Fällen interessante ätiologische Details zu erheben und namentlich aber auch den Wert der diversen operativen Eingriffe auf dem Wege einer genauen Evidenzhaltung zu kontrollieren und uns so wiederholt an dem Thema auch publizistisch intensiv zu beteiligen[1]).

Sie werden es weiter psychologisch begreiflich finden, wenn ein Arzt, in dessen Berufsphäre von allem Anfang an das Karzinom in seiner Lokalisation am Darm eine so große Rolle spielte, sich nicht allein darauf beschränkt, immer nur den Tumor möglichst radikal zu entfernen und dies als seine alleinige Aufgabe zu betrachten, sondern auch bemüht ist, in jedem einzelnen Falle die Umstände, unter denen es zur Karzinombildung gekommen ist, möglichst genau zu ergründen und weiters auch die bei der Operation gewonnenen Befunde eventuell ätiologisch zu verwerten.

So wurde ich allmählich, von den bekannten anderen Hypothesen der Ätiologie des Krebses abfallend, unbedingter Anhänger aller derjenigen Forscher, die die Entwicklung des Karzinoms auf chronisch entzündliche Reize diverser Natur beziehen, und ich glaube, daß gerade das Dickdarmkarzinom für die Begründung dieser Auffassung besonders viele Anhaltspunkte gibt.

Schon der Umstand, daß das Dickdarmkarzinom mit besonderer Vorliebe an bestimmten Stellen des Darmkanals entsteht, für die wir durch ihre anatomischen Verhältnisse, sowie durch die Art ihrer funktionellen Betätigung einen oft wiederkehrenden mechanischen oder chemischen Reiz, eine Stagnation des Darminhaltes annehmen können, spricht für die Reizhypothese. Ganz besonders aber auch die Befunde von Narben, Dekubitus, sterkoralen Ulzera, Polypen und anderen die Darmwand schädigenden Verhältnissen, die wir so häufig in der Umgebung eines Darmkarzinoms konstatieren konnten. Aber selbst in jenen Fällen, wo einmal ein Dickdarmkarzinom nicht an einer der bekannten Prädeliktionsstellen zur Entwicklung kam, kann man meist andere der Karzinombildung vorausgehende und sie provozierende Verhältnisse auffinden (Divertikel, Polypositas, Dysenterienarben usw.).

Natürlich ist mit dieser Annahme noch immer nicht erklärt, wieso auf dem durch chronische Reizung geschädigten Gewebe das Karzinom entsteht. Ich habe mir hiefür eine Hypothese zurecht gelegt, die darauf hinaus läuft, daß die atypische Zellwucherung aus Zellen entsteht, die durch die chronische Reizung zwar schwer geschädigt, aber noch wucherungsfähig sind, die also Zellschlacken darstellen, die unter der gereizten und verdickten Epitheldecke weiterglimmen. Daß dieses durch die Entzündung geschädigte Zellmaterial nicht wie es sonst bei anderen Formen der entzündlichen Zellveränderungen der Fall ist, ausgeschieden oder durch die Lymphgefäße abtransportiert wird, erkläre ich mir durch das Verhalten des den Reizherd abkapselnden und so eine förmliche Barriere bildenden Bindegewebes und der Blockierung der Lymphabfuhr in den chronisch entzündlich geschwellten Lymphdrüsen. Ich will dies hier nur andeuten, da die detaillierte Darlegung und Begründung dieser

---

[1]) Vide Literaturverzeichnis.

meiner Auffassung mich viel zu weit von dem Thema ablenken würde und ich mir die diesbezügliche Darlegung für eine andere Gelegenheit vorbehalte.

Weiters üben auf das Entstehen von präkarzinomatöser Gewebsveränderung, auf die „Gewebsbereitschaft" für Karzinombildung noch viele andere Faktoren ihren Einfluß aus. Das Alter, psychische Depressionszustände, chronische körperliche und geistige Übermüdung, schwere, den ganzen Organismus schwächende Erkrankungen finde ich in meinen Beobachtungen als disponierende Momente notiert, auch bekenne ich mich unumwunden auf Grund meiner Erfahrungen zur Ansicht, daß die Heredität auch bei Darmkarzinom eine große Rolle spielt, und ich verstehe eigentlich nicht, wie man nach den Erfahrungen, die man an verschiedenen Stämmen von Versuchstieren gemacht hat, die angeborene Disposition für Karzinombildung in Abrede stellen kann. Es würde mich zu weit führen, auch hierüber aus unserer Kasuistik Beweise anzuführen.

Die Fälle vom sogenannten Cancer à deux, ich verfüge über mehrfache derartige namentlich am Dickdarm lokalisierte Beobachtungen, erkläre ich mir mitbedingt durch, sagen wir, eigentümliche oder fehlerhafte Verhältnisse im gemeinsamen Haushalt, namentlich in bezug auf die Ernährung. Ich möchte diese Ansicht auch dadurch begründen, daß in einigen meiner Fälle auffallende Eigentümlichkeiten im Verlaufe der Erkrankung und im Effekt der Operation zu verzeichnen waren, wofür ich nur zwei sich entgegengesetzt verhaltende Beispiele anführen will: Eine besonders rapid verlaufende Serie von Krebserkrankungen unter nicht blutsverwandten Mitgliedern eines Haushaltes mit drei Fällen, die im Verlauf eines Jahres tödlich endeten, und als Gegenstück zwei Serien, bei denen trotz vorgeschrittenen Karzinoms durch Operation bis jetzt anhaltende Dauerheilung (17 Jahre) erfolgte. In beiden Fällen litt der Mann an Flexurenkarzinom, die Frau an Mammakarzinom, beide blieben geheilt. Es macht also auf mich förmlich den Eindruck, daß bei diesem gehäuften Vorkommen auch die Bösartigkeit des Karzinoms gruppenweise verschieden ist und einmal relativ gutartige, im anderen Falle besonders malign verlaufende Formen zur Entwicklung kommen.

Symptomatologie des Dickdarm- und Mastdarmkarzinoms.

„Ein typisches einheitliches Bild des Darmkrebses zu zeichnen ist unmöglich." Diese Worte Nothnagels haben ihre volle Berechtigung und werden sofort jedem verständlich, der sich die Umstände, von denen die Symptome abhängig sind und beeinflußt werden, klar macht. Es ist z. B. verständlich, daß ein das Coecum verlegendes Karzinom andere Erscheinungen bieten wird als ein stenosierendes Mastdarmkarzinom. Verursacht doch das erstere eine den Dünndarmabfluß sperrende Wirkung, das andere die Stauung im ganzen Dickdarm. Ebenso kann durch die anatomische Beschaffenheit des Neugebildes das Symptomenbild ganz verschieden gestaltet werden, ein Skirrhus wird andere Erscheinungen bieten als ein zu einem voluminösen, zum Zerfall neigenden Tumor angewachsener Markschwamm.

Um meiner Hörerschaft diese Verhältnisse verständlich zu machen, teile ich den ganzen vielgestaltigen Symptomenkomplex, wie wir ihn bei genau erhobener Anamnese und Untersuchung unserer Darmkarzinomkranken erheben können, in drei Gruppen, und zwar:

1. In die Symptome, die der Karzinombildung vorausgehen, also noch nicht vom Karzinom selbst bedingt sind, denen aber kausale Bedeutung zuerkannt werden muß.

2. In die eigentlichen vom karzinomatösen Tumor selbst verursachten Erscheinungen und endlich

3. in die Gruppe der Folgeerscheinungen, die sich durch das unbeeinflußte Tumorwachstum im weiteren Verlaufe einstellen.

In die erste Gruppe der Erscheinungen sind diverse abdominelle Störungen, wie Obstipation, Koliken, Aufgetriebenheit des Bauches, Appetitmangel usw. für die höher liegenden Karzinome, Hämorrhoidal- und Prostatabeschwerden beim Manne, diverse vom Genitale ausgehende Symptome bei der Frau für Rektumkarzinome anzuführen. Die Erhebung dieser Symptomgruppe ließ mich des öfteren hochinteressante ätiologische Momente erkennen. Ich lege Gewicht darauf, daß diese prodromalen Symptome streng von den durch das Karzinom selbst ausgelösten geschieden werden, da man sonst zu der meiner Meinung nach falschen Ansicht kommen kann, daß das Karzinom eine sehr langsame, sich über Jahre erstreckende Entwicklung hinter sich hat, bevor es klinisch deutliche Symptome verursacht. Durch die dieser Gruppe angehörigen Symptome verrät sich eben nur die präkarzinomatöse Störung und Beeinflussung des Gewebes, die unter ungemein mannigfaltigen Bedingungen in Erscheinung treten, aber oft so gering sind, daß sie von den meisten Kranken kaum beobachtet oder im Laufe der Zeit durch Angewöhnung ruhig hingenommen werden. Die Konstatierung, Deutung und Behebung derlei Beschwerden halte ich in praktischer Hinsicht namentlich auch dann für geboten, wenn es sich um hereditär karzinomatös veranlagte Personen handelt. „Ganz so hat bei meinem Vater der Krebs angefangen“, sagte mir einmal ein zu dieser Zeit sicher noch nicht karzinomatös erkrankter Patient, der dann mehrere Jahre später mit einem Flexurenkarzinom wieder in meine Behandlung kam.

Die vom Karzinom selbst ausgehenden, also direkten Symptome sind vor allem der Tumor, der Schmerz und Stuhlbeschwerden. Jedes dieser Symptome bedarf einer kurzen Besprechung. Es ist einleuchtend, daß jedes Karzinom selbst in seinen ersten Anfängen schon eine Schwellung an der betroffenen Darmpartie setzt. Diese initiale Schwellung ist aber nur am Mastdarmkarzinom bei hier direkt möglicher Betastung der Schleimhaut konstatierbar. Wo aber diese direkte Betastung oder Sichtbarmachung nicht möglich ist, wie beim übrigen Dickdarm, wird der Tumor erst in einem vorgeschrittenen Stadium konstatierbar, wenn sich also die karzinomatöse Infiltration von der Schleimhaut auf die übrige Wandschichten verbreitert und daher schon größere Ausdehnung erlangt hat. Es ist weiter aus anatomischen Gründen begreiflich, daß die Konstatierung eines Tumors an den verschiedenen Abschnitten des Dickdarms nicht in gleicher Weise möglich ist. Am Coecum, Colon ascendens, transversum, im Verlaufe des Descendens und an den oberen Partien der Flexur ist es leichter möglich, einen Tumor durch Palpation festzustellen, schwieriger natürlich an den unter den Rippenbögen liegenden, oft noch durch Leber oder Milz überlagerten Partien der Flexura hepatica und lienalis, fast unmöglich bei dem am Ende der Flexur, also an dem berüchtigten Genu colicum liegenden Karzinom.

Da fast alle Karzinome des Dickdarms wenigstens in einer Phase ihrer Entwicklung eine Verengerung des Darmlumens setzen, vor welcher sich der Darminhalt staut, eingedickt und von festerer Konsistenz wird, ist sehr häufig das, was wir bei der Palpation als Tumor konstatieren, nicht vom eigentlichen Karzinom, sondern von dem oberhalb desselben angehäuften Kot und der ober der Stenose entstandenen Wandhypertrophie dargestellt, so daß wir oft bei direkter Inspektion in vivo oder cadavere von der Kleinheit des karzinomatösen Tumors überrascht werden. Die Hervorhebung dieser Tatsache ist auch deshalb wichtig, weil daraus hervorgeht, daß die Größe des palpablen Tumors an und für sich keine Kontraindikation für operatives Einschreiten abgeben darf.

Ein intraabdominell gelagerter karzinomatöser Tumor fühlt sich hart an, hat manchmal Kugel- oder Spindelform, seine Oberfläche ist meist glatt, selten höckerig. Der ihm angelagerte Kottumor verrät sich als solcher durch seine plastische Konsistenz und läßt, aber nur manchmal, das Gersunysche Klebesymptom erkennen. Die Verschieblichkeit ist je nach dem Sitz sehr variabel. Coecumkarzinome, die an der Flexura hepatica und lienalis lokalisierten Tumoren sind meist nicht oder nur ganz wenig verschieblich, während die Karzinome im Mittelstück des Transversum und der Flexur meist deutlich verschiebbar sind, erstere namentlich von unten nach aufwärts, letztere im medialwärts konvexen Bogen. Sehr oft schwindet im weiteren Verlauf die Verschieblichkeit, ein früher beweglicher Tumor wird fixiert, was sowohl durch Übergreifen des Karzinoms auf seine fixe Umgebung, als auch dadurch zustande kommen kann, daß vom Karzinom Entzündungen der Wand entstehen, die dann besondere Neigung zur Verklebung mit der Umgebung haben. Die Unterscheidung dieser zwei differenten Ursachen der Fixation ist von ganz besonderer praktischer Bedeutung.

Darmkarzinome als solche machen, man muß wohl sagen leider, keine Schmerzen. Der spontane sowie der Druckschmerz werden durch den vom Karzinom veranlaßten Insult der Umgebung sowie durch lebhafte Peristaltik des Darmes ober dem Karzinom, eventuell durch Katarrh der durch das vom exulzerierten Tumor abfließende Sekret irritierten Schleimhaut unter demselben verursacht. Ebenso werden durch Druck von außen nur dadurch Schmerzempfindungen hervorgerufen, wenn man die harte Geschwulst gegen die empfindliche Umgebung drückt, oder die Spannung des mit Inhalt überfüllten Darmes vermehrt, oder durch Verschiebung des Tumors das Gekröse zerrt.

Über vom Tumor selbst ausgehenden, dann kontinuierlich quälenden Schmerz wird erst dann geklagt, wenn das Neugebilde auf die mit sensiblen Nerven reich versorgte Umgebung übergegriffen hat: Kreuzschmerzen und ischiasartige beim Mastdarm, gegen den Hoden zu ausstrahlende beim Coecum- und Flexurenkarzinom usw. Es gehört also diese Art von Schmerzen eigentlich bereits in die dritte Kategorie der Symptome, die durch die Propagation der Neubildung auf die Umgebung entstehen.

Ebenso ist das „kachektische" Aussehen, die blaßgelbe Gesichtsfarbe, die Abmagerung, der psychische Verfall usw. nicht immer als vom Karzinom direkt stammend zu erklären. Im Gegenteil sehen wir oft besten Ernährungszustand, blühendes Aussehen usw. an unseren Krebskranken. Ich halte es für zweckmäßig, diesen Umstand zu erwähnen, da jetzt, allerdings schon viel seltener als früher, guter Ernährungszustand und Aussehen als „gegen Karzinom sprechend" angesehen wird, andererseits Blässe und Abmagerung als für Karzinom charakteristische Symptome gehalten werden. Zwei kurz hintereinander mir zur Begutachtung zugewiesene Fälle mögen dies illustrieren:

Fall I: 52jähriger Mann, der seit einem halben Jahr schlecht aussieht, sich matt fühlt, appetitlos ist, zeigt einen Tumor in der linken Unterbauchgegend. Der Fall wird mir als sicheres Karzinom der Flexur von dem behandelnden Arzt zur Operation zugeschickt. Ich konstatiere ein Lipom der Bauchhaut, erkläre die Operation für unnötig. Der Patient lebt heute noch, nach 18 Jahren.

Fall II: Patient wohlbeleibt, blühend gesund aussehend, laboriert an Koprostase und Blähungen. Diagnose des behandelnden Arztes lautet auf chronische Obstipation und führt zur Verordnung von Abführmitteln. Da ich in der Familie schon wegen Karzinom operiert hatte, kommt der Patient zu mir in die Ordination. Ich konstatiere durch Palpation einen Tumor der Flexur, den ich für Karzinom erkläre. Bei der nun gemeinsam durchgeführten Besprechung wird meiner Diagnose und Indikationsstellung vom Hausarzt auf Grund des guten Aussehens usw. widersprochen und vorläufig auch von seiten des Patienten nicht in die Operation eingewilligt. 14 Tage später Ileus. Bei der nun vorgenommenen Operation (Kolostomie) wird ein bereits stark fixiertes Flexurenkarzinom konstatiert.

Das unstreitig wichtigste Symptom aller Dickdarmtumoren wird durch die Stuhlbeschwerden gegeben. Diese veranlassen den Patienten ärztlichen Rat einzuholen. Der Grad der Stuhlverhaltung ist von der Lokalisation des Karzinoms abhängig. Selbst bei hochgradigen Stenosen im Coecum und Colon ascendens kann der Stuhl in bezug auf Form und Konsistenz vollkommen normal bleiben. Die Gefahr einer kompletten Verlegung nimmt zu, je tiefer das Karzinom sitzt, da hier nicht nur die Stenosierung, sondern auch die Obturation durch bereits eingedickte Kotmassen als Faktor für die Verhaltung wirkt. Meist gehen dieser schon längere Zeit Koliken voraus, die häufig, namentlich während der Nacht, besonders quälend empfunden werden, deren Lokalisation sehr variabel ist und oft weit oralwärts vom Tumor situiert werden, so z. B. in der Coecalgegend beim striktuierenden Mastdarmkarzinom und zur falschen Diagnose einer chronischen Appendizitis

führen können. Mit den Koliken sind oft laute, weithin hörbare Darm-
geräusche verbunden. Gleichzeitig wird der Stuhl immer mehr angehalten oder nur in ungenügender Menge entleert. Mit dieser Stuhlverhaltung wechseln häufig diarrhöische Entleerungen ab, an denen dem
Patienten selbst der besonders penetrante Gestank auffällig ist. Dieser
Wechsel von länger andauernder Obstipation mit diarrhöischen Stühlen
ist für Dickdarmkarzinom ungemein charakteristisch und wird dadurch
bedingt, daß gegen das Darmlumen gelagerte exulzerierende Geschwulst-
partien zerfallen und sich loslösen und so für längere oder kürzere Zeit
die früher verengte Passage wieder frei wird.

Gegen den noch immer nicht vollkommen aufgegebenen Irrtum,
daß aus der Form der Stuhlmassen auf die Existenz und Lage des Neugebildes geschlossen werden kann, ist hervorzuheben, daß der Beschaffenheit des Stuhles in Form, Farbe und Beimengung von Blut, Eiter und
Schleim keinerlei diagnostisch beweisende Bedeutung zukommt. Denn
gehen wir die diversen Lokalisationen des Karzinoms durch: Beim Coecumkarzinom können sich trotz des Tumors die vom Ileus her durchdrängen-
den flüssigen Inhaltsmassen auf dem langen Wege durch den Dickdarm
zu vollkommenen, auch in bezug auf Konsistenz normal geformten Stuhlmassen umwandeln. Dasselbe gilt, allerdings in etwas verringertem
Maße für die Karzinome der Flexura hepatica und der rechten Hälfte des
Colon transversum. Gesteigerte Kotverhaltung erzeugen die Karzinome
der Flexura lienalis, des Colon descendens und Sigmoids sowie des Rektums schon deshalb, weil der an diese Stellen gelangende Kot bereits
plastische Konsistenz angenommen hat, und so schwieriger durch eine
enge Passage durchgepreßt werden kann. Diese Lokalisationen führen
dementsprechend auch viel leichter und daher häufiger infolge kompletten, auch für Gase undurchgänglichen Darmverschlusses zum Ileus.
Ich sah Fälle, bei denen die karzinomatöse Stenose als solche für den
Finger noch bequem durchgängig war und dessenungeachtet trat Ileus
ein, was durch die Obturation durch eingedickten Kot oder Fremdkörper erklärlich wurde.

Die Erscheinungen des Ileus infolge von Darmkarzinom können
sich entweder ganz allmählich, in demselben Maße wie die karzinomatöse
Stenose zunimmt, also enger wird, oder auch plötzlich einstellen, wenn
eben der stenosierte, aber bisher noch durchgängig gewesene Darm-
anteil durch Darminhalt undurchgängig wird. Allen Fällen von Ileus
infolge von Darmkrebs ist es gemeinsam, daß der Darm vor, also oralwärts vom Karzinom im Laufe der Zeit hypertrophisch geworden ist,
dabei ist die Hypertrophie der Darmwand am stärksten in der Nähe
des Karzinoms selbst und klingt allmählich nach oben resp. coecalwärts
ab. Dieser Umstand macht es erklärlich, daß bei langdauernder Stauung
und vielleicht medikamentös erzeugter energischer Peristaltik jene
Partien der Darmwand vor dem Karzinom umso schwerer leiden und in
ihren Wandschichten bis zur Diastase und Berstung überdehnt werden,
je weiter coecalwärts dieselben liegen. Die gefürchteten Überdehnungen
der Coecalwand, die so häufig bei Rektum- und Flexurenkarzinom zur

16*

Durchwanderungsperitonitis führen, sind ja bekannt. Hiebei spielt auch der Umstand eine entscheidende Rolle, daß der Innendruck gegen die Darmwand um so größer sein wird, je länger die hypertrophierte Zone ist. Schon diese Erfahrung und Erwägung läßt es vollkommen verwerflich erscheinen, bei durch Dickdarmkarzinom bedingten Ileussymptomen irgend ein Abführmittel per os zu reichen. Ich sah bei einem Fall, bei dem ich wegen hohen Rektumkarzinoms bereits den ersten Akt der Kolostomie ausgeführt hatte, dadurch, daß vom Patienten eine große Menge Rizinusöl genommen wurde, nebst einer Berstung des Coecums einen vollkommen queren Abriß der Flexur ober dem Karzinom entstehen, was natürlich durch Kotaustritt in die freie Bauchhöhle zur rapid verlaufenden tödlichen Peritonitis führte. Ebenso kann gleich an dieser Stelle auch davor gewarnt werden, bei drohendem Ileus, also sehr reduzierter Kotentleerung, zum Zwecke einer Röntgendurchleuchtung Kontrastbrei per os in Anwendung zu bringen. Ein Fall von Rektumkarzinom kam auf diese Weise ad exitum.

Sehr selten, aber wenn vorhanden dann absolut für die Diagnose beweisend, ist der Abgang von Geschwulstfetzen mit dem Stuhl. Es ist daher empfehlenswert, namentlich bei der für diverse operative Eingriffe nötigen Vorbereitungskur, die in einer planmäßigen Stuhlentleerung besteht, die abgehenden Massen genau zu inspizieren und eventuell Gewebsteilen ähnelnde Partien einer genauen mikroskopischen Untersuchung zu unterziehen.

Eines Symptomes möchte ich noch Erwähnung tun: des oft aashaften Gestankes der Winde. Die Art dieses Gestankes ist so charakteristisch, daß ich wiederholt schon auf Grund desselben die Wahrscheinlichkeitsdiagnose auf exulzeriertes Dickdarmkarzinom stellen konnte. In manchen Fällen entströmt außerdem derlei Kranken ein ganz eigentümlicher Körpergeruch. Ich bin diesem Symptom im Verein mit dem verstorbenen Prof. Neusser, der sich über meine diesbezügliche Mitteilung sehr für dieses Symptom interessierte und ganz ernstlich daran dachte, Polizeihunde auf den bei diversen Krankheiten (Masern, Scharlach, Tuberkulose, Tumoren) bemerkbaren sonderbaren Körpergeruch zu dressieren, nachgegangen und kann nur sagen, daß dieser abnorme Geruch nicht mit der Schweißsekretion zusammenzuhängen scheint, wenigstens war in derlei Fällen der allerdings artifiziell provozierte Schweißausbruch immer absolut geruchlos.

In die dritte Gruppe von Symptomen bei Dickdarmkarzinom reihe ich jene ein, die sich dann bemerkbar machen, wenn das Karzinom Gewebe und Organe außerhalb des Darmes in Mitleidenschaft gezogen hat. Dies kann sich ereignen durch Metastasierung auf dem Wege der Lymph- und Blutbahn, durch anfangs nur entzündliche im weiteren Verlauf aber karzinomatöse Verwachsungen mit anderen Organen, durch Durchbruch in diese (Magen, Dünndarm, Blase, Niere), durch karzinomatöse Aussaat am Peritoneum (Douglasmetastasen) mit oft bedeutendem Aszites, endlich durch direktes Übergreifen und Einwuchern in das Zellgewebe der Umgebung, wodurch natürlich die daselbst befindlichen

Nerven auf verschiedene Weise (Druck, Infiltration) stark in Mitleidenschaft gezogen werden. So werden uns auch die Neuralgien längs des Samenstranges beim Coecum- und Flexurenkarzinom, die Kreuz- und Ischiadikusschmerzen beim Rektumkarzinom erklärbar.

Im großen und ganzen kann aber gesagt werden, daß Dickdarmkarzinome relativ selten und spät Metastasen in Lymphdrüsen, Organen und Knochen setzen, solange dieselben auf den Darm lokalisiert sind, also noch nicht das den Darm umgebende Zellgewebe mit in die Karzinombildung einbezogen haben. Dann allerdings sehen wir manchmal mit unheimlicher Schnelligkeit Metastasen entstehen und ihr Zerstörungswerk vollenden (Wirbel- und Knochenmetastasen bei Rektumkarzinom!).

Da für die im Cavum peritonei gelegenen Dickdarmabschnitte die regionären Lymphgefäße im Gekröse verlaufen, die Drüsen retroperitoneal, prävertebral liegen, ist es begreiflich, daß ihr Ergriffensein palpatorisch nicht konstatierbar ist und so oft erst bei der Operation die Aussichtslosigkeit des Falles in bezug auf Dauerheilung erkennbar wird. Anderseits ist es beim Rektumkarzinom, dessen Drüsen wir ja bis zu einer gewissen Höhe digital untersuchend tasten können, möglich, die Drüseninfiltration nachzuweisen.

Aszites bei Dickdarmkarzinom ist immer ein prognostisch sehr ungünstig zu deutendes Symptom, indem es für die Voraussage gleichgültig ist, ob die Ursache des Aszites in einer metastatischen Lebererkrankung, in Metastasen der Lymphdrüsen (chilöser Aszites) oder infolge einer karzinomatösen Aussaat auf das viszerale und parietale Blatt des Peritoneums begründet ist.

Der Tod infolge von Dickdarmkarzinom kann unter ganz verschiedenem Bilde eintreten. Ein großer Teil der Fälle geht an Ileus, ein weiterer an Perforationsperitonitis oder an divers lokalisierten Metastasen zu Grunde, manchmal endet eine interkurrente Lungenerkrankung das qualvolle Leiden. Eine Reihe meiner Patienten endete durch Selbstmord.

Nachdem unsere Hoffnungen auf einen heilenden Einfluß durch Röntgen- und Radiumstrahlen, sowie der vielen immer wieder von neuem und oft pomphaft angepriesenen intern oder per Injektion einzuverleibenden Medikamente sich als vollkommen trügerisch erwiesen haben, ist derzeit als einzige Therapie des Dickdarmkarzinoms nur die operative zu bezeichnen. Es ist also in jedem Falle von Dickdarmkarzinom die Indikation auf Operation zu stellen. Allerdings unterscheiden sich die in Aussicht zu nehmenden operativen Eingriffe sehr wesentlich je nach der Lokalisation und dem Stadium (resp. den Konsequenzen des Karzinoms).

Die Indikationsstellung bei Dickdarmkarzinomen differiert also sehr wesentlich von den an der Peripherie lokalisierten Karzinomen z. B. der Mamma, bei denen wir uns immer die Frage vorlegen, ob die Aussicht einer radikalen Heilung besteht, oder irgendwelche der genau bekannten Verhältnisse den Fall als radikal inoperabel erkennen lassen, in welchem Falle von der Operation abzustehen ist. Beim Darmkarzinom wissen wir, daß dasselbe viel früher als dies durch das Neugebilde an und für sich der Fall wäre, zum Tode führt, weil für dasselbe der für das Leben unbedingt nötige Ablauf der Darmfunktion bedroht ist und jederzeit die Gefahr des Darmverschlusses besteht. Aus diesem Grunde ist bei jedem Falle unbedingt zur Operation zu raten, gleichgültig ob eine radikale Exstirpation noch möglich ist oder nicht.

Die bei Dickdarmkarzinomen in Betracht kommenden Operationen können der Übersicht halber in folgende Gruppen eingeteilt werden:

1. Bei noch radikal operablen Tumoren kommen die diversen Resektionsmethoden in Betracht.

2. Bei derzeit aus irgendwelchen Gründen nicht exstirpierbaren Tumoren kommen Operationen in Anwendung, um den Darmtumor beweglich zu machen und so die spätere Exstirpation zu ermöglichen.

3. Operationen bei definitiv nicht mehr radikal entfernbaren Darmtumoren, um eine schon bestehende oder drohende Darmstenose, sowie deren Konsequenzen zu beseitigen.

4. Operationen bei schon bestehendem Ileus.

Ad 1. Operationen bei radikal exstirpierbaren Tumoren.

Hiefür kommen die diversen Methoden der Resektion in Betracht, die sich hauptsächlich in Bezug auf die Vereinigung der nach der Ausschneidung der den Tumor bergenden Darmpartie unterscheiden. Hiebei bevorzugen manche Chirurgen die Vereinigung Seit zu Seit, andere die Vernähung End zu End, welche auch ich immer in Anwendung bringe. Da die Hauptgefahr aller mit Eröffnung des Dickdarms einhergehenden Operationen in der Möglichkeit einer Infektion des Peritoneums durch Kotaustritt in die freie Bauchhöhle liegt, hat sich, wo es überhaupt möglich ist, die sogenannte zweizeitige Resektion als bedeutend gefahrloseres Vorgehen bewährt. Man geht dabei so vor, daß man nach vorgenommener Laparatomie den Dickdarm entsprechend seiner erkrankten Stelle, eventuell durch Lösung von Adhäsionen und Abtrennung von seinem Gekröse soweit mobilisiert, daß die den Tumor tragende Darmschlinge vor die Bauchwandwunde vorgelagert und dort mit Serosanähten umsäumt und fixiert werden kann. Die sichere Verwachsung des parietalen Blattes mit der Serosa der vorgelagerten Schlinge abwartend, was gewöhnlich im Verlaufe von 4 bis 6 Tagen eintritt, wird dann die ganze vorgelagerte, das Karzinom tragende Schlinge mit dem Paquelin abgetragen, wodurch natürlich zunächst ein Anus präternaturalis erzeugt wird, der eine gründliche Entleerung der gestauten Kotmassen ermöglicht, was durch Irrigationen und Spülungen auch nach abwärts gegen den Anus zu begünstigt wird. Ich lege besonderen Wert auf die gründliche Entleerung auch des abführenden Anteils, da, wie zahlreiche Beobachtungen lehrten, auch das unter dem Karzinom liegende Darmrohr mit altem eingedickten Kot erfüllt ist. Die Entleerung der abführenden Schlinge ist von großer Wichtigkeit und muß erzwungen werden, bevor man an den zweiten Akt der Operation an den Verschluß des Anus präternaturalis nach einer für derlei Fälle angegebenen Methode (Resektion, Darmquetsche) schreiten kann. Diese zweizeitige Resektion mit Vorlagerung wurde von mir im Jahre 1894 zum ersten Male ausgeführt und am Chirurgenkongreß 1898 publiziert und hat sich bei uns seither vollkommen bewährt.

Ad 2. Operationen bei temporär nicht exstirpierbaren Tumoren.

Nun gibt es Fälle von Dickdarmkarzinomen, bei denen der Operateur nach Laparotomie konstatiert, daß die Verwachsung des erkrankten Darmes und die denselben umgebende Entzündung eine derartig intensive ist, daß die ursprünglich in Aussicht genommene Resektion entweder überhaupt technisch unausführbar, oder wenigstens für den Augenblick zu eingreifend und gefährlich erscheint. Für diese Fälle hat sich nun die von mir zum erstenmal am Lebenden ausgeführte totale Darmausschaltung bestens bewährt. Den Typus und die häufigste Anwendung dieser Methode stellen die Karzinome und andere mit Tumorbildung einhergehende Coecalerkrankungen vor. Sie kann aber auch bei Karzinomen des Kolon transversum und der Flexuren in Anwendung kommen. Die Operation gestaltet sich z. B. am Coecum folgendermaßen:

Nach sicherer doppelter Abschnürung des Ileums handbreit vor dem karzinomatösen Coecum wird zunächst dieses quer durchtrennt, hierauf mit dem Kolon oberhalb des Karzinoms ebenso verfahren und nun das zuführende Ileum mit dem abführenden Teil des Kolons durch Naht Seit zu Seit oder End zu End in Kommunikation gebracht. Hierauf wird das dem coecalwärts gelegenen Ileum und das dem oberhalb des Karzinoms gelegenen Kolonstück entsprechende Darmlumen an verschiedenen Stellen der Laparotomiewunde eingenäht. Auf diese Weise ist die ganze erkrankte Partie aus der Kontinuität des Darmes ausgeschaltet und dadurch, daß beide Lumina: Ileum und Colon ascendens offen in die Wunde eingenäht sind, ist es möglich durch entsprechende Spülungen die exulzerierte Darmpartie zu beeinflussen. Wie die Erfahrung lehrt, kann hiedurch nicht nur bei den diversen anderen entzündlichen und tuberkulösen Coecalerkrankungen, sondern selbst beim Karzinom ein Zurückgehen und Abklingen der die Exstirpation unmöglich machenden Verwachsungen mit der Nachbarschaft erzielt werden, so daß sich bei einem zweiten Eingriff die Exstirpation des karzinomatösen Ileocoecums leichter und gefahrloser gestaltet. Wir werden noch sehen, daß beim Rektumkarzinom manches Mal ein ähnlicher Effekt durch die Kolostomie erreicht werden kann, so daß auch die Kolostomie in diesen Fällen in die Operationen dieser Gruppe einzureihen ist.

Ad 3. Operationen bei definitiv nicht mehr radikal operablen Darmkarzinomen, sei der Grund für die Inoperabilität durch Fixation und Verwachsung, in Metastasen der Lymphdrüsen oder der Leber, des Peritoneums, der Knochen usw. gegeben, bedürfen wegen der das Leben zunächst bedrohenden Gefahr des absoluten Darmverschlusses palliativer Operationen, die entweder in der Anlegung einer Darmfistel vor dem Karzinom (Kolostomie) oder um dem Patienten die Beschwerden eines künstlichen Afters, die um so lästiger sind, je näher die Fistel der Bauhinischen Klappe liegt, zu ersparen, in der Herstellung einer Anastomose zwischen dem oralwärts vom Tumor und dem analwärts hievon gelegenen Darmabschnitt bestehen. Dementsprechend wird bei inoperablem Karzinom des Coecum, Colon ascendens, der Flexura hepatica eine Ileocolostomie, bei Karzinom der linken Hälfte des Transversum, der Flexura lienalis eine Anastomose zwischen dem oralwärts vom Tumor lagernden Anteil des Kolons mit der Flexura sigmoidea indiziert sein. Der Effekt dieser operativen Eingriffe liegt selbstverständlich nur in einer temporären, meist kurzdauernden Besserung und Lebensverlängerung, ferner darin, daß man gewissermaßen die Todesart ändert, indem der Kranke nicht an den Folgen eines Darmverschlusses, sondern an der vom Karzinom selbst ausgehenden Zerstörung des Organismus zugrunde geht.

### Ad 4. Operationen bei Ileus.

In die letzte Gruppe der durch Dickdarm- und Mastdarmkarzinome nötig gewordenen Eingriffe gehören jene Fälle, bei denen es infolge der karzinomatösen Stenose selbst oder durch Verlegung dieser durch Kotmassen oder Fremdkörper zum kompletten Darmverschluß und infolgedessen zu dem als Ileus bezeichneten genugsam bekannten Symptomenkomplex gekommen ist. In allen diesen Fällen besteht bei den bekannten, oft so rasch zum Tode führenden Symptomen die dringendste Aufgabe des Arztes darin, den vor dem Karzinom angestauten Inhalt und Gasen raschestens Abfluß zu verschaffen, was auf zweierlei Weise erreicht werden kann, entweder durch Herstellung eines künstlichen Afters (Kolostomie) oder in leichteren Fällen bei noch gutem Allgemeinbefinden durch Enteroanastomose. Da erstere Operation einen viel einfacheren, weniger gefährlichen Eingriff darstellt, bin ich ein entschiedener Anhänger der Kolostomie, und zwar wenn irgend tunlich, der zweiseitigen, wobei zunächst nur das vor dem Hindernis liegende Darmstück vorgelagert, in der Bauchwunde durch Naht fixiert wird, die Eröffnung aber erst nach wenigen Tagen hergestellt wird. Um in diesen Fällen den durch Gase überdehnten Darm aber sogleich entlasten zu können, empfiehlt es sich, den vorgelagerten und bereits sicher eingenähten Darm zu punktieren und die Gase abzulassen, wodurch der Meteorismus schwindet und die durch Zwerchfellhochstand geschädigte Atmung und Zirkulation gebessert wird.

Es erübrigt mir nun noch einige Einzelheiten, wie sie bei den diversen Lokalisationen des Karzinoms am Dickdarm zur Beobachtung kommen und sich aus ihrer Lage zum übrigen Darm ergeben, kurz zu schildern. Erst hiedurch wird es klar, wie verschieden sich die Symptome gestalten können, und wie sehr hiedurch Diagnose und Therapie beeinflußt wird.

Die Symptome beim Coecumkarzinom sind hauptsächlich von der Lokalisation der Neubildung im Coecum selbst abhängig. Es gibt Fälle von selbst recht voluminösen Coecalgeschwülsten, welche die Passage kaum beeinträchtigen, und wieder andere, viel kleinere, bei denen es sehr bald zu Stenosenerscheinungen und selbst zu Ileus kommt. Diese

Erscheinung ist leicht durch das Verhalten zur Bauhinischen Klappe erklärlich. Die an dieser und dann meist ringförmig das Ostium umgebend sich bildenden Karzinome stenosieren bald den Abfluß aus dem Dünndarm und erzeugen hiebei das typische Bild einer Dünndarmstenose mit oft sehr lebhafter Peristaltik, während die oberhalb der Klappe der Coecalwand aufsitzenden Karzinome im geräumigen Coecalsack höchstens eine Behinderung, aber keine Sperrung der Durchgängigkeit erzeugen. Das wichtigste den Coecalkarzinomen zukommende Symptom ist der an typischer Stelle gelagerte, meist schmerzlose, verschieden große und resistente Tumor. Da aber diverse andere Coecalkrankheiten, chronische Entzündung, sterkorale Typhlitis, Tuberkulose, Aktinomykose usw., ferner diverse Formen der chronischen Appendizitis auch mit Bildung eines Ileocoecaltumors einhergehen, ist die Diagnose auf Karzinom oft schwierig, und nur unter Berücksichtigung der anamnestischen Daten und der Begleitsymptome mit mehr oder geringerer Wahrscheinlichkeit zu stellen. Die diagnostische Schwierigkeit erhellt am besten auch dadurch, daß oft selbst nach operativer Freilegung eine sichere Diagnose nicht gestellt werden kann. Ja, es gibt Fälle, wo selbst am Präparat der Entscheid, ob Karzinom vorliegt, schwer fällt. Besonders erschwert aber kann die Diagnose noch bei abnormer Lage des Coecums (Coecum mobile) werden. Therapeutisch kommt die Resektion bei nicht fixiertem Tumor, totale Ausschaltung bei fixierten oder aus anderen Gründen temporär oder bleibend inoperablen Coecaltumoren in Betracht. Im großen und ganzen geben Coecaltumoren keine günstige Prognose.

Unter unseren 72 Fällen von Coecumkarzinom waren zunächst 12 Fälle mit Ileus kompliziert. Bei denselben wurden ausgeführt:

2 mal Ileostomie mit 2 Todesfällen;

7 mal Anastomose zwischen Ileum und Colon transversum mit 4 Todesfällen;

3 mal zweizeitige Exstirpation mit 2 Todesfällen.

In 21 Fällen, bei denen das Karzinom nicht mehr exstirpierbar war, wurde als radikale Operation eine Anastomose zwischen Ileum und Colon transversum gemacht mit 8 †, bei den 39 als operabel erscheinenden Fällen wurde in 34 Fällen die einzeitige Exstirpation des Ileocoecums ausgeführt mit 13 † und in 5 Fällen die zweizeitige Exstirpation mit 1 †.

Das Karzinom am Colon ascendens und an der Flexura hepatica führt zwar meistens zur erheblichen Verengerung des Lumens, meist aber erst spät zu deutlichen Stenosenerscheinungen, was durch die teils noch dünnflüssige oder breiigweiche Beschaffenheit des Darminhaltes an dieser Stelle erklärlich ist. Das Hauptsymptom wird durch Koliken und einem peinlichen Druckgefühl in der Coecalgegend gekennzeichnet, was sehr oft zur irrigen Annahme einer Appendixerkrankung Veranlassung gibt. Beeinflußt doch die Rückstauung des Darminhaltes auch den Wurmfortsatz, der in diesen Fällen passiv dilatiert und oft mit Darminhalt erfüllt angetroffen wird. Durch Überlagerung des Tumors von seiten der Leber kann der Palpationsbefund zur falschen Diagnose einer Gallenblasenerkrankung führen. Im selben Maße, wie die Stenose hochgradiger wird, stellt sich rechtsseitiger Flankenmeteorismus ein. Erst dieses Symptom und die harte Resistenz bringen uns auf die richtige Diagnose.

Bei den 13 Fällen des Karzinoms am Colon ascendens wurde 8mal die einzeitige Exstirpation, resp. Resektion gemacht mit 4 †, bei den restlichen 5 nicht mehr radikal operablen Fällen wurde in 4 Fällen die Ileokolostomie ausgeführt und temporäre Heilung erzielt, einmal eine Kolonfistel angelegt.

Bei den 23 Fällen von Karzinom an der Flexura hepatica waren zunächst 2 Fälle mit Ileus kompliziert, diese wurden zweizeitig reseziert und Heilung erzielt, bei 9 Fällen konnte nur das Palliativverfahren: die Anastomose zwischen Ileum und Colon transversum gemacht werden, 5 †, in 7 Fällen wurde Resektion mit 2 † und in 5 Fällen die zweizeitige Resektion (3 †) ausgeführt.

Das Karzinom am Colon transversum läßt sich, namentlich in den Anfangsstadien, wo noch keine Verwachsungen mit der Umgebung bestehen, meist als derber, von oben nach abwärts verschiebbarer Tumor, verbunden mit seinen charakteristischen Blähungssymptomen fast sicher diagnostizieren. Durch seine Beweglichkeit sind die auf Resektion und Vorlagerung abzielenden Operationen meist leicht ausführbar. In seinem Endstadium verwächst der Tumor am häufigsten mit der großen Kurvatur des Magens und führt nicht so selten zum Durchbruch in den Magen mit den für eine Magenkolonfistel bekannten charakteristischen Folgeerscheinungen.

Von unseren 18 Fällen waren zunächst 5 Fälle mit Ileus kompliziert. Von diesen wurden 3 Fälle nur kolostomiert (2 †), 2 Fälle wurden zweizeitig reseziert (beide geheilt). Als nicht mehr radikal exstirpierbar wurde bei 3 Fällen eine Anastomose zwischen Colon transversum und Flexur gemacht (1 †), in 10 radikal exstirpierbar erscheinenden Fällen wurde 4mal die Resektion (2 †), in 6 Fällen zweizeitige Resektion ausgeführt (3 †).

Für das Karzinom der Flexura lienalis und des Colon descendens sind keine weiteren Besonderheiten in bezug auf Diagnose und Therapie hervorzuheben, hingegen charakterisiert sich das häufige Karzinom an der Flexura sigmoidea anfangs wieder durch seine Verschiebbarkeit und den meist nur teilweise vom Neugebilde selbst, größtenteils aber durch die Hypertrophie der Darmwand und die angestauten Kotmassen gebildeten Tumor. Ätiologisch kommt namentlich für diese Lokalisation die im Sigma nicht so seltene Divertikelbildung in Betracht, in welchem Falle man an den meist multipel entstandenen falschen Divertikeln oft alle Stadien vom unveränderten, aber prall mit Kot erfüllten, vom hiedurch chronisch entzündeten bis zum bereits karzinomatös gewordenen Divertikel, mit vielleicht schon in die Umgebung auswucherndem Karzinom konstatieren kann.

Während die im mittleren Anteil der Flexur lokalisierten Karzinome diagnostisch wie therapeutisch und auch prognostisch die günstigste Form des Dickdarmkarzinoms darstellen, sind die Karzinome am Übergang der Flexur ins Rektum am sogenannten genu rectocolicum als die in jeder

Beziehung ungünstigsten zu bezeichnen. Da dieselben weder durch Palpation von oben, noch durch die Digitaluntersuchung per Rektum palpabel sind, ist man in bezug auf die Diagnose nur auf die Rektoskopie, eventuell auf die röntgenologische Untersuchung angewiesen, weiters erfordert die Exstirpation oft ein kombiniertes Vorgehen von oben per laparotomiam und von unten mittelst sakraler Methode. Dem großen Eingriff und der Gefahr der Infektion entsprechend, sind die bei dieser Lokalisation erzielten Operationserfolge auch recht traurige. Jedenfalls weist diese Lokalisation die größte Operationsmortalität auf. (50% Mortalität!)

Bei diesem tiefen Sitz des stenosierenden Flexurenkarzinoms sowie bei den hochsitzenden Rektumkarzinomen kann ein von mir wiederholt angetroffener und als diagnostischer Behelf hervorgehobener Befund zur richtigen Diagnose führen: Bei der Digitaluntersuchung des Rektums findet man in diesen Fällen sehr häufig die Ampulle des Rektums vollkommen kotleer, aber durch Gase mächtig gebläht, so daß man den Finger krümmen muß, um die seitlichen Wandpartien des Rektums abtasten zu können. Man hat somit den Eindruck, in eine große Gasblase eingedrungen zu sein. Die Erklärung für dieses Phänomen scheint darin zu liegen, daß in diesen Fällen durch die Stenose zwar Gase, aber auch diese nur ganz allmählich in die Ampulle vordringen, welche durch die Einbeziehung ihrer Nervenleitung in den Tumor muskulär gelähmt ist und hiedurch allmählich zur Überdehnung kommt.

Sowohl für die Rektoskopie als auch für die röntgenologische Untersuchung bei Dickdarmkarzinomen und speziell bei dieser Lokalisation ist auf gewisse Gefahrenmomente, die mit diesen Untersuchungsmethoden verbunden sind, zu verweisen. Die Rektoskopie, wozu jetzt wohl allgemein der Instrumentenapparat von FOGES benützt wird, erfordert insoferne große Vorsicht, als es durch brüskes Einführen und Unruhe des Patienten leicht zur Perforation des Darmes unter dem Karzinom kommen kann. Ich war bereits zweimal gezwungen, bei Darmperforation mit konsekutiver Beckenzellgewebsphlegmone und Peritonitis, die durch auswärts durchgeführte Rektoskopie veranlaßt war, zu operieren. Einmal gelang es, den Patienten zu retten, das andere Mal starb der Patient unter dem Bilde einer sich rapid ausbreitenden Gasphlegmone. Auch der durch das Rektoskop zur Ansicht gebrachte Befund ist oft nicht eindeutig, da es häufig wegen entzündlicher Schwellung unter dem Karzinom gar nicht gelingt, den Tubus bis zum Karzinom vorzuschieben. Wenn man nun aus diagnostischen Zwecken ein Stückchen Gewebe von dieser Stelle exzidiert und mikroskopisch untersucht, so kommt man zur falschen Diagnose einer rein entzündlichen Schwellung.

Daß auch bei hochgradiger karzinomatöser Darmstenose die Verabreichung von Kontrastbrei per os zum Zwecke einer Rektumuntersuchung Gefahren birgt, beweist einer unserer Fälle, bei welchem es unter heftigen Koliken zur Berstung des Darmes und tödlicher Peritonitis kam.

Von 22 Karzinomfällen an der Flexura lienalis waren 9 Fälle mit Ileus kompliziert, von diesen wurden 2 Fälle kolostomiert (2†), 7 Fälle zweizeitig reseziert (4 †), in 2 nicht mehr radikal operablen Fällen wurde das Colon transversum mit der Flexura sigmoidea anastomosiert (0 †), in 4 Fällen wurde einzeitig reseziert (3 †), in 7 Fällen die zweizeitige Resektion ausgeführt (1 †).

Unsere Operationsstatistik ergibt für das Colon descendens mit 19 Fällen: 5 Fälle mit Ileus, von diesen wurden 2 Fälle kolostomiert (2 †), 3 mehrzeitig reseziert (geheilt), bei einem nicht mehr radikal exstirpierbaren Karzinom wurde Kolontransversum mit Flexura sigmoidea anastomosiert, in 7 Fällen wurde einzeitig reseziert (3 †), in 6 Fällen die zweizeitige Resektion ausgeführt (2 †).

Unsere Operationsresultate bei Flexurenkarzinom ergaben folgende Zahlen: Von den 145 Fällen waren zunächst 43 Fälle mit Ileus kompliziert. Bei denselben wurde in 25 Fällen kolostomiert (15 †), in 8 Fällen zweizeitig reseziert (6 †). In 40 nicht mehr radikal operablen Fällen wurde die Kolostomie gemacht (4 †), in 2 Fällen anastomosiert. Von den 60 operablen nicht komplizierten Fällen wurde 20mal einzeitig reseziert (8 †), 40mal zweizeitig (10 †).

Die Erhebungen in bezug auf Dauerresultate stoßen derzeit bei uns schon wegen des hohen Portos und des mangelnden Entgegenkommens der hiefür in Betracht kommenden Behörden auf große Schwierigkeiten. Doch konnte erhoben werden, daß von den 107 radikal operierten Dickdarmkarzinomen länger als drei Jahre 30 Fälle (20·3%) am Leben und rezidivfrei sind. Von den 49 aus Wien und Deutschösterreich stammenden Patienten lebten länger als drei Jahre 60·8%, länger als zehn Jahre 34·6%.

Eine besondere Besprechung erfordert das Rektumkarzinom, sowohl wegen seiner Ätiologie, seiner Diagnostizierbarkeit als auch der hiebei nötig gewordenen therapeutischen Maßnahmen. Vor allem ist hervorzuheben, daß das Mastdarmkarzinom den Großteil der malignen Tumoren des Darmes darstellt. Doch könnte man in bezug auf die Häufigkeit dieser Lokalisation, wenn man nur unsere Statistik (1514 Mastdarmkarzinome gegenüber 312 anderen Lokalisationen) in Betracht zieht, zu dem falschen Schluß enormen Überwiegens kommen. Der große Zudrang von Rektumkarzinom an meine Arbeitsstätten hat aber darin seinen Grund, daß ich zu einer Zeit, wo den Operationen wegen Rektumkarzinom noch ein sehr enger Aktionskreis, dafür aber um so mehr Gefahren innewohnten (1887), durch Modifikation der Operationsmethoden für die damalige Zeit aufsehenerregende Operations- und Heilungserfolge erzielte, so daß uns seither viele Patienten des In- und Auslandes zur Operation überwiesen werden. Auf Grund dieses großen Materiales ist es uns auch möglich gewesen, zahlreiche ätiologische Erfahrungen zu sammeln und dieselben in einer Anzahl von Veröffentlichungen zum Ausdruck zu bringen (vide Literaturverzeichnis). Schon die typischen Lokalisationen am Anus, im ampullären Mittelstück und hoch oben gegen die Flexur lassen vermuten, daß an diesen Lokalisationen bestimmte Verhältnisse den Boden für das Karzinom präparieren. Von den bekannten chronischen Entzündungsformen, der Polypositas rect. usw. absehend, will ich nur einiger weniger bekannter Umstände Erwähnung tun, denen ich auf Grund meiner Fälle das Karzinom veranlassenden Einfluß zuschreibe. Eine Lieblinglokalisation für Karzinom ist die Ampulle des Mastdarmes. Ganz abgesehen von der in diesem Kotreservoir gegebenen Wandschädigung ist es begreiflich, daß der in der Ampulle lagernde Kot die Mastdarmwand spannt und gegen die Umgebung vorwölbt, so daß dann von vorne beim Manne durch die Prostata, bei der Frau durch Portio vaginalis oder Fundus uteri ein besonders starker Druck ausgelöst werden kann, wodurch diverse Wandschädigungen erklärlich werden. Ein Druck von hinten wird, wie ich des öfteren bei Operationen nachwies, durch das besonders stark nach vorne zu winkelig abgebogene Steißbein veranlaßt. Ein ganz auffallender, auch auf mechanische Weise erklärbarer Einfluß wird durch Gravidität gegeben. Hiefür liegen schon von verschiedener Seite aus meiner Klinik publizierte Beobachtungen vor (LORENZ, KASPAR).

Die Symptome des Mastdarmkarzinoms sind je nach der Lokalisation sehr wechselnd. Analkrebs macht meist starke Lokalschmerzen, führt sehr bald zur Metastase in den Leistendrüsen, die oft zu voluminösen Tumoren anwachsen, häufig exulzerieren und dann zur Verblutung aus den unter dem POUPART-Band liegenden Gefäßen führen können.

Die in der Ampulle liegenden Karzinome haben die Eigentümlichkeit, früh zu exulzerieren. Hieraus erklärt sich der Abgang von Schleim, Blut und Jauche. Dadurch, daß der Tumor, sobald er voluminöser geworden ist, den Fassungsraum der Ampulle beeinträchtigt, wird der häufige Stuhldrang erklärlich. Leider treten alle diese Symptome erst recht spät auf und erklären uns so, daß die Patienten meist erst mit weit vorgeschrittenen Tumoren zum Arzte kommen. Aber auch dann noch werden nur zu häufig diese Symptome als die Folgen eines unschuldigen Hämorrhoidalzustandes gedeutet und als solcher behandelt, statt mittels einfacher Digitaluntersuchung den traurigen Sachverhalt sicherzustellen.

Karzinome vom obersten Teile des Rektums neigen zu frühzeitiger Strikturierung und sind wie die tiefen Flexurenkarzinome eine häufige Ursache des manchmal ganz plötzlich auftretenden Ileus. Daß bei dieser Form das Symptom der Gasblähung der kotleeren Ampulle besonders charakteristisch ist, habe ich schon hervorgehoben.

In bezug auf die Therapie des Mastdarmkarzinoms stehe ich auf dem Standpunkt, daß durch jedes Mastdarmkarzinom die Indikation für eine Operation gegeben erscheint, wenn überhaupt in Hinsicht auf das Allgemeinbefinden noch ein Versuch einer Therapie in Betracht kommt. Dabei will ich gleich bemerken, daß hohes Alter, weiters Diabetes keine Kontraindikation darstellen. Nach Stellung der Diagnose ergibt sich nur die Frage, ob der Fall noch radikal operabel ist oder sich nur für Kolostomie eignet.

Die Operabilität von Krebsen in der Analportion hängt namentlich von folgenden zwei Bedingungen ab: von der lokalen Ausbreitung gegen das Cavum ischiorectale und von dem Verhalten der Lymphdrüsen gegenüber den Schenkelgefäßen. Übergreifen auf die Harnwege und starre Fixation gegen das Kreuzbein und Fixation der inguinalen Lymphdrüsen gegen die Gefäße schließen den Versuch einer radikalen Therapie aus.

Bei den höher gelegenen Rektumkarzinomen ist für die heutigen operativen Methoden der hohe Sitz nicht als Kontraindikation anzusehen. In dieser Beziehung haben sich die Ansichten seit der Einführung der sakralen Methoden total geändert. Noch zu meiner Zöglingszeit galt es als Regel, nur bei jenen Rektumkarzinomen eine Exstirpation zu versuchen, deren obere Grenze deutlich mit dem Finger abgetastet werden konnte. Hingegen setzt die Ausbreitung der Erkrankung in querer Richtung uns auch jetzt noch ziemlich bald Grenzen. Karzinomatös oder durch chronische Entzündung unverschieblich gewordene Rektumkarzinome gehören in das Gebiet der Kolostomie, wobei gerade durch die Kolostomie Fälle mit rein entzündlicher nicht karzinomatöser Fixation durch das infolge der Ausschaltung erzielte Zurückgehen der Entzündungserscheinungen doch noch radikal operabel werden können. Fixation gegen die Nachbarorgane kompliziert die Operabilität, hebt diese aber bei Fixation gegen Prostata, Vagina, Uterus nicht auf, es müssen eben dann diese Organe oder Teile derselben mitentfernt werden.

Nach Entscheidung über die Operabilität ist die Frage, wieviel vom Mastdarm operativ entfernt werden müsse, zu beantworten; in dieser Hinsicht spricht man von einer Exzision des Neoplasma bei kleinen der Wand polypös aufsitzenden Karzinomen — von einer Amputatio recti, wenn die unterste Partie des Rektums also die Pars sphincterica und ein verschieden großer Teil des Rektalrohres zu entfernen ist. Unter Exstirpatio recti versteht man die operative Entfernung des ganzen Rektums und endlich unter Resektion die Ausschneidung des erkrankten Anteils aus der Kontinuität des Darmes mit Erhaltung der Analportion.

Während früher nur die Amputatio recti, und zwar nach der sogenannten perinealen Lisfrankschen Methode allein ausführbar erschien, ermöglichen eben die dorsalen oder sakralen Methoden die geschilderten Arten der Entfernung des erkrankten Rektums.

Die Schilderung der sakralen Methoden in ihren verschiedenen Varianten betrachte ich außer meiner heutigen Aufgabe.

Nach der jüngsten Teilstatistik aus der Klinik (Mandl) wurden von 461 sakralen Operationen 234 Exstirpationen mit Anlegung eines Anus sacralis vorgenommen. Die Mortalität betrug 14·1%, das Dauerresultat 30·1%; 227mal wurden Resektionen ausgeführt mit einer Mortalität von 8·9% und einem Dauerresultat von 37·1%; durchschnittlich beträgt also die Mortalität 11·7%, das Dauerresultat 33·6%. Durch diese Zahlen ist also hinlänglich erwiesen, daß 1. zur Erzielung eines Dauerresultates die Analportion nicht entfernt werden muß, und 2. daß das Resultat der sakralen Methoden in ihren verschiedenen Formen auf Grund großer Zahlen ein derart günstiges ist, daß ein Verlassen derselben zugunsten der abdominellen-sakralen Methoden nicht gerechtfertigt erscheint, besonders da dieselben eine bedeutend höhere Mortalität (25%) aufweisen und eine Verbesserung der Dauerresultate noch keineswegs erwiesen ist.

Die Behandlung der aus irgend einem der angeführten Gründe inoperablen Rektumkarzinome besteht in der Kolostomie, die wir in der Regel zweizeitig ausführen, d. h. wenn es irgend angeht, nach Vorlagerung der Flexur 4 bis 6 Tage abwarten, und erst nach sicherer Verklebung der Peritonealfläche und dadurch erzieltem Abschluß der Peritonealhöhe den Darm quer durchtrennen. Da die Meinungen darüber, ob ein Patient mit einem radikal nicht mehr operablen Rektumkarzinom durch die Kolostomie einen Vorteil hat, und ob nicht viel mehr eben durch die Kolostomie der grauenvolle Zustand infolge des künstlichen Afters eher verschlechtert als verbessert wird, noch immer geteilte sind, und ich zu wiederholten Malen bei der Indikationsstellung auch auf ärztlichen Widerspruch stieß, erachte ich es für nötig, meine diesbezügliche Ansicht zu begründen.

Diese Geringschätzung der durch die Kolostomie für den Patienten erreichten Vorteile datiert noch aus früherer Zeit, wo man glaubte, durch die Kolostomie für den ohnehin verlorenen Patienten alles getan zu haben. Wenn man aber beherzigt, daß die Kolostomie nur den ersten Teil der Behandlung eines inoperablen Rektumkarzinoms darstellt, daß nach Eröffnung des Darmes zunächst immer die ober dem Karzinom angehäuften alten Kotmassen entleert werden müssen, daß dann durch methodische Ausspülungen vom künstlichen After nach abwärts gegen das Rektum der unter der Kolostomie liegende Karzinomdarm gereinigt werden muß, wenn durch die Kost der Stuhl in seiner Häufigkeit und Beschaffenheit geregelt ist und der Patient angehalten wird, zu bestimmter Stunde unter Pressen den Stuhl abzusetzen, wenn ferner eine entsprechende Bandage die Kolostomiefistel verschlossen hält, dann ist der Zustand keineswegs so qualvoll, wie er in der Meinung vieler hingestellt wird. Nach meiner Erfahrung hat die Kolostomie nebst einer Verminderung der Qualen, einen direkt lebensverlängernden Einfluß und es ist auch die Art des Ausklingens weniger qualvoll.

Zum Schlusse möchte ich auf prophylaktische Maßnahmen verweisen, wie sich mir solche bei wegen Darmkarzinom Operierten als zweckmäßig und daher geboten erwiesen:

Von den prophylaktischen Röntgen- und Radiumbestrahlungen nach Karzinomoperationen muß ich auf Grund meiner Erfahrungen warnen. Die Fälle, die ich nach erfolgter Wundheilung prophylaktisch bestrahlen ließ, verliefen insgesamt ungünstig und machten mir den Eindruck, daß durch die Bestrahlung eher geschadet als genützt worden sei. Hingegen brachten mich andere Erfahrungen zur Überzeugung, daß beim Karzinom durch die Operation zwar die allerwichtigste Aufgabe gelöst ist, daß aber eine weitere Aufgabe darin liegt, den Boden, auf dem sich das Karzinom entwickelt hat, zu beeinflussen, um eine abermalige Erkrankung möglichst zu verhüten. Ich kann in dieser Hinsicht das Gleichnis, welches in einer unlängst erschienenen Publikation

SAUERBRUCHS über Wundinfektion usw. gebracht wurde, als auch für das Karzinom zutreffend wiederholen. Dasselbe lautet auszugsweise: „Es kommt nicht selten vor, daß auf bisher guten Wiesen plötzlich Moose zu wuchern beginnen. Der Grund hiefür liegt in einer Verschlechterung des Bodens, bedingt durch ungenügende Entwässerung. Der Besitzer kann sich zu diesem Ereignis verschieden verhalten: entweder er rauft das Moos und anderes Unkraut aus und entfernt damit die Folge, nicht die Ursache; das Ergebnis ist, daß das Unkraut nachwächst; endgültiger Nutzen ist nur dem beschieden, der das Grundleiden angreift und den Boden bessert."

Wenn man nach einer Resektion eines Darmkarzinoms das durch dieselbe gewonnene Präparat, also das der Länge nach aufgeschnittene Darmstück betrachtet, kann man unschwer drei Zonen, an denen die Schleimhaut krankhaft verändert ist, unterscheiden: Die Zone des karzinomatösen Tumors, eine über diesem und eine dritte unter diesem; diese beiden letzteren zeigen ebenfalls mehr oder weniger pathologisch veränderte Schleimhaut, die makroskopisch und im mikroskopischen Bilde eine mehr oder weniger intensive, oft die ganze Darmwand durchsetzende Entzündung zeigt. Aus derlei regelmäßig, namentlich bei stenosierenden und exulzerierten Darmkarzinomen zu erhebenden Befunden geht also klar hervor, daß nebst dem Lokalprozeß ein durch die Stenose nach aufwärts sich erstreckender und ein durch den Abfluß der Krebsjauche nach abwärts gerichteter sekundärer Krankheitsprozeß besteht, dessen Ursache zwar durch die Operation beseitigt wurde, der aber oft lange Zeit zur Ausheilung braucht, ja vielleicht überhaupt nicht vollkommen abklingt und daher geeignet ist, abermals den Boden für eine Krebsbildung abzugeben.

Ich halte es daher für geboten, mit allen uns zur Verfügung stehenden Mitteln, vor allem aber durch gründliche Stuhlregulierung danach zu trachten, möglichst bald diese in dem geschilderten Reizzustand liegende lokale Disposition zum Abklingen zu bringen. Es läßt sich natürlich nicht für alle Fälle ein einheitliches Regime entwerfen; dasselbe hat auch auf eine Änderung der bisherigen Ernährung hinzuwirken.

Eine zweite prophylaktische Aufgabe, deren Notwendigkeit ich durch klinische Erfahrungen erweisen kann, liegt darin, die Wiederholung krankhafter oder auch anderer, den Stoffwechsel energisch beeinflussender Zustände (Gravidität!) und Vorgänge, die der Krebsentwicklung unmittelbar vorhergingen, so daß ihnen für den speziellen Fall ein die Entstehung der Neubildung begünstigender Einfluß zugeschrieben werden kann, ängstlich zu vermeiden. Als Schulbeispiel hiefür verweise ich auf unsere Fälle, die Frauen betreffen, welche während der Gravidität ihr Darmkarzinom bekamen und bei welchen nach jahrelangem Wohlbefinden bei neuerlicher Gravidität wieder Karzinom auftrat. Für ebenso beweisend halte ich meinen viel zitierten Fall, der einen Mediziner betraf, welcher im Gefolge einer sich an eine Gonorrhoe anschließenden Prostatitis ein Karzinom des Rektums bekam, nach der von mir ausgeführten Operation sieben Jahre rezidivfrei blieb, dann wieder eine Urethritis mit Epididymitis akquirierte, in deren Gefolge abermals ein Karzinom im Becken sich entwickelte.

Eine dritte, allerdings in den meisten Fällen bei unseren Patienten schwer zu erzielende Maßregel besteht darin, bei ihnen die bisher geübte Lebensweise mit den uns oft unergründlichen Noxen gründlichst zu ändern und die Operierten vor Gefahren und Zuständen zu bewahren, die auf ihren Organismus und namentlich auch auf ihr Nervensystem schädigend einwirken. Auch hierüber habe ich in meiner Klientel Beispiele, welche einerseits dafür beweisend sind, daß Karzinom-Operierte, bei welchen nach dem Operationsbefund eine recht zweifelhafte Prognose von mir gestellt worden war, dauernd gesund blieben, nachdem sie ihre bisher gewohnte, aufregende und anstrengende Lebensweise aufgegeben hatten, und andererseits wieder Fälle, die ich nach der allgemein üblichen Auffassung als bereits bleibend geheilt betrachten konnte, und die abermals an Karzinom erkrankten, nachdem sich in ihren Lebensbedingungen schwer schädigende Verhältnisse eingestellt hatten.

Hierin nur belanglose Zufälligkeiten zu sehen, ,,wie sie bei einer so häufigen Erkrankung (wie sie eben das Karzinom darstellt) wohl hie und da vorkommen können", und derlei Beobachtungen mit einem spöttischen und ungläubigen Lächeln abzutun, halte ich für ganz verfehlt und namentlich für nicht am Platze einer so reichen Erfahrung gegenüber, wie ich sie auf dem Gebiete des Darmkrebses in fast 40jähriger Tätigkeit zu sammeln Gelegenheit hatte und deren Resultate durch eigene und Publikationen meiner Schüler zum Ausdruck gebracht wurden.

Auf Grund meines Materiales erschienene Publikationen über Darmkrebs:

BACHRACH ROBERT, Über Mastdarmkarzinome. Ref. Zentralbl. f. Chirurgie 1909, S. 833.

FINSTERER HANS, Die totale Darmausschaltung. Beitr. z. klin. Chirurgie, Bd. 99, H. 1.

— Zwei Fälle von Dünndarmkarzinomen. Deutsche Zeitschr. f. Chirurgie, Bd. 83, S. 567.

FLEISSIG, Anatomische Grundlagen einer Transposition der Pars sphincterica bei Resectio recti. Deutsche Zeitschr. f. Chirurgie, Bd. 110, S. 480.

FRANK, Weitere Mitteilungen über die sakrale Methode der Exstirpation von Mastdarmkarzinomen. Wiener klin. Wochenschr. 1891, S. 43—48.

FUCHSIG E., Über die an der Klinik in den letzten 12 Jahren ausgeführten Darmresektionen. Deutsche Zeitschr. f. Chirurgie 1901.

GOLDNER S., Sakrale Exstirpation des Rektumkarzinoms bei gleichzeitiger Entfernung des Uterus. Wiener med. Presse 1907, Nr. 10.

GOLDSCHMIDT, Resultate der Radikaloperation des Mastdarmkrebses bezüglich der Erhaltung der Kontinenz. Wiener klin. Wochenschr. 1914, S. 412.

HOCHENEGG, Die sakrale Methode der Exstirpation von Mastdarmkarzinom nach Prof. Dr. Kraske. Wiener klin. Wochenschr. 1888.

— Beiträge zur Chirurgie des Rektums und der Beckenorgane. Wiener klin. Wochenschr. 1889, Nr. 11.

— Chirurgische Eingriffe bei Blinddarmerkrankungen. Wiener klin. Wochenschr. 1895, Nr. 16, 17, 18, 20.

Hochenegg, Ein Beitrag zur Coecalchirurgie und zur Ileokolostomie. Wien. klin. Wochenschr. 1891, Nr. 53.
— Über sakrale Hernien. Wien. klin. Wochenschr. 1896, Nr. 47.
— Zur Therapie des Rektumkarzinoms. Wien. klin. Wochenschr. 1897, Nr. 32.
— Die zweizeitige Exstirpation von Dickdarmgeschwülsten. Verh. d. deutsch. Gesellsch. f. Chirurgie 1898.
— Bericht über 121 eigene sakrale Mastdarmoperationen wegen Karzinom und über die durch Operation erzielten Resultate. Verh. d. deutsch. Gesellsch. f. Chirurgie 1900, S. 14.
— Resultate bei operativer Behandlung von karzinomatösen Dickdarmgeschwülsten. Deutsche Gesellsch. f. Chirurgie 1902.
— Notwendigkeit prophylaktischer Maßnahmen bei erwiesener Karzinomdisposition. Wien. klin. Wochenschr. 1904, Nr. 20.
— Zur zweizeitigen Resektion der Kolonkarzinome. Wien. klin. Wochenschrift 1905, S. 1313.
— Winke für die Nachbehandlung der wegen Rektumkarzinom sakral Operierten. Festschr. f. v. Bergmann. Dtsch. Zeitschr. f. Chir., Bd. 85, S. 508, 1906.
— Zur Frage der Dauerheilung bei Rektumkarzinom. Wien. klin. Wochenschrift 1906, Nr. 14.
— Die Chirurgie des Afters und des Mastdarmes. Lehrbuch, I. u. II., Aufl., 1915.
— Beeinflussung der Krebsdisposition. Med. Klinik 1916, Nr. 18.
Kaspar Fritz, Karzinom und Gravidität. Demonstr. i. d. Gesellsch. d. Ärzte, Wien. klin. Wochenschr., H. 25, 1924.
Lorenz Hans, Ein Fall von Coecumkarzinom mit 292 cm Dünndarmresektion.
— Unsere Erfolge bei Radikalbehandlung bösartiger Mastdarmgeschwülste. Arch. f. klin. Chir., Bd. 63, H. 4.
— Zur Therapie hochsitzender Mastdarmkarzinome. XXXV. Kongreß d. Deutschen Gesellsch. f. Chirurgie.
— Gravidität und Rektumkarzinom. Wien. klin. Wochenschr. 1906, Nr. 22.
Mandl Felix, Über den Mastdarmkrebs. Dtsch. Zeitschr. f. Chir., Bd. 168.
— Zur Anwendungsbreite des primären und sekundären Durchzugsverfahrens. Arch. f. klin. Chir. 1925.
Meller Anton, Über Rekto-Romanoskopie. Wien. klin. Wochenschr. 1906, S. 592 u. 705.
Pichler Josef, Zur Statistik und operativen Behandlung des Rektumkarzinoms. Arch. f. klin. Chir., Bd. 61, H. 1, u. Bd. 63.
Porges Hans, Resultate bei Dickdarmkarzinom. Ref. i. d. Wiener Chirurgensitzung 1924.
Roskoschny F., Zur Kasuistik der Darmausschaltung. Dtsch. Zeitschr. f. Chir., Bd. 59.
Steindl Hans, Zur Exstirpation pelviner Dickdarmtumoren. Dtsch. Zeitschr. f. Chir. 1924, Bd. 185.
— Zur Ätiologie und Diagnose des Dickdarmkrebses. Wien. med. Wochenschrift 1924, Nr. 12, 16, 17.
Zinner, Über Mastdarmkrebs. Arch. f. klin. Chir. 1909, Bd. 90.

# Der Nierenkrebs.

Von

## Professor Dr. Viktor Blum.

Es hat sich wohl in der ganzen Serie von Vorträgen über die Krebsfrage vor diesem Auditorium von Praktikern gezeigt, daß die Belehrungen in der ernsten Mahnung gipfeln, die Diagnose des Krebses so frühzeitig wie möglich zu stellen, in jedem Krankheitsfalle zumindest an die Möglichkeit eines Karzinoms zu denken, damit die chirurgische Radikalbehandlung zu einem Zeitpunkt vorgenommen werden kann, wenn noch begründete und sichere Aussicht auf eine wirkliche Dauerheilung besteht.

Beim Nierenkrebs liegen die Verhältnisse bezüglich der Frühdiagnostik ganz besonders schwierig, denn 1. gelingt wegen der versteckten Lage des Organs und der Geringfügigkeit und Vieldeutigkeit der Anfangssymptome, die dem Kranken oft gar nicht als ernste Krankheitszeichen zum Bewußtsein kommen, die Frühdiagnose auch dem erfahrensten Facharzte gar nicht leicht und 2. lehrt die Erfahrung, daß in manchen Fällen, sogar bei ganz kleinen Tumoren in der Niere, eine weitgehende Generalisierung des Leidens in Form von Metastasen in entfernten Organen eingetreten sein kann.

Zur Illustrierung dieser diagnostischen Schwierigkeiten möchte ich Ihnen zwei kurze Krankengeschichten aus unserer jüngsten Erfahrung nicht vorenthalten, aus denen sich die ernste Mahnung ergibt, selbst bei ganz geringfügigen und an weit entfernte Organe verankerten Symptomen an die Möglichkeit einer Neubildung in der Niere zu denken und die genaue spezialärztliche Untersuchung zu veranlassen.

Der erste Fall betrifft einen 50jährigen Mann, der wegen eines seit einem Jahre bestehenden Schmerzes im linken Schultergelenk seinen Hausarzt aufsuchte, der mangels eines objektiven Befundes an diesem Gelenke auf einer genaueren Untersuchung des gesamten Organismus bestand. Er konstatierte eine mannsfaustgroße Schwellung im linken Hypochondrium, über deren Natur der Patient ihn sofort beruhigte, der die Schwellung als einen nach einer Malaria zurückgebliebenen Milztumor ausgab. Ein Griff auf den linken Samenstrang des Patienten, welcher eine ausgesprochene Varikozele aufwies (HOCHENEGGsches Symptom), erweckte bei dem Untersucher den dringenden Verdacht, daß es sich um einen Nierentumor mit einer Metastase im Knochenmarke des Humeruskopfes handle und er veranlaßte die genaue spezialistische Untersuchung, welche bei vollkommenem Fehlen aller anderer Symptome einer Neubildung der Niere (wie Nierenschmerz und Hämaturie) diese Diagnose doch mit aller Sicherheit stellen ließ. Die Operation bestätigte die Diagnose und es gelang, den Kranken in relativ kurzer Zeit wieder arbeitsfähig zu machen.

Der zweite Fall betrifft einen gleichfalls 50jährigen Mann, welcher seit 30 Tagen an einer Hämaturie leidet; kein anderes Zeichen, weder eine fühlbare Geschwulst der Nierengegend noch ein Schmerz daselbst, wies auf die Quelle und die Ursache der Blutung hin und doch gelang es auch in diesem Falle durch die genauesten modernen Untersuchungen, die Wahrscheinlichkeitsdiagnose einer Neubildung in der linken Niere zu stellen und die Operation bestätigte diese Diagnose. Es wurde ein kirschengroßes Neoplasma im Parenchym der Niere gefunden.

Die Neubildungen, die in der Niere vorkommen, sind zunächst in zwei Gruppen einzuteilen.

1. Die vom Nierenbecken ausgehenden Tumoren und zwar papilläre Karzinome und gutartige Papillome („Zottenkrebs"), ferner Plattenepithelkarzinome des Nierenbeckens, die infiltrierend in das Nierengewebe einwachsen.

2. Die vom Nierenparenchym ausgehenden Tumoren, vor allem das Hypernephrom, das Karzinom, das Sarkom und die embryonalen Mischgeschwülste. Hierher gehören auch die seltenen Lipome, Myome, Fibrome und Adenome.

Fassen wir zunächst die erste Gruppe ins Auge, so müssen wir, selbst wenn wir an der histologischen Beschaffenheit der Geschwulst erkennen, daß es sich um ein einfaches, gutartiges Papillom handelt, alle unsere Urteile bezüglich der Prognose und Indikation so einstellen, als ob es sich um ein bösartiges Neugebilde handle. Denn wenn auch histologisch die charakteristischen Zeichen der krebsigen Umwandlung nicht nachzuweisen sind, so muß man doch einen solchen Tumor wegen seiner Neigung zu schweren, ja selbst lebenbedrohenden Blutungen, wegen seines die Integrität eines lebenswichtigen Organs ernstlich bedrohenden Wachstums, ferner wegen seiner Neigung zur Propagation und Metastasenbildung, als klinisch bösartigen Tumor auffassen. Konservative Operationsmethoden sind hier nicht mehr am Platze, die Nephrektomie ist die Operation der Wahl.

Zur Erkennung dieser Tumoren stehen uns nur wenige diagnostische Hilfsmittel zur Verfügung, die in folgendem kurz aufgezählt sein sollen: einseitige renale Hämaturie, mitunter mit den Begleitsymptomen einer Hämato-Nephrose (schmerzhafte Nierenkoliken verbunden mit Anfällen von beträchtlicher Nierenschwellung und Abgang von großen Blutgerinnseln). Nachweis von Tumorelementen (Zotten) in dem durch den Ureterkatheterismus gewonnenen Nierenharn, ferner der Nachweis von aus der Uretermündung herausragenden Teilen des Papilloms und endlich die Röntgenuntersuchung des mit Jodkali aufgefüllten Nierenbeckens (Pyelographie), bei welcher man eine Aussparung im Schattenbilde des Nierenbeckens unter Umständen als Papillom identifizieren kann.

Karzinome des Nierenbeckens entwickeln sich nicht allzu selten aus Leukoplakien, wie sie im Verlaufe der chronischen Pyelitis und bei der Nierensteinkrankheit durchaus häufig gefunden werden. Dies ist beinahe die einzige Form des Nierenkrebses, welche einen Schluß auf die Pathogenese der krebsigen Entartung erlaubt: durch Jahrzehnte hindurch sich immer wiederholende Irritationen der Schleimhaut durch

Nierensteinkoliken scheinen die Entstehung des Nierenkrebses zu begünstigen.

In der hier beigegebenen Zeichnung (Abb. 1) sehen Sie eine Umwand-

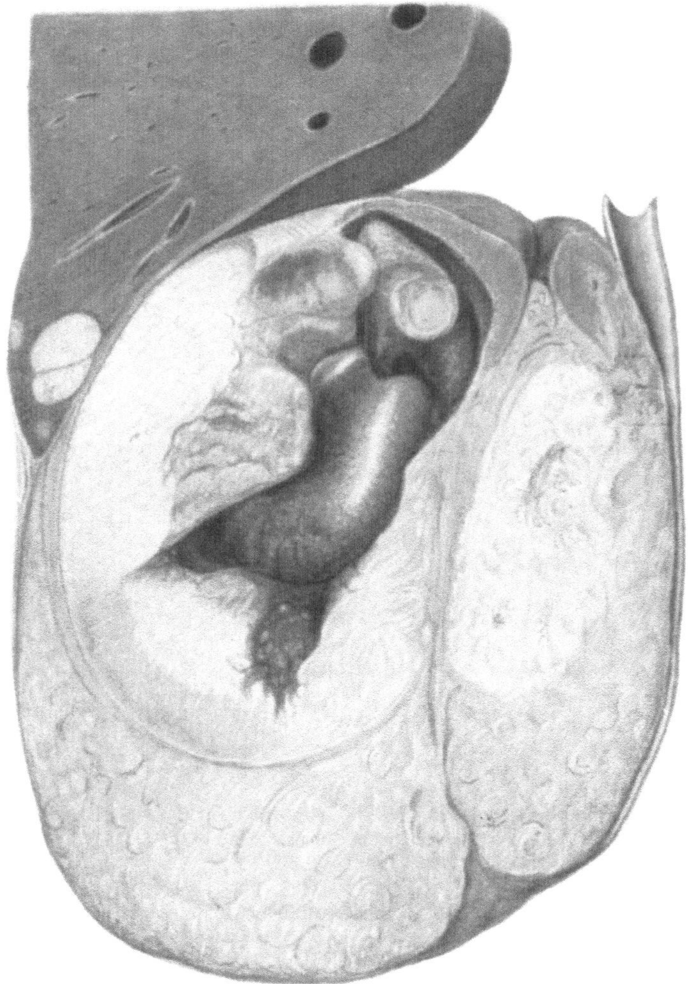

Abb. 1. Plattenepithelkarzinom der rechten Niere, ausgehend von
Pyelitis calculosa (Nierenstein).

lung der ganzen Niere in karzinomatöse Aftermassen, ohne daß die Größe
und Form der Niere sich wesentlich geändert hätte. Dies ist ein charakteristisches Zeichen des vom Nierenbecken ausgehenden, die ganze Niere
infiltrierenden Krebses, daß weder Form noch Größe des Organs besonders

verändert werden, und für den Nachweis auf dem Wege der Palpation spielt lediglich die besondere Härte des Organs die entscheidende Rolle.

Die Abb. 2 zeigt ein durch Operation gewonnenes Präparat eines Nierenbeckenpapilloms. Es stammte von einem Falle, der seit mehreren Jahren unter den Erscheinungen einer intermittierenden Hämatonephrose litt. Nephrektomie vor fünf Jahren. Heilung. Im letzten Jahre erlitt er neuerdings zwei Anfälle von Hämaturie. Die zystoskopische Unter-

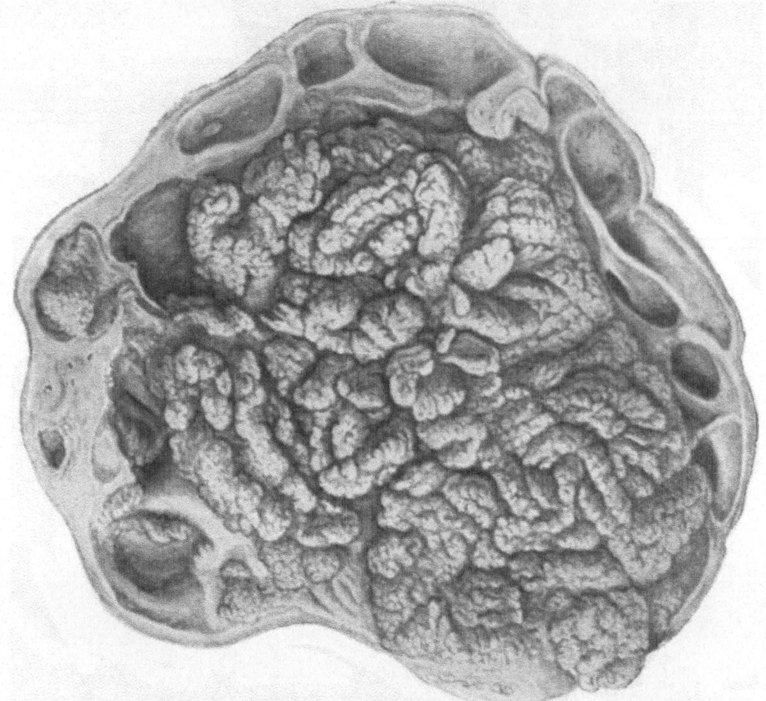

Abb. 2. Nierenbeckenpapillom. Hydronephrose. (Eigene Beobachtung.)
(Aus Hryntschak, Über Nierenbeckenpapillome, Zeitschr. f. urol. Chir. Bd. V, H. 1/2, Julius Springer, Berlin.)

suchung zeigte als Quelle der Blutung ein aus der Uretermündung (der exstirpierten Niere) hervorragendes gestieltes Papillom (Implantationsmetastase), das durch Elektrokoagulation restlos zerstört wurde.

Über die Ätiologie des Hypernephroms wissen wir ebensowenig wie über die Ursache der Krebsbildung in anderen Organen. Die Fälle, in denen man Traumen der Niere, Entzündungen der Niere und des Nierenbeckens und Nierensteine als Ursache der Erkrankung beschuldigt hat, sind noch keineswegs völlig beglaubigt. Daß wir in Fällen von Hypernephrom zahlreiche im ganzen Körper verstreute Degenerationszeichen nachweisen konnten, möchten wir ebensowenig als direktes ätiologisches Moment in die Wagschale werfen, wie die Wahrnehmung, daß wir mehrere

Male (vier Fälle) Tabes dorsalis mit malignem Hypernephrom kombiniert sahen.

Die Krankheit kommt wie alle Karzinomformen vorwiegend im mittleren Lebensalter von 35 bis 50 Jahren zur Beobachtung, wenngleich sowohl im Kindesalter als auch im hohen Greisenalter einzelne Beobachtungen von Hypernephrom vorliegen[1]). Das Hypernephrom kommt bei beiden Geschlechtern vor, bei Männern etwa dreimal so häufig als bei Frauen.

Unser eigentliches Thema betrifft die Diagnostik und besonders den Versuch der Frühdiagnose des Nierenkrebses. Wie schon eingangs erwähnt, steht es mit der Frühdiagnose des Nierenkrebses sehr übel, da die meisten Fälle erst in einem weit vorgeschrittenen Stadium klinisch nachweisbare Symptome machen und weil weiters häufig ganz kleine und klinisch nicht nachweisbare Tumoren weitausgebreitete Metastasen zeigen können. Ja, es sind in der Literatur zahlreiche Fälle bekannt geworden, in welchen Metastasen in ganz entfernten Organen die erste Möglichkeit gaben, an das Vorhandensein eines primären Nierentumors zu denken. Wir beobachteten an der Abteilung des Prof. Fränkel einen pulsierenden Tumor von Nußgröße an einem Ohrknorpel, welcher exstirpiert wurde und histologisch untersucht die Diagnose Hypernephrommetastase ergab. Trotz genauester Untersuchung konnte eine Lokalisierung des primären Tumors auf keine Weise ermöglicht werden und erst viele Jahre später konnten wir an der Abteilung Prof. v. Frischs bei diesem Falle einen großen Nierentumor feststellen, dessen Exstirpation zur Heilung des Kranken führte.

Mit weil. Prof. Neusser und gemeinsam mit Prof. Marburg beobachteten wir einen Kranken, dessen Symptomenbild von Anfällen von Rindenepilepsie und intermittierender Hämaturie beherrscht war; obgleich kein anderes Zeichen (kein Nierenschmerz, keine Schwellung) auf eine Nierenerkrankung hinwies, stellte Neusser damals die durch den weiteren Verlauf und endlich durch die Obduktion bestätigte Diagnose „Hypernephrom-Metastase" im Gehirn.

Die bedeutsamsten Symptome, die uns die Diagnose Hypernephrom ermöglichen, sind: 1. der in der Nierengegend fühlbare Tumor, 2. die Hämaturie und 3. die in der Nierengegend lokalisierten Schmerzen.

Wollen wir diese so vieldeutigen Symptome diagnostisch verwerten, so müssen wir einen Blick auf das weitere pathologische Geschehen und die Art des Wachstums der Geschwulst werfen. Die Tumoren der Niere, Karzinom und Hypernephrom haben die Tendenz, im Verlaufe ihres das Nierengewebe zerstörenden Wachstums sich in ganz bestimmte Richtungen hin weiter zu verbreiten, und zwar a) die Weiterverbreitung als Durchwachsung der Nierenkapsel, b) Weiter-

---

[1]) Die jüngsten von uns beobachteten Fälle von Grawitztumoren betreffen ein neunjähriges und ein elfjähriges Mädchen, die ältesten einen 27jährigen Mann und eine 68jährige Frau.

verbreitung durch Einbruch in die Nierenvenen (Geschwulstthrombose und Krebsembolie), c) durch Einbruch in das
Nierenbecken und d) durch karzinomatöse Infektion der
regionären Lymphdrüsen.

In der Zeichnung (Abb. 3) ist ein durch Nephrektomie gewonnenes Präparat, die Niere eines 50jährigen Mannes abgebildet.
Dieselbe enthält in ihrem oberen Pol einen etwa orangengroßen Tumor, der sich vom Nierengewebe mit einer fibrösen Kapsel absetzt, das eigentliche Nierenparenchym allseits zur Seite drängt und nach Durchbruch der Kapsel als knollige Masse die Oberfläche der Niere weit überragt. Die Geschwulst hat ferner das sonst normale Nierenbecken erreicht und durchbrochen und ragt als blutig imbibierter Zapfen frei in die Höhle des Nierenbeckens.

Es ist klar, daß der Einbruch ins Nierenbecken die Ursache für eine schwere Hämaturie abgegeben hat. Allerdings haben wir auch Fälle von Hypernephromen gesehen und beschrieben, in welchen der Tumor gerade bis ans Nierenbecken heranreichte, ohne dasselbe zapfenartig zu durchbrechen und doch beherrschte das Krankheitsbild eine lange Zeit dauernde, sehr heftige Nierenblutung.

Schon das Wachstum des Tumors innerhalb der noch nicht perforierten Kapsel, die Volumenzunahme des Organs innerhalb der fibrösen und fast unnachgiebigen Kapsel ist die Ursache schmerzhafter Empfindungen in der Nierengegend, welche die Kranken als ein fast kontinuierliches Gefühl des Druckes und der Schwere in der

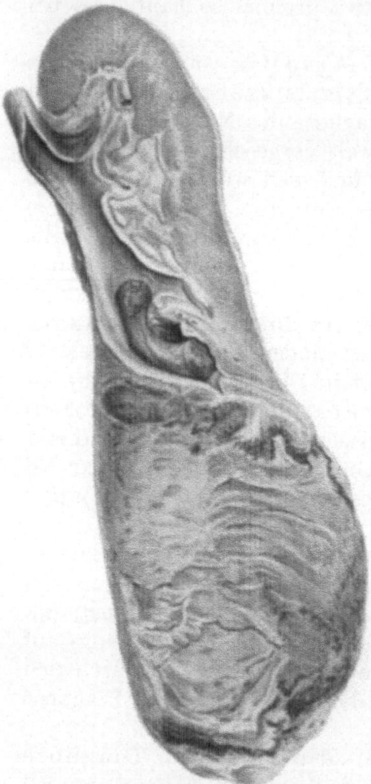

Abb. 3. Grawitztumor. Am oberen Nierenpol Durchbruch ins Nierenbecken.
(½ der nat. Gr.)

Nierengegend beschreiben. Unter dem Einfluß kongestiver Zustände
können die Schmerzempfindungen heftige Steigerungen erfahren, die
aber doch niemals den Charakter von wahren Nierenkoliken gewinnen.
Die Nierenkolik (richtiger Nierenbecken- und Ureterkolik) ist immer
eine anfallsweise auftretende wehenartige Schmerzattacke, die beim
Verschluß eines Ureters auftritt. Im Symptomenbild des Hypernephroms
treten nur dann wahre Nierenkoliken auf, wenn größere Blutgerinnsel
oder Tumorbestandteile den Nierenbeckenausgang oder den Ureter verstopfen oder wenn das Hypernephrom mit einem Nierenstein kombiniert

ist[1]). Die Nierenschmerzen im Symptomenbild des Nierenkarzinoms sind hervorgerufen durch die Erhöhung des intrakapsulären Druckes oder durch entzündliche Infiltration oder Perforation des Karzinoms durch die nervenreiche Nierenkapsel.

In der Niere sind es gerade zwei Plätze, von denen aus Schmerzen provoziert werden können. Während das Nierenparenchym als solches, wie die meisten parenchymatösen Organe des Abdomens geradezu schmerzunempfindlich ist, wovon man sich bei jeder in Lokalanästhesie durchgeführten Niereninzision überzeugen kann, ist sowohl die Kapsel der Niere als auch die Nierenbeckenschleimhaut zur Auslösung von Schmerzen besonders befähigt. An diesen beiden Stellen finden wir auch Anhäufungen nervöser Elemente.

Eine etwas ausführlichere Besprechung verdient die Analyse des Symptoms Hämaturie. In der ganzen Symptomatologie der urologischen Erkrankungen gibt es kein so vieldeutiges Symptom wie das Vorhandensein von Blut im Harn. Im Verlauf der meisten Erkrankungen — sei es, daß sie durch Traumen, Fremdkörper, Entzündungen oder Neugebilde verursacht sind — kommt es gelegentlich oder als dominierendes Symptom zur Entleerung blutigen Harnes. Dieses Krankheitszeichen ist es auch, welches dem Kranken meist so eindrucksvoll und auffallend erscheint, daß der Arzt aufgesucht wird und man muß es geradezu als einen Kunstfehler bezeichnen, in einem solchen Falle, in welchem vielleicht im Momente der Untersuchung der Harn nicht mehr bluthaltig gefunden wird, sich oder den Kranken mit einer nichtssagenden Diagnose wie z. B. Blasenhämorrhoiden oder blutiger Blasenkatarrh, essentielle oder arteriosklerotische Nierenblutung oder ähnlichem zu beruhigen oder zu vertrösten. In jedem Falle von Blutung aus den Harnwegen ist die genaueste Analyse des Symptoms und die Untersuchung mit allen Mitteln der modernen Urologie dringend vorzunehmen, da jeder Hämaturie eine organische Veränderung zugrunde liegt.

Jede Hämaturie, deren Begleitumstände nicht sofort auf eine vesikale oder urethrale Quelle und Ursache hinweisen, erweckt den Verdacht auf eine Nierenblutung aus einem Neoplasma der Niere. Kann man durch zystoskopische Untersuchung in einem Falle von Hämaturie die Harnblase als Ort der Entstehung der Blutung ausschließen und muß man daher annehmen, daß die Blutung aus einer oder beiden Nieren stammt, so kommen folgende differentialdiagnostische Erwägungen in Betracht:

1. Die Blutung bei entzündlichen Erkrankungen der Niere: Glomerulonephritis, Infarktbildung, akute embolische, septische Nephritis. Hier kann die Blutung ein- oder doppelseitig sein, im Harnsedimente werden verschiedenartige Zylinder nicht vermißt werden, bei der eitrigen Nephritis findet man Eiter und Bakterien im Sedimente.

---

[1]) Wir sahen kürzlich einen solchen Fall von Kombination eines Grawitztumors ohne Perforation ins Nierenbecken und primärem Uratstein daselbst.

Bei der allgemeinen Untersuchung wird man auf die Zeichen der Nephritis zu achten haben: Ödeme, Blutdrucksteigerung, Fieber, urämische Symptome.

2. Die Blutung bei der Tuberkulose der Niere. Namentlich in den Fällen von Frühtuberkulose der Niere mit Zerstörung einer Papillenspitze kann die Blutung so abundant sein, wie wir sie sonst nur bei Nierenkrebsen sehen. Die Anwesenheit von Eiter im Sediment des Harnes der blutenden Niere macht die Diagnose Nierentuberkulose wahrscheinlich, der Nachweis säurefester Bazillen daselbst, durch Färbung, Kultur oder Tierversuch, zur Gewißheit.

3. Die Blutungen bei Nierensteinen. Im Verlauf der Nierensteinkrankheit kommt es bekanntlich zu den typischen Anfällen von Nierenkolik, gefolgt von Hämaturie. Das zystoskopische Bild läßt in einem solchen Falle in der Regel Veränderungen an der Ureterpapille erkennen (Schleimhautblutungen, Ödem usw.). Beim Zusammentreffen von Schmerzanfällen in der Niere und blutigem Harn wird man nicht versäumen, durch eine Röntgenuntersuchung die Anwesenheit oder Abwesenheit von Nieren-Uretersteinen konstatieren zu lassen.

4. Die Massenblutungen bei der kongenitalen Zystenniere. Wir haben in den letzten zwei Jahren auffallend häufig (in fünf Fällen) schwere Nierenblutungen aus Zystennieren zu behandeln gehabt. Die Diagnose ergibt sich aus der Fühlbarkeit doppelseitiger „Traubennieren", großer grobhöckeriger Nierengeschwülste kombiniert mit den Zeichen der chronischen Nephritis. Die Behandlung bestand in diesen Fällen in Freilegung der blutenden Niere und Ignipunktur der Zysten.

5. Die Blutung bei Nierentumoren. Sind wir nach genauer klinischer Untersuchung des Falles in der Lage, durch den negativen Ausfall der Sedimentuntersuchung in bezug auf Zylinder und Bakterien eine entzündliche oder tuberkulöse Erkrankung der Niere auszuschließen und zeigt das Röntgenbild keine Schatten kalkdichter Konkremente, so muß in jedem Falle von Nierenblutung mit dem Verdacht eines Nierenkrebses gerechnet werden. Aus dem vielgestaltigen Bild der in der Klinik vorkommenden Formen von Hämaturie haben wir folgende Kennzeichen als besonders verdächtig auf Nierenkrebs hervorzuheben:

a) Die Blutung wird bei einem Patienten des mittleren oder hohen Lebensalters beobachtet. Sie tritt intermittierend ohne nachweisbare provozierende Ursache auf, ohne daß irgendwelche vesikale Symptome (Harndrang, Schmerzen beim Urinieren) in die Erscheinung treten. In der Zwischenzeit, d. h. zwischen den Anfällen von Blutung pflegt der Harn vollkommen normal zu sein.

b) Die Blutung tritt entweder monosymptomatisch auf oder sie ist begleitet von folgenden anderen Krankheitszeichen: Schmerzen in der Gegend einer Niere, daselbst ist ein Tumor fühlbar, auf der Seite des Tumors ist eine Varikozele nachweisbar (HOCHENEGGsches Symptom). Es besteht Blutdrucksteigerung, an der äußeren Körperbedeckung sind häufig Pigmentanomalien wahrzunehmen.

c) Besonders charakteristisch für die Blutung aus Nierentumoren, die ins Nierenbecken durchgebrochen sind, ist der Abgang von größeren Blutgerinnseln, die unter Umständen die Form eines Ausgusses des Nierenbeckens und Ureters zeigen können (Abb. 4). Der Verschluß des Nierenbeckens durch Ansammlung eines großen Blutkuchens daselbst führt zu den Erscheinungen einer intermittierenden Hämatonephrose (Kolikschmerzen, akut einsetzende Schwellung in einer Nierengegend), die besonders im Sinne der Diagnose papillärer Nierenbeckengeschwülste zu verwerten ist (ISRAEL).

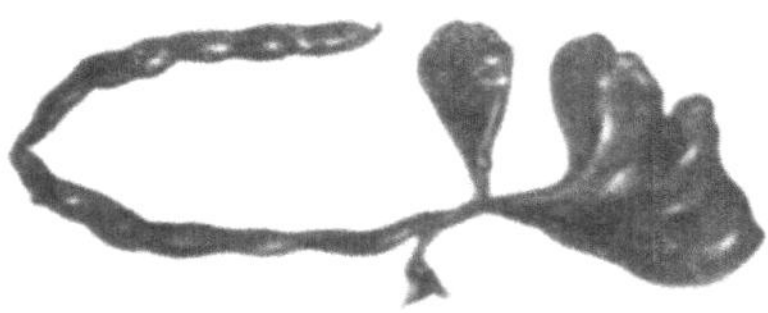

Abb. 4. Blutgerinnsel. Ausguß des Nierenbeckens und Ureters. Hypernephrom.

d) Durch mikroskopische Untersuchung der Gerinnsel und des Sedimentes des Harnes der blutenden Niere gelingt es mitunter, Tumorzellen in Form von Gruppen großer, heller, großkerniger Zellen nachzuweisen.

Wenn wir weiters das dritte Kardinalsymptom des Nierenkrebses, den in der Nierengegend fühlbaren Tumor einer Analyse unterziehen, so ist zunächst die Frage zu beantworten, unter welchen Umständen man überhaupt imstande ist, einen Tumor der Niere durch Palpation nachzuweisen. Der diffuse Nierenkrebs, der vom Nierenbecken ausgehend das ganze Parenchym schrittweise substituiert und sich innerhalb der fibrösen Kapsel der Niere ausbreitet, pflegt — eine lange Zeit wenigstens — die Grenzen der Kapsel nicht zu überschreiten und sowohl die Form als auch die Größe einer normalen Niere nicht zu übertreffen. Man erkennt dann die krebsige Entartung der Niere lediglich an einer ganz auffallenden Konsistenzvermehrung. Die Niere kann in solchen Fällen nahezu knorpelhart meist auch besonders druckempfindlich sein.

Ganz anders bieten sich die Hypernephrome der palpierenden Hand dar. Sie wachsen knotenförmig in der Niere und durchbrechen nach längerem Wachstum meistens die Oberfläche, die fibröse Kapsel der Niere und selbst Tumoren von der Größe einer Pflaume sind, wenn sie von der vorderen Wand der Niere und ihrem unteren Pole ausgehen, meistens mit großer Deutlichkeit nachzuweisen.

ISRAEL gelang der palpatorische Nachweis eines kirschengroßen, die Oberfläche der Niere überragenden Grawitztumors. Tumoren, die vom oberen Nierenpol ihren Ausgang nehmen, sind mitunter trotz recht beträchtlicher Größe der Palpation nicht zugänglich (siehe Abb. 3). Die große Mehrzahl der Tumoren jedoch — sobald sie über die Oberfläche der Niere hinausgewachsen sind — läßt sich mit großer Deutlichkeit tasten. Bei der Palpation, die wir in Rückenlage oder Seitenlage ausführen, nehmen wir auf folgende Umstände Bedacht:

1. Die Größe, die Oberflächenverhältnisse, höckerige Beschaffenheit und Konsistenz der Geschwulst und Druckschmerzhaftigkeit derselben.

2. Das Ballottement. Der Nierentumor ist fast ausnahmslos

zwischen den beiden palpierenden Händen an der vorderen und hinteren Bauchseite deutlich umfaßbar und gerade durch das beim Stoß von vorn nach hinten nachweisbare Ballottement mit großer Wahrscheinlichkeit als Nierentumor zu identifizieren.

3. Die Beweglichkeit und Verschieblichkeit des Tumors, und zwar die passive Verschieblichkeit bei Lagewechsel und bei Druck der palpierenden Hand, ferner die respiratorische Verschieblichkeit, wobei wir bemerken, daß die Niere an und für sich (entgegen den in den Lehrbüchern enthaltenen gegenteiligen Angaben) eine ausgesprochene respiratorische Verschieblichkeit besitzt, die umso deutlicher wird, je näher der Tumor der Zwerchfellkuppe sich entwickelt und je weniger infiltriert und fixiert sich der Hilus der Niere erweist. Aus der Berücksichtigung der Ergebnisse der Palpation können wir in diagnostischer und prognostischer Beziehung wertvolle Schlüsse ziehen. Die Inoperabilität eines Tumors ist manchmal nur aus seiner absoluten Unverschieblichkeit und Fixation an die umgebenden Weichteile und die Wirbelsäule zu erschließen, da wir aus dem letzteren Symptom Perforation der Tumormassen durch die Kapsel, Infiltration der Hilusdrüsen oder eine Geschwulstthrombose der Vena renalis und Cava mit Recht vermuten können.

Außer der Palpation können wir auch die einfache Inspektion in diagnostischer Beziehung gut verwerten: Wir können mitunter den Tumor bei der Betrachtung des entblößten Kranken sich deutlich abzeichnen sehen; eine Vorwölbung im Hypochondrium mit stark erweiterten Venen, die durch die Haut blau durchschimmern; in manchen Fällen ein ausgebreitetes Venennetz wie ein Caput medusae; besonders häufig zu findende Pigmentnävi und vor allem ausgedehnte Erweiterung der Venen des Samenstranges einer Seite (Varikozele) mit Tiefstand des Hodens; all dies sind Momente, die wir durch die einfache Inspektion bei der klinischen Untersuchung des Kranken erkennen können und die unsere Diagnose in die Richtung des Nierenkrebses lenken.

Freilich ist der in einer Nierengegend sicht- oder fühlbare Tumor nicht so ohne weiteres als Nierentumor zu identifizieren. Es kommen rechterseits die Tumoren der Leber, der Gallenblase, des Magens, des Colon ascendens, der Flexura coli hepatica, der mesenterialen Drüsen, auf der linken Seite Geschwülste der Milz, des Pankreas, des Magenfundus, der Flexura coli lienalis und selbst genitale Tumoren in differential-diagnostische Erwägung.

Zu den sichersten differential-diagnostischen Merkmalen des Nierenkrebses gehört das sogenannte HOCHENEGGsche Symptom. Schon die alten französischen Kliniker GUYON und seine Schüler wiesen auf das häufige Vorkommen von Varikozelen bei Nierengeschwülsten hin. Da aber die linksseitige Samenadererweiterung bei mehr als der Hälfte aller Männer ohne jede pathologische Bedeutung zu beobachten ist, so käme diesem Symptom nicht die große differential-diagnostische Bedeutung zu, wenn nicht HOCHENEGG auf eine besondere Eigentümlichkeit der bei Nierengeschwülsten vorkommenden Varikozelen hingewiesen hätte,

und diese ist die Persistenz der Varikozele auch bei Rückenlage des Patienten. Auch ist die bei Nierenkrebsen beobachtete
Varikozele zum Unterschied von der harmlosen habituellen Samenadererweiterung in der Regel schmerzhaft, ja sogar geeignet, quälende Schmerz-
paroxysmen auszulösen. Die Erklärung dieses Symptoms der Stauung
der Venen im Wurzelgebiete der Vena spermatica ist nicht allzu leicht.

Die Vena spermatica führt das Blut aus den Venengeflechten des
Samenstranges entweder direkt in die untere Hohlvene oder in die Vena
renalis (linkerseits). Daß große Tumoren der Niere durch einfachen
Druck auf das Mündungsgebiet der Samenvene zu einer Kompression und
Stauung in der letzteren führen können, ist ohne weiteres verständlich,
aber auch kleine Tumoren, die bei der Palpation als kaum wesentliche
Vergrößerungen der Niere in die Erscheinung treten oder Nierengeschwülste, die, vom oberen Pol der Niere ausgehend, niemals eine
Kompression der Vena spermatica bewirken können, zeigen mitunter
schon in einem relativ frühen Stadium das HOCHENEGGsche Symptom.
Das sind jene Fälle, bei welchen schon bei der klinischen Untersuchung
gerade aus der persistierenden Varikozele ein Einbruch des Tumors in
die Nierenvene wahrscheinlich wird. Es ist sogar in solchen Fällen der
Schluß erlaubt, bei rechtsseitiger Nierenblutung kombiniert mit rechtsseitiger Varikozele außer der Wahrscheinlichkeitsdiagnose eines Tumors
der rechten Niere mit Einbruch in die Vene auch die (der Norm nicht
entsprechende) Einmündung der rechten Vena spermatica in die Vena
renalis anzunehmen. Als Erklärung für die Varikozele bei Nierentumoren
wurde vielfach auch die Kompression der Samenvenen infolge von
karzinomatösen Hilusdrüsen angenommen. Für einen Teil der Fälle,
namentlich für die echten Karzinome der Niere mag dies gelten, die
karzinomatöse Drüseninfiltration ist jedoch beim Hypernephrom durchaus nicht häufig.

Die Propagation des Nierenkrebses in die Blutbahn, die zu einer
Geschwulstthrombose der Vena renalis und der Cava führen kann, ist
die häufigste Ursache für die Tendenz des Neoplasmas zur
Metastasierung, die in manchen Fällen schon in frühen Stadien die
Organe im Bereich des kleinen Kreislaufes befallen kann. Daher rührt
die ungeheure Häufigkeit von Lungenmetastasen des Nierenkrebses.
Diese Erkenntnis zwingt uns, in jedem auf Neoplasma der Niere verdächtigen Falle eine genaue Untersuchung der Thoraxorgane vor dem
Röntgenschirm durchzuführen, wenn es gilt, die Operabilität eines Tumors
zu bestimmen. Wenn wir auch auf dem Standpunkt stehen, daß das
HOCHENEGGsche Symptom allein eine Kontraindikation gegen die Vornahme der Radikaloperation des Nierenkrebses nicht bildet, da man
auch bei Geschwulstthrombose der Vena renalis noch Aussicht auf eine
radikale Heilung haben kann, so gibt uns doch der klinische Nachweis
einer weitgehenden Metastasierung (positiver Lungen-Röntgenbefund,
ferner in unregelmäßigen Abständen sich wiederholende Fieberanfälle,
ISRAEL) zusammen mit einer Unbeweglichkeit des Tumors mit starker
Fixierung an die Umgebung, namentlich hiluswärts, die ernstesten Be-

denken gegen die Vornahme der Nephrektomie; die Indikation zu dieser Operation könnte unter diesen Umständen nur in einer akuten lebensbedrohenden Nierenblutung gefunden werden.

Die Propagation des Tumors in der Richtung der Infektion der regionären Lymphdrüsen entlang der Vena cava und der Aorta macht sich im klinischen Bilde einmal durch Stauungserscheinungen im Gebiete der Vena cava und der Pfortader (Aszites und Caput medusae), andererseits durch Unbeweglichkeit und Unverschieblichkeit der Geschwulst geltend. Stößt man bei der Operation auf ausgedehnte Lymphdrüsenerkrankung, die die Vena cava und Aorta ummauern, dann erscheint eine radikale Entfernung des Tumors mit Ausräumung der Lymphdrüsenpakete als aussichtslos.

Außer den eben geschilderten Symptomen (Varikozele, Ergriffenheit der Lymphwege) kennen wir noch einzelne andere indirekte Symptome des Nierentumors, die aber meistens so vieldeutig und unspezifisch sind, daß sie nur im Zusammenhange mit einem oder mehreren der drei Kardinalsymptome für die Diagnose Nierenkrebs zu verwerten sind. Hieher gehören abnorme Pigmentationen, Naevi pigmentosi (Pigmentation der Lippenschleimhaut), Vitiligo und abnorm hoher Blutdruck, Symptome, welche im Sinne der alten GRAWITZschen Theorie von der Struma suprarenalis aberrata möglicherweise auf eine Hyper- und Dysfunktion des Nebennierengewebes hinweisen könnten. Entfernte Symptome, welche weiters den Gedanken an einen primären Nierentumor rechtfertigen, sind das Vorkommen von entfernten Metastasen namentlich in der Lunge, in den Knochen und Knorpeln, besonders wenn man an denselben das Phänomen abnormer eigener Pulsation wahrnehmen kann. Auch bei Spontanfrakturen der Rippen und der langen Röhrenknochen muß man an die Möglichkeit eines primären Nierentumors denken, da ja die Tendenz der Hypernephrome, Knochenmarkmetastasen zu setzen (ähnlich dem Karzinom der Mamma, Schilddrüse und der Prostata) allgemein bekannt ist.

Gerade die eben besprochenen späten und indirekten Symptome des Nierentumors gehören einem Stadium in der Entwicklung des Nierenkrebses an, in dem meistens die Frage, ob der Fall überhaupt noch operabel ist, ernstlich erwogen und diskutiert werden muß. Alle diese Symptome, die wir bis jetzt behandelt haben, sind die Zeichen einer relativ weit vorgeschrittenen Entwicklung des Krebses, welcher die Kapsel des Nierenbeckens oder gar das Venenlumen durchwachsen hat. Im Sinne einer Frühdiagnose sind alle diese Zeichen der klinischen Diagnostik kaum zu verwerten und fragen wir uns nun, was die Fortschritte der modernen urologischen Diagnostik für die Möglichkeit frühzeitiger Erkennung des Nierenkrebses leisten, so muß leider auch hier mit großer Skepsis geantwortet werden.

Die Röntgenuntersuchung der Niere verspricht mit ihren neuesten Vervollkommnungen, namentlich seit Einführung der Übersichtsaufnahmen mit der Buckyblende, in dieser Richtung hin einen Fortschritt. Auf guten Aufnahmen kann man mit aller Deutlichkeit die gesamte Kontur der Niere erkennen und es ist uns schon in mehreren Fällen gelungen, knollige Auftreibungen selbst im oberen Pole der Niere auf der Röntgenplatte darzustellen und für die Diagnostik Nierentumor zu verwerten. Die Versuche, durch Einblasung von Gas in das perirenale Gewebe (Pneumoradiographie des Nierenlagers, Rosenstein), ferner die präzise Darstellung der abdominellen Organe durch Einblasung von Luft oder Sauerstoff in die Bauchfellhöhle (Pneumoperitoneum), könnten wohl die Frühdiagnostik der Nierentumoren fördern, sie sind jedoch als nicht ganz ungefährliche diagnostische Methoden kaum geeignet, allgemeine Verbreitung zu finden. Dasselbe gilt auch von der Pyelographie, der Füllung des Nierenbeckens mit einer 20%igen Bromnatriumlösung, die unter Umständen besonders weitgehende Verziehungen des Nierenbeckens und einzelner Kalyzes bei Vorhandensein eines ins Nierenbecken durchgebrochenen Krebses zur Darstellung bringen kann. Namentlich zur Identifikation eines in der Nierengegend getasteten Tumors mit einem Nierentumor wird man unter Umständen dieser modernen Untersuchungsmethode nicht entraten können, aber auch diese Prozedur beinhaltet eine nicht unbedenkliche Gefährdung des Patienten, so daß wir uns nur im äußersten Notfalle, wenn alle anderen diagnostischen Methoden und Erwägungen uns nicht zum Ziele geführt haben, zur Vornahme der Pyelographie entschließen können und eigentlich die Vornahme der probatorischen Freilegung der Niere mit direkter Inspektion des Organes der Pyelographie vorziehen.

Die größten Fortschritte verdankt die Nierenchirurgie der Einführung des Ureterenkatheterismus und der funktionellen Nierendiagnostik. Durch diese Untersuchungsmethoden wurde die einseitige Nierentuberkulose, die Steinkrankheit der Niere, die Hydro- und Pyonephrose, der Nierenchirurgie erschlossen. Für die Neubildungen in der Niere ist allerdings die diagnostische Ausbeute aus diesen Untersuchungsmethoden eine relativ dürftige. Daß wir durch die Zystoskopie und die Harnleitersondierung die Einseitigkeit oder Doppelseitigkeit einer Nierenblutung erschließen können, darüber wurde schon berichtet. Es wäre an dieser Stelle auf ein diagnostisches Hilfsmittel hinzuweisen, welches einen Nierenbeckentumor, bzw. einen ins Nierenbecken durchgebrochenen Tumor der Niere wahrscheinlich macht. Es ist dies die Provokation einer heftigen Blutung durch das Verschieben des Ureterkatheters bis ins Nierenbecken, wo es zu einer Anspießung des im Nierenbecken befindlichen blutreichen Tumorgewebes kommen kann. So kann es kommen, daß schon während des Katheterismus des Ureters, selbst wenn man die Untersuchung im blutfreien Intervall durchgeführt hat, aus dem Ureterkatheter und neben demselben größere Mengen rasch gerinnenden Blutes abfließen (siehe Abb. 4).

Unsere Methoden der funktionellen Nierendiagnostik können uns beim Hypernephrom leicht vollständig im Stiche lassen. In der größeren Mehrzahl der Fälle ist ja der Tumor nur aus einem kleinen Abschnitt der Niere hervorgewachsen, während der größere Teil des sezernierenden Parenchyms intakt geblieben ist. Die in der Klinik gebräuchlichen Funktionsprüfungen, die Indigokarminprobe, die Phenolphthaleinprobe, der Phloridzinversuch, die Probe der experimentellen Polyurie, pflegen nur beträchtliche Zerstörungen des sezernierenden Gewebes anzuzeigen und so kann es kommen, daß selbst bei großen Tumoren, die Nierenfunktion eine unalterierte bleibt. Wenn aber der Tumor bereits eine weitgehende Propagation durchgemacht hat, ein Einbruch in die Venen oder ins Nierenbecken erfolgt ist, dann ist natürlich auf der Seite des Tumors die Nierenfunktion, gemessen mit unseren klinischen Methoden, in verschiedenem Grade alteriert. Bei den das Nierengewebe substituierenden infiltrierenden Krebsen pflegt die Nierenfunktion schon frühzeitig eine schwergestörte zu sein. Selbst ausgedehnte Geschwülste des Nierenbeckens, Papillome und papilläre Karzinome, können jedoch ohne jede Nierenfunktionsstörung einhergehen.

Wenn wir auf den eingangs zitierten diagnostisch-therapeutischen Grundsatz zurückkommen, daß man jeden Fall von Massenblutung der Niere, jeden Fall von ungeklärten Schmerzen in der Nierengegend und jeden Fall von in Rückenlage persistierender Varikozele für verdächtig auf Nierenkrebs hält, so ergibt sich daraus die therapeutische Schlußfolgerung, daß man sich unter solchen Umständen mit einer vagen Diagnose keineswegs begnügen darf und daß man teils aus Gründen einer unerläßlichen diagnostischen Klarstellung des Falles, teils aus Gründen einer möglichst frühzeitigen Radikaloperation die chirurgische Intervention, d. i. die Freilegung und eventuelle Exstirpation des erkrankten Organs in Angriff nehmen muß.

Dieser radikale, heute wohl von allen Chirurgen geteilte Standpunkt ist die Konsequenz der Erkenntnis, daß man bis jetzt über keinerlei Mittel verfügt, um den beginnenden oder vorgeschrittenen Nierenkrebs zur Heilung zu bringen, außer die radikale Operation.

Die Erfolge der Bestrahlungstherapie der malignen Nierentumoren sind außerordentlich geringfügig. Weder mit Röntgentiefenbestrahlungen noch mit Radiumapplikationen ist es jemals gelungen, einen Nierenkrebs zu beseitigen. Wohl sind Fälle bekanntgeworden, in denen Metastasen des Karzinoms an leicht zugänglichen Stellen der Körperoberfläche durch eine Radiotherapie gänzlich zum Verschwinden gebracht werden konnten. Den so tief und versteckt liegenden primären Nierentumor mit absolut wirksamen Dosen des Röntgenlichtes zu behandeln, verbietet sich auch schon wegen der mit einer solchen Behandlung unausweichlich verbundenen schweren Gefährdung der anderen drüsigen Organe des Bauchraumes, der Leber und Milz, des Pankreas, des Magens und Darmes.

Wir selbst konnten niemals, auch bei ganz oberflächlichem Sitz von Metastasen, einen günstigen Einfluß der Bestrahlungen konstatieren. Es müssen wohl ganz bestimmte histologische Strukturen bei den Tumoren vorhanden sein, die auf die Röntgenbestrahlung günstig reagieren. Wohl machen wir grundsätzlich von der prophylaktischen Strahlentherapie Gebrauch nach der operativen radikalen Entfernung des Tumors.

Geradeso wie die Bestrahlungstherapie haben andere Versuche, auf innerlichem Weg durch Medikamente den Tumor zu beeinflussen, absolut versagt.

Aus dieser Erkenntnis der vollständigen Aussichtslosigkeit jedweder anderen Therapie ergibt sich die Indikationsstellung, in jedem auf Nierentumor verdächtigen Falle so frühzeitig als möglich durch Freilegung des Organs eine direkte Inspektion, Palpation und eventuelle Probepunktion vorzunehmen und die Entfernung der Niere mit ihren Kapseln und dem sie umgebenden Fett anzuschließen. Als absolute Kontraindikation gilt uns der Nachweis von Metastasen in den inneren Organen, namentlich in den Lungen, der Leber, ferner die so weitgehende Verwachsung des Tumors mit seiner Umgebung, den großen Gefäßen, dem Bauchfell und den Organen in der Bauchhöhle, daß schon aus technischen Gründen eine Radikaloperation aussichtslos erscheint.

Über die Technik der Operation genügen wenige Bemerkungen. Wir führen die Nephrektomie in der Regel von einem lumbalen Schnitte extraperitoneal aus und legen auf die sorgfältigste Entfernung des die Niere umgebenden Kapsel- und Fettgewebes mit genauester Blutstillung das größte Gewicht. Der Schnitt soll ein möglichst großer sein, damit der Zugang zu den großen Hilusgefäßen ein möglichst übersichtlicher sei. Wir waren in mehreren Fällen gezwungen, die Vena renalis, die sich von Geschwulstmassen gefüllt erwies, bis zu ihrer Einmündung in die Vena cava frei zu präparieren und unmittelbar an derselben zu ligieren. Auf diese Weise konnten wir in einzelnen Fällen, selbst bei nachgewiesenem Einbruch des Tumors in die großen Venen, noch eine lange Zeit anhaltende vollkommene Heilung erzielen.

Der transperitoneale Weg, bei welchem man den zweifellosen Vorteil hat, als ersten Akt der eigentlichen Nierenexstirpation die Ligatur der großen Gefäße vornehmen zu können, empfiehlt sich am meisten bei den großen Tumoren, die man bei der Palpation beinahe direkt unter den Bauchdecken tasten kann. Diese Operation gelingt manchmal überraschend leicht und die frühzeitige Ligatur der großen Gefäße bedeutet immerhin einen gewissen Sicherheitskoeffizienten, da dieselbe verhindert, daß bei den groben Manipulationen der Nierenexstirpation Tumorgewebe in die Zirkulation hineingepreßt wird.

Die operative Mortalität des Nierenkrebses ist eine relativ hohe. WATSON und CUNNINGHAM berechneten aus einer Sammelstatistik von 143 Nephrektomien wegen Hypernephrom eine unmittelbare operative Mortalität von über 25%, ALBARRAN und IMBERT (1903) von 324 Fällen eine Mortalität von 22%. Dabei sind nur die vom Jahre 1890 operierten Fälle berücksichtigt. Vor 1890 war die Mortalität noch 60 bis 70%. Nach den Statistiken von ALBARRAN und IMBERT und HÉRESCO ist ungefähr die gleiche Mortalität bei den extraperitonealen und transperitonealen Operationen.

Die Ursache des Todes während und nach der Nephrektomie ist zumeist der Operationsschock. Es ist geradezu auffallend, daß der Operationsschock gerade bei der Exstirpation von Hypernephromen eine so besonders große Zahl von Opfern fordert. Wir selbst verloren drei Fälle im unmittelbaren Anschluß an die Operation, darunter einen Kranken, der allerdings in schwer ausgeblutetem Zustand zur Operation kam, noch auf dem Operationstische. In einem vierten Falle überfiel den Kranken, unmittelbar nachdem er vom Tische in sein Bett zurückgebracht worden war, eine so tiefe Synkope mit vollständigem Erlöschen der Herzaktion und Sistieren der Atmung durch mehr als eine Viertelstunde, daß man den Exitus als eingetreten ansah. In diesem Falle gelang es, den Kranken aus seiner todähnlichen Ohnmacht durch eine intrakardiale Adrenalininjektion ins Leben zurückzurufen und durch künstliche Atmung ihn wieder soweit lebensfähig zu machen, daß er eine beinahe ungestörte Rekonvaleszenz durchmachte und noch mehrere Jahre lebte. Nach meiner Meinung liegt die Ursache für die besondere Neigung der wegen Hypernephrom Nephrektomierten zu den schwersten Formen der Synkope und Asphyxie in der plötzlichen Verarmung des Organismus an Adrenalin. Wissen wir doch, daß die Narkose als solche zerstörend auf den Adrenalingehalt der Nebennieren und des Blutes wirkt und es ist nicht von der Hand zu weisen, daß das Gewebe des Hypernephroms sich in der Adrenalinproduktion ähnlich verhalten muß, wie ein Adenom der Nebenniere (Struma suprarenalis aberrata, GRAWITZ). Aus diesen Erfahrungen bildete sich bei mir die Gepflogenheit heraus, für jede Operation eines Nierenkrebses eine intravenöse Adrenalininjektion vorbereitet zu halten und beim ersten Anzeichen einer drohenden Synkope die Injektion ausführen zu lassen.

Von den Fällen, die die Operation glücklich überstanden haben, erkrankt ein hoher Prozentsatz an einer Rezidive des Tumors, und zwar sowohl lokaler Rezidive des Tumors als auch Metastasierung in lebenswichtigen Organen. In der Statistik von ALBARRAN und IMBERT über 324 Operierte, finden sich 95, also etwa ein Drittel der Fälle, die an Rezidiven innerhalb der ersten drei Jahre nach der Operation starben. Von den 90 Fällen, die in bestem Wohlbefinden nach der Exstirpation des Hypernephroms sich befanden, waren zwei 15 Jahre nach der Operation, drei 9 bis 12 Jahre und achtzehn 4 bis 7 Jahre nach der Operation gestorben.

Über das Schicksal der 143 Nephrektomierten nach der Statistik von WATSON und CUNNINGHAM sind folgende Zahlen von Interesse:

Unmittelbare operative Todesfälle 33.

Spätere Mortalität 43.

Überlebende 31.

Unbekanntes Resultat 36.

Diese traurigen Statistiken über die Dauerresultate der operativen Behandlung des Nierenkrebses haben sogar schon zu dem Vorschlage geführt, das Hypernephrom überhaupt nicht mehr chirurgisch anzugehen, sondern sich auf den Versuch einer Strahlentherapie und medikamentöse Behandlung zu beschränken.

Dieser von französischer Seite ausgehende Vorschlag verdient wohl mit Recht zurückgewiesen zu werden, da ja die nichtoperative Behandlung eine Mortalität von 100% hat und demgegenüber die chirurgische Radikaloperation immerhin mit etwa 30% von Dauerheilungen rechnen kann.

Es ist die Hoffnung berechtigt, daß in Zukunft die Resultate der chirurgischen Behandlung des Nierenkrebses sich allmählich bessern werden. Zur Erreichung dieses Zieles ist aber die Forderung aufzustellen, daß die Frühdiagnose möglichst gefördert werde. Wie Ihnen meine Ausführungen gezeigt haben dürften, sehen wir Fachärzte die Fälle leider oft in einem so vorgeschrittenen Stadium der Erkrankung, daß eine operative Hilfe als beinahe aussichtslos erscheint. Es ist die unabweisliche Pflicht des Hausarztes der Patienten und der praktischen Ärzte überhaupt, schon beim ersten, wenn auch sehr wenig ausgesprochenen Symptom einer Nierenaffektion an die Möglichkeit eines Nierenkrebses zu denken, die fachärztliche Klärung des Falles zu veranlassen und womöglich die operative Freilegung des suspekten Organes zu beantragen. Unter dieser Voraussetzung wird es zweifellos möglich sein, auch die im Beginne stehenden Fälle von Nierenkrebs operativ zu behandeln und dadurch unsere Operationsstatistik wesentlich zu bessern.

# Das Blasenkarzinom.

## Von
## Privatdozent Dr. Oswald Schwarz.

Das Grundproblem des Karzinoms ist seine Malignität. Nun kennen wir bei verschiedenen Organen gleichsam Vorstufen des Karzinoms, so das Ulcus callosum ventriculi, oder das Adenom der Prostata, beim Blasenkarzinom ist es das Papillom. Während nun die Diagnose der malignen Degeneration eines Prostataadenoms gewöhnlich kaum möglich, und bei Ulcus ventriculi sehr schwer ist, ist sie beim Blasenpapillom ein anstrebenswertes und meist auch erreichbares Ziel der Diagnose; daher müssen wir auch das Papillom in den Kreis unserer Untersuchungen ziehen.

Die Schwierigkeit der Differentialdiagnose nun zwischen benignen und gewissen malignen Tumoren der Blase besteht nicht nur für die Klinik, sondern auch für die Histologie, so daß in der Literatur eine ziemliche Unstimmigkeit hinsichtlich Nomenklatur und Systematik herrscht. In jüngster Zeit hat FJALAR STENIUS aus der chirurgischen Klinik der Universität Helsingfors einen überaus sorgfältigen und interessanten Beitrag zu dieser Frage geliefert, dessen Ergebnisse wir im folgenden wiedergeben.

STENIUS teilt die Blasentumoren in vier Gruppen: Benigne Papillome, maligne Papillome, papilläre Krebse und solide Krebse. Die benignen

Papillome treten größtenteils solitär und gut gestielt auf und entspringen alle aus der sogenannten paratrigonalen Zone. Sie besitzen ein mehrschichtiges Übergangsepithel, das sich nur durch eine geringe Zunahme der Kerngröße vom normalen Blasenepithel unterscheidet. Dazu kommt in der Geschwulstbasis ein meistens nur sehr geringes Rundzelleninfiltrat. Die malignen Papillome treten öfters multipel und breit aufsitzend auf, auch ihr Lieblingssitz ist das paratrigonale Gebiet. Die Grenze des Epithels gegen das Stroma ist scharf, doch ist durch eine beträchtliche Ungleichmäßigkeit hinsichtlich Form und Anordnung der Zellen eine gewisse Unruhe in ihr Epithel gekommen. Die Befunde von ZUCKERKANDL und von BÜRGER über Anaplasie des Epithels konnten bestätigt werden. Diese Veränderungen des Epithels müssen als morphologische Zeichen einer beginnenden Malignität der Geschwülste aufgefaßt werden. Auch das Rundzelleninfiltrat an der Basis ist stärker als bei den gutartigen Tumoren, und besonders durch das Überwiegen der Plasmazellen charakterisiert. Bei den papillären Karzinomen finden wir bereits das charakteristische epitheliale Tiefenwachstum, die papilläre Architektur wird in den zentralen und basalen Teilen immer mehr verwischt und durch eine alveolare Struktur ersetzt. Das Karzinoma solidum endlich tritt überwiegend als Medullarkrebs auf.

Die durchgängige Verwandtschaft aller dieser Tumoren ergibt sich besonders deutlich aus dem Studium der Rezidivgeschwülste: Die Rezidive der benignen Papillome treten nämlich in der Form benigner wie maligner Papillome und als papilläre Krebse auf und bei multiplen Rezidivgeschwülsten haben die einzelnen Tumoren oft ganz ungleichen histologischen Charakter. Besonders bemerkenswert ist, daß Rezidive maligner Papillome einwandfrei gutartigen Charakter haben können. Weiter ist hier an die maligne Degeneration ursprünglich gutartiger Tumoren zu erinnern, die gelegentlich auch erst nach zehn bis fünfzehn Jahren auftreten kann.

Aus dem Gesagten ergibt sich zunächst die praktisch wichtige Tatsache, daß die Untersuchung peripherer, spontan entleerter oder operativ gewonnener Tumorstückchen keinen Anhaltspunkt für die Charakteristik des Tumors liefern kann oder muß, da trotz gutartigen Charakters der oberflächlichen Schichten die basalen Anteile weitgehend maligen umgewandelt sein können. Wir sind also für die Diagnose der Malignität eines papillären Tumors auf das zystoskopische Bild resp. den Eindruck angewiesen, den solche Tumoren machen, wobei im großen und ganzen zu sagen wäre, daß der maligne Tumor durch eine zunehmend plumpere Form der Zotten und das massivere Gefüge des Tumors charakterisiert ist.

Klinisch· ist das Kardinalsymptom aller Blasentumoren die Blutung. Nun ist die Hämaturie an sich ein überaus vieldeutiges Symptom, dessen ätiologische Analyse auf rein klinischem Wege nur in relativ wenigen Fällen gelingt. Es sind das die Blutungen aus der vorderen Harnröhre (sie sind eigentlich nicht zur Hämaturie zu zählen), Blutungen bei akuter Nephritis, bei bereits palpablen Nierentumoren und bei röntgenologisch nachweisbaren Nierensteinen. Das Gros aller Blutungen aus dem

Harntrakt ist aber nur durch Zystoskopie zu lokalisieren, woraus sich die praktische Grundregel ergibt: Jeder Fall von Hämaturie ist zystoskopisch zu untersuchen.

Die Blutung bei Tumoren der Blase ist durchaus uncharakteristisch: Kleinste Papillome können zu schweren Blutungen führen, große Tumoren zu ganz unscheinbaren. Die Blutung kann einmalig, periodisch oder sehr langdauernd sein, und ich erinnere mich mehrerer Patienten, die dank ihrer schon an Indolenz grenzenden Sorglosigkeit ein halbes bis dreiviertel Jahr ununterbrochen blutigen Harn entleert haben.

Solche Beobachtungen führen zu einer zweiten, für die Beurteilung übrigens jeder Art von Hämaturie wichtigen Regel: Im Gegensatz zu Blutungen aus anderen Organen sind die urologischen Blutungen in der weitaus überwiegenden Mehrzahl der Fälle durchaus harmlos. Trotz des imponierenden Charakters solcher Blutungen darf man nicht vergessen, daß ja der größte Teil der entleerten Flüssigkeit Harn ist, und verhältnismäßig geringe Blutbeimengungen durch die starke Färbekraft des Blutes die Intensität der Blutung weit übertrieben erscheinen lassen. Im allgemeinen gilt es als Grundsatz, daß die beste Therapie einer Hämaturie Ruhe ist, von seiten des Patienten wie von der des Arztes, da bei Ruhigstellung die meisten Blutungen die Tendenz zum spontanen Aufhören haben. Dazu kommt noch, daß wir außer der chirurgischen Therapie so gut wie gar keine Möglichkeit einer verläßlichen und dauernden Blutstillung haben, die, wie erwähnt, ja meistens auch gar nicht nötig ist[1]). Der Rat, blutende Patienten ruhig liegen zu lassen, steht anscheinend im Widerspruch zu der Forderung, solche Fälle rasch zu zystoskopieren; der Widerspruch löst sich aber durch Berücksichtigung der Frage, was im gegebenen Falle das Zweckmäßigere oder einzig Mögliche ist. Werden Sie z. B. meine Herren, fern von spezialistischer Hilfe zu einer Blasenblutung gerufen, so sollen Sie eben wissen, daß eigentlich Eile nicht not tut, und sie dem Patienten unter Umständen mehr leisten, wenn Sie nichts tun. Einschalten möchte ich bei der Gelegenheit die Warnung vor der Eisblase, denn einmal hilft sie nichts, andererseits reagiert die Blase auf nichts so ungünstig wie auf Kälte. Haben Sie jedoch die Möglichkeit, selbst oder durch Hilfe eines Spezialisten eine Zystoskopie vorzunehmen, so ist das Zystoskopieren noch während der Blutung oft eine ganz außerordentliche Erleichterung für die Diagnose. Es ist nämlich gar nicht immer so leicht, die Quelle einer Blutung festzustellen, wenn es einmal nicht mehr blutet. Das gilt besonders für das Ausschließen einer prostatischen Blutung bei halbwegs größerem Mittellappen. Sehen Sie aber das Blut aus dem Mittellappen tropfen, oder aus einem Ureter herauskommen, so ist die Diagnose damit im ersten Falle gestellt, im zweiten Falle sehr weit wenigstens vorgeführt. Die technischen Schwierigkeiten des Zystoskopierens während der Blutung brauchen Sie nicht zu

---

[1]) Einige in letzter Zeit angestellte Versuche scheinen zu zeigen, daß das „Stryphnon" (Pharmaz. Industrie A. G. Wien) in 2% Lösung eine momentan styptische Wirkung hat.

überschätzen, in der weitaus überwiegenden Mehrzahl der Fälle gelingt die Untersuchung ohne wesentliche Schwierigkeiten. Bei dieser Gelegenheit möchte ich Ihnen noch rasch eine, allerdings von vielen Ausnahmen getrübte Regel mitteilen: Gelingt das Reinspülen der Blase rasch und leicht, so stammt die Blutung wahrscheinlich aus der Niere, während es umgekehrt oft vieler Mühe bedarf, eine blutende Blase blutfrei zu spülen.

Das zweite, allerdings schon wesentlich weniger bedeutungsvolle Symptom der Blasentumoren sind die Miktionsstörungen. Sie fehlen bei den Papillomen fast regelmäßig, was nicht weiter verwunderlich ist, wenn man bedenkt, daß diese Tumoren ihren Lieblingssitz in der paratrigonalen Zone haben, sich auf die Schleimhaut beschränken und gewöhnlich keine reaktive Entzündung derselben hervorrufen. Dagegen gehören sie zu den regelmäßigen, wenn auch ganz uncharakteristischen Begleitsymptomen der infiltrierenden Karzinome. Beiläufig erwähnt sei ein Symptom, das die verhältnismäßig sehr seltenen kleinen Papillömchen an der Übergangsfalte gelegentlich begleitet. Es legt sich nämlich manchmal ein solcher Tumor während der Miktion vor das Orifizium und unterbricht den Harnstrahl, so daß das Symptom des sakkadierten Urinierens entsteht. Es ist im großen ganzen für diese Papillome charakteristisch und kommt höchstens noch bei einer Sphinkterhypertonie vor. Die Miktionsstörungen führen den Patienten, zumindest den männlichen — Frauen sind diesbezüglich weitaus toleranter und weniger verwöhnt — bald zum Arzt und ermöglichen zystoskopische Untersuchung und damit Diagnose.

Um so ernster ist endlich das dritte Symptom, oder besser gesagt Begleiterscheinung der Blasentumoren: die Infektion. Man kann ruhig sagen, daß das Hinzutreten einer Infektion oft genug das Schicksal der Patienten besiegelt, und die oft geäußerte Meinung, das Blasenkarzinom sei eigentlich nicht lebensgefährlich, hat insofern ihre Berechtigung, als die Kranken eher der begleitenden Infektion, als dem Grundleiden erliegen. Die Infektion tritt gewöhnlich spontan, d. h. auch vor jedem instrumentellen Eingriff auf und befällt natürlich zunächst die Blase. Gerade das häufige Entleeren eines jauchig übelriechenden Harnes gestaltet das Leiden zumal in den Endphasen zu einem so überaus qualvollen für Patient und Umgebung.

Auch hier möchte ich, meine Herren, die Gelegenheit nicht vorübergehen lassen, Sie auf die Dringlichkeit der zystoskopischen Untersuchung eines Harnkranken aufmerksam zu machen. Hinter der, nur auf erhöhte Miktionsfrequenz und mehr oder weniger getrübten Harn begründeten Diagnose „Zystitis" verbergen sich nahezu alle Krankheitsbilder des Harntraktes. Eine Zystitis, die mit oder auch ohne Behandlung länger als zwei bis drei Wochen dauert, ist nie eine unkomplizierte Erkrankung. Bei jungen Leuten denken Sie in erster Linie an die Tuberkulose, bei älteren Männern an Prostatahypertrophie oder das Karzinom. Ich will die Häufigkeit des Karzinoms resp. die Karzinomangst auch unter den Ärzten gewiß nicht übertreiben, aber schließlich und endlich gibt es kaum einen verhängnisvolleren Mißgriff, als ein Karzinom zu übersehen.

Leider beschränkt sich nun die Infektion nicht nur auf die Blase, sondern greift früher oder später mit Sicherheit auf die Nieren über. Was man da bei Obduktionen, und man hat gerade bei den Blasenkarzinomen hiezu allzu reichliche Gelegenheit, zu sehen bekommt, spottet jeder Beschreibung. Die Pyelonephritis und Pyonephrose sind nicht nur die Ursachen des spontanen Todes dieser Kranken, sondern auch das Haupthindernis erfolgreichen Operierens.

Wenden wir uns nun zu der Therapie der Blasentumoren, so möchte ich, um etwas hellere Lichter in das bisher dunkel geratene Gemälde zu setzen, Ihnen, meine Herren, versichern, daß wir in den letzten zehn Jahren ganz bedeutende Fortschritte in der Therapie der Blasentumoren gemacht haben, natürlich lange noch nicht befriedigende, aber sie sind immerhin wesentliche.

Bezüglich der Papillome hat sich jetzt allgemein die Ansicht durchgesetzt, daß ihre blutige Operation bei eröffneter Blase unbedingt zu verwerfen ist. Die Gefahr dieser Operation besteht nicht etwa in zu geringer Radikalität, sondern in den nahezu unvermeidlichen Impfmetastasen. Überall auf der Blasenschleimhaut, wohin ein kleinstes Tumorpartikelchen fällt, geht die Drachensaat auf in Form neuer Papillome. Und wenn Sie sich daran erinnern, daß derartige Sekundärtumoren gewöhnlich maligen und multipel sind, werden Sie leicht einsehen, daß derartige Operationen mehr Unheil als Segen stiften. Die zweite typische Metastasierungsstelle, wenn man von Metastasen hier wirklich sprechen kann, ist die Bauchnarbe. Hier finden sich nahezu ausnahmslos dann echte Karzinome. Technisch ist die Operation, wenn man gelegentlich gezwungen ist, sie doch auszuführen, sehr einfach, es genügt den Geschwulstboden ovalär zu umschneiden und die Wunde mit wenigen Nähten zu schließen. Die Heilung ist eine narbenlose.

Es war daher ein wahrer Segen, als der Amerikaner EDWIN BEER vor ungefähr 13 Jahren ein neues Behandlungsverfahren für Blasenpapillome angab: Die Thermokoagulation. Hiebei wird der eine Pol eines Apparates, der im wesentlichen einem Diathermieapparat gleicht, mit einer Plattenelektrode, der andere Pol mit einer einem Ureterenkatheter gleichenden schlanken Elektrode verbunden; diese wird mit Hilfe eines gewöhnlichen Ureterenzystoskopes in die Blase eingeführt und dem Tumor angelegt. Durch die an der Elektrodenspitze sich entwickelnde Wärme wird die Geschwulstmasse koaguliert und nekrotisiert dann weiter in mehr weniger großem Umfange um die primär behandelte Stelle.

Auf diese Weise kann man in mehreren Sitzungen auch große Tumoren vollständig zerstören. Drängen Sie, meine Herren, bei derartigen Behandlungen nicht auf rasche Erledigung; es empfiehlt sich nämlich nicht, allzu große Partien in einer Sitzung zu verschorfen, da gelegentlich bei der sekundären Sequestration größerer Stücke stärkere Blutungen auftreten können. Sie sind zwar, wie wir ja besprochen haben, kaum je bedrohlich, aber überflüssig. Die Häufigkeit solcher Sitzungen ist ein geringer Nachteil gegenüber dem Umstand, daß diese Eingriffe ambulatorisch durchgeführt werden können, bis auf die Unannehmlichkeit der

Einführung eines Zystoskopes völlig schmerzfrei sind und soweit es scheint, von Dauererfolgen gekrönt werden. Bezüglich der Schmerzfreiheit möchte ich auf ein interessantes Phänomen aufmerksam machen. Das Tumorgewebe ist wie gegen die verschiedenen Strahlenarten auch gegen diese Hitzewirkung unvergleichlich weniger resistent als die normale Schleimhaut und vollkommen schmerzunempfindlich. Während wir große Tumoren leicht wegkoagulieren, gelingt es verhältnismäßig schwer, ein Loch in die normale Blasenschleimhaut zu brennen. Dieses Faktum, sowie die enorme Schmerzhaftigkeit einer Fulguration der normalen Schleimhaut stellen zwei wichtige Sicherungen dieser Methode dar. Sie kommen in Frage, wenn wir am Ende der Behandlung die Geschwulstbasis verätzen, denn mit Hilfe der Empfindlichkeit können wir die letzten Tumorreste zwar unangenehm, dafür aber sicher von dem das Operationsfeld umgebenden Ödem unterscheiden.

Die Resultate dieser Behandlung sind bei gestielten Tumoren, das sind also die gutartigen und malignen Papillome, ausgezeichnete hinsichtlich des Lokalrezidivs. In jüngster Zeit wurde darauf aufmerksam gemacht, daß auch nach der blutigen Operation Lokalrezidive manchmal erst nach zehn Jahren auftreten, so daß man erst nach dieser Zeit von einem radikalen Operationsverfahren sprechen kann. Da die Elektrokoagulation, wie erwähnt, schon über zehn Jahre geübt wird, ist es nach den bisherigen Erfahrungen wohl schon berechtigt, ihr auch nach diesen verschärften Kriterien den Charakter einer Radikaltherapie zuzusprechen. Selbstverständlich ist es, daß das Auftreten neuer Papillome an anderen Stellen der Blase von Lokalrezidiven scharf getrennt werden muß, ein Ereignis, mit dem man rechnen muß, da neuerdings wiederholt das sichtbare Papillom nur als Ausdruck einer latenten allgemeinen Papillomdisposition der Blasenschleimhaut angesprochen wurde. Echte Karzinome sprechen auf die Fulguration gar nicht oder doch viel schlechter an. Endlich liegt eine Mitteilung von Mac Donald vor, daß zwei sicher gutartige Papillome auf Fulguration malign degeneriert sind. Die Möglichkeit eines solchen unangenehmen Ereignisses muß zugegeben werden, da wir ja wissen, daß jegliche Irritation eines Neoplasmas zu einer solchen malignen Degeneration führen kann.

Da die Durchführung dieser Methode doch immerhin eine gewisse kostspielige Apparatur erfordert, wurde verschiedentlich versucht, die Elektrokoagulation durch eine Chemokoagulation zu ersetzen. Verwendet wurde Kollargol und Trichloressigsäure. Da diese Mittel jedoch nur oberflächliche Wirkung besitzen, kommen sie höchstens, wenn überhaupt, als vorbereitende Akte für die Elektrokoagulation in Frage.

Im Gegensatz zu den Papillomen kommt für die echten infiltrierenden Karzinome nur die blutige Operation in Betracht. Bevor wir darauf näher eingehen, sei nur noch mit einigen Worten auch hier einiger Versuche konservativer Behandlung gedacht. Es ist dies die Behandlung mit Röntgen und Radium. Die Röntgenbestrahlung erfolgt nach den üblichen Methoden der Tiefentherapie, wobei jedoch erfahrene Röntgenologen versichern, daß es nicht ganz leicht sei, die Blase mit der Klein-Felder-Methode genügend exakt einzustellen.

Das Radium wurde gewöhnlich in Form nadelartiger Radiumträger angewendet, die durch eine Sectio alta-Wunde direkt in den Tumor eingestochen wurden. Über die Erfolge dieser Behandlung läßt sich zusammenfassend sagen, daß sie in Deutschland sich nicht einbürgern konnte, während aus Frankreich und Amerika auch von zuverlässigen Beobachtern immer wieder aufmunternde Resultate gemeldet werden. Die Klinik MAYO z. B. hat vor der Operation eine obligatorische Vorbestrahlung eingeführt, ein Verfahren, das ja in Deutschland prinzipiell verpönt ist.

Wie für jede Radikaloperation eines Karzinoms sind auch für das Blasenkarzinom hinsichtlich der Beurteilung seiner Operabilität die Verhältnisse seiner lokalen und metastatischen Ausbreitung maßgebend. Was nun die ersteren betrifft, so ist zu sagen, daß das Karzinom in den submukösen Lymphbahnen der Blase weiterwächst, wobei das vollkommen normale Aussehen der Schleimhaut nichts von diesem unterirdisch sich abspielenden Zerstörungsprozeß ahnen läßt. Der zweite Ausbreitungsweg ist das perizystische Lymphnetz, so daß die Franzosen gelegentlich direkt von einer „Pericystite cancéreuse" sprechen; wir stehen also hier ganz ähnlichen Verhältnissen gegenüber wie bei der parametranen Ausbreitung des Uteruskarzinoms. Weniger bedeutungsvoll ist im großen und ganzen die echte Metastasierung, wenn auch zugegeben werden muß, daß die bisherigen Beobachtungen vielleicht nicht immer ganz die tatsächlichen Verhältnisse wiedergeben: Obzwar nämlich das Blasenkarzinom in allen Organen Metastasen setzen kann, scheinen ähnlich wie beim Prostatakarzinom Knochenmetastasen einen gewissen Vorrang beanspruchen zu können; sie entziehen sich natürlich meist dem klinischen Nachweis. So teilt der bekannte amerikanische Urologe KRETSCHMER drei Fälle von gut operablen Blasenkarzinomen mit, bei denen durch den röntgenologischen Nachweis multipler Knochenmetastasen die Operation ausgeschlossen wurde.

Die Radikaloperation des Blasenkarzinoms besteht nun in einer Resektion der Blasenwand, rund um das Karzinom im Gesunden durch ihre ganze Dicke hindurch, wobei allerdings mit Hinblick auf das submuköse Weiterkriechen des Karzinoms das Arbeiten im Gesunden oft genug ein stiller Wunsch nur bleibt. In der Mehrzahl der Fälle ist die Operation technisch nicht allzu schwer. Das Loch in der Blase läßt sich gewöhnlich wieder gut vernähen, die ausgezeichnete Heilungstendenz der Blasenwunden ermöglicht fast in allen Fällen eine mehr oder weniger rasche Heilung dieser Naht und es ist erstaunlich zu sehen, mit welch überraschender Regenerationskraft sich oft nur nußgroße Blasenreste zu sehr befriedigend funktionierenden Blasen restituieren. Die jüngst von VÖLKER angegebene Voroperation, die Blase zu extraperitonealisieren, hat Eingriffe auch an tiefer gelegenen Blasenabschnitten wesentlich erleichtert. Das große Crux aller Blasenoperationen ist dabei die Gefährdung des Ureters. Sei es, daß die Ausdehnung des Tumors, wie leider so häufig, eine Schonung der vesikalen Mündung des Ureters unmöglich macht, sei es, daß technische Schwierigkeit bei starker Perizystitis zu einer Verletzung des Ureters führen. Durch derartige, oft unvermeidliche Vorkommnisse wird der Erfolg dieser wie jeder anderen Blasenoperation stark in Frage gestellt. Die Implantation eines durchschnittenen Ureters in den Blasenrest ist zwar technisch kein schwieriger Eingriff, zeitigt gewöhnlich auch gute unmittelbare Resultate, wie aber große Nachuntersuchungen speziell von gynäkologischer Seite zeigen, gehen die zugehörigen Nieren doch immer früher oder später zugrunde. Wie speziell W. Latzko aufmerksam gemacht hat, ist die perivesikale Ausbreitung des Blasenkarzinoms ein wichtiger, in die Operationsmethode einzukalkulierender Faktor, und er hat dem Rechnung tragend eine neue, seiner erweiterten Uteruskarzinomoperationsmethode nachgebildete, denkbar radikale Methode zur Operation von Blasenkarzinomen ausgearbeitet. Alle diese Überlegungen und Erfahrungen drängen immer mehr zu dem Schlusse, daß beim Blasenkarzinom die Operation der Wahl die Totalexstirpation der Blase sein wird.

Bevor ich diese vom chirurgischen Standpunkt überaus interessante und bedeutende Operation auseinandersetze, will ich wenigstens mit einigen Zahlen die bisherigen Resultate der weniger radikalen Karzinomoperationen mitteilen; sie stammen vorwiegend von amerikanischen Autoren: Mac Donald operierte elf Fälle, bei denen sechsmal eine Uretertransplantation nötig wurde. Einer starb an Lungenembolie, zwei innerhalb zwölf Monaten an Karzinom, zwei wurden nach sechs Monaten wegen Rezidivs nachoperiert, sechs blieben dauernd gesund. Smith stellte aus der Literatur 666 Fälle von Blasenkarzinom zusammen. Von 244 partiell resezierten Fällen rezidivierten 43·7%. Von 442 Fällen, denen nur die Geschwulst exstirpiert wurde, traten in 88% Rezidive auf. Nach einem Bericht von Scholl wurden auf der Klinik der Brüder Mayo in den letzten zehn Jahren 333 Blasentumoren gesehen, wovon 262 ausführlich beobachtet werden konnten: 216 waren operabel; davon starben 51·8% innerhalb acht Monaten nach der Operation. Berücksichtigt man nur die einwandfreien Karzinome unter den operierten Fällen, so starben von 94 Fällen 71% in $7^1/_2$ Monaten; der Rest in $2^1/_4$ Jahren; bei Karzinoma solidum steigert sich die Mortalität im ersten Jahre nach der Operation auf 88%. Nach Lower sterben von den resezierten Fällen 52% innerhalb des ersten Jahres.

Diese gewiß sehr unerfreulichen Resultate drängten, wie ja schließlich auch bei den Karzinomen anderer Organe, zu größerer Radikalität beim Operieren. Das heißt in unserem Falle zur Totalexstirpation der Blase.

Die Exstirpation der Blase ist an sich eine technisch nicht allzu schwierige Operation und auch für den Patienten insofern keine allzu eingreifende, da ja die Blase kein lebenswichtiges Organ darstellt. Die technische Schwierigkeit und vitale Bedeutung der Operation besteht ausschließlich in der glücklichen Versorgung der durchschnittenen Ureteren. Denn wo auch immer man die Ureteren hin verpflanzt, werden sie ihrer Verschlußmuskulatur beraubt, und das Schreckgespenst aller urologischen Eingriffe, die Infektion der Nieren, ist kaum vermeidbar. Alle Modifikationen der totalen Blasenresektion beziehen sich daher auf die Ureterversorgung.

Außerordentlich viel Geist und chirurgische Erfindungsgabe wurde auf dieses Problem verwendet, doch es stellte sich, wie ja so oft im Leben, heraus, daß auch hier der erstgefundene Lösungsversuch auch der beste war. Er stammt von dem Prager Chirurgen MAYDL, der zunächst allerdings zu einem anderen Zweck, nämlich der Operation der Blasenektopie, die Ureteren mitsamt dem Trigonum in den Dickdarm verpflanzte, wodurch der physiologische Verschlußapparat der Ureterenmündungen erhalten blieb. Allerdings nur der Apparat, und es ist eigentlich für jeden physiologisch Denkenden keine Überraschung gewesen, daß aufsteigende Infektionen bei dieser Operation nicht zu verhindern waren, und die schöne chirurgische Idee nicht durch Dauerresultate belohnt wurde.

Eine zweite Gruppe von Operationsmethoden versucht diese Gefahr dadurch zu bannen oder zumindest auf ein erträgliches Maß zu beschränken, daß sie die Operationen nicht in dem von Stuhl und Bakterien überschwemmten Dickdarm einpflanzt, sondern in vorher ausgeschaltete Anteile desselben. Kurz erwähnt sei nur eine, von GERSUNY ersonnene, meines Wissens aber am Menschen noch nie versuchte Methode, ein Stück des Enddarmes vollkommen auszuschalten, herunterzuziehen, und neben dem Rektum innerhalb des Sphinkter ani zu befestigen. Der Sphinkter ani würde dann gleichzeitig auch als Sphinkter dieser neuen Blase funktionieren. SCHMIEDEN berichtet über zwei glücklich operierte Fälle, bei denen er die Ureteren nach Anlegung eines Anus praeternaturalis in den unteren Teil der Sigmaschlinge eingenäht hatte.

Die modernste Methode benützt das ausgeschaltete Coecum als Blasenersatz. Die Operation spielt sich in zwei bis drei Akte aufgeteilt folgendermaßen ab: Zunächst wird das Coecum ausgeschaltet und der Appendix in die Haut eingenäht. Durch einen in diese neue Urethra eingeführten Katheter wird nun das Darmstück wochenlang mit desinfizierenden Flüssigkeiten gespült und dadurch tatsächlich eine ganz außerordentliche Reduktion des Keimgehaltes erzielt. In einem zweiten Akte nun werden die Ureteren unmittelbar an der Blase abgetragen und in den Blinddarm eingepflanzt. Da die Distanz für den linken Ureter gewöhnlich eine zu große ist, empfiehlt es sich, um eine für die Einheilung sehr abträgliche Spannung zu vermeiden, das ausgeschaltete Darmstück gleich beim ersten Akt über der Wirbelsäule in der Mittellinie zu fixieren. Bei dieser zweiten Sitzung, oder eventuell in einer dritten, erfolgt dann die Resektion der Blase. Der Eingriff ist ein außerordentlich großer und erfordert technische Meisterschaft. Nichtsdestoweniger liegt die Gefahr der Operation nicht so sehr in dieser technischen Schwierigkeit, als in dem Umstand, daß zwischen den verschiedenen Akten viel Zeit vergeht, die gerade für Karzinomkranke unersetzlich ist. Die im großen ganzen erschreckende Mortalität dieser Operation steht damit im Zusammenhang, hauptsächlich deshalb, weil man sich bisher zu diesem radikalen Eingriff

nur bei desolaten Fällen entschloß. Eine etwas großzügigere Indikationsstellung dürfte sich zweifellos auch in besseren Resultaten auswirken.
Die Resultate der totalen Blasenresektion, wie sie nach verschiedenen
Methoden ausgeführt in der Literatur niedergelegt sind, sind folgende:
SCHEELE stellte aus der Literatur 62 Fälle zusammen, von denen 25
unmittelbar der Operation erlagen; 25 waren dauernd geheilt, über
vier fehlt eine weitere Angabe. JÄGER führt 34 Fälle mit $64 \cdot 7\%$ Mortalität an, PETROFF 62 mit $50\%$ Mortalität, BYSTROFF 84 mit $47 \cdot 6\%$
Mortalität. Die günstigste persönliche Erfahrung hat FEDOROFF: Er hat
von fünf operierten Fällen keinen an der Operation selbst verloren. Er
pflanzte die Ureteren nach dem alten MAYDLschen Vorschlag wieder in
die Flexur ein und hält das Risiko der aufsteigenden Infektion für geringer
als das der eingreifenden Voroperationen.

Alles in allem scheint also die Gefahr der totalen Blasenresektion
kaum größer als die der partiellen, was zu weiterem Ausbau dieser
Operation ermuntert.

Fassen wir also das ganze bisher Gesagte noch einmal zusammen,
so ergibt sich auch für das Blasenkarzinom dieselbe Schlußfolgerung wie
für das Karzinom aller anderen Organe, daß derjenige Arzt dem
Patienten den größeren Dienst leistet, der frühzeitig an die Möglichkeit des Karzinoms denkt, als der, der es dann nachher operiert.
Die Erfüllung der Forderung einer Frühdiagnose ist nun beim
Blasenkarzinom außerordentlich leicht, da wir ja das Karzinom
auch in seinen frühesten Anfängen mit dem Zystoskop diagnostizieren
können, wenn man nur blutigen oder trüben Harn nicht unterschätzt,
sondern als das betrachtet, was er eigentlich ist: nämlich als Alarm-
symptom.

# Das Prostatakarzinom.

Von

## Professor Dr. Hans Rubritius.

Die Prostata wird im höheren Alter überaus häufig namentlich von
zwei Erkrankungen befallen, der Prostatahypertrophie und dem Prostatakarzinom, welche, obwohl sie beide mit einer beträchtlichen Vergrößerung
des Organes einhergehen, in ihrem klinischen Verlaufe doch manche
Verschiedenheiten aufweisen. Die Prostatahypertrophie als die viel
häufigere Krankheit verursacht von allem Anfang an schwere Störungen
der Miktion, während das Prostatakarzinom oft erst sehr spät die Blasenentleerung behindert, gewöhnlich erst dann, wenn der Tumor bereits zu
ganz bedeutender Größe herangewachsen ist. Da ferner beim Prostatakarzinom auch andere Symptome in den Anfangsstadien der Krankheit

oft vollständig fehlen können, so ist es nicht zu verwundern, daß wir die Karzinome dieses Organes im allgemeinen erst spät und, leider, oft zu spät zur Behandlung überwiesen erhalten. Damit sei gleich an dieser Stelle darauf hingewiesen, daß der Prostatakrebs als eine überaus schwere Erkrankung mit ernster Prognose zu werten sei und daß wir ihm nur allzu häufig völlig machtlos gegenüberstehen. Es sei bemerkt, daß hier nur von dem primären Prostatakarzinom die Rede sein soll, als sekundärer Tumor ist es bei Karzinomen des Rektums, der Harnblase, der Samenblasen, des Penis und des Magens beobachtet worden. Über die Ätiologie des Prostatakarzinoms herrscht noch völliges Dunkel. Wir wissen nur, daß es sich manchmal auf dem Boden einer Prostatahypertrophie entwickeln kann, was noch des näheren ausgeführt werden soll.

Das Prostatakarzinom tritt nach der Art seiner Entwicklung und nach dem klinischen Verlauf in drei verschiedenen Formen auf, welche sich genau voneinander abgrenzen lassen.

Es sind dies:

1. Die maligne Entartung einer bestehenden Prostatahypertrophie.

2. Das Karzinom der Prostata, solange es auf die Drüse beschränkt ist.

3. Die sehr rasch wachsenden Formen, welche sehr bald Verbindungen mit dem Beckenbindegewebe eingehen, und die Guyon als Carcinose prostatopelvienne diffuse bezeichnet hat. Wir wollen diese Einteilung auch unserer Besprechung zugrunde legen.

## 1.

Auf die Tatsache, daß in einem nicht geringen Prozentsatz der klinisch als Prostatahypertrophien in Erscheinung tretenden Geschwülste im mikroskopischen Bild Zeichen maligner Entartung nachzuweisen sind, haben zuerst Albarran und Hallé hingewiesen. Sie fanden neben der typischen adenomatösen Hypertrophie atypische glanduläre Wucherungen mit Einbrüchen in die Umgebung. Die Häufigkeit des malignen Entartungsprozesses in Prostatahypertrophien schwankt nach den Angaben von Zuckerkandl und Tandler zwischen 10 und 20%. Von einigen Seiten wurden diese Befunde zwar angefochten; die nicht gar so seltenen Beobachtungen aber, daß man bald nach der Enukleation eines gutartigen Prostataadenoms ein Krebsrezidiv auftreten sieht, sprechen deutlich für die Richtigkeit dieser, seither auch von vielen anderen gesammelten Erfahrungen. Tandler und Zuckerkandl vertreten die Ansicht, es sei einerlei, ob Prostatahypertrophie in Karzinom übergeht oder mit diesem gemeinsam vorkommt. Nach ihren Untersuchungen ist die Entwicklung von kleinen Karzinomherden in einer bestehenden glandulären Hypertrophie im histologischen Bild unverkennbar. Ich bringe zur Veranschaulichung dieser Befunde zwei Abbildungen aus deren Abhandlung (Studien zur Anatomie und Klinik der Prostatahypertrophie, Julius Springer, Berlin), aus denen zu ersehen ist, wie einerseits (Abb. 1) neben gutartigen Wucherungen der Drüsensubstanz in einzelnen Lappen atypische Wucherungen bestehen

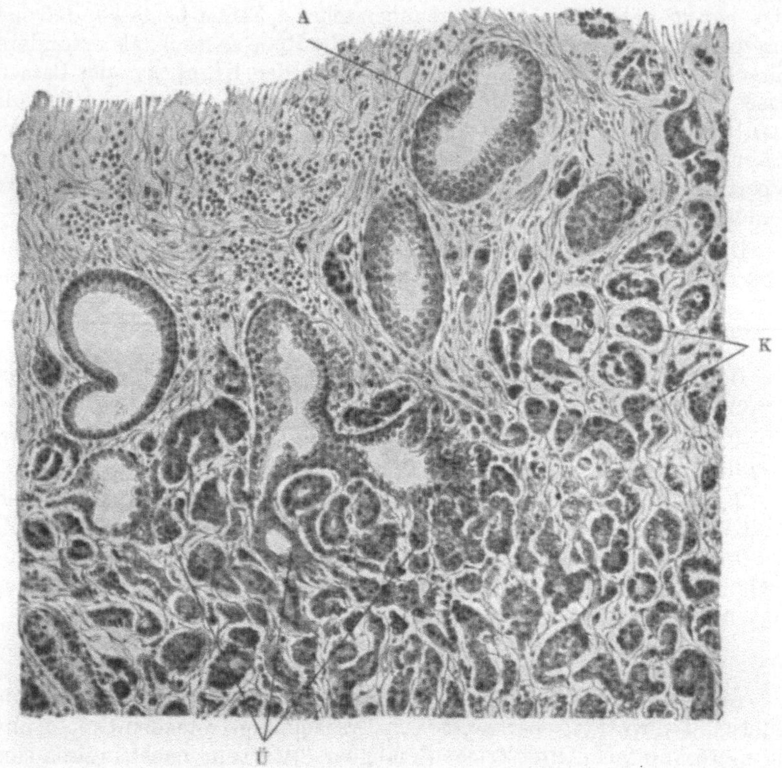


Abb. 1. Karzinom der Prostatahypertrophie.

A = Adenom, K = Karzinom, Ü = Übergänge vom Adenom zum Karzinom. Vergrößerung $^{140}/_1$.
(Aus Tandler u. Zuckerkandl, Studien zur Anatomie und Klinik der Prostatahypertrophie, 1922, Julius Springer, Berlin.)

und wie andererseits (Abb. 2) die regellos wachsenden Epithelmassen in unveränderte Drüsenkomplexe eindringen und das Stützgewebe infiltrieren.

Wenn das Karzinomwachstum auf das Gebiet der Drüsenhypertrophie beschränkt ist, so wird die Geschwulst klinisch immer nur den Eindruck einer gewöhnlichen Hypertrophie machen, man kann in solchen Fällen nicht erkennen, ob ein Karzinom vorliegt. Erst wenn man unter der Annahme einer Hypertrophie operiert, ist es manchmal auffallend, daß sich die Geschwulst schwer ausschälen läßt, besonders schwierig pflegt sich die Ausschälung unten gegen die Samenblasen zu gestalten, weil dort gewöhnlich zuerst der Einbruch in das Gebiet der eigentlichen Prostatadrüse vorbereitet ist. Die heute am häufigsten im Gebrauch stehende Operationsmethode für die Prostatahypertrophie ist die suprapubische Prostatektomie. Wenn wir nach einer solchen Operation nach dem Ergebnis der histologischen Untersuchung des gewonnenen Präparates erst darauf geführt werden, daß ein Karzinom vor-

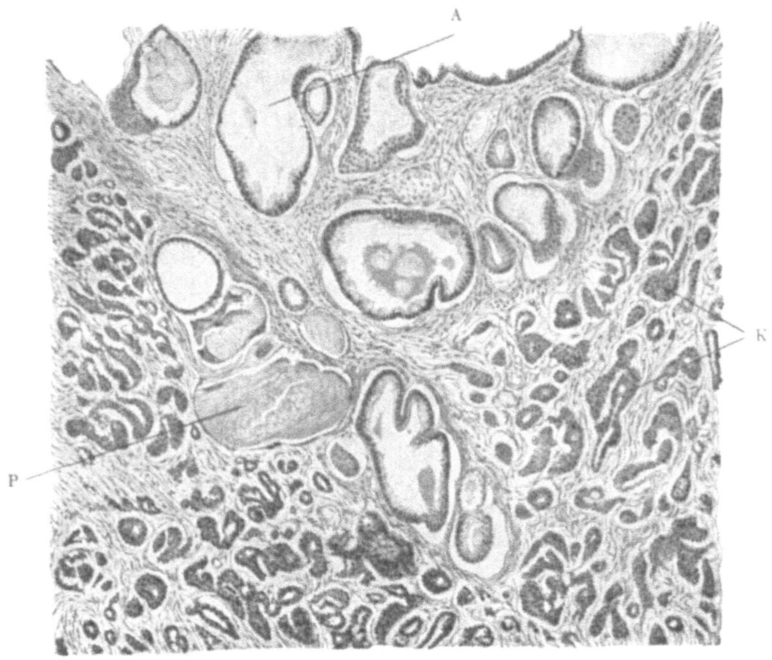

Abb. 2. Karzinom in Prostatahypertrophie.

A = Adenom mit zystisch erweiterten Drüsenräumen, K = Karzinom, P = Konkretionen in Drüsen. Vergrößerung $^{85}/_1$.

(Aus Tandler u. Zuckerkandl, Studien zur Anatomie und Klinik der Prostatahypertrophie, 1922, Julius Springer, Berlin.)

liegt, so wird in den allermeisten Fällen dieser Art ein rasch auftretendes Rezidiv zu befürchten sein. Und diesem gegenüber versagt dann unser operatives Können gewöhnlich vollständig. Gerade diese Fälle, bei denen wir nicht imstande sind, das Karzinom klinisch festzustellen, sind aus diesen Gründen die ungünstigsten, weil sie unter der falschen Annahme einer gutartigen Hypertrophie einer unzureichenden Operationsmethode zugeführt werden. Denn bei der suprapubischen Methode können wir uns nur darauf beschränken, einen abgekapselten Knoten auszuschälen. Die Entfernung einer malignen Geschwulst im Gesunden unter Mitnahme alles dessen, was dem Auge und dem Tastgefühl nach krank erscheint, ist auf diesem Wege unmöglich.

Von unseren Kranken, die wir unter der Annahme einer gutartigen Prostatahypertrophie operierten und bei denen erst die histologische Untersuchung die Diagnose Karzinom feststellte, bekamen alle sehr bald nach der Operation ein inoperables Rezidiv, dem sie gewöhnlich binnen Jahresfrist erlagen, ohne daß es zur Ausbildung von Metastasen gekommen wäre. Damit stimmen auch die Erfahrungen Zuckerkandls überein, der bei den Karzinomen, die sich auf Grund einer Hypertrophie entwickelten, niemals Metastasenbildung gesehen hat, welch letztere doch, wie wir noch hören werden, bei den eigentlichen Prostatakrebsen so häufig ist.

Bei einem Falle unseres Krankenmateriales ergab die mikroskopische Durchmusterung des gewonnenen Präparates glanduläre Hypertrophie, trotzdem konnte ich bei diesem Kranken zwei Jahre später ein inoperables Karzinom feststellen, welches bereits fest mit den Beckenknochen verwachsen war und durch eine plötzlich auftretende Hämaturie nach bestem Wohlbefinden in Erscheinung trat.

Mit Rücksicht auf das verhältnismäßig so häufige Vorkommen krebsiger Entartung in gutartigen Adenomen müssen wir eigentlich in jedem Falle von Prostatahypertrophie mit dieser Möglichkeit rechnen. Wir müssen uns aber auch stets vor Augen halten, daß wir die Karzinombildung im Adenom oft gar nicht oder erst sehr spät diagnostizieren können. Dieser peinlichen Situation können wir nur damit begegnen, daß wir alle Prostatahypertrophien rechtzeitig der Operation zuführen, womöglich noch früher, als wir es bisher getan haben.

Im Gegensatz zu diesen Formen von Karzinomherden in gutartigen Hypertrophien, welche sich der rechtzeitigen Erkennung und sicheren Diagnose entziehen, stehen dann die Fälle, bei welchen wir das Karzinom als solches leicht durch die Palpation feststellen können. Entweder kann man bei längerer Beobachtung eines solchen Falles den allmählichen Übergang von Hypertrophie in Karzinom entstehen sehen, oder es führt uns der klinische Verlauf zusammen mit dem Palpationsbefund zur richtigen Erkenntnis. Dieser ist dann gewöhnlich derart, daß man in einer deutlich vergrößerten Prostata mit glatter Oberfläche und von mittelharter Konsistenz irgendwo einen isolierten Knoten, einen Vorsprung oder einen Zapfen von auffallender Härte nachzuweisen imstande ist. Wir müssen annehmen, daß das Karzinom dann die Grenzen der Adenombildung überschritten und bereits die eigentliche Prostatadrüse ergriffen hat. Diese Fälle bilden den Übergang zur zweiten Gruppe von Prostatakarzinomen und sollen auch hinsichtlich der Therapie mit diesen zusammen besprochen werden.

2.

Diese Gruppe umfaßt die Fälle, bei denen das Karzinom in der noch unveränderten und intakten Vorsteherdrüse zur Entwicklung kommt. Wir wollen aber in diese Gruppe nur diejenigen Fälle einreihen, welche noch auf die Prostata beschränkt sind, die Kapsel noch nicht überschritten haben und noch keine Verbindungen mit dem Beckenbindegewebe und den Nachbarorganen eingegangen sind. Die karzinomatöse Drüse ist in ihren Dimensionen oft kaum vergrößert, lokal begrenzt; das Karzinom hat entweder die ganze Drüse oder nur einen Seitenlappen befallen. Die Diagnose ist gewöhnlich durch die Palpation vom Rektum aus leicht zu stellen. Die Drüse ist höckerig und fühlt sich knorpelhart an. Diese Formen zeigen ein rasches Wachstum, gehen sehr bald Verbindungen mit dem Rektum und der Blase ein; die Samenblasen sind beinahe immer mit ergriffen. Ihre Zusammenfassung in einer eigenen Gruppe geschieht hauptsächlich deshalb, weil sie gewöhnlich noch einer operativen Therapie zugänglich sind im Gegensatz zu denen der dritten Gruppe.

3.

Diese Formen, welche Guyon als Carcinose prostatopelvienne diffuse bezeichnet, sind vor allem durch das auffallend rasche Wachstum charakterisiert. Wir sehen diese Karzinome erst dann, wenn die krebsig erkrankte Drüse derb mit dem Beckenbindegewebe verwachsen ist, so daß der ganze Beckenring bei der rektalen Palpation als ein steinhartes, diffuses Infiltrat imponiert. Beide Formen, sowohl die der zweiten als auch die der dritten Gruppe, machen mitunter gar keine oder nur geringe Erscheinungen hinsichtlich der Blasenentleerung. Jedenfalls stehen die Störungen der Miktion in keinem Verhältnis zur Größe des Tumors; es ist ganz merkwürdig, daß ein winziges Prostataadenom schwerste Dysurie und Retention hervorrufen kann, während ein großes Prostatakarzinom die Miktion oft in gar keiner Weise behindert.

Ein häufiges Symptom ist die Hämaturie, welche ohne jede Veranlassungsursache manchmal aus bestem Wohlbefinden heraus in Erscheinung treten kann. Das Blutharnen tritt spontan auf und ist nicht von Schmerzen begleitet. Die Blutungen sind in ihrer Intensität ganz verschieden, manchmal nur terminale, beim Schluß der Miktion, manchmal ganz erhebliche. Der intermittierende Charakter der Hämaturie hält dann gewöhnlich während der ganzen Dauer der Erkrankung an.

Geradezu charakteristisch für das Prostatakarzinom sind die großen Schmerzen, welche es verursachen kann. Diese Schmerzen gewinnen manchmal direkt differentialdiagnostische Bedeutung und werden dauernd, anfangs nur in der Gegend des Dammes, später ausstrahlend in die Penisspitze und in die Tiefe des Beckens, gegen das Kreuzbein und im Verlauf der Oberschenkel empfunden. Des weiteren treten dann sehr heftige und den Kranken überaus quälende Ischialgien entweder einseitig oder beiderseitig auf, welche immer von dumpfen Kreuzschmerzen begleitet sind. Die Schmerzen sind durch Druck auf die Nervenstämme und durch Irradiation zu erklären.

Durch den Druck des Tumors auf das Rektum kommt es zu schweren Störungen. Man beobachtet hochgradige Obstipationen, die sich bis zur völligen Okklusion steigern können. Ist einmal die Schleimhaut des Rektums mit ergriffen, so kann sie geschwürig zerfallen und zu heftigen Katarrhen mit quälenden Tenesmen Veranlassung geben.

Bei den meisten Prostatakarzinomen kommt es zur Ausbildung von Metastasen. Wie schon erwähnt, scheinen nur die Formen der ersten Gruppe von den Metastasen verschont zu bleiben. Dies ist vielleicht damit zu erklären, daß bei diesen ein Stadium schwerer Dysurie mit Retention vorangeht. Es ist also die Möglichkeit nicht von der Hand zu weisen, daß die Kranken, bei denen Karzinombildung in einer Hypertrophie auftritt, noch vor der Ausbildung der Metastasen an ihrer Dysurie, bzw. an der schweren aufsteigenden Infektion der Harnwege, die sich ja bei allen Prostatikern mit Retention schließlich einmal einstellt, zugrunde gehen.

Die Metastasen finden sich zunächst in den Drüsen des kleinen Beckens und denen längs der großen Gefäßstämme. In den inneren Organen kommt es beim Prostatakarzinom überaus selten zur Metastasenbildung. Sehr häufig aber verursacht der Prostatakrebs Metastasen in den Knochen, deren genaues Studium wir RECKLINGHAUSEN, COURVOISIER, BAMBERGER und PALTAUF verdanken. Die Knochenmetastasen sind so eigenartig, daß man von einer osteoplastischen Form des Prostatakarzinoms spricht, sie können multipel auftreten und manchmal von einem ganz unbedeutenden primären Herd in der Prostata ihren Ausgang nehmen. Charakterisiert sind sie dadurch, daß sie den Knochen plastisch verdicken. Sie etablieren sich stets zunächst im Knochenmark, dann kommt es zu Auflagerungen neuer Knochensubstanz, zu ausgedehnter Sklerose und Eburnisation des Knochens. Sie finden sich besonders an den Knochen des Beckens, der unteren Extremitäten, namentlich des Femur, an den Schädelknochen, an den Rippen und an der Klavikula. Klinisch verursachen sie heftige Schmerzen und zeigen die Neigung zu Spontanfrakturen.

Die Prostatakarzinome zeigen im mikroskopischen Bild bald den Bau eines Adenokarzinoms, bald den eines Carcinoma solidum, je nachdem drüsiger Aufbau noch erkennbar ist oder nicht. Auch Kombinationen beider Formen sind nicht selten. Als Ausgangspunkt für die epitheliale Neubildung ist das Drüsenepithel anzusehen. SIMMONDS vertritt die Ansicht, daß der Prostatakrebs unizentrisch auftritt, im Gegensatz zu den aus Hypertrophien hervorgehenden Karzinomen, welche eine multizentrische Entwicklung zeigen.

Die Diagnose des Prostatakarzinoms erscheint durch den Nachweis eines Tumors, wenn man einen solchen bei der Austastung des Mastdarmes feststellen kann, gesichert. Sie begegnet eigentlich nur in seltenen Fällen größeren Schwierigkeiten. Mit Rücksicht auf das häufige Vorkommen von Karzinombildung in einer Prostatahypertrophie müssen wir bei allen Prostatikern bei der rektalen Untersuchung darauf achten, ob nicht neben oder in dem Tumor, den wir als Adenom ansprechen und der durch seine kugelige Form mit glatter Oberfläche und nicht durch allzu harte Konsistenz charakterisiert ist, irgend eine isolierte Stelle von größerer Härte auf die maligne Entartung hinweist. Wir können uns nur auf den erhobenen Tastbefund verlassen. Bei den eigentlichen Prostatakarzinomen werden die schwere Kachexie, Störungen der Blasenentleerung, Hämaturien, Knochenschmerzen bei bestehenden Knochenauftreibungen und Schmerzen ischialgischer Natur den Verdacht auf einen Prostatakrebs lenken und eine Palpation des Rektums veranlassen. Die Oberfläche einer karzinomatös erkrankten Prostata ist unregelmäßig, grobhöckerig und knorpelhart. In weit vorgeschrittenen Fällen sind die Grenzen der Drüse nicht mehr nachzuweisen, man tastet an der Vorderfläche des Rektums ein bretthartes, diffuses, unbewegliches Infiltrat, in welchem die ursprünglichen Formen der Drüse vollkommen aufgegangen sind. In ganz exzessiven Fällen wird man enorm große Tumoren finden, welche den Finger kaum in den Mastdarm eindringen lassen und deren Grenzen man auch gar nicht mehr erreichen kann.

Die richtige Deutung des rektalen Befundes kann manchmal Schwierigkeiten bereiten. Hier können in differentialdiagnostischer Hinsicht namentlich die chronische Prostatitis, der Prostatastein, und die Tuberkulose der Prostata konkurrieren. Überaus schwierig ist es manchmal, eine chronische Prostatitis von einem Prostatakarzinom zu unterscheiden. Es gibt Formen der chronischen Prostatitis, welche sich durch diffuse Infiltrate von überaus harter Konsistenz auszeichnen. Vor dieser schwierigen Unterscheidung steht man oft, und es ist manchmal geradezu unmöglich, in solchem Falle sofort das Richtige zu treffen. Es empfiehlt sich dann zunächst einmal, eine energische Wärmebehandlung mit heißen Arzberger-Applikationen und Diathermie einzuleiten. Man kann dann gewöhnlich schon nach ein oder zwei Wochen sehen, wie so ein diffuses hartes Infiltrat schwindet und die Formen der entzündlich geschwellten Drüse wieder hervortreten. Steine der Prostata imponieren als sehr harte, auffallend druckschmerzhafte Stellen in einem entzündlichen Infiltrat und lassen bei der rektalen Palpation manchmal Krepitation erkennen. In zweifelhaften Fällen wird sich der Stein durch ein Röntgenbild nachweisen lassen. Bei der Prostatatuberkulose findet man neben harten höckerigen Vorsprüngen erweichte fluktuierende Stellen, welche sich dellenartig eindrücken lassen.

Die Zystoskopie kann uns nur wertvolle Aufschlüsse darüber geben, ob ein Karzinom bereits auf die Blase übergegriffen hat und wie weit es in der Blase ausgebreitet ist. Zur Unterscheidung, ob ein in die Blase vorspringender Prostatatumor karzinomatöser Natur ist, wird sie nur wenig beitragen können. In manchen Fällen ist die Zystoskopie wegen der Größe des Tumors unausführbar, da es nicht gelingt, das Instrument durch die bei besonderer Größe des Tumors abgeknickte und eingeengte Urethra einzuführen.

Bei der Behandlung des Prostatakarzinoms müssen wir in erster Linie eine radikale operative Therapie ins Auge fassen und anstreben. Denn so lange uns für die Karzinombehandlung im allgemeinen vorläufig keine andere Art von erfolgreicher Therapie zur Verfügung steht als die Entfernung alles Krankhaften mit dem Messer im Bereiche gesunden Gewebes, müssen wir auch bei der Behandlung des Prostatakarzinoms so vorgehen und das ganze Organ auf einem gut zugänglichen Operationswege zu entfernen trachten. Allerdings werden wir da gerade beim Prostatakarzinom arge Enttäuschungen erleben. Denn für ein radikales Operieren in diesem Sinne sind nur wenige von den uns unterkommenden Fällen geeignet. Wenn einmal das Beckenbindegewebe, das Rektum, ein über das Trigonum hinausgehender Teil der Blase mit ergriffen sind, dann erweist sich die Exstirpation im Gesunden als unmöglich. Den Bedingungen der Operabilität entsprechen nur die Fälle der ersten und zweiten Gruppe, also die Karzinome, welche auf Grund einer Hypertrophie entstanden sind und die wir nach unseren früheren Ausführungen als Karzinome diagnostizieren können, und von den eigentlichen Prostatakarzinomen diejenigen Fälle, welche noch intrakapsulär, nicht mit Rektum und Beckenwand verwachsen sind. Wir müssen aber damit rechnen, daß sie meistens auch schon auf den Blasenhals und die Samenblasen übergegriffen haben. Daher ist es notwendig, eine radikale Operation ins Auge zu fassen, welche die ganze Prostata mit dem zugehörigen Harnröhrenabschnitt, die Samenblasen mit den Vasa deferentia und den Blasenhals mitentfernt. Als Operationsmethode für Fälle dieser Art kommt einzig und allein das von Young beschriebene Verfahren in Betracht, bei welchem von einem perinealen Zugangsschnitt aus die Prostata mit Samenblasen, Vasa deferentia und einem Teil des Trigonums der Blase gut und übersichtlich entfernt werden kann. Der transvesikale Weg erscheint für Prostatakarzinome nicht geeignet, weil es von ihm aus nicht möglich ist, die Prostata an ihrer unteren Fläche entsprechend zugänglich zu machen, wie bereits oben ausgeführt wurde. Die Youngsche Operation ist, wenn man die Fälle entsprechend auswählt und wirklich nur auf die Kapsel beschränkte Tumoren der Operation unterzieht, kein allzu großer Eingriff. Bei der Operation wird die ganze Harnröhre von der Pars membranacea bis zur Blase geopfert. Der Blasenhals wird durch Naht mit dem Harnröhrenstumpf vereinigt. Da sowohl der innere als auch der äußere Sphinkter bei der Operation mitgenommen werden, so bleibt ein Zustand der Harninkontinenz zurück, mit dem sich der Patient abfinden muß. Vielfach bildet sich eine derbe, die Harnröhre an der Nahtstelle verengernde Striktur aus, welche einen gewissen Grad von Kontinenz garantiert.

Die Operation der Wahl ist also für die oben skizzierten Fälle die perineale Totalexstirpation der Prostata.

Ich will aber nochmals hervorheben, daß man nur selten in die Lage kommt, einen Fall zu finden, bei dem die Verhältnisse noch so günstig liegen, um diese Operation ausführen zu können. Unter beiläufig 20 Fällen von Prostatakarzinom, welche ich in den letzten Jahren beobachten konnte, waren nur zwei für die Operation geeignet.

Als Palliativoperationen kommen in Frage die suprapubische Blasenfistel, wenn die Blasenentleerung durch das Karzinom schwer oder ganz behindert ist, und vielleicht noch die Kolostomie, wenn der

Tumor den Mastdarm vollständig verlegt hat und vollständiger Darmverschluß eingetreten ist.

Für alle übrigen nach den obigen Ausführungen nicht mehr radikal zu operierenden Fälle ist gegenwärtig die Röntgentiefenbestrahlung das beste Verfahren. Dieses leistet nach unseren Erfahrungen manchmal sehr Gutes. Man beobachtet sehr oft eine Verkleinerung des Tumors und beinahe immer eine Linderung der quälenden Schmerzen. In anderen Fällen wieder hat man den Eindruck, daß der Tumor, wenn auch nicht kleiner, so doch nicht größer werde im Verlauf des Bestrahlungsverfahrens, daß der Zustand der Kachexie gewissermaßen herausgeschoben und dadurch das Leben verlängert werde. Eines Falles will ich Erwähnung tun, bei welchem ich ein großes, mit der Beckenwand innig verwachsenes Karzinom konstatierte. Eine sehr energische Röntgenbestrahlung brachte den Tumor zum Verschwinden, es war geradezu verblüffend, wie nach dieser, in drei mehrstündigen Sitzungen durchgeführten Röntgenbehandlung der Tumor einfach nicht mehr nachzuweisen, die Prostata von normaler Größe und Beschaffenheit zu tasten war. Aber man hatte dem Kranken durch diese energische Bestrahlung zuviel zugemutet. Es stellte sich eine von Tag zu Tag zunehmende Kachexie ein, dazu kamen Fiebererscheinungen, Erbrechen und vollständige Appetitlosigkeit, ein Zustand, der am ehesten dem klinischen Bilde einer schweren Intoxikation glich. In diesem Zustand ging der Kranke sechs Wochen nach Beendigung der Bestrahlung zugrunde. Auf dieses „Zuviel" in der Röntgentherapie hat auch in jüngster Zeit HOLZKNECHT hingewiesen und mit Rücksicht auf die Röntgenkachexie vor allzu großen Strahlendosen gewarnt. Bei einem anderen Falle, einem großen Prostatakrebs mit Knochenmetastasen, bei welchem die unerträglichen ischialgischen Schmerzen im Vordergrund der Erscheinungen standen, wurde durch wiederholte Bestrahlungen immer eine deutliche Beeinflussung der Schmerzen erzielt. Aber die Knochenmetastasen blieben durch die Bestrahlung vollkommen unverändert. Der Kranke erlag dann einer hypostatischen Pneumonie, die im Anschluß an eine Spontanfraktur des Oberschenkels auftrat. Daß die Röntgenbehandlung die Knochenmetastasen in keiner Weise beeinflußt, ist auch von anderer Seite beobachtet worden.

Eine zweite Art der Behandlung der nicht für die Operation geeigneten Fälle ist die Radiumtherapie, wie sie namentlich in Amerika geübt wird. Über diese fehlen mir persönliche Erfahrungen und ich kann nur über die in der Literatur niedergelegten Arten der Applikation und über deren Erfolge berichten. Die Radiumträger werden in die Harnröhre oder in das Rektum eingeführt. Eine andere Methode der Anwendung besteht darin, daß man die Prostata auf transvesikalem Wege freilegt und nun von der Blase aus mit Radiumnadeln bespickt. Nach der Operation wird selbstverständlicherweise eine suprapubische Dauerfistel belassen. Einer von den amerikanischen Autoren geht sogar so weit, daß er die Prostata auf perinealem Wege freilegt und nun in den bloßliegenden Tumor die Nadeln hineinbringt. Aber alle amerikanischen Berichte sprechen immer nur, auch bei intensivster Radiumbestrahlung, von einer

Lebensverlängerung, welche zwischen 12 und 20 Monaten schwankt, niemals von Dauerheilungen. Es wird also offenbar auch mit der Radiumbehandlung nicht mehr erzielt als mit der Röntgenbestrahlung, es werden die Schmerzen günstig beeinflußt, das Wachstum des Karzinoms wird etwas aufgehalten und das Stadium der Kachexie um einige Zeit hinausgeschoben.

Aus dem Gesagten kann man ersehen, daß wir noch weit davon entfernt sind, mit sicheren und Erfolg versprechenden Methoden dem Prostatakrebs begegnen zu können. Wir können aus den Erörterungen über die krebsige Entartung der Prostatahypertrophie nur den Schluß ableiten, die chirurgische Behandlung der Hypertrophie in noch aktivere Bahnen zu leiten, als dies bisher geschehen ist. Wir haben es gelernt, die Indikationen für die Prostatektomie gewissermaßen nach oben hin zu erweitern, indem wir heute mit der zweizeitigen Operation in die Lage versetzt sind, auch ungünstige Fälle mit schwerer Infektion und hochgradigen Nierenläsionen dem operativen Eingriff zuzuführen. Wegen der Möglichkeit der Karzinombildung in einer hypertrophierten Prostata müssen wir das Indikationsgebiet auch nach unten hin ausdehnen mit dem Bestreben, die Prostatektomie möglichst in den Frühstadien der Erkrankung zur Ausführung zu bringen. Von den anderen Methoden scheint mir die Röntgentiefenbestrahlung die größten Erfolge zu versprechen. Doch muß uns die weitere technische Durchbildung des Verfahrens und eine größere klinische Erfahrung in der Anwendung der Strahlenbehandlung überhaupt erst in die Lage versetzen, schädliche Nebenwirkungen mit Sicherheit ausschalten zu können.


# Das Ovarialkarzinom.

## Von

## Professor Dr. Hans Thaler.

Die Ovarialkarzinome kommen als Karzinome, die in zunächst gutartigen zystischen Ovarialtumoren verschiedener Art entstanden sind, als genuine, in einem durch vorangegangene, nachweisbare Tumorbildung nicht veränderten Ovarium entwickelte Karzinome oder als sekundärmetastatische Karzinome zur Beobachtung. Da sich ungefähr 10% der Ovarialtumoren insgesamt als karzinomatös erweisen und die Ovarialtumoren überhaupt ein recht häufiges gynäkologisches Leiden sind, ist das Karzinom des Ovariums eine oftmals zu beobachtende Erkrankung. Neben der Häufigkeit des Tumors ist es auch die große Bösartigkeit dieses Tumors, die ihn zu einer klinisch sehr bedeutungsvollen Erkrankung stempelt. Ist das Ovarialkarzinom aber auch eine überaus bösartige Erkrankung, bei der dann, wenn dieser Tumor klinisch nachweisbar geworden ist, nur in sehr geringem Ausmaß Heilungsmöglichkeit gegeben ist, so soll doch schon eingangs betont werden, daß gerade bei dieser Erkrankung, die sich sehr häufig aus gut nachweisbaren, der Therapie gut zugänglichen, zunächst noch gutartigen Vorstadien entwickelt, durch die Entfernung der Vorläufer des Tumors die Möglichkeit einer überaus wirkungsvollen Prophylaxe der so schweren Erkrankung gegeben ist.

Das Ovarialkarzinom kommt in allen Lebensaltern zur Beobachtung. Gar nicht selten wurde es auch schon bei Kindern angetroffen, am häufigsten befinden sich die vom Ovarialkarzinom befallenen Frauen zwischen dem 40. und 50. Lebensjahr. In einem aus der I. Frauen-Klinik in Wien stammenden, 73 autochthone Ovarialkarzinome umfassenden Beobachtungsmateriale fanden sich 2 Frauen unter dem 20. Lebensjahre, 7 zwischen dem 21. und 30., 16 zwischen dem 31. und 40., 23 zwischen dem 41. und 50., 17 zwischen dem 51. und 60. und 8 Fälle in einem Alter von mehr als 60 Jahren.

Das sich aus Ovarialzysten entwickelnde Karzinom ist die am häufigsten vorkommende Art der Ovarialkarzinome. Karzinom kann in zystischen Ovarialtumoren aller Arten, demnach in pseudomuzinösen Zystadenomen, in den serösen Zystadenomen und auch in Dermoidzysten entstehen. Charakteristisch ist für das aus gutartigen Ovarialtumoren hervorgehende Karzinom, daß neben bösartigen Partien im Tumor auch noch gutartiges, der Art des Zystoms entsprechendes Tumorgewebe nachweisbar ist.

Kommt es in einem pseudomuzinösen Zystadenom zur Entwicklung von Karzinom, so sind die karzinomatösen Partien des Tumors meist schon makroskopisch in Form markiger, brüchiger Herde nachweisbar, aus deren Schnittfläche sich der Karzinomsaft mit der Messerschneide abstreichen läßt. Histologisch sind im malignen Areale des Tumors Aggregate polymorpher, unregelmäßig gelagerter Zellen, die in kleineren und größeren Komplexen auftreten, erkennbar. Neben kompakten Zellwucherungen finden sich nicht selten auch Bildungen kleiner Zystchen und Fensterungen. Damit ergeben sich wesentliche Unterschiede gegenüber dem histologischen Verhalten des noch gutartigen pseudomuzinösen Zystadenoms, dessen Hohlräume immer von einem einreihigen, pseudomuzinbildenden Zylinderepithel ausgekleidet sind. Das Bindegewebsstroma erscheint im karzinomatösen Pseudomuzinzystom oft von Zellsträngen durchwuchert und nicht selten geradezu erdrückt durch aneinander heranrückende und zur Konfluenz gelangende Tumorkomplexe. Jedenfalls ist ein Pseudomuzinzystom auf bereits eingetretene maligne Degeneration verdächtig, wenn weißlich gefärbtes kompaktes Gewebe schon makroskopisch im Tumor nachweisbar ist. Die erst beginnende maligne Degeneration ist aber meist erst bei der histologischen Untersuchung erkennbar.

Viel häufiger als im Pseudomuzinzystom ist bei der zweiten Art der zystischen proliferierenden Ovarialtumoren, dem Cystadenoma serosum, Krebsbildung zu beobachten. Dieser Tumor ist zur Krebsentwicklung ganz besonders disponiert. Mit Flimmerepithel bedeckte Papillen und Papillenaggregate finden sich bei diesem Tumor recht häufig schon in der Zeit seiner histologischen Gutartigkeit, und von den Papillenbäumchen aus nimmt die Krebsentwicklung gewöhnlich ihren Ausgang. Makroskopisch werden bei der malignen Degeneration meist bald größere Knoten und blumenkohlähnliche Wucherungen, die eine markig-brüchige Konsistenz aufweisen, nicht nur im Innern des Tumors, sondern auch an seiner Oberfläche sichtbar. Histologisch findet sich der sonst einreihige Zellbelag der Papillen bei eingetretener maligner Degeneration in größere, mehrreihige Epithelkomplexe, oftmals bestehend aus polymorphen Zellen mit atypischen Kernen, umgewandelt. Beim weiteren Fortschreiten der malignen Wucherung erfolgt Einwuchern des Tumors in das Bindegewebsstroma, womit Gewebsstrukturen entstehen können, die sehr ähnlich sind den Strukturverhältnissen des aus einem Pseudomuzinzystom hervorgehenden Karzinoms. Zudem können die polymorphen Karzinomzellen des malignen serösen Zystadenoms auch Produktion schleimartiger Sekrete aufweisen. Im Tumorgewebe des aus einem Cystadenoma serosum entstandenen Karzinom finden sich recht häufig kleine, kalkhältige Konkretionen, sogenannte Psammomkörper. Das maligne Cystadenoma serosum ist ein klinisch besonders bösartiger Tumor. Es ist sogar möglich, daß noch in der Zeit, in der sich die Papillen des Zystadenoms histologisch noch durchaus gutartig verhalten, die papillären Massen die Peripherie des Tumors gegen die Bauchhöhle zu durchbrechen und eine Aussaat kleiner und größerer Papillome, die sich histologisch ebenfalls noch durchaus gutartig verhalten können, am Peritoneum zustande kommt. Klinisch ist aber eine derartige papilläre Aussaat schon ein durchaus maligner Vorgang. Interessant ist, daß, wie aus einer Reihe von Beobachtungen hervorgeht, die zur Aussaat gekommenen Papillome an der Serosa eine Rückbildung nach Entfernung des Primärtumors erfahren können. Weiters kann man trotz eingetretener, sich weithin erstreckender metastatisch-implantativer Erkrankung des Peritoneum an Tochterpapillomen doch wieder manchmal auch einen recht langsamen Verlauf dieser Fälle beobachten. Das gutartige seröse Zystadenom tritt häufig doppelseitig auf, und es kann oft auch in beiden Ovarien bei doppelseitigem Tumor die karzinomatöse Umbildung gleichzeitig in Erscheinung treten.

Endlich wurde gelegentlich auch bei der dritten Art der zystischen Eierstockstumoren, der Dermoide, Entwicklung von Karzinom gesehen. Die Karzinome in Dermoiden sind gewöhnlich Plattenepithelkarzinome, meist im Zustand vorgeschrittener Ausreifung. Einige Male wurden in malign degenerierten Dermoiden auch endotheliomartige Tumoren gesehen.

Das im Ovarium ohne vorhergegangene, nachweisbare Entwicklung eines zunächst gutartigen Tumors entstehende Karzinom — genuines, primäres Ovarialkarzinom — ist ein wesentlich seltener auftretender Tumor als die vorhin erwähnten, aus gutartigen zystischen Ovarialtumoren hervorgehenden Ovarialkarzinome. Das genuine Ovarialkarzinom zeigt sich einseitig und auch doppelseitig in Form knolliger, rundlicher Tumoren, deren Schnittfläche ein markiges, weißliches Gewebe, außerdem oft auch Blutungsherde und durch Tumornekrose entstandene Hohlräume aufweist. Echte zystische Herde vom strukturellen Verhalten des gutartigen Pseudomuzinzystoms oder Cystoma serosum sind im genuinen Ovarialkarzinom nicht anzutreffen. Es ist dieser Tumor im Gegenteil dadurch charakterisiert, daß er vollständig aus malignem Gewebe besteht. Ausnahmsweise kann noch normales Ovarialparenchym im Tumor nachgewiesen werden. Die Peripherie des Tumors wird gewöhnlich durch eine bindegewebige Schale gebildet. Histologisch zeigt sich das genuine Ovarialkarzinom entweder in einer wenig differenzierten, diffusen Form oder, höher differenziert, als drüsig-alveoläres Karzinom. Papilläre Wucherungen können gelegentlich angetroffen werden. Stärkere Stromaentwicklung kann bei niedrigem Reifezustand eine deutlich skirrhöse Beschaffenheit des Tumors bedingen. Je nach der Beschaffenheit und Polymorphie der Karzinomzellen und ihrer auch in ein und demselben Tumor stellenweise ganz verschiedenen Anordnung können sich beim genuinen Ovarialkarzinom sehr verschiedene Gewebsstrukturen ergeben. Bei einigen der beobachteten genuinen Ovarialkarzinome schien das Follikelepithel in maligner Wucherung das Substrat des Tumors gebildet zu haben (Folliculoma malignum, Granulosaepitheliom). Die genuinen Ovarialkarzinome werden als Abkömmlinge des Keimepithels betrachtet.

Im Ovarium kommen endlich auch metastatische Karzinome zur Beobachtung. Die metastatischen Ovarialkarzinome können sehr große Tumoren darstellen, die Metastasierung betrifft sehr oft beide Ovarien. Der primäre Tumor kann im Genitale, besonders im Uteruskörper, sitzen. Gewöhnlich ist aber das metastatische Ovarialkarzinom ein Abkömmling eines im Magendarmtrakt (Magen, Darm, Leber, Gallenblase) sitzenden primären Karzinoms. FRANKL fand unter 12 sicher metastatischen Ovarialkarzinomen neunmal im Magen, zweimal in der Flexur und in einem Falle im Rektum den primären Tumor. Aus der Gießener Klinik wird über eine Beobachtungsreihe von 16 metastatischen Ovarialkarzinomen berichtet, unter denen in 11 Fällen ein Magenkarzinom, in 2 Fällen ein Dickdarmkarzinom und in 3 Fällen ein Gallenblasenkarzinom die Abgabestation bildete. Ungleich seltener wurden beim metastatischen Karzinom des Ovarium außerhalb des Magen-Darmtraktes, wie in der Mamma oder in der Thyreoidea, der primäre Tumor vorgefunden. Der primäre Tumor kann besonders bei Sitz desselben im Magen-Darmtrakte sehr klein sein, wogegen seine Metastasen im Ovarium eine manchmal enorme Größe aufweisen. Beim gastroenterogenen metastatischen Ovarialkrebs finden sich, wie FRANKL nachgewiesen hat, gleichzeitig im Uterus, in den Tuben, im Bindegewebe des Ligamentum latum und bei scheinbarer Intaktheit des anderen Ovarium auch innerhalb des Stromas dieses Ovariums in der Regel mikroskopisch klein gebliebene metastatische Herde. Es scheint, daß die Metastasierung immer oder zumeist das ganze innere Genitale erfaßt, daß aber dem Ovarium unter Umständen die Fähigkeit zukommt, in sein Parenchym aufgenommene Karzinomzellen — etwa wegen seines großen Blutgefäßreichtums — zu einer besonderen Wucherung zu bringen. Das Ovarium dürfte auch im besonderen Ausmaß vornehmlich bei Magendarmkrebsen zur Aufnahme von Tumormaterial befähigt sein. Von mehreren Autoren wurde die Disposition des Ovarium zur metastatischen Geschwulsterkrankung mit der physiologischen Verwundung des Organs beim Platzen des reif gewordenen Follikels in Zusammenhang gebracht. Es wird auch angenommen, daß das zarte, einreihige Keimepithel an der Oberfläche des Ovariums die Durchwanderung korpuskulärer Elemente von der Oberfläche des Epithels in das subepitheliale Stroma besonders leicht ermögliche. Gestattet dieses Epithel ja auch in den Frühstadien des fötalen Lebens die Durchwanderung der Ursamenzellen in das Mesoderm der Keimleiste, womit sich die Anlage der späteren Geschlechtsdrüse ergibt. Im Experimente konnte KRAUS das Eindringen von Tuschekörperchen u. dgl. von der Oberfläche des Ovariums in die Tiefe des Stromas beobachten. Ein die Aufnahme von Tumorzellen unterstützender Faktor könnte durch die prominente Lage der Ovarien gegeben sein. FRANKL ist aber all dem gegenüber auf Grund eingehender Studien eines großen Materials zu der Auffassung gekommen, daß die besonders von SITZENFREY und RIBBERT angenommene Oberflächenimplantation gastro-enterogener Krebskeime am Ovarium wohl möglich ist, daß aber weitaus am häufigsten die Propagation in den Eierstock auf lymphatischem Wege erfolgt. Für diesen Propagationsmodus spricht insbesonders die bereits erwähnte Tatsache, daß bei metastatischem Ovarialkarzinom in der Regel gleichzeitig mit dem Ovarium auch die übrigen Teile des inneren Genitales vom Tumor ergriffen erscheinen. Daß bei der lymphatischen Propagation der retrograde Weg beschritten wird, kann durch Stauungsvorgänge in der Lymphstraße vermittelt werden. Geradezu zwingend erscheint die Annahme einer auf dem Lymphwege erfolgenden Einwanderung der Tumorelemente in das Ovarium in den Fällen ovarieller Metastasierung ganz kleiner, noch nicht bis zur Serosa vorgedrungener Primärtumoren der Magen-Darmschleimhaut. Die von KRUKENBERG als Fibrosarcoma ovarii mucocellulare carcinomatodes beschriebene Geschwulstbildung ist ebenfalls ein maligner Ovarialtumor, fast immer metastatischen Ursprungs. Diese sogenannten Krukenberg-Tumoren treten meist doppelseitig auf und können durch schleimige Degeneration der Karzinomzellen und Einwuchern dieser Zellen in das Stroma ein myxo-sarkomatöses Stroma vortäuschen. Die Karzinomzellen der Krukenberg-Tumoren zeigen sich häufig in Form blasiger, gequollener Zellen in sogenannter Siegelringform, die dadurch entsteht, daß der Zellkern an die Peripherie der Karzinomzelle, besonders dann, wenn sie in das umliegende Bindegewebe ausgeschwärmt ist, durch schleimige oder gallertige Degeneration des Zellprotoplasmas gedrängt wird.

Die Ausbreitung des Ovarialkarzinoms erfolgt meist in der Weise, daß das Karzinomgewebe die Oberfläche des Tumors durchbricht und von da aus die Propagation des Neoplasmas auf die Peritonealoberfläche und umgebende Organe durch Implantation, per continuitatem oder nach Verwachsung der Durchbruchsstelle mit der Umgebung per contiguitatem statthat. Ist Verwachsung eingetreten, so wächst das Karzinom meist rasch in die an der Durchbruchsstelle adhärenten Organe ein. Recht häufig finden sich schon frühzeitig Implantationsmetastasen im großen Netz und in der Peripherie der Appendix.. Bei Aussaat des Karzinoms auf das Peritoneum kommt es in der Regel zur Bildung von Aszites serös-hämorrhagischer Beschaffenheit, der oft in großer Menge in der Bauchhöhle angetroffen werden kann. Produktion von Aszites ist auch bei noch nicht durch die Oberfläche des Tumors durchgebrochenen Ovarialkarzinomen infolge Transsudation aus der Oberfläche des Tumors möglich. Größere Mengen von Aszites können sich bei noch nicht durchgebrochenen Ovarialkarzinomen auch dann entwickeln, wenn gestielte Tumoren mehrmals in den Zustand der Stieltorsion geraten und dabei stark hyperämisch geworden sind. Aszites muß sich aber beim Ovarialkarzinom sogar in vorgeschrittenen Stadien der Erkrankung nicht notwendigerweise einstellen. Die Implantate am Peritoneum entwickeln sich gerne auch im Douglasperitoneum, was diagnostisch wegen der Möglichkeit des Nachweises durch palpatorische Untersuchung nicht unwichtig ist. Die Propagation des Ovarialkarzinoms durch den Tubenkanal mit folgender metastatischer Schleimhauterkrankung der Tube und auch der. Uterusschleimhaut ist ebenfalls möglich. Metastasierung auf dem Wege endolymphatischer Propagation kommt besonders beim autochthonen Ovarialkarzinom weniger vom Primärtumor aus, eher von zunächst entwickelten Tochterimplantaten aus in Betracht. So kann sich durch lymphatische Propagation vom sekundär erkrankten Peritoneum aus eine metastatische Erkrankung der Pleura einstellen. Auf dem Lymphwege erkranken in vorgeschrittenen Fällen die regionären Lymphdrüsen, als welche die retroperitonealen Lymphdrüsen in Betracht kommen. Hämatogene Metastasierungen, beispielsweise in Leber, Knochen, Nieren usw. sind auch in den Spätstadien des Ovarialkarzinoms nicht sehr häufig anzutreffen. Einer der von mir beobachteten Fälle von Ovarialkarzinom ging unmittelbar an einer Hirnmetastase, ein anderer durch Entwicklung einer mediastinalen Metastase, welch letztere aber wahrscheinlich auf dem Lymphwege zustande kam, zugrunde. Die gleichzeitige metastatische Erkrankung des Uterus bei metastatischem Ovarialkarzinom kann zu einem recht typischen klinischen Befund führen. Der erkrankte Uterus präsentiert sich nämlich nach Durchsetzung seiner Wand mit den metastatischen Herden nicht nur als vergrößertes Organ, sondern infolge konsekutiver Lymphstauung und Bindegewebswucherung in einer knorpelhaften Härte. Wird ein derartiger Befund erhoben, so ist die metastatische Genese einer vorhandenen malignen Neubildung des Ovariums überaus wahrscheinlich, da dem primären Ovarialkarzinom die Tendenz zur Metastasierung im Uterus auf lymphatischem Wege im allgemeinen nicht zukommt. Die Möglichkeit des Nachweises der metastatischen Entstehungsweise eines malignen Ovarialtumors hat deshalb klinische Bedeutung, da der metastatische Charakter eines malignen Ovarialtumors auf Grund der klinischen und makroskopisch autoptischen Befunde oft nicht ohneweiters erkennbar ist.

Bei den so überaus beschränkten Heilungsmöglichkeiten beim

Ovarialkarzinom ist die Diagnose des Ovarialkarzinoms von größter Wichtigkeit. Für die Diagnose der zu größeren, nachweisbaren Tumoren entwickelten Ovarialkarzinome kommt in Betracht, daß diese Tumoren meist größere, harte, knollige Gebilde darstellen, die zudem häufig doppelseitig auftreten. Gleichzeitig nachweisbarer Aszites steigert den Verdacht auf Vorhandensein von Ovarialkarzinom, ist aber für bereits eingetretene karzinomatöse Degeneration eines Ovarialtumors oder Vorhandenseins eines genuinen Ovarialkarzinoms durchaus nicht typisch, da Aszites bei vorgeschrittenem Ovarialkarzinom fehlen kann, anderseits auch gutartige Ovarialtumoren, wie Pseudomuzinzystome und insbesonders die Ovarialfibrome, Aszites in beträchtlicher Menge entwickeln können. Ein Symptom, das schon von den älteren Ärzten auf Vorhandensein eines malignen Ovarialtumors viel beachtet wurde, ist gegeben durch ein eigenartiges kachektisches Verhalten des Gesichtes, das gewöhnlich als Facies ovarica bezeichnet wird. Der schon frühzeitig im Gesichtsausdruck erkennbar werdende Verfall der an einem malignen Ovarialtumor erkrankten Frau wird bedingt durch Eiweißausschaltung aus dem Stoffwechselbetrieb im Gefolge der Ansammlung größerer Aszitesmengen und Entwicklung großer Geschwülste. Die Facies ovarica muß tatsächlich als ein sehr verdächtiges Symptom bezeichnet werden, wenn man auch gelegentlich die Freude haben kann, bei einer Frau mit einem großen Ovarialtumor und einer ausgesprochenen Facies ovarica nach unternommener Explorativlaparotomie einen noch gutartigen Ovarialtumor vorzufinden. Besonders können die manchmal zu enormen Tumoren heranwachsenden Pseudomuzinzystome dadurch, daß sie dem Stoffbestand des Körpers in größter Menge Eiweißkörper bei der Produktion des pseudomuzinösen Zysteninhaltes und des auch diese Tumoren nicht selten begleitenden Aszites entziehen, das Allgemeinbefinden der Frau schlimm beeinflussen und eine ausgesprochene Facies ovarica trotz vollständiger Gutartigkeit des vorhandenen Ovarialtumors hervorrufen. Sehr verdächtig auf Malignität klinisch nachweisbarer Ovarialtumoren sind neben Aszites und der Facies ovarica auch außerhalb des Tumors anzutreffende Knoten- und Knötchenbildungen. Diese Bildungen sind besonders vom hinteren Scheidengewölbe aus, vom Rektum aus (Douglasmetastasen) und auch bei der Palpation des Nabels zu tasten. Die Untersuchung auf Vorhandensein solcher Knötchen soll bei allen auf Malignität verdächtigen Ovarialtumoren, und das sind — praktisch genommen — alle Ovarialtumoren, nicht unterlassen werden. Es sind aber auch diese Knoten- und Knötchenbildungen kein eindeutiges Symptom eines malignen Ovarialtumors, da auch bei der häufigen tuberkulösen Erkrankung des Genitales und des Bauchfells nicht nur kleinere und größere Knötchen am Douglasperitoneum und in der Nabelgegend, sondern auch Aszites angetroffen werden können. Schmerzen kommen beim primären Ovarialkarzinom, wenn überhaupt, meist erst in den Spätstadien der Erkrankung zur Beobachtung. Beim metastatischen Ovarialkarzinom kann das von Anbeginn der Metastasierung ab überaus lebhafte Wachstum der Metastase schon frühzeitig Schmerzempfindungen auslösen. Auf die

Bedeutung der Größe und Härte des Uterus als ein Symptom gleichzeitiger metastatischer Erkrankung des Uterusmuskels für die Diagnose des metastatischen Ovarialkarzinoms wurde oben verwiesen.

Die Ovarialfunktion der an Ovarialkarzinom erkrankten, noch in der Geschlechtsreife befindlichen Frauen ist oft im Sinne des Vorhandenseins von amenorrhoischen Zuständen gestört. Viel seltener finden sich beim Ovarialkarzinom gehäufte unregelmäßige Blutungen — häufiger beim Ovarialsarkom (Latzko). Menstruatio praecox wurde aber einige Male bei Kindern, die an Ovarialkarzinom erkrankt waren, beobachtet. Die Anamnesen der Frauen mit primärem Ovarialkarzinom verweisen öfter auf funktionelle Minderwertigkeit des Genitales, indem sich die Angabe vorfindet, daß die Menstruation besonders spät eingetreten ist oder daß auch in der Zeit vor der Erkrankung unregelmäßige, durch interkurrente längere Amenorrhöen getrennte Menses vorhanden waren. Genitalblutungen bei Frauen mit Ovarialkarzinomen finden sich besonders häufig bei metastatischem Ovarialkarzinom, wahrscheinlich bedingt durch die hier häufige metastatische Uteruserkrankung; beim primären Ovarialkarzinom können Stauungen im Uterus im Zusammenhang mit der Tumorentwicklung unregelmäßige Blutungen auslösen. Eine unmittelbare funktionelle Beeinflussung der Uterusschleimhaut durch inkretorische Tumorprodukte ist wohl denkbar, scheint aber bei Genitalblutungen, die ein Ovarialkarzinom begleiten, keine wesentliche Rolle zu spielen. Besonders bei metastatischen Ovarialkarzinomen wurde nicht selten auch gleichzeitige Schwangerschaft beobachtet.

Bei der Häufigkeit des metastatischen Ovarialkarzinoms, besonders nach maligner Erkrankung des Magen-Darmtraktes, ist es in jedem Falle, der auf Ovarialkarzinom verdächtig ist, wichtig, die Möglichkeit einer primär malignen Erkrankung des Magen-Darmtraktes ins Auge zu fassen und nach den dahindeutenden Symptomen zu suchen. Umgekehrt soll auch bei jedem Magen-Darmkarzinom einer Frau das Genitale einer peinlich genauen klinischen und nach vorgenommener Laparotomie autoptischen Untersuchung unterworfen werden.

Bei der Therapie des Ovarialkarzinoms kommt derzeit ausschließlich die abdominelle Radikaloperation — Totalexstirpation des Uterus in Zusammenhang mit beiden Adnexen — in Betracht. Allenfalls kann bei einer jungen Frau die Belassung des anderen Ovariums in Erwägung gezogen werden, wenn das Ovarium durchaus gesund aussieht und über die primäre Natur des Ovarialkarzinoms keinerlei Zweifel obwalten. Größter Radikalismus ist wegen der hohen Wahrscheinlichkeit metastatischer Erkrankung des gesamten inneren Genitales unter allen Umständen beim metastatischen oder möglicherweise metastischen Ovarialkarzinom zu beachten, falls bei einem derartigen Karzinom der operative Weg beschritten wird. Auch die supravaginale Amputation des Uterus ist in den auf metastatische Genese verdächtigen Fällen durchaus zu verwerfen, da die lymphatischen Karzinomnester im miterkrankten Uterus auch in der Wand der Zervix angetroffen werden. Nach der Exstirpation der Organe des inneren Genitales sind das Peritoneum parietale, das große Netz, die Appendix usw. sorgfältigst auf Vorhandensein von Implantaten zu untersuchen. Besteht die Möglichkeit der Entfernung etwa angetroffener Implantate, so muß diese Entfernung mit möglichstem Radikalismus vorgenommen werden, da in einigen Fällen beginnender Aussaat auf das Peritoneum durch Radikaloperation mit folgender Entfernung der Implantate noch Radikalheilung erzielt wurde. Da die Appendix beim Ovarialkarzinom häufig schon frühzeitig einer zunächst nur mikroskopisch nachweisbaren implantativen Metastasierung anheimfällt, ist es ratsam, bei einer scheinbar radikal durchführbaren Operation jeweilig auch die Appendektomie anzuschließen. Da in den meisten Fällen von Ovarialkarzinom die Frauen in der ersten Zeit des Bestehens des Tumors beschwerdefrei sind, das Ovarialkarzinom aber schon frühzeitig eine Propagation auf Gebiete außerhalb des Ovariums erfährt, ist es begreiflich, daß das Ovarialkarzinom überaus häufig in einem nicht mehr radikal operierbaren Zustand angetroffen wird. Gut 30% der mit Ovarialkarzinom zur Beobachtung gelangenden Frauen sind bei der ersten Untersuchung schon klinisch mit den Zeichen der Inoperabilität ausgestattet oder auf Inoperabilität zumindest sehr verdächtig (Facies ovarica, Aszites, Douglasknötchen). Weitere 30% erweisen sich bei der vorgenommenen Probelaparotomie trotz klinisch noch günstiger Untersuchungsbefunde als inoperabel. Es ist daher nicht zu verwundern, daß mit der Dauerheilung eines Ovarialkarzinoms nur in weniger als 5% der Gesamtfälle gerechnet werden kann. Überaus gering sind begreiflicherweise im Hinblick auf die dabei meist auf lymphatischem Wege vor sich gehende Propagation die Aussichten bei metastatischen Ovarialkarzinomen. Doch berichtet die Literatur auch hier über einige Dauerheilungen nach radikaler Entfernung des Primärtumors und folgender genitaler Radikaloperation (STICKEL, SCHENK, SITZENFREY, PRZIBRAM).

Es ist ein schweres Verhängnis für die an Ovarialkarzinom erkrankten Frauen, daß meist erst die Störungen des Allgemeinbefindens und eine besondere Zunahme des Bauchumfanges jene Symptome sind, die die Frauen zum Arzt führen und daß diese Symptome sehr oft erst bei vorgeschrittenen, nicht mehr radikal operablen Fällen in Erscheinung treten. Es ist hier deshalb auch die Prophylaxe von überaus großer Wichtigkeit. Diese Prophylaxe ergibt sich durch die Erfüllung der Forderung, daß jeder festgestellte Ovarialtumor operativ entfernt werden soll. Abgesehen von anderen Gefahren, die sich im Gefolge eines Ovarialtumors einstellen können, besteht bei jedem Ovarialtumor die Möglichkeit der malignen Degeneration, die tatsächlich auch in einem großen Perzentsatz eintritt, wenn der Tumor sich selbst überlassen bleibt. Da aber noch gutartige Ovarialtumoren, solange sie nicht besonders groß sind und keine sonstigen Komplikationen eintreten, meist keine auffallenden Symptome entwickeln, so ist es zur Erfassung der an gutartigen Ovarialtumoren erkrankten Frauen und damit zur Erfüllung einer wirksamen Prophylaxe des Ovarialkarzinoms unerläßlich, daß sich jede Frau jährlich mindestens einmal einer sachverständigen Untersuchung unterwirft. Jeder Arzt hat

hier Gelegenheit zu überaus wertvoller aufklärender Tätigkeit, die gerade
beim Ovarialkarzinom, bei dem sich dem Operateur so beschränkte Heil-
möglichkeiten bieten, von ganz besonderer Wichtigkeit ist. Man kann
wohl ohneweiters sagen, daß eine Verringerung der Gefahren des Ovarialkarzinoms und eine Verkleinerung der nicht unbeträchtlichen Bedeutung
dieses Tumors für die allgemeine Sterblichkeit der Frau vorläufig nicht
durch eine Erweiterung der chirurgischen Therapie oder durch eine Verbesserung anderer Behandlungsmöglichkeiten erwartet werden kann,
sondern hauptsächlich durch zielbewußte aufklärende Tätigkeit des praktischen Arztes, dem es gelingt, die Frauen möglichst noch im Zustand des
gutartigen Ovarialtumors zu erfassen und chirurgischer Behandlung zuzuführen.

Die Ergebnisse der Strahlenbehandlung beim Ovarialkarzinom
sind bis jetzt durchaus schlecht. Heilungen durch Röntgenstrahlen beim
inoperabel gewordenen Ovarialkarzinom sind nicht beobachtet worden.
Werden nach Feststellung der Inoperabilität eines Falles Röntgenbestrahlungen unternommen, so kommen sie nicht anders als eine solatii
causa angewendete Maßnahme in Betracht. Über den Wert der Nachbestrahlung nach anscheinend gelungener Radikaloperation kann vorläufig noch nicht geurteilt werden. Derartige Nachbestrahlungen sind
jedenfalls nach Operationen, mit denen die radikale Entfernung des
Tumorgewebes gelungen zu sein scheint, bis auf weiteres vorzunehmen.
Einige Male ist es gelungen, Frauen mit Ovarialkarzinom, die nur unvoll-
ständig durch Entfernen des Haupttumors und unter Zurücklassung von
nur in geringer Ausdehnung außerhalb der Ovarien vorfindlichem Tumorgewebe operiert worden waren, bei Nachbestrahlungen durch längere Zeit
nach der Operation am Leben zu erhalten (v. Franqué, Frankl und
Thaler, Seitz und Wintz, Schäffer, H. O. Neumann, E. Zweifel). Ob
die Nachbestrahlung dieser Fälle tatsächlich die Lebensverlängerung ent-
schied, ist aber nicht sichergestellt, da, wie seinerzeit schon Martin an
der Hand einer Reihe von Beobachtungen berichtet hat, in früherer Zeit
auch ohne Nachbestrahlung nach Entfernung des Haupttumors unter
Zurücklassung kleiner Metastasen gelegentlich längere, scheinbare Heilung
beobachtet wurde. Die Entfernung des Haupttumors soll aber jedenfalls
nur dann in nicht mehr radikal operablen Fällen in Erwägung gezogen
werden, wenn der primäre Tumor leicht und in intaktem Zustand entwickelt werden kann. Ist der maligne Ovarialtumor durch Verwachsungen
fixiert, so kann schon bei den ersten Versuchen der Präparation des
Tumors ein Einbruch in das Tumorgewebe unter einer so abundanten
Blutung erfolgen, daß ihr die Frau binnen weniger Minuten erliegt.

# Das primäre Tubenkarzinom.

Von

## Professor Dr. Hans Thaler.

Primäre Neubildungen in den Eileitern sind kein häufiges Vorkommnis. Auch das primäre Karzinom ist hier nur selten zu beobachten. Es erhält aber dadurch eine klinische Bedeutung, daß es eine der maligensten Neubildungen, die wir überhaupt kennen, ist, und daß die Möglichkeit seiner Diagnose so überaus beschränkt ist.

Daß auch im Eileiter primär ein Karzinom sich entwickeln kann, ist erst seit 38 Jahren bekannt. Im Jahre 1886 veröffentlichte ORTHMANN den ersten einwandfreien Fall primären Karzinoms der Tube. Seither wurden in der Literatur ungefähr 200 Fälle dieses Tumors bekanntgegeben. Das Tubenkarzinom dürfte aber doch etwas häufiger vorkommen als nach dem Ausmaß der veröffentlichten Kasuistik angenommen werden kann. Es handelt sich nämlich beim Tubenkarzinom um einen Tumor, der sich unter dem Bilde eines gewöhnlichen Adnextumors verbergen kann. Werden in vorgeschrittenen Stadien des Tubenkarzinoms Explorativlaparotomien vorgenommen, so kann das lebhaft proliferierende Tubenkarzinom derart in der kleinen Beckenhöhle und darüber hinaus Verbreitung gefunden haben, daß bei der Operation über den Ausgangspunkt des vorfindlichen Karzinoms Bestimmtes nicht ausgesagt werden kann. Ich erinnere mich einiger derartiger Probelaparotomien mit Befunden ganz vorgeschrittenen Karzinoms, wobei zunächst die Frage offen bleiben mußte, ob das Karzinom vom Uteruskörper, von den Eierstöcken oder von den Eileitern ausgegangen war. In einzelnen dieser Fälle war die Klärung der Sachlage durch spätere Obduktion möglich, wobei manchmal auch der Eileiter als Ursprung der Karzinomentwicklung angetroffen wurde.

Das primäre Tubenkarzinom tritt meist einseitig auf. In einer kleinen Zahl von Fällen wurde aber auch gleichzeitige Karzinomentwicklung in beiden Eileitern angetroffen. Ist das Karzinom noch auf den Eileiter beschränkt, so findet sich in noch nicht vorgeschrittenen Fällen der kranke Eileiter oft an seinem abdominalen Ende geschlossen, nach Art einer Hydrosalpinx aufgetrieben, seine Oberfläche zeigt sich stark hyperämisch und als Inhalt scheint blutig-seröse Flüssigkeit vorhanden zu sein. Beim Aufschneiden der Tube findet man dann in typischen Fällen einen lebhaft in das Innere der Tube hineinwuchernden, sehr weichen Tumor von papillärer Struktur — das Karzinom. Es kann von einer zirkumskripten Stelle Ausgang genommen haben oder auch weithin die Wand der tubaren Höhle mit papillären, zum Teil auch markigen Wucherungen bedecken. In der beim Aufschneiden der erkrankten Tube austretenden, blutig-serösen Flüssigkeit befinden sich kleinere und größere, weiche Tumorbröckel. Meist entwickelt sich das Tubenkarzinom in der Nähe des ampullären Endes. Oft hat man den Eindruck, daß zunächst eine

Hydrosalpinx vorhanden war, in der es sekundär zur Karzinomentwicklung gekommen war.

Bei längerem Bestande des Tubenkarzinoms ereignet sich die Durchwachsung der Wand der Tube mit Karzinom und Einbruch des Tumors in die Bauchhöhle. Es erfolgt dann meist eine sehr lebhafte Propagation, so daß nach erfolgtem Durchbruch das Karzinom in großen Massen im Douglas oder, umgeben von Netz und Darmschlingen, in den übrigen Anteilen der Beckenhöhle in kleineren und größeren Komplexen angetroffen werden kann. Das Tubenkarzinom kann auch per continuitatem in den Uteruskörper einbrechen, oder es kann an der Uterusschleimhaut durch Implantation von Karzinombröckeln aus, die in die Uterushöhle ausgestoßen wurden, Metastasierung erfolgen. Wenn das metastatische Karzinom der Uterusschleimhaut noch geringe Ausdehnung aufweist, die Tube aber von Karzinom bereits erfüllt ist, kann über den Ursprung des Karzinoms in der Tube wohl kein Zweifel obwalten. Die besondere Bösartigkeit des Tubenkarzinoms wird aber dadurch bedingt, daß das Tubenkarzinom sich schon frühzeitig, noch vor erfolgtem Durchbruch, von den Lymphwegen des subserösen Gewebes aus sehr leicht weiterverbreiten kann und damit Metastasierung im übrigen Bindegewebe des Ligamentum latum, in den Ovarien und auch weiter abseits davon auf dem Wege lymphatischer Propagation zur Entwicklung kommen kann. Die beim Tubenkarzinom häufig auch in der Appendix und im großen Netz zu beobachtenden Metastasen kommen wohl meist auf dem Wege der Implantation nach erfolgtem Durchbruch zustande.

Histologisch zeigt das Tubenkarzinom gewöhnlich einen papillären oder papillär-alveolären Aufbau. Rein drüsig alveoläre Formen wurden nur in geringer Zahl beobachtet. Sehr selten zeigte sich das Tubenkarzinom als Plattenepithelkarzinom. Der Tumor wächst zunächst stark proliferierend gegen die Tubenhöhle (exophytisches Wachstum), erst später kommt es zur Durchwucherung der Tubenwand (endophytisches Wachstum) mit Destruktion der Muskulatur und folgendem Durchbruch durch die Tubenwand gegen die Bauchhöhle.

Wenn man das jetzt vorliegende Beobachtungsmaterial überblickt, so scheint es doch, daß in der Mehrzahl der Fälle das Tubenkarzinom in Zusammenhang mit chronisch entzündlichen Veränderungen der Tube zustande gekommen sein dürfte. Unter den fünf Fällen primären Tubenkarzinoms, die ich selbst noch einer als radikal beabsichtigten Operation unterwerfen konnte, waren chronisch entzündliche Veränderungen in vier Fällen sehr deutlich nachweisbar. Besonders in einem Falle waren die entzündlichen Veränderungen recht auffallend, indem sich die an einem noch kleinen Karzinom erkrankte Tube, umgeben von mächtigen, offenbar auf chronisch entzündlicher Basis entwickelten Zysten, vorfand. Auch in Tuboovarialzysten, die sich wohl zumeist auf entzündlicher Grundlage entwickeln, wurde primäres Tubenkarzinom nicht ganz selten angetroffen. Auch Reste puerperaler entzündlicher Prozesse wurden bei Tubenkarzinomen vorgefunden. Einige Autoren vermuteten auch Zusammenhänge zwischen chronischer Tuberkulose und Tubenkarzinom.

Tatsache ist, daß, wie besonders v. Franqué, später auch Lipschütz, Kraus und Ruge zeigten, die tuberkulöse Infektion nicht nur Bindegewebswucherung, sondern auch lebhafte Epithelproliferation hervorrufen kann. Bei chronischer Tuberkulose der Eileiter findet sich das Eileiterepithel nicht selten im Zustand einer sehr augenfälligen papillären Hypertrophie. Zusammenhänge zwischen primärem Tubenkarzinom und vorangegangenen entzündlichen Erkrankungen der Tube wurden auch von Sänger und Barth, Martin, Fromme und Heynemann angenommen, während andere Autoren, wie Eckhardt, Stolz, Peham, Zangemeister, nicht geneigt waren, entzündlichen Faktoren bei der Entstehung des Tubenkarzinoms eine große Bedeutung zuzuerkennen, da einerseits entzündliche Erkrankungen der Tube so überaus häufig sind und anderseits das primäre Karzinom in der Tube so selten ist.

Die Diagnose des Tubenkarzinoms zur rechten Zeit kann nahezu als unmöglich bezeichnet werden. Die durch das Tubenkarzinom hervorgerufenen Erscheinungen unterscheiden sich zunächst kaum wesentlich von Symptomen und Befunden bei entzündlichen Adnexerkrankungen. Demgemäß wurden auch fast alle Fälle von Tubenkarzinom, die operiert worden sind und bei denen noch eine Exstirpation erkrankter Genitalteile möglich war, in der Meinung angegangen, daß entzündliche Adnexerkrankungen vorliegen. Untersucht man Fälle, in denen zur Überraschung des Operateurs bei der Operation ein primäres Tubenkarzinom aufgedeckt wurde, epikritisch, so können in den Angaben der Patienten und in den vor der Operation erhobenen Befunden doch gelegentlich Erscheinungen vorgefunden werden, die als Hinweise auf die Möglichkeit des Vorhandenseins eines primären Tubenkarzinoms Beachtung verdienen. Eine derartige Erscheinung wäre die in den beobachteten Fällen nicht selten vorhanden gewesene hochgradige und rasch vor sich gehende Abmagerung, ein Symptom, das einem rein entzündlichen Adnextumor im allgemeinen nicht zukommt. Desgleichen wurde in einer Reihe von Fällen über Auftreten einer serösen, ziemlich profusen gelblichen Scheidensekretion berichtet, worauf zuerst Latzko und der Verfasser aufmerksam gemacht haben. Auch dieses Symptom fehlt meist bei entzündlichen Erkrankungen, die gewöhnlich zu eitriger Scheidensekretion führen. Ein Hinweis auf mögliches Tubenkarzinom kann auch durch das Alter der Patientin gegeben sein, da sich die Mehrzahl der erkrankten Frauen zwischen dem 40. und 50. Lebensjahre, einem Alter, in dem entzündliche Adnexerkrankungen meist keine besondere Progredienz mehr aufweisen, befanden. Am wenigsten ist bei der Diagnose des Tubenkarzinoms der Tastbefund von Bedeutung, da die gleichen Tastbefunde auch bei Erkrankungen entzündlichen Ursprungs vorgefunden werden können. Erweist sich aber bei wiederholter Untersuchung ein Adnextumor bei einer älteren Frau als an Größe zunehmend, stellt sich dabei etwa auch Abmagerung und die erwähnte Sekretion serösen, gelblichen Scheidensekretes ein, so kann der Verdacht auf Vorliegen primären Tubenkarzinoms als in hohem Maße gerechtfertigt bezeichnet werden. Die von Lerner empfohlene Probepunktion eines auf Karzinom ver-

dächtigen Tubentumors soll nicht befürwortet werden, da bei der Probepunktion karzinomatöses Material nicht notwendigerweise in die Spritze
aufgenommen werden muß und durch die Punktion eine Implantation
des Karzinoms ermöglicht werden kann. Aszites ist in der Mehrzahl der
Tubenkarzinome vorhanden gewesen, doch meist nicht in derartiger Menge,
daß er diagnostisch eine Bedeutung gehabt hätte. Mehrmals wurde bei
Tubenkarzinom über intermittierende krampfartige Schmerzen in der
Gegend der erkrankten Tube berichtet.

Die Prognose des Tubenkarzinoms ist, wie bereits eingangs gesagt,
überaus ungünstig. Es sind bisher nur ganz wenige Fälle der Heilung
zugeführt worden. Die Heilung könnte durch frühzeitige Entfernung des
Uterus im Zusammenhang mit den Adnexen erreicht werden. Fast alle
bisher operierten Fälle wurden zu spät operiert. Aber auch bei frühzeitiger Radikaloperation, die die so schwierige Diagnose des Tubenkarzinoms kaum je ermöglicht hat, die aber unter der Annahme, daß ein
entzündlicher Adnextumor vorliege, gelegentlich vorgenommen wurde,
sind die Heilungsaussichten nicht groß, da das Tubenkarzinom schon
frühzeitig die Metastasierung auf dem Lymphwege von der Subserosa aus
ermöglicht. Daß nur wenig Frühfälle operiert wurden, ist naturgemäß
auch darauf zu beziehen, daß hinsichtlich der chirurgischen Intervention
bei scheinbar entzündlichen Adnexerkrankungen allgemein weitgehende
Zurückhaltung beobachtet wird. Man soll es sich zur Regel machen, bei
der Operation entzündlicher Adnextumoren immer das Verhalten exstir-
pierter Adnexteile noch während der Operation durch Aufschneiden einer
Autopsie zu unterziehen. Bei verdächtigem Befund innerhalb der entfernten Tube soll jedenfalls die Operation unter möglichstem Radikalismus
zu Ende geführt werden. Ob es möglich ist, durch Kombination der
Operation mit intensiver Nachbestrahlung die Prognose des Tubenkarzinoms zu bessern, kann vorläufig noch nicht entschieden werden.
Meine in früherer Zeit nach der Operation nachbestrahlten Fälle sind trotz
scheinbar radikaler Operation zugrunde gegangen. Die moderne Technik
der Röntgenbestrahlung des Karzinoms mit möglichst homogenen Strahlen
habe ich erst in einem Falle nach der Operation zur Anwendung gebracht.
Die Frau ist jetzt mehr als drei Jahre nach der vaginalen Totalexstirpation
des Uterus im Zusammenhang mit beiden in diesem Falle karzinomatösen
Tuben, wie angenommen werden kann, noch rezidivfrei. Dabei wurde
die Operation nicht mit wünschenswertem Radikalismus vorgenommen,
da noch während der Operation durch Auspressen von Karzinomgewebe
aus einer der erkrankten Tuben im Wundgebiet Karzinombröckel sichtbar
wurden.

# Uteruskarzinom.

Von

## Professor Dr. Heinrich Peham.

Es ist durch mannigfache Untersuchungen und große Statistiken erwiesen, daß etwa ein Drittel mehr, bis doppelt soviel Frauen als Männer an Karzinom sterben. Dieses Plus an Karzinomerkrankungen bei Frauen kommt neben dem Mammakarzinom auf das Genitalkarzinom. Nach der Häufigkeit, mit welcher einzelne Organe vom Karzinom befallen werden, steht nach dem Magenkarzinom das Uteruskarzinom an erster Stelle (BORST). Bei der ungemein großen Häufigkeit dieser Erkrankung kann es nicht wundernehmen, daß gerade das Kapitel des Uteruskarzinoms in der Gynäkologie im Laufe der Jahre von den verschiedensten Seiten einer genauen Erforschung unterzogen wurde und ein besonderer Aufwand von Fleiß, Eifer und Mühe gerade darauf verwendet worden ist.

Das Karzinom der Gebärmutter kann sowohl an der Portio und Zervix (Kollumkarzinom) wie im Uteruskörper vorkommen. Das Carcinoma colli uteri unterscheidet sich nun nicht nur pathologisch-anatomisch, sondern klinisch und ganz besonders in prognostischer Beziehung so sehr vom Korpuskarzinom, daß die Besprechung des Leidens je nach dem Sitz gesondert erfolgen muß.

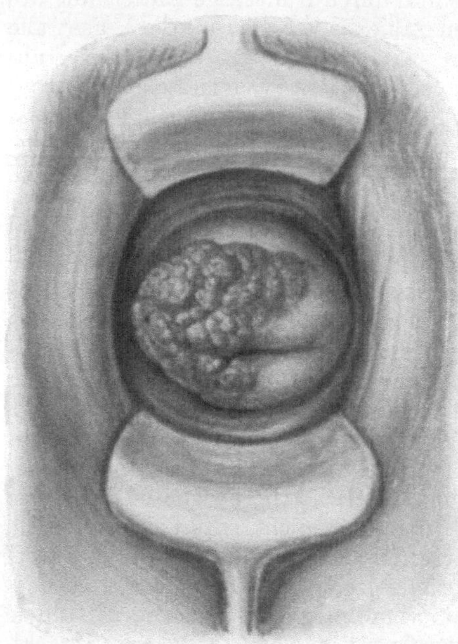

Abb. 1. Blumenkohltumor der Portio. Es ist nur die rechte Hälfte der beiden Muttermundlippen vom Karzinom betroffen. Man kann deutlich das exophytisch gegen das Scheidenlumen vordringende Wachstum des Tumors erkennen.

Wenn wir uns zunächst der Besprechung der Kollumkarzinome zuwenden, so können dieselben ihren Ausgangspunkt vom Oberflächenepithel der Portio, vom Oberflächenepithel der Zervix und von den Zervixdrüsen nehmen. Es kommen also pathologisch-anatomisch am Collum uteri Plattenepithel- und Zylinderzellkrebse vor, die aber häufig nur in ihren Anfangsstadien erkennen lassen, ob sie von der einen oder

der anderen Epithelgruppe her ihren Ausgangspunkt genommen haben. Die pathologisch-anatomische Eigentümlichkeit dieser epithelialen Neubildungen, schrankenlos in das umgebende Gewebe hineinzuwuchern, im weiteren Verlauf auf die Nachbarorgane überzugreifen, vom Zentrum oder von der Peripherie aus zu zerfallen und schließlich zunächst in den regionären Lymphdrüsen, dann auch in entfernten Organen zur Bildung sekundärer Krebsgeschwülste zu führen, läßt sich gerade am Kollumkarzinom wie an einem Schulbeispiel zeigen. Die Neubildung führt zunächst zu sicht- und fühlbaren wulstförmigen oder knotenförmigen Verdickungen, zu auffallenden Form- und Gestaltsveränderungen der Portio und bei erfolgtem Zerfall, der sich unter Blutung, Fluor, Jauchung abspielt, oft zu sehr weitgehender Zerstörung des Halsteiles der Gebärmutter. Die Formveränderung ist insofern eine ganz verschiedene, als die vom Oberflächenepithel der Portio ausgehenden Tumoren zu mächtiger Gewebsproliferation im Sinne des Blumenkohlkarzinoms führen können, während bei dem im Zervikalkanal oder in den Zervixdrüsen entstehenden Krebs die Oberfläche der Portio und der Muttermund von anscheinend intakter Schleimhaut bekleidet erscheinen kann. Die Formveränderung kann auch dadurch eine ganz verschiedene sein, je nachdem bei der einen krebsigen Neu-

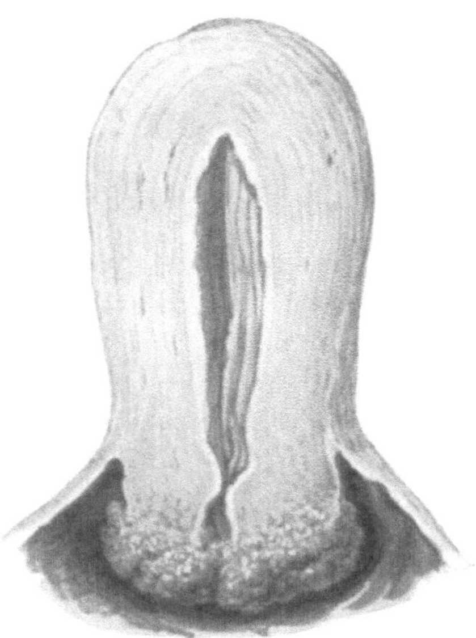

Abb. 2. Blumenkohltumor an einem Durchschnitt. Auch hier ist das exophytische Wachstum gut erkennbar.

bildung das Krebsparenchym ungemein zellreich, das Stützgewebe, das netzartig die einzelnen Karzinomnester umschließt, relativ zart sein kann, während in anderen Fällen ein reichliches fibrilläres Bindegewebe über das Parenchym dominiert. Die letztere Art des Krebses führt zur skirrhösen Form, während wir erstere als Mark- oder medullären Krebs zu bezeichnen pflegen. Eine ulzeröse Form des Kollumkrebses zeigt Abb. 3. Die im Kollum entstehenden Neubildungen schreiten unaufhaltsam gegen die Umgebung weiter, verbreiten sich gegen die Vagina, gegen das Beckenbindegewebe, gegen die benachbarten Organe, Blase und Mastdarm, wo es durch Übergreifen und Zerfall zu breiten Kommunikationen zwischen Blase und Vagina einerseits, zwischen Scheide und Mastdarm anderseits kommen kann. Die gegen das Bindegewebe sich erstreckende Geschwulstbildung kann schließlich und endlich den ganzen Raum des Beckens erfüllen, kann zur Kompression der

Nervenstämme, der Gefäße und der Ureteren Veranlassung geben. Wenn in den Anfangsstadien die einzelnen Zellformen bisweilen noch deutlich ihre Abkunft von diesem oder jenem Mutterboden erkennen lassen, so ist ihre Gestalt in späteren Stadien unregelmäßig, oft vergrößert, weist zahlreiche Kernteilungsfiguren atypischer Art auf und zeigt zu den Farbstoffen verschiedene Affinität, Umstände, auf die wegen der mikroskopischen Diagnose besonderes Gewicht zu legen ist. Die weitere Verbreitung des Kollumkarzinoms erfolgt nun zunächst kontinuierlich auf dem Wege der Lymphbahnen und kann natürlich nach allen Seiten hin Platz greifen, besonders aber nach unten auf die Scheide, nach vorne gegen die Blase, nach hinten gegen das Peritoneum und das Rektum und vor allem nach den Seiten hin in die Parametrien. Der Übergang auf die Scheide ist in vielen Fällen leicht durch den Palpationsbefund zu erheben. Systematisch durchgeführte Untersuchungen zeigen aber nur zu häufig, daß eine weitere Verbreitung des Karzinoms gegen die Scheide zu vorhanden ist als man nach dem Palpationsbefunde annehmen zu können glaubte, ein Punkt, der für die chirurgische Behandlung der Erkrankung als besonders wichtig hervorgehoben werden muß. Zweifellos hatten die in den früheren Zeiten so häufig und so rasch auftretenden Rezidiven in der ungenügenden Entfernung des Beckenbindegewebes und der Belassung des dem Karzinom benachbarten Scheidenabschnittes ihre Ursache.

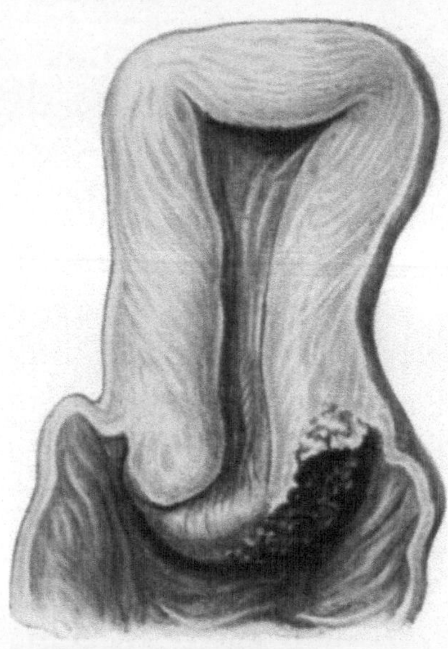

Abb. 3. Karzinomatöses Ulkus der Portio. Das Karzinom wächst nicht gegen das Scheidenlumen, sondern endophytisch in die Substanz der Portio hinein. Durch Zerfall entsteht das die Portio konsumierende Ulkus.

Was die Infiltration der Parametrien bei bestehender karzinomatöser Erkrankung des Collum uteri anlangt, so läßt sich in vielen Fällen die karzinomatöse Infiltration von der entzündlichen nicht unterscheiden. Und manche Fälle von Karzinom, die bei der Operation eine breite Infiltration der Parametrien aufweisen und trotzdem rezidivfrei bleiben, finden zwanglos dadurch ihre Erklärung, daß die Infiltration eben nicht eine karzinomatöse, sondern entzündliche, von dem jauchig zerfallenden Tumor ausgehende gewesen sein mag. Zugleich mit der Infiltration der Parametrien erfolgt die Ausbreitung auf die Lymphdrüsen, wenigstens auf die Drüsen der ersten Etappe, die in den Parametrien selbst gelegen sind. Als zweite Etappe gelten für das Kollumkarzinom die Glandulae hypogastricae und iliacae inf. et sup. mit den Glandulae sacrales. Als Drüsen dritter Etappe bezeichnen wir die Glandulae lumbales inferiores et superiores.

Was die Ätiologie des Kollumkarzinoms anlangt, so wissen wir über dieselbe eigentlich nichts. Auf Grund der klinischen Erfahrungen können wir wohl annehmen, daß die Erblichkeit in der Ätiologie des Gebärmutterkrebses eine gewisse Rolle spielt und ferner feststellen, daß das Kollumkarzinom häufig Frauen befällt, die wiederholt Geburten durchgemacht haben, während Nulliparae relativ selten von der Erkrankung befallen werden. Daß dieser Umstand mit den bei den Geburten erlittenen Einrissen und den daraus erfolgenden Narbenbildungen in Zusammenhang stehen könnte, ist bei der Analogie mit Karzinomen an anderen Körperteilen nicht gänzlich von der Hand zu weisen.

Trotz aller Fortschritte der operativen Technik und Errungenschaften der Strahlenbehandlung ist die Prognose des Kollumkrebses schlecht. Denn rund 70 bis 80% aller Fälle gehen unrettbar an ihrem Leiden zugrunde. Der Grund dieser bedauernswerten Tatsache ist bei der fortgeschrittenen Techik nicht der Ohnmacht des Operateurs, sondern vielmehr dem Umstande zuzuschreiben, daß die Kranken ahnungslos, ohne bemerkenswerte Symptome über die Anfangsstadien der Erkrankung hinauskommen und die ärztliche Hilfe in einer großen Anzahl der Fälle zu spät aufgesucht wird. Um so wichtiger ist es für den Arzt, die Initialsymptome der Erkrankung aufs genaueste zu

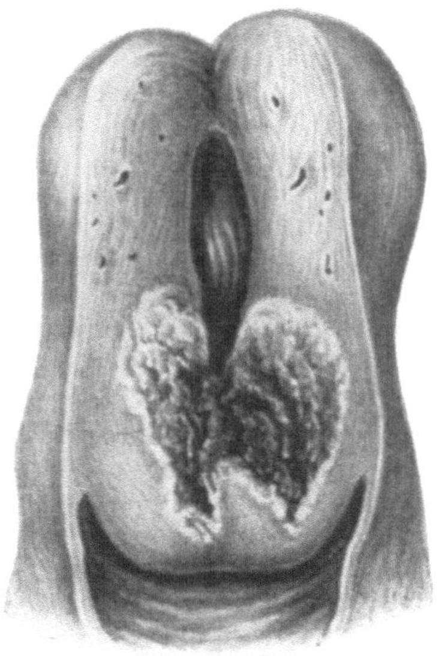

Abb. 4. Zervixkarzinom. Es entwickelt sich im Zervixkanal ein endophytisch wachsender Karzinom-Knoten, durch dessen Zerfall die abgebildete, von Karzinom ausgekleidete Höhle im Bereiche der Zervix entsteht. Der Tastbefund in der Portio ist in dem abgebildeten Falle vollkommen normal.

beachten, die im wesentlichen in einer vermehrten Sekretion aus dem Genitale, in Blutungen außerhalb der Periode, besonders in Blutungen nach der Kohabitation, nach vaginalen Spülungen, nach Anstrengungen beim Stuhlgang, nach sonstigen schweren körperlichen Betätigungen sich äußern, wobei Blutungen nach eingetretener Menopause als eines der allerwichtigsten Anfangssymptome besonders eindringlich genannt werden müssen. Niemals besteht im Anfangsstadium der Erkrankung Schmerz, ein Symptom, welches ja in der Regel die Frauen leichter zum Arzt führt, aber erst dann aufzutreten pflegt, wenn die Erkrankung schon weit in die Umgebung des Organes vorgedrungen ist. Besonders wichtig erscheint auch der eine Umstand, daß das blühende Aussehen einer Frau, der gute Ernährungszustand und die rosige Gesichtsfarbe niemals die Diagnose Karzinom ausschließt, daß vielmehr der körperliche Verfall und das veränderte Aussehen erst in späten Stadien der Erkrankung aufzutreten pflegen. Um so wichtiger für den Arzt, bei den geringsten, den Verdacht auf Karzinom erweckenden Symptomen wie Fluor, atypische Blutungen, Blutungen nach der Menopause, ich wiederhole **Kontakt-blutungen**, die Frau auf Karzinom zu untersuchen, bzw. der Untersuchung durch einen Facharzt zuzuführen und nicht durch Verschreibung irgend eines Styptikums oder irgend welcher Spülungen ohne Vornahme einer Untersuchung den günstigen Zeitpunkt für die Operation zu versäumen, wie dies auch heute noch vorzukommen pflegt. Als besonders wichtiges diagnostisches Merkmal des Kollumkarzinoms ist das leichte Abbröckeln des Gewebes bei der Berührung durch den untersuchenden Finger hervorzuheben, wie die Brüchigkeit beim Einsetzen einer Hackenzange in die Muttermundslippen oder beim Eindringen eines stumpfen Sondenknopfes durch die anscheinend intakte Oberfläche der Portio. Allerdings gibt es Fälle, wo auch der geübte Untersucher zum Zwecke der Diagnose des Mikroskopes nicht entbehren kann und die richtig ausgeführte Probeexzision wird so und so häufig auch den im Anfangsstadium befindlichen Krebs erkennen lassen. Wird der günstigste Zeitpunkt für die Operation und die Strahlenbehandlung versäumt, so ist der weitere Verlauf der Erkrankung für die betroffenen Frauen in der Regel besonders qualvoll: Es kommt infolge der Ausbreitung der Neubildung gegen ihre Umgebung zu Störungen von Seite des Mastdarmes (Stenosenerscheinungen, schmerzhafte Tenesmen), zu Störungen von Seite der Harnblase im Sinne großer Schmerzen beim Urinieren. Die Tumorbildung im Beckenbindegewebe führt zu Kompression der Gefäße, dadurch zu Ödem in der Umgebung des äußeren Genitales, eventuell zu Thrombosen in den Beinen und zu unerträglichen Schmerzen infolge des Druckes der Tumormassen auf die im kleinen Becken verlaufenden Nervenstämme. Die Kompression der Harnleiter kann zur Urämie führen, der aber so und so oft die heftigsten Schmerzen in der Lumbalgegend infolge der Harnstauung im Ureter und im Nierenbecken vorausgehen. Der schließliche Exitus letalis erfolgt in der Mehrzahl der Fälle durch Urämie. Verhältnismäßig selten finden die Kranken durch eine von dem jauchenden Karzinom ausgehende Sepsis oder Peritonitis den Tod. Bisweilen wird das Ende dieser bedauernswerten Geschöpfe durch eine abundante Blutung aus dem zerfallenden Krebsgeschwür beschleunigt. Was die Krankheitsdauer anlangt, so ist es schwer, dieselbe zu beurteilen, weil sich ja kaum je Gelegenheit dazu ergibt, die Dauer der Erkrankung vom ersten Beginn bis zum Ende zu verfolgen. Im Durchschnitt wird von einer Reihe von Autoren die Zeit mit $1\frac{1}{2}$ bis 2 Jahren angenommen. Es scheint aber sicher zu sein, daß für manche Fälle dieser Zeitraum zu gering bemessen ist. Was die Therapie der keiner radikalen Behandlung mehr zugänglichen Fälle anlangt, so war es vor Einführung der Strahlenbehandlung nur durch Auslöffeln und Verschorfen des zerfallenden Tumors möglich, die Frauen wenigstens für einige Zeit von den quälenden Erscheinungen des jauchenden Fluors zu befreien. Steht Radium oder Mesothorium, oder eine Röntgenapparatur zur Verfügung, so wird es in vielen Fällen gelingen, durch Anwendung der Strahlentherapie den Zustand wenigstens zu bessern.

Was die radikale operative Behandlung des Kollumkarzinoms anlangt, so war im Jahre 1878 von WILHELM ALEXANDER FREUND als erstem die Entfernung des Carcinoma uteri auf dem Wege per laparotomiam angegeben worden, damals allerdings mit einer erschreckend hohen, bis zu 70% betragenden primären Mortalität. Um dieselbe Zeit wurde von CZERNY in Heidelberg auf vaginalem Wege der karzinomatöse Uterus entfernt und dadurch die primäre Mortalität um ein Wesentliches verringert. Die unbefriedigenden Resultate der ursprünglich vaginalen Operation in bezug auf die Dauerheilung der Patientinnen haben wieder W. A. FREUND dazu geführt, die erweiterte Methode der Exstirpation des Uterus per laparotomiam mit Freipräparieren der Ureteren einzuführen. Der von ihm dabei verfolgte Zweck war möglichst radikale Entfernung des Beckenbindegewebes mit dem erkrankten Organ und Entfernung der regionären erkrankten Lymphdrüsen.

Um diese Methode haben sich außer W. A. FREUND, RUMPF, RIESS, MACKENRODT, AMANN, KRÖNIG, DÖDERLEIN, BUMM und andere besonders verdient gemacht, und vor allem hat sich E. WERTHEIM mit der Ausgestaltung der Technik und der konsequenten Durchführung der Operationsmethode trotz anfänglich erschreckend hoher primärer Mortalität unvergängliche Verdienste erworben. Was WERTHEIM auf dem Wege per laparotomiam zu erreichen trachtete, das suchten um dieselbe Zeit SCHUCHARDT, STAUDE und SCHAUTA durch die erweiterten vaginalen Methoden zu erzielen. Als vor einigen Jahren die abdominale Operation nach WERTHEIM den Gipfelpunkt ihrer Leistungsfähigkeit erreicht zu haben schien, fand die Strahlenbehandlung in der Therapie Eingang. Bald erhoben sich Stimmen, welche die ausschließliche Strahlenbehandlung bei Uteruskarzinom empfahlen und die operativen Behandlungsmethoden gänzlich aufgegeben wissen wollten. Ein endgültiges Urteil über den Wert der alleinigen Strahlenbehandlung ist heute noch nicht zu fällen. Vorläufig halten wir daran fest, daß alle operablen Fälle, wenn nicht eine strikte Kontraindikation gegen die Operation vorliegt, der operativen Behandlung zugeführt werden müssen. Was nun die Wahl zwischen dem Verfahren per laparotomiam und dem Wege per vaginam anlangt, so liegt das Schwergewicht dabei auf dem Umstande, ob die Entfernung von karzinomatös erkrankten Lymphdrüsen der zweiten oder gar der dritten Etappe eine ausschlaggebende Rolle für die erreichten Resultate spiele oder nicht.

Sicher ist das eine, daß die primäre Mortalität auch bei vollendetster Technik bei der Operation per laparotomiam auch heute noch um ein Vielfaches die primäre Mortalität bei vaginalem Operieren übertrifft, wobei hervorgehoben werden muß, daß an meinem Material die Operabilität auf vaginalem Wege annähernd gleich hoch wie die bei der erweiterten abdominalen Methode ist. Sie beträgt im Durchschnitt zwischen 43 bis 63%, wie aus Tabelle 1 hervorgeht. Vergleicht man diese Tabelle

Tabelle 1. Ca. colli.

| Jahr | Operabilität d. erw. Vag. |
|---|---|
| 1914—1915 | 50: 88 (56·82%) |
| 1915—1916 | 48:110 (43·64%) |
| 1916—1917 | 41: 84 (48·81%) |
| 1917—1918 | 41: 95 (43·16%) |
| 1918—1919 | 52: 89 (58·43%) |
| 1919—1920 | 44: 87 (50·58%) |
| 1920—1921 | 54: 87 (62·07%) |
| 1921—1922 | 58:123 (47·16%) |
| 1922—1923 | 59: 93 (63·44%) |

Tabelle 2. Operabilität.

| Vor den erweiterten Methoden | Bei den erweiterten Methoden |
|---|---|
| 14·7% SCHAUTA | Für die vaginale Operation: 43%—63% Im Mittel: 52·28% Für die vag. und abd. Operation zusammen: 44%—68% Im Mittel: 57% |

mit Tabelle 2, so zeigt sich der gewaltige Aufschwung, den die Operabilität durch die Einführung der erweiterten Methoden gegenüber den einfachen genommen hat. Was den Wert der Drüsensuche per laparotomiam anlangt, so kann ich denselben nicht zu hoch veranschlagen, denn die absolute Heilung (Tab. 3) bei den Kollumkarzinomen der Klinik, die zum größten Teil der erweiterten vaginalen Methode zugeführt wurden, unterscheidet sich bei annähernd gleicher Operabilität nicht wesentlich von den Durchschnittsresultaten absoluter Heilung nach der erweiterten abdominalen Methode. Sie steht nur um weniges den besten Operationsresultaten ausschließlich abdominal vorgehender Autoren nach (s. Tab. 3 u. 4). Wir haben es auch weiter unternommen, unsere Resultate in ihrer Gesamtleistung bei einer fünf- bis zehnjährigen Beobachtungsdauer kritisch zu überprüfen: Wir finden bei erweitert vaginalem Vorgehen in 223 Fällen von Kollumkarzinom eine relative Dauerheilung von 32·75% bei einer primären Mortalität von 2·69%. Bei Anwendung der erweiterten vaginalen, der erweiterten abdominalen und der Strahlenbehandlung ist, wie aus der Tabelle 5 ersichtlich ist, bei fünf- bis zehnjähriger Beobachtung eine absolute Heilung von 21% (auf 446 Fälle) zu verzeichnen.

Tabelle 3. Ca. colli.

Absolute Heilung, d. h. von allen Karzinomen, die die Klinik aufsuchten, gleichviel ob sie operiert wurden oder nicht, leben nach 5 Jahren:

| Vor den erweiterten Methoden | Bei den erweiterten Methoden |
|---|---|
| 4% Schauta | Bei der vag. Methode 23·86% Bei Anwendung von vag. und abd. Methode 26·14% Bei Anwendung von vag. und abd. Methode und Radium-Röntgen-Therapie der inoperablen Fälle 29·2% |

Tabelle 4. Ca. colli.

Dauerheilung d. h. von allen Operierten leben nach 5 Jahren noch:

| Vor den erweiterten Methoden | Bei den erweiterten Methoden |
|---|---|
| Chrobak (Knauer) 31% Schauta 26·4 % | 40·4% |

Tabelle 5. Absolute Gesamtleistung für Fälle von 5—10jähriger Beobachtung.

| Art des Karzinoms | Vaginal | | | Abdominal | | | Bestrahlung | | | Gesamtleistung | | |
|---|---|---|---|---|---|---|---|---|---|---|---|---|
| | Z. | + | S. | Z. | + | S. | Z. | + | S. | Z. | + | S. |
| Ca. corporis | 29 | 0 | 13 | 2 | 0 | 2 | 6 | 0 | 2 | 37 | 0 | 17 45·9% |
| Ca. colli | 223 | 6 2·69% | 73 32·75% | 17 | 0 | 5 | 226 | 0 | 20 8·85% | 466 | 6 1·29% | 298 21% |

Obwohl ich mich als Anhänger der erweiterten vaginalen Methode[1]) bekenne, da sie bei hoher Leistungsfähigkeit eine so geringe primäre Mortalität aufweist, wende ich auch die erweiterte abdominelle Methode in allen jenen Fällen an, in denen ihre Anwendung nach der Natur der Erkrankung gegeben scheint, wie in Fällen von Karzinom und Schwangerschaft, Koinzidenz von Kollumkarzinom mit anderen Tumoren des Genitales u. a. m. So ist es gelungen, die absolute Dauerheilung im

---

[1]) S. Amreich, Zur Anatomie und Technik der erweiterten vaginalen Karzinomoperation. Arch. f. Gynäkologie, Bd. 122.

Verein mit der Strahlenbehandlung auf 29·2% zu steigern, (s. Tab. 3), ein Resultat, welches bei dem Vergleich mit der erreichten absoluten Heilung vor Einführung der erweiterten Methoden (4% Schauta) als ein erfreuliches zu bezeichnen ist.

Tabelle 6. Operabilität.

| Beim Korpuskarzinom | Beim Kollumkarzinom |
| --- | --- |
| 85·5% | 57% |

Es ist kaum anzunehmen, daß die erreichten Resultate durch eine Erweiterung der Operationsmethoden einer wesentlichen Verbesserung fähig sind. Eine Besserung der Leistungsfähigkeit bei der Behandlung des Kollumkarzinoms ist vielleicht durch entsprechende Strahlennachbehandlung und dadurch zu erzielende Vernichtung von bei der Operation zurückgelassenen Karzinomkeimen zu erwarten, vor allem aber sicher dadurch zu erreichen, daß die Karzinome nach weitgehendster Aufklärung der Frauen über die ersten Symptome der Erkrankung und weitgehendster Bemühung von Seite der zuerst zu Rate gezogenen Ärzte in den Anfangsstadien der Operation zugeführt werden.

Wenn ich mich nun der Besprechung des Korpuskarzinoms zuwende, so kann ich vorwegnehmen, daß die Erkrankung und auch das Ergebnis der Behandlung wesentlich günstigere Aussichten bietet (s. Tab. 5 u. 6).

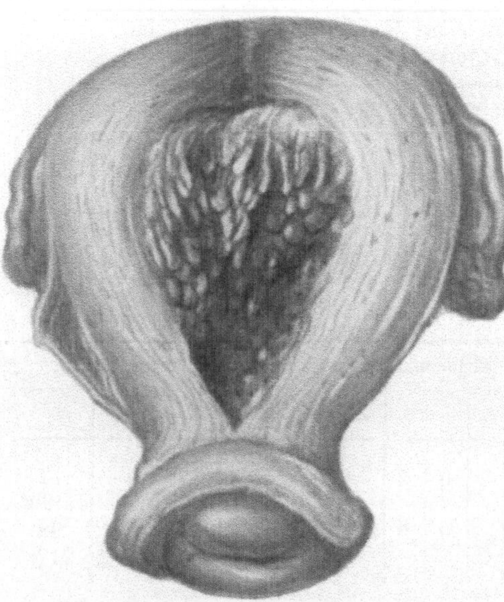

Abb. 5. Carcinoma corporis villosum. Das Karzinom ist hier in Form von kleinen Knötchen und Zotten ausgebildet. Portio vollkommen normal.

Pathologisch-anatomisch kann das Korpuskarzinom, ebenso wie wir es vom Kollumkrebs gehört haben, entweder von der Oberflächenauskleidung der Uterushöhle oder von den Epithelien der im Korpus befindlichen Drüsen seinen Ausgang nehmen. Die Erkrankung ist seltener als die an Kollumkarzinom und betrifft etwa 7 bis 10% aller Uteruskarzinome. Bei dem meinen Ausführungen zugrunde liegenden Material waren unter 925 Karzinomen des Uterus 69 Gebärmutterkörper- und

856 Gebärmutterhalskarzinome (etwa 7·5%). Während wir beim Kollumkarzinom erwähnt haben, daß die Erkrankung vorzugsweise Frauen befällt, die Geburten in größerer Zahl überstanden haben, gilt das vom Korpuskarzinom nicht. Es ist das Korpuskarzinom auch bei Nulliparis nicht selten, ist aber hauptsächlich eine Erkrankung im höheren Lebensalter, in der Mehrzahl der Fälle erst jenseits der Fünfzigerjahre. Das Korpuskarzinom führt entweder zu zapfenförmigen Wucherungen in der Muskularis, bildet gelegentlich diffus oder polypenartig ins Kavum hineinragende Geschwülste, kann auch gegen die Zervix zu wuchern und dann seinem Charakter und seiner Ausbreitungsweise nach dem Kollumkarzinom an Ähnlichkeit sehr nahestehen. Es verursacht häufig eine Vergrößerung und unregelmäßige Gestaltung des Uteruskörpers, kann im weiteren Verlauf gegen die Serosa des Uterus zu fortschreiten, wo es dann zu entzündlichen Verklebungen mit der Umgebung des Organes kommt.

Es kann bei bestehendem Korpuskarzinom das Parametrium frei von Infiltration bleiben, hingegen ist das Wachstum des Tumors gegen die Tuben und auch sein Übergreifen auf das Ovarium kein seltenes Ereignis. Auch die Lymphdrüsen werden beim Korpuskarzinom relativ spät ergriffen, wie überhaupt die Neubildung im Korpus eine verhältnismäßig langsame Wachstumstendenz zeigt. Diesem Umstand ist es auch zuzuschreiben, daß das Korpuskarzinom eine größere Operabilität als

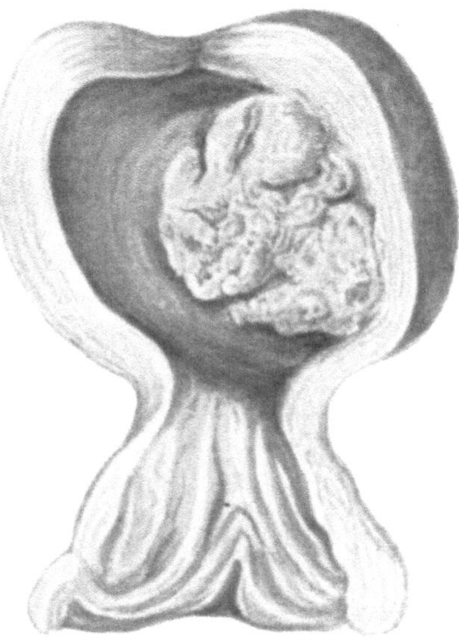

Abb. 6. Carcinoma corporis, knotige Form. Man sieht einen in das Cavum uteri vorragenden, vielfach zerklüfteten, unregelmäßig konturierten, teilweise exulzerierten Tumor.

das Kollumkarzinom aufweist (s. Tab. 6); bei unserem Material stehen 57% Durchschnittsoperabilität beim Kollum-, 85·5% beim Korpuskarzinom gegenüber.

Die Symptome beim Korpuskarzinom bestehen in Fluor, Blutungen und manchmal relativ früh auftretenden Schmerzen. Diese sind entweder durch die Spannung der Serosa des Uterus oder durch Uteruskontraktionen hervorgerufen, welche entweder bei polypös ins Cavum uteri hineinragenden Tumoren durch den Reiz des Fremdkörpers oder durch Sekretretention infolge Verschließung des Zervikalkanals durch den gegen denselben wachsenden Tumor veranlaßt werden.

Die Diagnose des Korpuskarzinoms ist in der Mehrzahl der Fälle nicht durch den Palpationsbefund, sondern durch die Symptome zu stellen, wobei wiederum den Blutungen nach erfolgter Menopause die größte Bedeutung beizumessen ist. Bei Verdacht auf Korpuskarzinom hat man sich entweder durch Kurettage und durch genaue mikroskopische Untersuchung der kurettierten Massen zu versichern, ob ein solches vorliegt oder nicht. Oder man kann nach Aufschließung des Cavum uteri durch Austasten mit dem Finger die Sachlage klären.

Die Prognose ist weit günstiger als beim Kollumkarzinom. Das geht auch aus den Fällen meines Materials hervor, in welchem unter 37 Fällen, deren Behandlung (Operation oder Bestrahlung) fünf bis zehn Jahre zurückliegt, 17 (45·9%) geheilt sind. Was die Behandlungsmethoden des Korpuskarzinoms anlangt, so ist die einfache vaginale Entfernung des Uterus mit den Adnexen vollständig ausreichend. Hinsichtlich der Strahlenbehandlung liegen beim Korpuskarzinom die Verhältnisse deswegen günstig, weil man die Innenfläche des Uterus durch Einlegen von Radium oder Mesothorium einer intensiven Bestrahlung aussetzen kann, wobei die verhältnismäßig dicke Wand des Uteruskörpers die Nachbarorgane gegen die Bestrahlungsschäden schützt. Immerhin geben wir auch heute noch der Operation den Vorzug, wenn sie nicht durch strikte Gegenanzeigen sich verbietet.

# Chorioepitheliom.

### Von

## Professor Dr. Oskar Frankl.

In vielen Punkten der Krebskrankheit ähnlich, aber doch sowohl bezüglich der Genese als auch des klinischen Verlaufes von ihr verschieden, fesselt das Chorioepitheliom unser besonderes Interesse. Die seltenen Fälle ausgenommen, in welchen Chorioepitheliome als rein teratoblastomatöse Gebilde aufzufassen sind, von welchen hier nicht gesprochen werden soll, entwickeln sich diese Tumoren stets nach einer Schwangerschaft, und zwar besonders nach Molengravidität, totaler oder partieller, aber auch nach normaler Geburt, nach Abortus und Partus praematurus. Auch nach Tubenschwangerschaft kommen derartige Neoplasmen zur Beobachtung. An unserer Klinik wurde ein derartiger Fall operiert.

Das klinische Bild des Chorioepithelioms ist ungemein vielgestaltig entsprechend der Tatsache, daß sich diese Tumoren durchaus nicht immer an der Nidationsstelle des Eies entwickeln. Es kann nicht bloß im Uterus oder in der Tube, sondern auch in der Scheide, in der Lunge, aber auch in der Leber, im Gehirn und an anderen Stellen des Organismus zur Bildung eines primären Chorioepithelioms kommen. Es ist zweckmäßig, die an der Nidationsstelle entstandenen Chorioepitheliome als orthotope von den außerhalb der Nidationsstelle entstandenen heterotopen Chorioepitheliomen zu sondern. Die Tatsache des Entstehens derartiger Ge-

schwülste an ganz unerwarteter Stelle bringt es mit sich, daß nicht gar
so selten erst der Obduktionsbefund die wahre Natur der Erkrankung
aufdeckt. Daraus ergibt sich die zwingende Notwendigkeit, bei kon-
sumptiven, insbesondere bei tumorartigen Verlauf darbietenden Erkrankungen nach Schwangerschaft immer an die Möglichkeit eines
Chorioepithelioms zu denken, wenngleich ein solches selten vorkommt.
Stets ist der gesamte Körper einer genauen Untersuchung zu unterwerfen.
Wenn Blutungen aus dem Uterus, Blutungen aus der Scheide, Hämoptoe
uns auf den Locus morbi direkt hinweisen, muß unter den gesuchten
Ursachen der Blutung das wenn auch nicht gerade häufig vorkommende

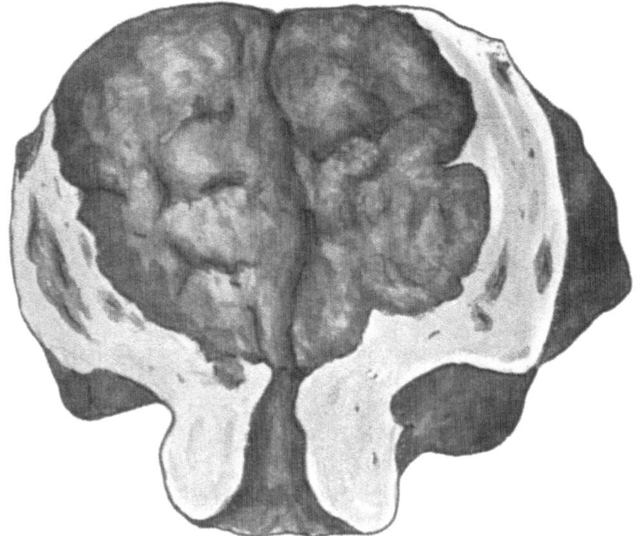

Abb. 1. Chorioepitheliom, das Cavum uteri erfüllend. Tumorherde im
Myometrium und unter dem Perimetrium.

Chorioepitheliom doch immer in den differential-diagnostischen Kalkul
gezogen werden. Primäre Lokalisation in der Leber, im Gehirn oder an
anderen Stellen des Organismus wird den Arzt in der Regel vor schwer
oder nicht zu lösende Rätsel stellen, bis entweder Metastasen in anderen
Organen oder der Obduktionsbefund den Fall klären. So ist es berechtigt
zu sagen, daß die Diagnose des Chorioepithelioms ungemein leicht, aber
auch unendlich schwierig, ja ante mortem mitunter unmöglich sein kann.
Entwickelt sich ein Chorioepitheliom im Uterus mit Tendenz zur
Proliferation in die Korpushöhle (Abb. 1), so treten stets Blutungen ein,
die meist nicht sehr intensiv, aber immer wiederkehrend sind. Die primären
Chorioepitheliome der Scheide führen bald zum Durchbruch in das
Scheidenlumen und damit zu Blutungen. Diesen und allen anderen
Chorioepitheliomen kommt die Eigenschaft zu, den Träger des Tumors

einer schweren Anämie anheimfallen zu lassen. Die Patientinnen zeigen eine aschfahle Gesichtsfarbe, die ich fast in allen von mir beobachteten Fällen — ich habe insgesamt 15 Fälle gesehen — feststellen konnte. Solche Kranke erholen sich nach der Geburt, nach dem Abortus, nach der Molenschwangerschaft nicht vollkommen, sind schwach, hinfällig, meist appetitlos, zeigen Gewichtsabnahme. Und nun hängt es ganz von der Lokalisation des Primärtumors ab, welche Erscheinungen das Krankheitsbild beherrschen. Etabliert sich ein Tumor innerhalb der Uterusmuskulatur, so kann leichter Fluor vorhanden sein, ja auch dieser kann fehlen: Blutungen stellen sich vorerst nicht ein. Wuchert der Tumor, wie das meist der Fall ist, in die Uterushöhle, so setzen Hämorrhagien ein. Die Geschwulst kann sich durch den Zervikalkanal hindurch in die Scheide drängen und weiche, leicht abbröckelnde, dunkelbraune, rotviolette, durchblutete Tumormassen können im Orificium externum uteri zutage treten. Ein primärer Scheidenknoten imponiert zunächst als bläulich-violetter, mitunter mehr bräunlich gefärbter, unter dem Epithel liegender Tumor, der zwischen Erbsen- und Pflaumengröße schwankt, aber auch viel größer werden, ja die ganze Scheide ausfüllen kann. Nach Usurierung des ursprünglich den Tumor bedeckenden Vaginalepithels kommt es stets zu Blutungen, die erhebliche Intensität erreichen können. Ein orthotopes Chorioepitheliom der Tube nach Tubenschwangerschaft kann infolge innerer Blutung das Bild eines neuerlichen Tubarabortes vortäuschen. Ein primäres Chorioepitheliom der Lunge gibt sich durch Dyspnoe, Zyanose, Stechen beim Atmen, insbesondere aber durch Hämoptoe kund; wir konnten gelegentlich die runden Tumorherde röntgenographisch nachweisen. In der Leber kann ein oder können mehrere primäre Knoten entstehen, welche das Organ vergrößern, an der Oberfläche buckelige Vorwölbungen erzeugen, auch zu Ikterus führen können. Primäre Knoten im Gehirn können das Bild eines apoplektischen Insultes vortäuschen und je nach ihrer Lokalisation entsprechende Herd- und Fernwirkungen erzeugen.

Wie ist es möglich, daß nach Ablauf oder Unterbrechung einer Schwangerschaft fern von der Plazentarhaftstelle ein primäres Chorioepitheliom entstehen kann? Die Beantwortung dieser Frage hängt innig zusammen mit der pathologischen Anatomie und Histogenese des Chorioepithelioms, die kurz erörtert werden muß, wenn anders das klinische Bild dieser Tumoren verständlich werden soll.

Jedes Chorioepitheliom stellt einen weichen, leicht zerreiblichen, braun-violetten, an vielen Stellen oder total durchbluteten Tumor dar, dessen histologische Untersuchung das Vorhandensein von zweierlei Zellmaterial ergibt. Wir sehen rundliche, von einer Zellmembran scharf umschlossene Zellen, welche keine besondere Affinität zu saueren Farbstoffen zeigen, mit rundem, relativ großem, bläschenförmigem Kern. Diese Elemente sind vollkommen identisch mit der inneren Zellschichte des doppelten Zellbelages der jungen Chorionzotte; wir bezeichnen diese Zellen als Trophoblast oder Langhanssche Zellschicht. Überdies finden wir im Chorioepitheliom sehr unregelmäßig gestaltete, synzytiale Massen mit stark färbbarem Protoplasma, das Vakuolen birgt und durch Aussendung pseudopodienartiger Ausläufer zur Bildung schaumiger, honigwabenartiger Formationen führt. Zahlreiche unregelmäßig gestaltete und atypisch angeordnete Kerne liegen innerhalb der Synzytien. Diese Massen entsprechen histologisch und mikrochemisch dem Synzytium, welches den äußeren Belag der jungen Chorionzotte darstellt und sich auch im intervillösen Raum des normalen Eies findet, vollkommen (Abb. 2). Wir haben somit einen Tumor vor uns, der aus fötalen Epithelien besteht, ohne Zuhilfenahme von Bindegewebe und ohne eigene Blutgefäße: Daher die Weichheit und das leichte Abbröckeln solcher Geschwülste. Die beiden Komponenten sind in verschiedenen Fällen in sehr verschiedener Menge vorhanden. Es gibt Fälle, wo beide Anteile in etwa gleicher

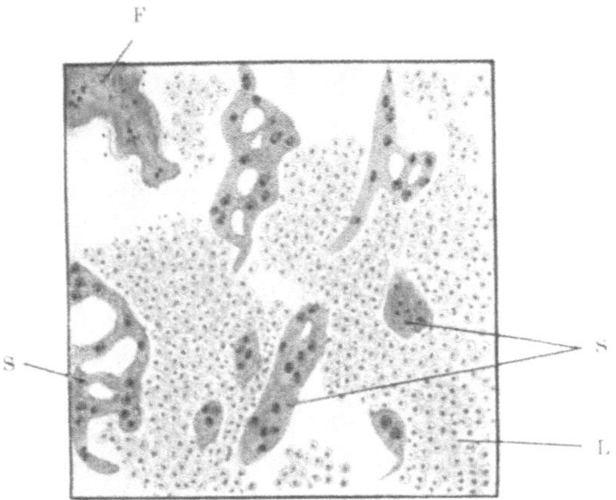


Abb. 2. Chorioepitheliom, histologisches Bild.
L = Langhanszellen, S = Synzytium, F = Fibrin.

Quantität vorhanden und innig durcheinander gewebt sind, in anderen Fällen überwiegt das Synzytium, in wieder anderen Fällen sehen wir fast nur Langhanszellen. Es soll gleich hier vorweggenommen werden, daß hiedurch der klinische Verlauf und die Prognose des Einzelfalles nicht bestimmt wird. Beide Elemente, Langhanszellen und Synzytium, sind Abkömmlinge des fötalen Trophoblastes, d. h. des zelligen Oberflächenbelages des jungen Eies, und es ist für die Tumorträgerin ganz gleichgültig, ob die eine oder die andere Komponente überwiegt.

Versuchen wir nun die Beantwortung der Frage, wie nach normal oder pathologisch verlaufener Schwangerschaft derartige Tumoren entstehen können, insbesondere wieso sie primär fernab von der Nidationsstelle auftreten können. Die kausale Genese der malignen Tumoren im allgemeinen ist bisher unerkannt, und das gilt leider auch für das Chorioepitheliom. Die Ätiologie dieser Gebilde ist bis heute vollkommen unergründet. Über die formale Genese, die Histogenese, sind wir durch die

Arbeiten MARCHANDS, HITSCHMANNS und anderer Autoren doch einigermaßen orientiert und deshalb soll hier in Kürze der gegenwärtige Stand der Lehre von der formalen Bildung des Chorioepithelioms dargestellt werden.

Das junge Ei ist in frühen Entwicklungsstadien von einem Epithelmantel umgeben, der säulenförmige Ausläufer rings um die ganze Eiperipherie bildet. Wenn durch Einwachsen von Bindegewebe und Blutgefäßen in diese Zellsäulen die Chorionzotten entstehen, bleibt nur eine doppelte Zellschicht an der Zottenoberfläche bestehen, die wir als Langhans- und Synzytiumzellen bezeichnen. Das Ei vergrößert seine epitheliale Oberfläche nicht bloß durch Bildung solcher Säulen, sondern auch durch Ausschwärmen fötaler Epithelien, die nicht nur in die Dezidua und darunterliegende Uterusmuskulatur, sondern auch in Blutgefäße eindringen. Anfangs in Verbindung mit der Eioberfläche, lösen sie sich bald von ihr los und können, sofern sie in Gefäße eingedrungen sind, in die parauterinen, paravaginalen Gefäße, mit dem Blutstrom in die Lunge deportiert werden. Bei offenem Foramen ovale können sie auch in den großen Kreislauf gelangen. Die Elemente der „chorialen Invasion" (MARCHAND, MEYER, PELS LEUSDEN), auch choriale Wanderzellen genannt, finden sich in jedem graviden Uterus, allerdings fallweise in sehr verschiedener Quantität. Wir müssen uns vorstellen, daß zwischen Ei und mütterlichem Organismus ein konstanter Kampf stattfindet. Das Ei produziert und entsendet seine epithelialen Elemente, während der mütterliche Organismus sich erfolgreich deren erwehrt: Schon in der Dezidua stellt der Uterus den ausschwärmenden Zellen eine Wehr entgegen; die Zellen, welche trotz dieser Barrière in mütterliche Gewebe und Gefäße eingedrungen sind, werden durch die Fähigkeit des Schwangerenserums, fötale Elemente aufzulösen, unschädlich gemacht. Während das Ei immer wieder neue Zellen produziert und ausschwärmen läßt, bringt das mütterliche Serum — wie KRAUS das seinerzeit experimentell festgelegt hat — die Zellen zum Absterben. In den ersten Schwangerschaftswochen besitzt das Serum noch nicht die Lysine gegenüber fötalen Zellen: Nur so ist es erklärlich, daß das Ei sich in die Mukosa eingräbt unter Zerstörung oberflächlicher Mukosaschichten, nur so ist die Eröffnung mütterlicher Blutbahnen und die Bildung des mütterlichen Kreislaufes möglich. Betrachtet man einen Uterus unmittelbar nach der Geburt oder nach Abortus, so findet man in den Deziduaresten, in der Muskulatur choriale Wanderzellen. Etwa drei Wochen nach Ausstoßung der Plazenta findet man, wenn anders das Ei vollkommen eliminiert wurde, keine fötalen Elemente mehr. Denn neue Zellen sind nicht eingedrungen, seit das Ei ausgestoßen oder entfernt worden, und das mütterliche Serum hat die noch vorhanden gewesenen fötalen Epithelien destruiert. Hat aber das mütterliche Serum diese Fähigkeit, fötale Elemente aufzulösen, zu früh verloren (ich konnte dies serologisch in drei Fällen nachweisen; in einem vierten Falle versagte die Reaktion), dann bestehen ähnliche Verhältnisse wie zu Beginn der Gravidität, da die fötalen Zellen ungehindert proliferieren, und wir werden die charakteristischen Eigenschaften des

Chorioepithelioms am besten verstehen, wenn wir uns die Qualitäten des ektodermalen Zellbelages des jungen Eies, des Trophoblastes und seiner Derivate, der Langhanszellen und der Synzytien, vergegenwärtigen. Wo immer choriale Elemente im mütterlichen Organismus deponiert sind, können dieselben nun zur Bildung eines Chorioepithelioms Anlaß geben, und so erklärt sich die Bildung sowohl der orthotopen als auch der heterotopen Chorioepitheliome. Wir sind damit der Ergründung der Ätiologie des Chorioepithelioms nicht viel näher gekommen. Denn wir kennen nicht die Ursache des fehlenden Lösungsvermögens des mütterlichen Blutserums gegenüber fötalen Zellen und wissen nicht, welche chemischen Änderungen in einem solchen Blutserum vor sich gegangen sind. Für die formale Genese scheinen mir die gegebenen Gesichtspunkte immerhin von Wert zu sein.

Seit den Arbeiten von VEIT, SCHMORL, LUBARSCH wissen wir, daß nicht nur von der Zottenoberfläche abgelöste Epithelien, sondern ganze Zotten, ja ganze, große Molenblasen auf dem Blutwege verschleppt werden können, und ich konnte selbst wiederholt einschlägige Beobachtungen machen. So kann vom Epithel einer Zotte oder Molenblase innerhalb einer Vaginalvene ein primärer Scheidenknoten, vom Epithel einer Zotte innerhalb einer Lungenvene ein primäres Chorioepitheliom der Lunge entstehen. Es ist nicht notwendig, bestimmte Veränderungen, pathologische Valenzen des fötalen Epithels anzunehmen. Es genügt die Vorstellung vom Wegfallen der Wachstumshemmung durch das mütterliche Serum, um den stürmisch wachsenden und rasch metastasierenden Tumor vollkommen zu verstehen. Auch der Trophoblast des jungen Eies hat die Fähigkeit raschen Proliferierens; er wuchert zunächst ungehemmt, da im Beginn der Schwangerschaft das mütterliche Serum noch keine Lysine für fötale Zellen enthält. Aber das Epithel des jungen Eies hat zweifellos auch destruktive Potenzen, denn es gräbt sich unter Destruktion der Schleimhautoberfläche in die Mukosa ein und eröffnet mütterliche Blutwege unter Arrosion der Gefäßwände. Das gleiche Vermögen zeigt das epitheliale Zellmaterial des Chorioepithelioms. Es destruiert das Organ, in welchem es sich entwickelt und eröffnet daselbst die Blutgefäße. Darum ist jedes Chorioepitheliom von Blutungen durchsetzt. Schließlich erinnern HITSCHMANN und CRISTOFOLETTI mit Recht daran, daß dem fötalen Trophoblast die Eigenschaft zukommt, die Blutgerinnung zu hemmen. Dieselbe Fähigkeit besitzt das Zellmaterial des Chorioepithelioms, und wenn die Tumorelemente in Gefäßlumina eindringen, werden abgerissene Zellen innerhalb des strömenden Blutes leicht verschleppt und führen zu Metastasen. Besteht in der Lunge ein Tumorknoten, so wächst er daselbst rasch weiter, arrodiert hier Gefäße und nun ist der allgemeinen Metastasierung Tür und Tor geöffnet. So erklärt es sich, daß in manchen Fällen der Verlauf besonders foudroyant ist. Rasch entstehen und vermehren sich die Metastasen, und die Leicheneröffnung bietet ein überraschendes Bild, insofern bei einer Krankheitsdauer von sechs bis acht Wochen der Leichnam eine ganz außerordentlich extensive Metastasierung erkennen läßt. Speziell in der Lunge sieht man zuweilen so mächtige Tumormassen, daß man kaum begreifen kann, wie die Kranke in den letzten Lebenstagen atmen konnte.

Besonders interessant sind die Fälle, bei welchen seit der letzten Gravidität lange Zeit, sogar mehrere Jahre vergangen sind. Wir können sie nur verstehen, wenn wir annehmen, daß unter gewissen, noch unbekannten Verhältnissen choriale Elemente in einem Schlummerzustand liegen bleiben und plötzlich aus diesem erwachen. Anderseits ist eine Reihe von Fällen bekanntgeworden, wo bei noch in utero befindlicher Plazenta oder Mole ein Chorioepitheliom sich entwickelte. Und nicht minder bemerkenswert sind Fälle, die zunächst außerordentliche Malignität annehmen lassen, die aber plötzlich unter totaler Veränderung des klinischen Aspektes zu spontaner Ausheilung kommen. Sie waren die Ursache der ehedem vorgenommenen Scheidung maligner von benignen Chorioepitheliomen. Es ist sicher gerechtfertigt, jedes Chorioepitheliom als malignes Neoplasma aufzufassen. Doch kann unter noch nicht bekannten Verhältnissen im Laufe der Tumorbildung das Blutserum die verlorengegangene Eigenschaft, Lysine zu mobilisieren, wiedergewinnen und das macht uns diese sonderbaren Fälle leichter verständlich als die Vorstellung primär benigner Formen des Chorioepithelioms.

Das klinische Bild des Chorioepithelioms wird demnach beherrscht durch die Erscheinungen, welche der primäre Tumor setzt, die je nach der Lokalisation recht mannigfach sein können, anderseits wird das Auftreten von Metastasen naturgemäß die Symptomatologie maßgebend beeinflussen. Erfolgt im Bereich der Lunge ein Durchbruch in die arterielle Bahn, so kann Ausschwemmung in alle möglichen Organe erfolgen. Der primäre Uterin- oder Vaginaltumor setzt regionäre und Fernmetastasen. Der Lungenherd erzeugt in der Leber, Niere, Milz, im Ovarium, in der Blase, in den Knochen, in der Thyreoidea, im Herzen und an anderen Stellen Tochtergeschwülste. Die angeführten Momente erklären den oft rapiden Verlauf derartiger Erkrankungen. Es gibt Fälle, wo vom Auftreten der ersten Symptome bis zum Exitus kaum vier Wochen verstreichen. Freilich gibt es auch Fälle mit relativ protrahiertem Verlauf.

Die Prognose jedes Chorioepithelioms ist ernst zu stellen; aber wir können heute nicht mehr den ehedem allgemein vertretenen Standpunkt einnehmen, jede Trägerin eines solchen Tumors sei als verloren zu bezeichnen. Gilt für die malignen Tumoren der Satz, daß die Prognose um so besser wird, in je früheren Stadien die Behandlung begonnen wird, so besteht er für das Chorioepitheliom in ganz besonderem Maße zu Recht. Hier ist die Frühdiagnose von hervorragender Wichtigkeit: Unser Ziel ist, den Fall richtig zu erkennen, ehe die Propagation auf dem Blutwege erfolgt ist; und wenn es uns gelingt, derartige Frühstadien uteriner oder vaginaler Primärtumoren festzustellen, so ist die operative Therapie aussichtsvoll, wie wir in drei Fällen an unserem Material erfahren konnten. Sitzt der Primärtumor an anderer Stelle, so wird die Frühdiagnose wohl nur sehr selten möglich sein. Auch wenn der Primärtumor innerhalb des Myometriums sitzt, ohne zunächst in das Uteruskavum vorzudringen, kann die Diagnose, zumal die Frühdiagnose auf unüberwindliche Schwierigkeiten stoßen. Es bleiben aber immer noch genug Fälle übrig, in welchen der Tumor a priori sich in das Uteruslumen hinein entwickelt, und da können wir durch ein vorsichtig ausgeführtes Probekurettement Material für eine mikroskopische Untersuchung erlangen.

Die mikroskopische Diagnose stützt sich auf folgende Momente: Finden wir mehrere, zumindest drei Wochen nach totaler Ausstoßung des Eies fötale Epithelien in geschlossenen Verbänden, die Elemente ohne Zeichen retrograder Metamorphose, vielmehr durchaus lebensfrisch und in evidenter Proliferation, so ist der Fall stets sehr suspekt. Entzündliche Reaktion, Destruktion von Schleimhaut, Muskulatur, insbesondere Eindringen von Tumormassen in Gefäße, Blutungen werden die Diagnose, die große Erfahrung des Untersuchers heischt, ermöglichen. Daneben ist stets der gesamte Status genauestens zu erheben. Man achte auf das Blutbild, auf den Harn, das Sputum, untersuche mit allen verfügbaren Methoden die Lunge, das Herz, die Leber, das Zentralnervensystem. Die Palpation des Uterus, Inspektion der Vagina sind von maßgebender Bedeutung. Nie soll Fortdauer von Blutungen nach normaler oder pathologischer Schwangerschaft geringgeschätzt werden oder unbeachtet bleiben.

Die Therapie ist in vielen Fällen machtlos, weil sie in zu späten Stadien der Erkrankung einsetzt, da Tumormassen auf dem Blutwege den Primärherd längst überschritten haben. Das Vorkommen von Chorioepitheliomen nach Molenschwangerschaft (SEITZ findet in 6·5%, HITSCHMANN und CRISTOFOLETTI finden in 7·5%, FORD findet in 16% der Fälle von Molenschwangerschaft nachher Entwicklung von Chorioepitheliomen) hat einzelne Autoren veranlaßt, den Uterus prinzipiell zu entfernen, wenn er eine Mole enthält. Da wir uns reichlich davon überzeugen konnten, daß in sehr zahlreichen Fällen von Blasenmole nachher kein Chorioepitheliom entsteht, daß vielmehr zahlreiche Frauen nach Molengravidität eine normale Schwangerschaft und Geburt absolvieren können, teilen wir diesen radikalen Standpunkt nicht, sondern beschränken uns darauf, Frauen nach Molenschwangerschaft ein Jahr lang genau in Evidenz zu halten.

Die Therapie des Chorioepithelioms des Uterus und der Vagina ist in den meisten Kliniken die operative, wenngleich KRÖNIG und HÖRRMANN, CLARK, ADLER lokale Destruktion durch Radium erzielen konnten. Da gerade hier eine rasche Eliminierung der Tumorzellen erforderlich ist, haben sich die meisten Autoren doch für die Operation entschieden. Bei Entfernung des erkrankten Uterus ziehen wir den abdominalen Weg vor, nicht nur weil er eine ausgiebige Inspektion der Nachbarorgane gewährleistet, sondern weil hiebei auch ein vorsichtiges Operieren unter Vermeidung jeder Quetschung des Uterus möglich ist. Jedenfalls ist Nachbehandlung mit Röntgenstrahlen gerechtfertigt. Ob die Serumtherapie, insbesondere die Behandlung mit normalem Schwangerenserum Erfolg verspricht, läßt sich noch nicht entscheiden. Jedenfalls wäre es ratsam, bei geeigneten Fällen Versuche anzustellen, ohne dabei die chirurgische Therapie zu vernachlässigen.

# Das Karzinom des äußeren Genitale.

Von

## Professor Dr. Wilhelm Weibel.

Das äußere Genitale wird vom Karzinom nur selten befallen. Man hat ungefähr 3% aller Genitalkrebse des Weibes dafür berechnet, doch wird die Frequenz auch noch niedriger eingeschätzt. Es ist allgemein bekannt, daß es sich dabei hauptsächlich um ganz alte Frauen handelt, und es scheint das Alter von 60 bis 70 Jahren besonders bevorzugt zu sein. Die Häufigkeit nimmt dann immer mehr ab, je jünger die Patientinnen sind. Die Krankheit ist unter 40 Jahren sehr selten, wurde aber auch schon im zweiten Dezennium beobachtet. Sie verteilt sich auf die verschiedenen Organe, welche man dem äußeren Genitale zurechnet, nicht gleichmäßig. Dazu gehören die großen und kleinen Labien, der Damm, die Klitoris, die Umgebung des Orificium urethrae externum, das Hymen, die Glandula vestibularis major (BARTHOLINI), neben den Schleim- und Schweißdrüsen an den verschiedentlichen Abschnitten der Labien und des Introitus. Das Karzinom tritt fast immer bloß an einer einzigen Stelle auf, nur manchmal findet man an der Innenseite der Labien gegenüber dem älteren Prozeß ein Abklatschgeschwür.

Es ist auffallend, daß gerade jener Teil des weiblichen Genitales, welcher durch die Geschlechtsbetätigung besonders stark in Anspruch genommen ist, wie die Vulva — und dasselbe gilt für die Vagina — so außergewöhnlich selten von Karzinom ergriffen wird. Sicherlich schaffen also die mit Kohabitation und Geburt verbundenen Traumen keine Prädisposition der dabei in Frage stehenden Organe für die Entstehung von Karzinom. Doch setzt das zunehmende Alter den Widerstand der Gewebe gegenüber der Krebserkrankung hierselbst zweifellos herab, wie die sich im Senium steigernde Frequenz zeigt. Auffallend häufig entsteht der Krebs der Vulva auf dem Boden einer Leukoplakie, häufiger noch einer Kraurosis, welche durch weißliche, oft rosa Verfärbung der glanzlos, trocken und rissig werdenden Haut ausgezeichnet ist, verbunden mit Schrumpfungsvorgängen und Juckerscheinungen, oft unerträglichen Grades.

Das Karzinom der Vulva entsteht meist primär, sekundär kommt es als Metastase vor (von Ovarium, Uterus oder postoperativen Rezidiven her) oder es tritt als Implantationsrezidiv im Schuchardtschnitt auf. Selten wird die Vulva von der Nachbarschaft aus (Scheide, Mastdarm) durch Weiterwachsen eines Karzinoms befallen.

Das Karzinom beginnt als knotige Verhärtung, z. B. im großen Labium, in einer Drüse oder als diffuse Verdickung, z. B. des kleinen Labiums, der Klitoris. Besonders gern entsteht es in der Furche zwischen großen und kleinen Schamlippen. Unter zunehmender Infiltrierung der Umgebung kommt es relativ bald zum Aufbruch und zu einem mehr flächenhaft fortschreitenden ulzerösen Zerfall. Seltener bildet sich eine papilläre Wucherung bis zu blumenkohlartigen Formationen an dem betroffenen Organteil aus. Es dauert gewöhnlich eine Zeit, bis sich das Infiltrat, in die Tiefe wachsend, an der Unterlage fixiert, während der exulzerierte Tumor inzwischen schon beträchtliche Dimensionen angenommen haben kann. Bei weiterem Fortschreiten des Prozesses werden schließlich die verschiedenen Organteile gänzlich zerstört und völlig unkenntlich gemacht. Die karzinomatösen Geschwüre zeigen wallartig aufgeworfene Ränder mit unregelmäßiger Begrenzung, einen morschen Grund, der die Sonde einbrechen läßt, und eine harte, infiltrierte Umgebung. Die ulzerierten Flächen sind schmutzig belegt, es sondert sich ein mißfärbiges, übelriechendes, bluthaltiges Sekret ab. Histologisch handelt es sich je nach dem Ausgangspunkt entweder um einen Plattenepithel- oder um einen Drüsenkrebs. Der erstere kann wieder ein verhornendes Kankroid mit Krebsperlen oder ein ulzerierender Basalzellenkrebs sein.

Die regionären Lymphdrüsen sind die Gl. inguinales, in vorgeschrittenerem Stadium auch die Gl. hypogastricae (obturatoriae) und iliacae. Die Leistendrüsen werden meist schon sehr frühzeitig infiltriert, doch müssen vergrößerte Drüsen nicht immer karzinomatös, sie können so wie beim Gebärmutterkrebs auch rein entzündlich geschwollen sein. Die seltenen entfernten Metastasen bei Karzinom der Vulva findet man in Leber, Niere, Milz, Herz, Wirbelsäule etc.

Differentialdiagnostisch kommen gegenüber dem Karzinom der Vulva verschiedene andere Affektionen in Frage, vor allem das Sarkom, welches ein sehr ähnliches klinisches Bild bieten kann. Es ist noch seltener als der Krebs. In nicht ganz der Hälfte der Fälle ist es ein Melanosarkom, welches an seiner Farbe kenntlich und durch ein besonders rasches Wachstum mit frühzeitiger Drüseninfiltration ausgezeichnet ist, während sonst beim Sarkom die regionären Drüsen sehr selten erkranken, sich dagegen häufiger auf dem Blutwege Metastasen einstellen (Lunge). Auch das Sarkom beginnt als derber Knoten mit Infiltration der Umgebung und schließlichem Aufbruch, weitgehendem Zerfall und mächtiger Tumorbildung (bis zu Kindskopfgröße). Außer den echten Sarkomen gibt es an der Vulva auch angeborene Geschwulstbildungen derselben, und zwar Teratome von besonderer Bösartigkeit. Das Sarkom kommt in jedem Lebensalter, auch schon bei kleinen Kindern vor, häufiger allerdings erst nach dem Wechsel. Die Differentialdiagnose gegenüber dem Karzinom ist durch eine Probeexzision und mikroskopische Untersuchung sicherzustellen. Ein vom Hymen oder von der Vulva ausgehendes nekrotisches Myofibrom kann unter Umständen einer bösartigen Neubildung ähnlich sehen. Aber die zähe Beschaffenheit des Gewebes und schließlich die Mikroskopie beseitigen die auftauchenden Zweifel. Die Elephantiasis vulvae stellt eine pralle Infiltration des Unterhautzellgewebes dar. Die Haut darüber ist meist unverändert und weist nur manchmal papilläre Wucherungen auf. Defekte sind vornehmlich oberflächlich und zeigen Heilungstendenz. Außerordentlich leicht können jene Geschwüre der Vulva mit Karzinom ver-

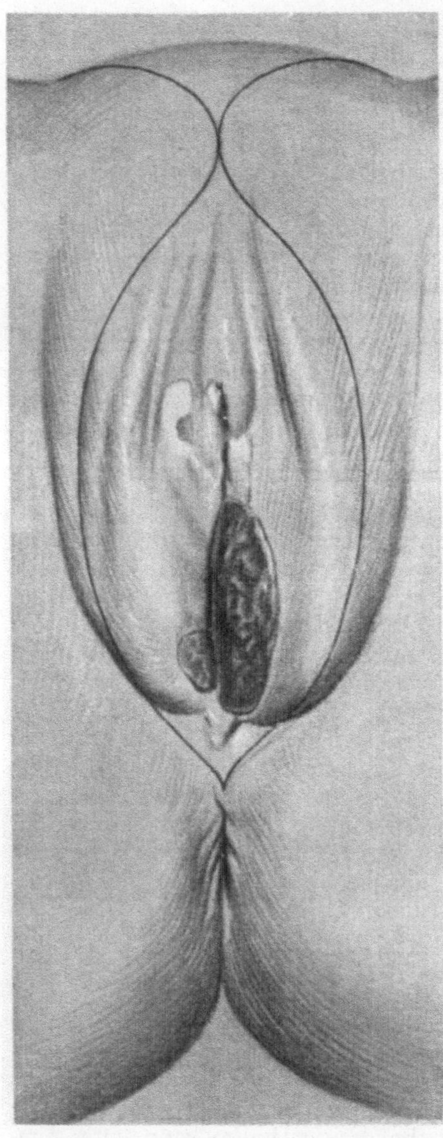

Abb. 1.

(Aus Weibel, Die gynäkologische Operationstechnik der Schule Ernst Wertheims, 1923, Julius
Springer, Berlin.)

wechselt werden, welche ihren Ausgangspunkt fast immer von der hinteren Kommissur und dem Damm nehmen, unter infiltrativem Weiterwuchern eine ausgesprochene Neigung zum Tiefenwachstum haben, sich zu langen Fistelgängen vertiefen und in die benachbarten Hohlorgane einbrechen können. Das mikroskopisch untersuchte Gewebe zeigt das Bild einer chronischen Entzündung, ohne daß auf Karzinom oder Sarkom auch nur der geringste Verdacht bestünde. Manchmal findet man jedoch gewichtige Anhaltspunkte für Tuberkulose oder Lues. Im Rest der Fälle bleibt die Ätiologie unklar. Man verwendet seit Virchow für diese Geschwüre den Namen Ulcus rodens oder chronicum vulvae (l'esthiomène). Die Tuberkulose an der Vulva ist sehr selten. Das dabei entstehende Geschwür wird als flach, mit scharfem, unterminiertem Rande, mit speckig belegtem Grund, auf dem öfters Knötchen zu sehen sind, beschrieben. Es kommt später zu käsigem Zerfall und gewinnt eine gewisse Ähnlichkeit mit einer malignen Ulzeration. Die mikroskopische Untersuchung stellt die Diagnose sicher. Die regionären Lymphdrüsen können infiltriert sein.

Metastasen von Karzinomen, Sarkomen und Chorionepitheliomen anderer Organe in das äußere Genitale kommen vor. Sie treten als subepithelial, resp. submukös gelegene derbe Knoten auf, welche anfangs gut abgegrenzt sind, sich später erst infiltrierend in die Nachbarschaft ausbreiten und nach außen zu aufbrechen. Die Chorionepitheliome haben eine so eigenartige blauviolette Verfärbung, daß man sie mit nichts anderem verwechseln kann.

Spitze Kondylome sehen ganz anders als Karzinom aus, das sich auf ihrem Boden nur ausnahmsweise entwickelt. Die Lues kommt an der Vulva, abgesehen von großen zerfallenden Geschwüren, in Form des Primäraffektes, ferner von gewöhnlichen Papeln und breiten Kondylomen vor. Über das Erkennen dieser Ulzerationen, sowie des Ulcus molle, des Ulcus vulvae acutum und pseudotuberculosum gelten die in der Dermatologie gelehrten Regeln. Die Kontrolle der Drüsen, die serologische Prüfung, die Probeexzision und die bakteriologische Untersuchung des abgestrichenen Sekretes dürfen in zweifelhaften Fällen niemals unterlassen werden.

Die Therapie des Vulvakarzinoms ist dort, wo es sich um einen lokal operablen Fall handelt, am besten eine möglichst ausgedehnte Radikaloperation, und nur wenige Schulen führen auch diese Fälle ausschließlich der Strahlenbehandlung zu. Unter Radikaloperation ist die Entfernung der ganzen Vulva samt den regionären Lymphdrüsen in inguine zu verstehen. Dabei wird die Vulva von einem Schnitt aus, welcher über die großen Labien, resp. außerhalb derselben verläuft (Abb. 1), und von einem zweiten aus, der den Introitus vaginae zirkulär umgreift (Abb. 2), exzidiert, nachdem vorher die Inguinaldrüsen gründlich entfernt worden sind. Die so entstehende Wundfläche läßt sich meist ohne Schwierigkeiten vollkommen schließen (Abb. 3). Der Eingriff kann auch in Lokalanästhesie gut durchgeführt werden, so daß kaum je ein lokal operabler Fall von der Radikaloperation wird ausgeschlossen werden müssen. Auf die von STÖCKEL vorgeschlagene Exstirpation der manchmal mitergriffenen retroperitonealen Beckenlymphdrüsen per laparotomiam — man kann sie auch von seitlichen Schnitten auf extraperitonealem Wege angehen — wird von den meisten verzichtet. Die primären Operationserfolge sind sehr gut, die Todesfälle an Zahl gering, doch lassen die Dauerresultate (über fünf Jahre) außerordentlich zu wünschen übrig. Sie betragen rund 5% der Operierten und überschreiten diese Zahl in manchen Statistiken noch

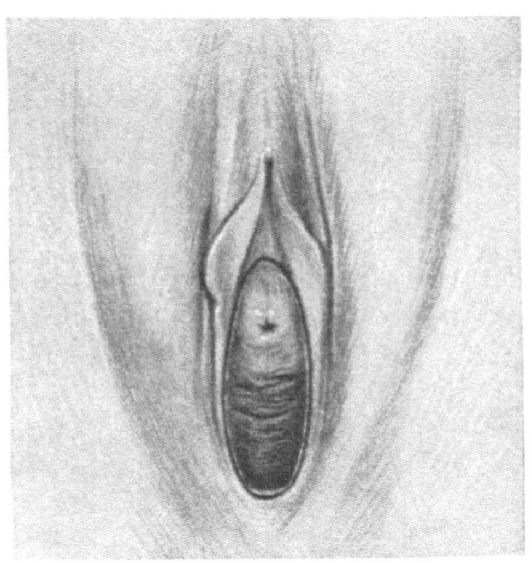

Abb. 2.

(Aus Weibel, Die gynäkologische Operationstechnik der Schule Ernst Wertheims, 1923, Julius Springer, Berlin.)

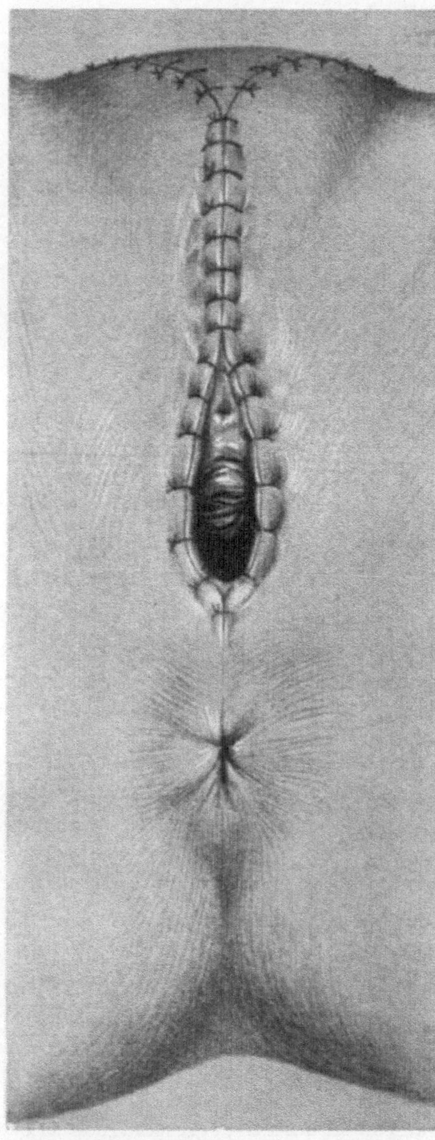

Abb. 3.

(Aus Weibel, Die gynäkologische Operationstechnik der Schule Ernst Wertheims, 1923, Julius
Springer, Berlin.)

etwas. Auch Spätrezidiven (zehn Jahre post operationem) wurden beobachtet. Wir dürfen erwarten, daß durch eine systematische, postoperative Röntgenbestrahlung die Dauerresultate gebessert werden. Die inoperablen Fälle werden selbstverständlich einer energischen Strahlentherapie unterzogen, wobei Radium und Röntgenlicht ausgiebig kombiniert werden sollen. Doch auch mit Radium allein und mit Röntgenstrahlen allein wurden (sogar bei inoperablen Fällen) gute Resultate, ja Heilerfolge erzielt. Man kann die Technik der Radiumbehandlung keinesfalls in ein Schema kleiden, sie muß vielmehr von der Ausdehnung des Neugebildes abhängig gemacht werden. Daß bei Unterstützung der Radiumbestrahlung durch Röntgenlicht die Wirksamkeit erhöht und gleichmäßiger verteilt werden kann, ist selbstverständlich. Insbesondere aber gelingt es durch letzteres auch, die Inguinaldrüsen und vor allem die vielleicht schon ergriffenen retroperitonealen Beckendrüsen zu beeinflussen. In Ermanglung von Radium wird man sich bemühen, die für die Zerstörung des Karzinoms notwendige Strahlendosis in Form des Röntgenlichtes allein zu applizieren. Es wäre falsch zu glauben, daß die Röntgenbehandlung des Vulvakarzinoms deshalb, weil es sich um eine so oberflächlich gelegene Neubildung handelt, technisch relativ leicht durchzuführen sein müsse. Leider ist gerade das Gegenteil wahr, weil die Bestrahlung meist nur von einem einzigen Feld aus geschehen kann und so die Applikation der vollen „sogenannten Karzinomdosis", welche höher ist als die zulässige Hauteinheitsdosis, nicht durchführbar wird. Um aber den Bestrahlungseffekt möglichst günstig zu gestalten, muß die Entfernung der Röhre von der Vulva auf wenigstens einen Meter vergrößert werden, was eine Bestrahlungsdauer von acht bis zehn Stunden notwendig macht. Wir dürfen nicht damit rechnen, daß eine einzige derartige Sitzung schon einen Erfolg bringen wird, sondern müssen unter beständiger Kontrolle der Patientinnen die Behandlung in entsprechenden Pausen wiederholen.

# Das Karzinom der Scheide.

### Von

## Professor Dr. Wilhelm Weibel.

Noch seltener als das äußere Genitale finden wir die Vagina primär an Karzinom erkrankt. Nach Jaschke-Pankow sind kaum 1%, nach anderen Autoren 2 bis 4% aller Genitalkrebse bei der Frau in der Scheide lokalisiert, nach WILLIAMS bloß 0·4% aller Karzinome überhaupt. Die Zahlen schwanken hier sehr stark, weil zwar das primäre Scheidenkarzinom, das mit besonderer Vorliebe vom Fornix vaginae seinen Ausgang nimmt, sehr selten ist, dagegen das so häufige Portiokarzinom oft und bald auf die Scheide weitergreift.

Der Scheidenkrebs bevorzugt das vorgerücktere Alter und hat sein Maximum um das 50. Lebensjahr herum. Man beobachtete ihn aber auch ausnahmsweise bei Kindern (schon im achten Monate). Wie schon gesagt, sitzen die Scheidenkarzinome mit Vorliebe im hinteren Scheidengewölbe, oft so nahe der Portio, daß es dann auch im Anfangsstadium schwer ist, den Ausgangspunkt zu bestimmen. Seltener treten sie im unteren Abschnitt und an den seitlichen Partien der hinteren Vaginalwand auf und nur ausnahmsweise findet man sie vorne lokalisiert. Das primäre Scheidenkarzinom entwickelt sich entweder vom Plattenepithelüberzug der Schleimhaut oder von präformierten Wandzysten, ausnahmsweise einmal auch vom Gartnerschen Gang aus. Es tritt nie multipel auf. Noch mehr wie beim Vulvakarzinom erscheint die enorme Seltenheit des Scheidenkrebses auffallend, wenn man die Inanspruchnahme des Organs bei der Geschlechtsbetätigung bedenkt. Vier Fünftel der Kranken sind Multiparae. Berücksichtigt man ferner, wie häufig Scheiden- und Gebärmutterprolapse sind, wie oft deswegen Pessare getragen werden und wie ungeheuer selten wir in solchen Fällen an der vorgefallenen Scheidenwand oder auf dem Boden eines durch Pessartragen entstandenen Dekubitusgeschwürs ein Karzinom entstehen sehen, so müssen wir es wohl ablehnen, in den aufgezählten Anomalien der Scheide eine Prädisposition für die Entwicklung eines

Karzinoms zu erblicken. Ebensowenig sehen wir einen Zusammenhang zwischen letzterem und den so zahlreichen, gelegentlich der Geburt zustande kommenden Narben in der Vagina.

Abgesehen von den sekundären Scheidenkarzinomen, welche sehr häufig durch Weiterwachsen eines Uteruskrebses nach abwärts oder viel seltener durch Übergreifen eines Blasen-, Vulva- oder Mastdarmkarzinoms entstehen, kann die Vagina auch der Sitz von Metastasen werden, deren primärer Herd höher oben im Genitale oder in einem anderen Organsystem sitzt. Auch nach Uterus- oder Scheidenkrebsoperationen können sich im zurückgebliebenen Stumpfe Rezidivtumoren entwickeln.

Das Karzinom der Scheide beginnt als derber, frühzeitig von Infiltrat umgebener Knoten, der bald die Schleimhaut durchbricht. Die Exulzeration breitet sich oberflächlich aus, wobei sie bei der so häufigen Lokalisation im Fornix vaginae bald auf die Portio vaginalis übergreift. Infiltrierend schreitet das Neoplasma gegen das Rektum zu fort, geht schließlich auf die Wand desselben über und fixiert seine Mukosa. Es gibt aber auch Formen, bei welchen sich der Krebs diffus über die ganze Zirkumferenz der Vagina hinweg ausdehnt und sie zirkulär einengt. In anderen Fällen wächst er blumenkohlartig gegen das Lumen der Scheide in der Weise, wie wir das so häufig auch an der Portio sehen.

Das Karzinomgeschwür der Scheide bietet ein ungemein charakteristisches Aussehen, derb mit unregelmäßigem, wallartig aufgeworfenem Rande, morschem, schmutzig belegtem Grunde mit mißfärbigem, übelriechendem Sekrete. Die Umgebung ist infiltriert, eine Sonde bricht leicht ins Gewebe ein.

Da das Scheidenkarzinom fast immer vom Plattenepithel ausgeht, wird auch das mikroskopische Bild die dafür charakteristischen Eigentümlichkeiten zeigen. Nur die viel selteneren, von Drüsen entspringenden oder die als Metastasen von primären drüsigen Karzinomen entstandenen Tumoren weisen einen dementsprechenden Bau auf.

Die regionären Lymphdrüsen werden beim Karzinom der Scheide bald ergriffen. Die einzelnen Abschnitte derselben entsenden ihre Lymphbahnen zu verschiedenen Lymphdrüsengruppen, und zwar: Vom unteren Drittel zu den Glandulae inguinales superficiales, vom mittleren Drittel zu den sakralen und hypogastrischen Drüsen. Vom oberen Drittel verlaufen die Lymphgefäße vorne zur Blase, hinten zu den sakralen und seitlich zu den hypogastrischen und iliakalen Drüsen. (Abb. 1). Entfernte Metastasen werden relativ selten gesehen (Leber).

Differentialdiagnostisch kommen gegenüber dem Karzinom in der Scheide folgende andere Erkrankungen in Betracht:

In erster Linie das sehr bösartige Sarkom, welches in zwei ganz differenten Formen auftritt, als teratoide Geschwulstbildung bei Kindern, die schon bei der Geburt bestehen, doch auch erst in der Pubertät manifest werden kann, und als echtes Sarkom bei Erwachsenen. Das erstere findet sich gewöhnlich an der vorderen Scheidenwand, beginnt als breitbasig aufsitzender Tumor, aus dem später ein polypös traubenartiges Gebilde wird, greift infiltrierend auf die Nachbar-

schaft über und erscheint schließlich vor der Vulva. Mikroskopisch hat
dieses Neoplasma eine bindegewebige Grundlage mit Muskelfasern, Gefäßen und Herden von spindelförmigen und Rundzellen, oft auch Riesenzellen und Proliferation des Oberflächenepithels. Das Wachstum geht
rasch vor sich, die Lymphdrüsen erkranken relativ bald. Das Sarkom
der Erwachsenen wurde vom 15. Lebensjahr an bis ins höchste Alter

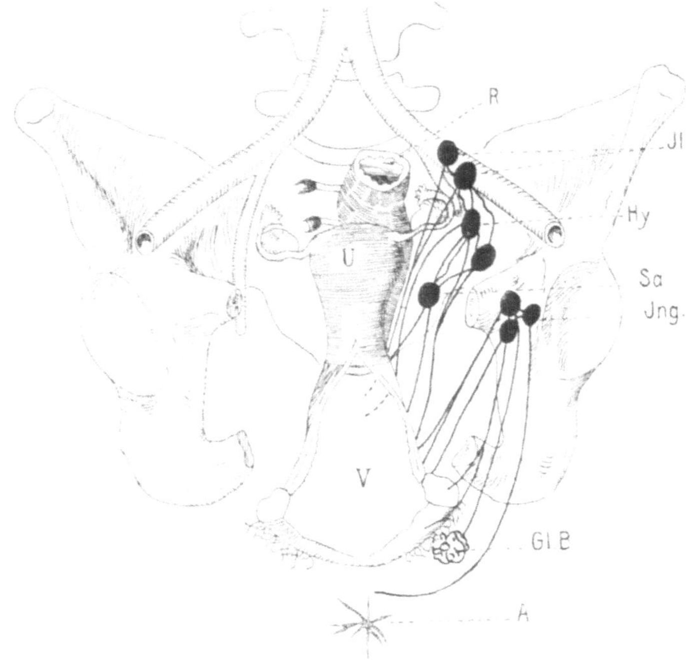



Abb. 1. Die regionären Lymphdrüsen der Vagina und des äußeren
Genitale.

R = Rectum, U = Uterus, V = Vagina, Gl. B = Gland. Barthol., A = Anus, Jl = Gland. iliacae,
Hy = Gland. hypogastriae, Sa = Gland. sacrales, Ing. = Gland. inguinales.

beobachtet. Man sieht es entweder in Form von Knoten mit höckeriger
Oberfläche, welche durchbrechen, oder als diffuse Infiltration mit Verengerung der Scheide, von einer karzinomatösen Erkrankung nur mikroskopisch zu unterscheiden. Dabei finden sich spindelförmige Rundzellen
und Mischformen. Es wächst rasch, setzt bald entfernte Metastasen
(Lunge), seltener werden die Drüsen ergriffen. Heilungen wurden nur
ganz ausnahmsweise beobachtet. Das Melanosarkom der Scheide ist
äußerst selten (nach LABHARDT wurden erst vier Fälle beobachtet), die
Prognose ist absolut schlecht. Ein verjauchtes Myofibrom der
Scheide könnte mit einem malignen Tumor verwechselt werden, das
Mikroskop bringt die Entscheidung. Ein Dekubitus- oder ein

Dehnungsgeschwür (Pessar, Prolaps) kann unter Umständen ein beginnendes Karzinom oder Sarkom vortäuschen, ebenso das so außerordentlich seltene tuberkulöse Ulkus, welches aber scharfrandig ist, ohne Infiltration der Umgebung. Auch die luetischen ulzerösen Veränderungen der Mukosa sind selten, sie haben ihre Kennzeichen, welche dem Dermatologen geläufig sind und von ihm unschwer erkannt werden. Das noch seltenere Ulcus rotundum und varicosum soll nur der Vollständigkeit halber genannt sein. Die histologische, bakteriologische und, wenn notwendig, serologische Untersuchung wird bei allen genannten Ulzerationen die Diagnose stellen lassen. Schließlich sind noch die metastatischen submukösen Knoten in der Scheide bei Chorionepitheliom zu nennen, deren ungemein charakteristische blauviolette Verfärbung, rasche Vergrößerung, baldiger Aufbruch und multiple Aussaat die Diagnose sehr leicht machen (Anamnese!).

Bei der Behandlung des Scheidenkarzinoms (und Sarkoms) kommen verschiedene Operationsmethoden und die Strahlentherapie zur Verwendung. Wo es nur immer möglich ist, wird der Versuch gemacht werden müssen, radikal zu operieren. Ich nenne hier in erster Linie die abdominale Operation von Wertheim, welche die Scheide, den Uterus, die Adnexe, das ganze Bindegewebe bis zum Beckenboden herunter und die regionären Lymphknoten entfernt. Sie folgt genau dem typischen Gang der erweiterten Radikaloperation und löst das innere Genitale bis zum Beckenboden hinunter aus. Nach Versorgung der Beckenwunde, Abschluß des Beckenperitoneums und der Bauchdecken wird am Introitus vaginae das Scheidenrohr umschnitten und von hier aus der ganze Genitaltraktus durch den Vulvarspalt herausgezogen, so daß die karzinomatösen Teile nirgends und niemals mit dem Peritoneum und den Bindegewebswunden in Berührung kommen. Andere Methoden entfernen die krebsige Scheide so, daß sie sie vom Introitus her umschneiden, nach oben zu auslösen und dann mit oder ohne Uterus exstirpieren. Auch der sakrale Weg wird manchmal für diesen Zweck gewählt. Die Möglichkeit einer ganz ausgiebigen Radikaloperation der Scheide ist durch die dichte Anlagerung der Nachbarorgane beeinträchtigt. Nicht so selten wird es angezeigt erscheinen oder notwendig werden, dabei Blase oder Mastdarm zu resezieren. Die Resultate der Operationen werden im allgemeinen als schlecht bezeichnet. Am Material Wertheims sind sie nicht so ungünstig. Von 25 Karzinomen z. B., welche im oberen Scheidendrittel lokalisiert waren und abdominal radikal operiert wurden, starben fünf an der Operation, acht waren fünf Jahre später noch gesund und zwölf wurden rezidiv. Die Dauerresultate werden sicher verbessert werden, wenn nach allen Operationen eine prophylaktische Röntgenbestrahlung vorgenommen wird. Zirka 50% aller Scheidenkarzinome kommen schon inoperabel zur Vorstellung, können also nur mehr einer palliativen Behandlung (Exkochleation, Paquelin, Ätzmittel) unterworfen, resp. der Strahlentherapie unterzogen werden. Diese letztere kann eine reine Radium-, eine reine Röntgen- oder eine kombinierte Behandlung sein. Mit Radium lassen sich auch bei großen Geschwüren Dauerheilungen erzielen, wobei man allerdings, wie es in einem meiner Fälle geschah, riskiert, daß mit der Zerstörung des Krebsgewebes auch die vordere Rektalwand zerfällt und eine breite Mastdarm-Scheidelfistel entsteht, die man aber später operativ schließen kann.

Bumm hat bei Radiumbehandlung von Scheidenkarzinomen unter drei- bis sechsjähriger Kontrolle 22% Heilungen gesehen. Auch die Röntgenbehandlung allein verspricht Erfolge, da es zweifellos möglich ist, die zur Vernichtung des Neoplasma notwendige Strahlenmenge, ebenso wie beim Uteruskrebs, von mehreren Feldern aus auf die kranke Scheidenpartie und auf die regionären Lymphdrüsen zu konzentrieren. Doch ist es von großem Werte, daß wir gerade in der Vagina ebenso wie an der Portio durch eine Kombination von Röntgen- und Radiumstrahlen eine erhöhte Wirkung erzielen können, wodurch es wiederholt (auch am eigenen Material) gelang, inoperable Scheidenkrebse dauernd (d. h. auf mindestens fünf Jahre) zu heilen. Die Prognose ist also wohl ungünstig, aber nicht absolut schlecht, besonders wenn wir neben Radium noch über einen modernen starken Röntgenapparat verfügen.

Kombinationen von Scheidenkarzinom und Schwangerschaft kommen außerordentlich selten vor (ein eigener Fall war 27 Jahre alt und drei Monate gravid). Das therapeutische Vorgehen wird dabei verschieden sein, je nach der Ausdehnung des Karzinoms und dem Stadium der Schwangerschaft. Bei operablen Fällen ist die abdominelle Radikaloperation nach Wertheim unverzüglich auszuführen, bei lebensfähiger Frucht unmittelbar vorher die Sectio caesarea vorzunehmen, postoperativ eine prophylaktische Röntgenbestrahlung anzuschließen. Bei inoperablem Scheidenkarzinom + Schwangerschaft erscheint es mir am besten, den graviden Uterus abdominal zu exstirpieren und das zurückbleibende Karzinom einer Radium- + Röntgenbehandlung zu unterziehen. Die Schwangerschaft austragen zu lassen, um dann die Sectio caesarea vorzunehmen, halte ich für eine unnötige Grausamkeit, um so mehr als eine in der Wartezeit vorgenommene Röntgen- vielleicht auch Radiumtherapie sehr leicht Fruchtschädigungen nach sich ziehen könnte. Die Entbindung per vias naturales spontan vor sich gehen zu lassen, würde die Asepsis der Geburt außerordentlich gefährden und übrigens wegen der engen und starren Scheide nicht immer möglich sein.

# Über die Röntgentherapie des Karzinoms.

Von

## Professor Dr. Robert Kienböck.

Da die chirurgische Behandlung des Krebses entsprechend seinen anatomischen und biologischen Eigenschaften zu einem nicht genügend hohen Prozentsatz von Dauerheilungen führt, da ferner viele Fälle von Krebs durch seinen Sitz oder seine Ausbreitung geradezu inoperabel sind, hat man sich schon längst um andere Verfahren und speziell besondere „Krebsmittel" umgesehen; da sich aber diese als kaum leistungsfähig erwiesen haben, hat man sich vor etwa 20 Jahren an die Röntgenbehandlung gewandt, später auch noch an die damit verwandte Radiumbehandlung.

In der Tat hat sich die Strahlenbehandlung allen anderen unblutigen Verfahren weit überlegen gezeigt. Wir wollen hier einen kurzen Überblick über den heutigen Stand der Wissenschaft, speziell über die Leistungen des Röntgenverfahrens bei der Behandlung der bösartigen Neubildungen, namentlich des Krebses geben.

Die erste und zweite Eigenschaft einer idealen Behandlung einer Krankheit sind, daß das Leiden dadurch radikal geheilt wird, und zwar ohne daß zugleich irgendein — oder wenigstens ein nennenswerter — Schaden für den Patienten gestiftet wird, sei es am Sitz der Krankheit, sei es am übrigen Organismus. Dieses doppelte Ziel wird nun in manchen Fällen von Krebs durch die Röntgenbehandlung erreicht, die Geschwulst schwindet spurlos, der Patient wird dabei durch die Behandlung weder örtlich noch auch im Allgemeinbefinden besonders gestört. Die dritte Eigenschaft einer idealen Behandlung einer Krankheit ist, daß alle Fälle — die weitest vorgeschrittenen Fälle etwa ausgenommen — geheilt werden, so daß man das Verfahren im allgemeinen als verläßlich bezeichnen kann; von diesem Ziel ist aber die Röntgenbehandlung des Krebses noch weit entfernt.

Der wesentliche Vorgang bei der Strahlenbehandlung der bösartigen Geschwülste (Karzinome, Sarkome) besteht in einer Schädigung der Geschwulstzellen, Karzinom- und Sarkomzellen, und zwar vor allem ihrer lebenswichtigen Teile, so daß sie in den Lebensvorgängen gehemmt werden und einer allmählichen Nekrobiose verfallen, worauf dann die zerfallenen Zellen von den Nachbarzellen und Lymphbahnen aufgesaugt werden. Der Angriffspunkt der Strahlen sind die Geschwulstzellen selbst, nicht etwa der Boden (das meist aus Bindegewebe, Blut- und Lymphgefäßen bestehende Stroma, das Zwischengewebe, das Wirtgewebe überhaupt, also der Träger) der Geschwulst; wenn manche meinen, daß die Strahlenbehandlung vor allem eine Wirkung auf das Zwischengewebe ausübt in dem Sinne, daß dieses direkt zum Angriff auf den Krebs befeuert werde, so handelt es sich hier offenbar um einen Irrtum. Entsprechend den mikroskopischen Untersuchungen nach der Geschwulstbelichtung sind es zunächst die Geschwulstzellen, welche zerfallen; sie sind eben die labilsten Teile. Zur vollständigen Heilung kommt es allerdings erst dadurch, daß das Bindegewebe, überhaupt das ganze Zwischengewebe die überlebenden Krebszellen aufzehrt, einschließt und erdrückt, zur Abfuhr und zum Verschwinden bringt.

Die praktische Durchführbarkeit der Strahlenbehandlung beruht darauf, daß die Geschwulstzellen im allgemeinen empfindlicher sind gegen die Strahlen, „radiosensibler‟ als das umgebende Gewebe, die Geschwulstmasse kann daher elektiv beeinflußt werden, ohne daß die Nachbarschaft leidet; die Wirkung ist im wesentlichen nur eine örtliche; eine Fernwirkung, so daß die wirksame Behandlung der Primärgeschwulst auch zum Schwinden der entfernten Metastasen führen würde, gibt es dagegen nicht, nur regionäre Drüsenmetastasen können dank ihrer großen Abhängigkeit vom Primärtumor manchmal indirekt stark beeinflußt werden.

Die klinische Wirkung der Behandlung auf die Krebsleidenden ist in günstigen Fällen in ihren Erscheinungen eine mannigfache. Zunächst erscheint eine örtliche Wirkung auf die Geschwulst; diese wird weicher, kleiner, verschieblich, ferner schwinden die Schmerzen und, wenn ein Geschwür vorhanden, trocknet es ein und heilt; Nachbarstörungen, wie Stauungserscheinungen, Ödeme, Verlagerungen der Organe durch Druck gehen zurück; dadurch kommt es — auf indirektem Wege — zu einer günstigen Allgemeinwirkung, Schwäche und Müdigkeit schwinden, blasse Patienten kräftigen sich, fieberhafte Temperaturen gehen zurück. Diese Erscheinungen werden auf „Entgiftung‟ des Organismus durch Unterdrückung der „Toxinbildung‟ im Geschwulstgewebe zurückgeführt. Während vorher der Verlauf ein progressiver gewesen, wird nun durch die Behandlung eine „Umkehr‟ erzeugt mit Rückgang der Erscheinungen (charakteristische Bezeichnungen von HOLZKNECHT). Die Wirkung der Bestrahlung ist übrigens in ihrem Verlauf keine so einfache, es ist vielmehr sehr häufig zu Beginn der Behandlung ein Reaktionsstadium zu beobachten, dessen Störungen aber meist nur leichte sind und bald wieder schwinden.

Nach der Gesamtleistung der Strahlenbehandlung der bösartigen Tumoren können die Fälle in vier Gruppen gebracht werden:

1. Es findet radikale Heilung statt — es gelingt dies vor allem bei solitären, genügend radiosensiblen Geschwülsten.

2. Es kommt zu hochgradiger Besserung der Erscheinungen, zu guter Palliativwirkung, und zwar sowohl in bezug auf die örtlichen als auch die Nachbarerscheinungen und den gestörten Allgemeinzustand, wobei aber Heilung ausbleibt; diese Besserung ist ein großer Erfolg, dadurch kommt es häufig zur Wiederherstellung der Arbeitsfähigkeit und Lebensfreude, zu einer Vorbeugung vor so manchen bösen Komplikationen, zu einer Verlängerung des Lebens.

3. Es findet keine Wirkung statt, das Leiden verläuft unbeeinträchtigt fort.

4. Es zeigt sich eine starke Verschlechterung der Krankheit,

sie schreitet nun noch rascher fort, es ist also — verglichen mit dem Beabsichtigten — die umgekehrte Wirkung hervorgerufen worden („konträrer Effekt", Lazarus).

Man kann zur Erklärung des Vorkommens dieser üblen Wirkung zweierlei Annahmen machen: einen direkten und indirekten konträren Effekt unterscheiden (Verfasser 1915). Bei dem „direkten konträren Effekt" würde es sich um eine unmittelbare „Reizung" des Geschwulstgewebes zu stärkerer Wucherung handeln, um eine „Stimulation" der Geschwulstzellen, es wäre dies einem „Peitschenhieb" (coup de fouet) zu vergleichen; mit dem „indirekten konträren Effekt" ist gemeint, daß der Boden der Geschwulst durch die Bestrahlung so beschädigt wird, daß der Tumor nun üppiger wuchert. (Über diese Fragen weiter unten!)

Indikationsgebiet. Das Indikationsgebiet der Röntgenbehandlung der malignen Tumoren, speziell des Krebses, ist ein ungemein großes. Da die sehr überwiegende Mehrzahl der Fälle (etwa 90%) durch die Strahlenbehandlung günstig beeinflußt werden kann (geringe oder bedeutende Besserung, wenn auch — wie gesagt — nur in verhältnismäßig wenigen Fällen eine vollkommene Heilung eintritt), scheinen sich zunächst fast alle Fälle für einen Versuch mit der Strahlenbehandlung zu eignen, bei denen die Operation aus örtlichen Gründen nicht anwendbar ist (ganz inoperable Fälle) oder keine sehr guten Aussichten auf einen bedeutenden Erfolg gibt (örtlich ungeeignete Fälle) oder aus allgemeinen Gründen ungeeignet erscheint (indirekt ungeeignete Fälle); hieher gehören also zunächst ganz inoperable und dann nur beschränkt operable Fälle, z. B. Fälle, in denen ein sehr schwerer, gefährlicher Eingriff notwendig wäre oder speziell ein verstümmelnder Eingriff (Amputation eines ganzen Teiles) oder ein Eingriff mit sehr schlechtem kosmetischen Effekt (besonders im Gesicht), ferner Fälle, in denen der örtliche Zustand keine günstigen Aussichten auf Erfolg der Operation gibt durch den Sitz der Geschwulst in der Nähe empfindlicher Teile, durch die Größe des Tumors, durch voraussichtliche gefährliche Verwachsungen, durch eine vermutlich weite Ausdehnung von Ausläufern in die Umgebung und das Vorhandensein von regionären Metastasen; hieher gehören auch die multiplen Tumoren; dazu kommt als besonders wichtig das große Gebiet der Rezidivtumoren. Dann die indirekt inoperablen Fälle, in denen der Allgemeinzustand des Kranken sehr schlecht ist oder schon nachweisbar entfernte Metastasen vorhanden sind, oder höchst störende Komplikationen bestehen, wie schwere Anämie, Kachexie, Diabetes, Nieren- und Herzaffektionen.

Keine dieser absoluten oder relativen Kontraindikationen gilt für die Strahlenbehandlung, diese erscheint daher für solche Fälle in hervorragender Weise am Platz; die vorgenannten Momente sind sogar zum Teil für diese Behandlung kaum als erschwerend anzusehen.

Die Art des „geometrischen Sitzes" der Geschwulst im Körper ist heutzutage kaum mehr von Belang; nicht nur an der Körperoberfläche sitzende Geschwülste, sondern auch tief unter der Haut gelegene, ja sogar im Zentrum von großen Körperteilen (Brust, Bauch) liegende Tumoren können mit starkem Röntgenlicht beschickt werden.

Der Allgemeinzustand des Kranken ist nicht immer, aber doch manchmal von Wichtigkeit. So geben manche Fälle mit Fieber, Anämie, Kachexie, Zirkulationsstörungen schlechte Aussichten, im besonderen scheinen Fälle durch die Behandlung keine Dauerheilung zu versprechen, in denen das Blut nach der Bestrahlung starke Veränderungen erfährt, die sich dann nicht wieder rasch zurückbilden (SEITZ und WINTZ 1920).

Dagegen zeigt sich in Statistiken, daß für die gesamte Strahlenwirkung von besonderer Bedeutung ist, an welchem Körperteil die Geschwulst sitzt, und zwar an welchem Organ (Gewebe) — vgl. Verfasser 1905. Einen sehr großen Prozentsatz von Heilungen durch Röntgenbehandlung sehen wir beim Krebs der äußeren Haut, ferner mancher Schleimhäute (Lippen, Mastdarm), dann der Schilddrüse (SUDECK und SCHMIEDEN 1922) und des Hodens (BÉCLÈRE 1920). Dazu kommt der Krebs der Gebärmutter (wenn auch die Angabe von 97% Heilungen durch SEITZ und WINTZ zu hoch gegriffen ist); hier ist die Wirkung der Behandlung so hervorragend gut, daß die Vornahme der Operation von Manchen bereits seit mehreren Jahren prinzipiell aufgegeben worden ist (DÖDERLEIN, OPITZ, MENGE, KRÖNIG, SEITZ und WINTZ u. A.). Der Krebs der versteckten Schleimhäute, z. B. des Magens, der Krebs der Leber und Gallenblase, sowie der Eierstöcke, versprechen dagegen viel weniger ausgiebigen Erfolg; der Nierenkrebs der gewöhnlichen Art (Hypernephrom) erscheint besser zugänglich; beim Krebs der Brustdrüse ist die Wirkung der Bestrahlung im Durchschnitt eine mittelstarke, sowohl der Skirrhus als auch der medulläre Krebs werden in der Regel durch die Strahlen sehr günstig beeinflußt, vollkommene Heilungen scheinen aber hier nur in der Minderzahl stattzufinden; der Cancer en cuirasse, noch mehr die PAGETsche Form des Brustkrebses sind zur Behandlung ganz besonders geeignet, bei der zuletzt genannten Form wird auch häufig vollständige Heilung erzielt. Der Krebs der Hypophyse kann günstig beeinflußt werden. Gute Wirkung ist ferner bei den Krebsmetastasen in den Lymphdrüsen vorhanden — im großen Gegensatz zu den Metastasen in den Knochen.

Es scheint, daß im allgemeinen die Strahlenbehandlung bei Krebs am besten wirkt, wenn 1. die Lebensvorgänge im Geschwulstgewebe rege sind (starke Zellwucherung, rasches Wachstum), 2. Organe betroffen sind, die ebenfalls eine lebhafte Zelltätigkeit zeigen, in denen die Zirkulationsverhältnisse günstig sind und wo keine Neigung zu Stauung, Reizzustand und Entzündung besteht, 3. der Unterschied in der Strahlenempfindlichkeit zwischen den Geschwulstzellen einerseits und dem Wirtgewebe: dem Boden und Stroma der Geschwulst ein richtiger und großer ist. Die Schnelligkeit der Wirkung hängt ebenfalls von dem Grade der Lebhaftigkeit der Vorgänge im Gewebe ab; bei trägem Gewebe erscheint auch die Wirkung nur langsam (vgl. KIENBÖCK 1905 über Sarkombehandlung).

Im ganzen ist die Wirkung der Röntgenbehandlung des Krebses

eine mittelgute und auch mittelverläßliche; die oben genannten statistischen Erfahrungen stellen keineswegs allgemein gültige Gesetze dar, vielmehr kommen fast bei allen, auch den ungeeignet erscheinenden Sitzarten ab und zu Fälle vor mit ausgezeichneter, sogar vollständiger Wirkung, sogar bei hoffnungslos erscheinenden Fällen, z. B. mit Metastasen; anderseits gibt es Fälle, die entgegen der günstigen Erwartung doch der Behandlung völligen Widerstand leisten, sich ganz refraktär verhalten oder sogar ungünstig (konträr) reagieren, so daß bald der Tod eintritt; es kommt eben auf mancherlei Umstände im Gebiet der Geschwulst an. Es wird also von manchen Autoren mit Recht bemängelt, daß ein beträchtlicher Grad von Unregelmäßigkeit in der Wirkung der Röntgenbehandlung des Krebses vorhanden ist, im ganzen Großen eine Unverläßlichkeit und Unberechenbarkeit.

Vergleich der Operation und Strahlenbehandlung. Daher steht man heute im allgemeinen an den Kliniken der ganzen Welt noch immer auf dem Standpunkt, daß gut operable Fälle von Krebs im allgemeinen der Operation zugeführt werden sollen, mit Ausnahme der Geschwülste, die nach ihrem Sitz für Strahlenbehandlung besonders gut Aussicht geben, wie die Tumoren der Haut und mancher Schleimhäute, der Schilddrüse, des Hodens und des Uterus; bei den meisten anderen Krebsarten hat dagegen die Operation im Durchschnitt bessere Chancen als die Strahlenbehandlung.

Im Prinzip wäre allerdings die Strahlenbehandlung dem blutigen Eingriff weit vorzuziehen, es würde daher bei gleich guten Aussichten auf Besserung oder Heilung der ersteren der Vorrang gebühren; bekanntlich bestehen sehr große Vorzüge in ihrer außerordentlich schonenden Art, die Bestrahlung ist insensibel und schmerzlos, es ist daher keine Anästhesie und keine Narkose notwendig; sie ist ferner gefahrlos, es fallen daher — im Vergleich mit der Operation — weg die peinliche Angst vor der Behandlung, speziell vor den erschwerenden Umständen während des Eingriffes, ferner vor den üblen Nachwirkungen; dazu kommt bei der Operation die Gefahr der Überimpfung von Geschwulstzellen in die Schnittfläche mit folgendem Rezidiv. Bei der Strahlenbehandlung wird dagegen der Boden (Träger) der Geschwülste und die Nachbarschaft nicht in Mitleidenschaft gezogen, in gelungenen Fällen schwindet durch die Behandlung das Geschwulstgewebe spurlos, es bleibt daher nicht einmal eine Narbe zurück, nur selten eine Schrumpfung der Teile.

Technik, Applikation. Die Art der Applikation der Röntgenstrahlen im allgemeinen und besonderen bei den bösartigen Geschwülsten hat bereits eine bemerkenswerte Geschichte. Sie beruht zum großen Teil auf der allmählichen Entwicklung des Apparatenbaues, man kann hier drei Perioden unterscheiden. In der ersten Periode hatte man noch recht schwache Apparate und gebrauchte kein Filter, trotzdem wurden ab und zu bereits nennenswerte Erfolge erzielt, nicht selten waren dabei Schädigungen der Haut. In der zweiten Periode standen kräftigere Apparate zur Verfügung, man benützte dünne Aluminiumfilter, hatte bessere Meßapparate, verstand es, auf Tiefendosierung zu achten, konnte

auch Schädigungen leichter vermeiden. Wir befinden uns seit einigen
Jahren in der dritten Periode, eingeleitet durch die Konstruktionen von
REINIGER, GEBBERT und SCHALL und die Veröffentlichung von SEITZ
und WINTZ (Erlangen); wir besitzen nun noch viel stärkere Apparate, gebrauchen dünne Schwermetallfilter, suchen mit Sorgfalt nicht nur die Ober-
flächen, sondern auch die Tiefendosen zu messen; obwohl wir wissen, daß
schwere Schäden entstehen können und auch die Art ihrer Verhütung kennen,
kommen doch, entsprechend der Stärke der Apparate und der Intensität
der gewöhnlichen Bestrahlungen immer wieder ab und zu Schäden vor.

Die Methoden einer guten und wirksamen Tiefenbestrahlung (bei
Berücksichtigung des Oberflächenschutzes) sind im allgemeinen bekannt;
wir trachten an allen wichtigen Stellen (auch in der Tiefe) etwa die gleichen,
richtigen großen Dosen zu geben, nicht zu wenig — die Wirkung würde
ungenügend ausfallen — nicht allzu viel — man würde das Gewebe der
ganzen Gegend schädigen(wirksame Dosen, „Maximaldosen", „Toleranz-
dosen"); wir bemühen uns — wie ein deutscher Autor treffend bemerkt
hat — fortwährend zwischen der Szylla der Überdosierung und der
Charybdis der Unterdosierung hindurch zu steuern. Von KRÖNIG und
FRIEDRICH, SEITZ und WINTZ ist eine bestimmte Dose — etwas größer
als die Haut-Normaldose (von den Autoren ist bekanntlich statt dessen
ohne Not der Ausdruck „Haut-Einheitsdose" eingeführt worden) — als
„Karzinomdose", „Krebsvernichtungsdose" aufgestellt worden,
von welcher es — um die Wirkung auszuüben — nach den Autoren nur
geringe Schwankungen nach oben und unten hin (je 10%) geben soll;
diese Einführung einer Karzinomdose stellt aber keine neue Errungen-
schaft dar, wir haben vielmehr schon seit mehreren Jahrzehnten, und zwar
besonders bei der Behandlung der Epitheliome der Haut erfahren, wie die
relative Empfindlichkeit des Krebsgewebes und der normalen Haut ist,
und daß man daher an der befallenen Stelle etwas über eine Haut-Normaldose gehen müsse, damit der Krebs verschwinde, wobei die Haut in
leichte Reaktion gerät. Die geringe Wirkung unserer früheren Behandlungsverfahren des Krebses mit schwachen Apparaten ließen uns annehmen, daß auch der Krebs der Tiefe ähnlich minderempfindlich sei und
daher eine Bestrahlung mit denselben großen Tiefendosen erfordern
würde. Die durchschnittliche „Karzinomdose" ist von den Autoren
im allgemeinen richtig angenommen, allerdings schwanken die wirksamen
Dosen nach oben und unten hin in den einzelnen Fällen bedeutend mehr,
als sie es gemeint haben.

Schwächere Dosen, z. B. unter 45% der Haut-Normaldose,
sollen nach SEITZ und WINTZ auf das Krebsgewebe schädlich wirken,
einen konträren Effekt erzeugen, die Geschwulstzellen direkt zu stärkerer
Wucherung stimulieren, sie sind daher von ihnen als „Reizdosen" bezeichnet worden. Solchen schwachen Lichtmengen eine Reizwirkung zuzuschreiben, ist aber meines Erachtens ganz unberechtigt. Wir haben
in früherer Zeit durch Unterbelichtung der Fälle von oberflächlichem
und tiefsitzendem Karzinom nie „Reizwirkungen" gesehen, vielmehr nur
zu schwache Wirkungen; erst seit der Einführung der Intensiv-Behandlung

mit mächtigen Apparaten nach dem Verfahren von SEITZ und WINTZ hat man in manchen Fällen Verschlechterungen gesehen. Auch HOLZ-KNECHT, JÜNGLING, OPITZ, SCHINZ, SCHWARZ haben sich vor kurzem mit Entschiedenheit gegen das Vorkommen von Reizwirkung durch Unterbelichtung ausgesprochen (meine Auffassung über die ungünstig verlaufenden Fälle soll weiter unten angeführt werden). Bekanntlich ist daher von SEITZ und WINTZ, als sie das Intensivverfahren mit starken Apparaten, kräftigen Filtern und starker Tiefenbelichtung einführten, auch dringend empfohlen worden, die Behandlung bei allen Fällen von Krebs einzeitig vorzunehmen; wenn mehrere Stellen bestrahlt werden müssen, sollen diese Bestrahlungen unmittelbar nacheinander im Laufe mehrerer Stunden gegeben werden. Dieses Verfahren ist durch die an-gegebenen günstigen Wirkungen zunächst auf der Welt fast allgemein angenommen worden; manche sind sogar noch weiter gegangen und haben mehrere Stellen gleichzeitig bestrahlt (Simultanbestrahlungen), z. B. Röhren an der Hinter- und Vorderseite des Körperteiles angebracht. In der letzten Zeit haben sich aber doch mehrere Autoren dagegen gewendet, so ist von HOLZKNECHT vor kurzer Zeit mit Recht besonders energisch Einspruch erhoben worden, denn durch eine solche Behandlung wird in vielen Fällen ein großer Schaden gestiftet, der Allgemeinzustand leidet stark, der Kranke wird doch nicht gesund, manchmal kommt es sogar zu raschem tödlichen Ausgang; überhaupt verspricht eine schonende Behandlung in jedem Sinne einen besseren Erfolg. Das schonende Ver-fahren besteht teils darin, die mehrstelligen Bestrahlungen nicht un-mittelbar nacheinander zu geben, ferner mehrere bis viele schwächere Einzelbestrahlungen in kurzen Zwischenräumen zu geben; dadurch sollen viel mehr Krebszellen im richtigen empfindlichsten Stadium der Kern-teilung (vgl. die Ausführungen vom Verfasser 1901 über die Ursache der größeren Empfindlichkeit der Haarpapillen!) von Strahlen getroffen werden, als es bei einzeitiger Behandlung geschieht; dazu kommt nun auch die Schonung des umgebenden Gewebes; diese Umstände dürften wohl eine beträchtliche Bedeutung haben, daher die Aussichten auf Radikal- und Dauerheilung nennenswert verbessern. Die Frage, welches Verfahren vorzuziehen sei, ist im allgemeinen mit Bestimmtheit zu beantworten: die einzeitige Intensivbehandlung soll bei allen ober-flächlichen Krebsen und ferner — nur — bei jenen tieferliegenden Kar-zinomen verwendet werden, wo es ein guter Allgemeinzustand des Kranken zuläßt und man nach den früheren (vor allem statistischen) Erfahrungen mit großer Wahrscheinlichkeit annehmen kann, daß durch die Behandlung eine vollkommene und radikale Heilung erzielt wird; in allen anderen Fällen ist dagegen das schonende Verfahren vorzuziehen.

Schäden. Selbstverständlich ist darnach sorgfältig zu streben, das Entstehen von Schäden durch die Behandlung zu vermeiden. Es gibt Schäden verschiedenster Art.

1. Schäden am Ort der Behandlung, an der Stelle der Ge-schwulst und im Bestrahlungsgebiet überhaupt.

*a*) Haut. Bei der Behandlung der tiefliegenden Tumoren wird natürlich in der Regel zuerst die darüber liegende Hautfläche belichtet und kann — wenn man nicht darauf achtet — eine Überbelichtung erfahren, so daß Entzündung eintritt; außerdem können sich Spätfolgen zeigen, und zwar, wie bekannt, in verschiedenem Grade: Hautatrophie (Dystrophie) mit Erweiterung der kleinen Gefäße (Teleangiektasien), hartnäckige, sehr schmerzhafte Geschwürsbildung, schließlich sogar Krebs. Während zur Zeit, als wir ohne Filter oder mit schwachem Filter (dünnem Aluminium) arbeiteten, Spätschädigungen sich nur bildeten, wenn nach der Behandlung akute Dermatitis oder eine stärkere Rötung und Schwellung eingetreten waren, oder sich, wenn die Bestrahlung der Gegend im Laufe der Zeit allzuoft wiederholt worden war, eine Braunfärbung gezeigt hatte, kann man seit Einführung der wirksamen Filter (Schwermetall) auch ab und zu nach 1-, 2- bis 3maliger Bestrahlung mit den üblichen Zeitintervallen Spätschädigungen auftreten sehen, ohne daß sich nach den Bestrahlungen deutliche Reaktionen gezeigt hätten; übrigens kommen auch heute nach einer oder wenigen Normalbestrahlungen schwere Spätschädigungen nur selten vor, ihr Auftreten ist daher bei Befolgung der vorhandenen Regeln im allgemeinen kaum zu befürchten.

*b*) Tiefe. Eine andere Form der Schädigung im Bestrahlungsgebiet kann in der Tiefe stattfinden, an der tiefsitzenden Geschwulst; der Tumor wächst nun rascher, es zeigt sich also eine starke Verschlimmerung des Leidens („konträrer Effekt"). Diese im Vergleich mit unserer Absicht entgegengesetzte üble Wirkung der Behandlung ist meines Erachtens auf eine Überbelichtung des Gewebes zurückzuführen. Seit der Einführung der kräftigen Apparate und der dementsprechend starken Tiefendosierung kann es leicht vorkommen, daß das Gewebe in der Tiefe überexponiert wird; und zwar gibt es zunächst eine Überdosierung im absoluten Sinn, das Gebiet der Geschwulst erhält ziffernmäßig zu große Dosen, die Krebszellen werden dadurch nicht viel stärker als durch richtige Dosen beeinflußt, aber das Wirtgewebe, speziell der Boden der Geschwulst im betroffenen Organ und das Zwischengewebe (Stroma) werden dadurch geschädigt, sie geraten in Zerfall und heftige Entzündung, können daher bei der Zerstörung und Resorption der Geschwulst nicht — wie es notwendig wäre — mitwirken, die übriggebliebenen, nicht genügend stark beeinflußten Krebszellen finden nun am umgebenden Gewebe keinen entsprechenden Widerstand mehr und wuchern daher viel stärker; zur Anwesenheit des Tumors kommt nun auch noch als zweites Übel das Vorhandensein eines Zerfallsgebietes (manchmal mit Geschwürsbildung in einem Hohlorgan). Hieher gehören auch die üblen Folgen von Überbelichtung (namentlich zu häufiger Belichtung) von Oberflächenkrebs, wobei zwar an der Oberfläche zunächst eine günstige Wirkung, selbst „Heilung" („Deckheilung", WICHMANN) erscheint, dann aber durch Schädigung des Bodens eine Geschwürsbildung und ein rasches Wuchern der Geschwulst in der Tiefe und noch nach der Oberfläche zurück (Rezidiv) eintritt. Es handelt sich hier um einen indirekten konträren Effekt der Behandlung (s. oben).

In anderen Fällen hat man das Gewebe nicht in absolutem Sinne überexponiert, sondern die gewöhnlichen Tiefendosen oder sogar noch etwas darunter appliziert, und doch tritt schlechte Wirkung der Bestrahlung ein, ein rasches Fortschreiten der Wucherung. Es ist hier meines Erachtens anzunehmen, daß der Boden der Geschwulst, das Wirtgewebe und Stroma durch Überempfindlichkeit auf die Bestrahlung ungünstig reagieren; es besteht hier wahrscheinlich von früher her ein Reizzustand des Gewebes mit Zirkulationsstörungen (Stauung), durch die Belichtung wird hier noch stärkere Stauung und heftigerer Entzündung erzeugt, dadurch treten die früher genannten üblen Folgen ein: die Geschwulst wächst nun im minder widerstandsfähigem Gewebe viel stärker; es handelt sich also wieder um einen indirekten konträren Effekt, allerdings nicht durch absolute, sondern durch relative Überbelichtung. Solche Fälle sind offenbar für Bestrahlung ganz ungeeignet; wenn man daher nach der ersten Bestrahlungsserie — wegen ungenügender Wirkung — nach der abgelaufenen Pause eine zweite Serie verabreichen wollte, würde man dadurch nur noch mehr schaden. Um diesen Vorgang dürfte es sich handeln in den den unter Behandlung sehr ungünstig verlaufenden Fällen, von denen SEITZ und WINTZ sprechen, mit der Annahme, daß Reizwirkungen durch Unterbelichtungen stattgefunden haben. Meiner Überzeugung nach haben hier keineswegs Unterbelichtungen, sondern umgekehrt absolute oder relative Überbelichtungen stattgefunden, ferner keine direkte Reizung, Stimulation des Geschwulstgewebes, sondern eine Schädigung des Bodens mit ihren üblen Folgen (vgl. Verfasser 1915).

Diese Angelegenheit ist nicht nur theoretisch von Wichtigkeit, sondern auch für die Praxis, und zwar betreffend die Frage, welche Art der Applikation der Bestrahlungen im allgemeinen vorzuziehen sei, das einzeitige Intensiv- oder das schonende Verfahren; die Antwort hat demnach zu lauten: letzteres; will man nämlich in allen Fällen schon zu Beginn große Dosen geben, so wird man nicht selten relativ überexponieren und Schaden stiften; ferner darf man bei schlechter Anfangswirkung — wie gesagt — keine Wiederholung der Bestrahlungen stattfinden lassen; endlich wird man sich in der Zukunft bei der Suche nach Maßnahmen zur Vorbeugung solcher Schädigungen darnach richten. Man hat z. B. wiederholt vorgeschlagen, bei refraktären Fällen von Geschwulst die Empfindlichkeit des Gewebes in der Tiefe für die Strahlen zu erhöhen, das Gewebe zu sensibilisieren, vor allem durch chemische Substanzen; doch hat man zu bedenken, daß dadurch der Boden der Geschwulst manchmal mehr getroffen werden könnte als das Geschwulstgewebe selbst, und daß man daher dadurch nicht nützen, sondern umgekehrt schaden würde. Vor allem sollte man trachten, ob etwa eine Neigung des Gewebes der Geschwulstregion zu Stauung und akuter Entzündung bestehe, um womöglich vor Beginn der Behandlung diese Störungen zu vermindern; so ist auch schon für manche Fälle von Abdominaltumor in sachgemäßer Weise eine vorangehende Darmreinigung empfohlen worden; in anderen Fällen wird man auf Herz und Nieren achten; selbst chemische Mittel zur Desensibilisierung sollten noch versucht werden.

2. Schäden des Allgemeinorganismus. Es ist allgemein bekannt, daß durch die Bestrahlung Störungen des Allgemeinbefindens — unmittelbar nach der Bestrahlung — („Röntgenkater") auftreten können; durch welche Vorgänge, ist aber noch nicht mit Sicherheit ermittelt.

Die Erscheinungen gehen meist wieder bald zurück, werden nur bei schweren Fällen und nach zu energischer Behandlung bedenklich. Dabei werden wahrscheinlich die blutbildenden Organe und das Blut stark geschädigt.

3. Schäden anderer Organe. Viele Organe können durch die Bestrahlung geschädigt werden, z. B. der Kehlkopf, die Lungen und Pleuren, der Magen, Darm und die großen Drüsen im Bauch und die retroperitonealen Organe: Nieren mit Nebennieren; diese Teile werden vor allem durch die starke Intensivbestrahlung geschädigt, durch absolut zu große Dosen; sie leiden aber auch manchmal durch „normale Dosen", geraten z. B. in stärkere Entzündung, und zwar vor allem, wenn sie schon von vornherein krank, etwa in leichter Entzündung waren — ein weiterer Hinweis darauf, daß die Intensivbehandlung nicht in allen Fällen angewendet werden darf. Die Hoden und Eierstöcke können schon durch schwache Bestrahlungen, selbst Sekundärstrahlung (LENK) geschädigt werden: bei Schwangeren kann ferner der Fötus leiden, jedoch nur bei sehr starken Bestrahlungen. Ebenso kann das Skelett der Kinder nur durch exzessive Dosen im Wachstum gehemmt werden.

Bei richtiger Technik und genügenden Kenntnissen auf dem Gebiet können in der Regel alle ernsteren Schäden vermieden werden.

Vereinigung von Operation und Strahlenbehandlung. Heute stehen beide Verfahren einander kaum mehr — wie es seinerzeit zunächst den Anschein hatte — feindlich gegenüber, die Strahlenbehandlung ist von den Chirurgen, Gynäkologen usw. selbst in großem Ausmaß herangezogen worden; dabei gibt es noch schwankende Übergangsgebiete, in denen man in der Entscheidung zwischen Operation und Strahlenbehandlung in Zweifel bleibt; anderseits werden heute beide Verfahren in großem Stil miteinander kombiniert, und zwar entweder wird vor der Operation eine Strahlenvorbehandlung vorgenommen, damit der Tumor zunächst zum Schrumpfen gebracht, operabel gestaltet werde, oder als Strahlennachbehandlung nach der Operation, damit zurückgebliebene Geschwulstreste zum Schwinden gebracht werden. Beide Verfahren sind aussichtsreich, natürlich sollen die Fälle sehr bald nach dem Eingriff der Nachbehandlung zugeführt werden. Die intraoperative Strahlenbehandlung des offenen Operationsfeldes dürfte nur ausnahmsweise zu empfehlen sein.

Durch die günstige Wirkung der Röntgenstrahlen auf fast alle Arten von Krebs hat sich die Strahlenbehandlung im Laufe von zwei Jahrzehnten ein immer mehr steigendes, im ganzen sehr großes Ansehen verschafft (schließlich hat allerdings eine Überschätzung stattgefunden, dann — als Reaktion — eine Unterschätzung). Der früher vorhandenen Hilflosigkeit in der Medizin auf dem so wichtigen großen Gebiete ist nun abgeholfen worden, hoffnungslose Fälle werden — wie ein Autor sich so schön ausgedrückt hat — dem Tode, wenn auch oft nur mühsam und vorübergehend, abgerungen. Das Verfahren ist geradezu ein unentbehrliches Mittel geworden, auf das man nicht mehr verzichten kann. Man wird übrigens voraussichtlich in Zukunft, dem dringenden Bedürfnis entsprechend, durch weitere Forschungen viel mehr erreichen, als es bisher möglich gewesen.

# Die Radiumtherapie der Karzinome.

Von

## Privatdozent Dr. Leo Kumer.

Mir wurde die Aufgabe zu teil, Ihnen über die Radiumtherapie der Karzinome zu berichten. Sie haben bereits einen Vortrag über die Leistungsfähigkeit der Röntgenstrahlen gehört, daß ein solcher über die Behandlung mit Radium folgt, beweist schon, daß die durch diese beiden Strahlenarten erzielten Erfolge bei der Bekämpfung des Karzinoms sich nicht völlig gleichen. Die Verschiedenartigkeit der Strahlenquelle bewirkt, daß die von der Röntgenröhre und vom Radium ausgesandten Strahlen, trotz großer Verwandtschaft, infolge ihrer verschiedenen Wellenlänge doch ihre eigenen Wirkungen auslösen.

Am besten wird Ihnen dies verständlich, wenn Sie hören, daß die Röntgenstrahlen, selbst jene der modernsten Apparate, durch 3 bis maximum 6 $mm$ Blei absorbiert werden, während dies bei Radium erst durch 30 $cm$ Blei geschieht. Sie ersehen daraus, daß die Gammastrahlen des Radiums viel härter, d. h. viel durchdringender sind als die Röntgenstrahlen. Das Bestreben der modernen Röntgenologen geht dahin, immer neue Apparate zu konstruieren, die den Gammastrahlen des Radiums möglichst nahekommende, harte Strahlen aussenden, und obwohl heute bereits Apparate mit 300.000 Volt im Betrieb sind, ist dies nicht gelungen; ja namhafte Physiker bezweifeln, daß es jemals möglich sein wird, auf künstlichem Wege den Gammastrahlen des Radiums gleich harte Strahlen zu erzeugen. Anscheinend ist diese ganz ungewöhnliche Härte der Gammaradiumstrahlen der Grund dafür, daß sich Radium oftmals der Röntgentherapie überlegen erweist.

Ein zweiter Unterschied zwischen Röntgen und Radium ist darin gelegen, daß bei letzterem die Strahlenquelle verhältnismäßig schwach ist und daß man, um sie möglichst auszunützen, sie in größte Nähe zum erkrankten Gewebe bringen muß. Die in der Radiumtherapie zur Verwendung gelangenden Träger sind außerordentlich klein und sie können nicht nur direkt an die erkrankte Partie herangebracht werden, sondern auch in Körperöffnungen und Höhlen eingeführt, ja selbst in das erkrankte Gewebe selbst eingelegt werden. Während also die Röntgentherapie immer eine Fernbestrahlung ist, führt man bei der Anwendung von Radium mehr oder minder eine Nahbestrahlung aus. Aus diesem Grunde wendet man Radium vor allem dort an, wo man an einer umschriebenen Stelle eine sehr energische Wirkung erzielen will.

Die Radiumstrahlen sind für den Patienten viel schonender, da die absorbierte Strahlenmenge eine geringere ist, und man sieht kaum jenen schweren Kater, wie er nach starker Röntgenbestrahlung des öfteren auftritt. Natürlich wird es in vielen Fällen vorteilhafter sein, beide Methoden, Radium und Röntgen, zur Anwendung zu bringen.

Will man die Leistungsfähigkeit der Radiumbehandlung beurteilen, so kommt man ohne Statistiken nicht aus. Es liegen allerdings nicht sehr viel größere Zusammenfassungen vor, denn die Radiumbehandlung ist heute noch verhältnismäßig wenig bekannt, es hängt dies damit zusammen, daß nur in einzelnen Hauptstädten die Möglichkeit der Behandlung mit Radium gegeben ist, z. B. war die Wiener Station bis in die allerletzte Zeit die einzige Mitteleuropas. Dies ist wieder durch die Seltenheit und den hohen Preis des Radiums bedingt, wird doch der gesamte Weltvorrat nur auf 200 bis 400 $g$ geschätzt und kostet ein Milligramm heute, nach einem größeren Preissturz, noch 50 Dollar.

Obwohl wir über einen ziemlich großen Schatz an Radium verfügen, genügt er doch lange nicht, alles Wünschenswerte zu leisten. In Amerika, wo sich der halbe Weltvorrat befindet, ist durch die Errichtung eigener Spitäler mit entsprechend großem Hilfspersonal die Organisation der Krebsbekämpfung viel großzügiger durchgeführt.

Statistiken über Erfolge der Radiumtherapie haftet auch noch der weitere Mangel an, daß der persönlichen Technik des Bestrahlenden eine ganz ausschlaggebende Bedeutung zukommt. Dies rührt daher, daß alle jene feinen Meßmethoden, welche heute die Grundlage der Röntgenbestrahlung bilden, in der Radiumtherapie sich nicht bewähren, daher der persönlichen Erfahrung des Behandelnden eine ganz hervorragende Rolle zukommt. Die Radiumtherapie der malignen Tumoren ist vielfach ein Dosierungsproblem.

Die Radiumbehandlung ist neben Messer und Röntgen heute noch das einzige erfolgreiche Mittel im Kampfe gegen das Karzinom. Der Operation gegenüber hat sie gewichtige Vorteile: nicht nur, daß sie meist schmerzlos erfolgt, daß sie auch bei alten und kranken Patienten zur Durchführung kommen kann, vor allem ist die primäre Mortalität im Vergleich zur Operation eine minimale. Die Strahlenwirkung beschränkt sich nicht nur auf das unmittelbar behandelte Gebiet, sondern reicht noch weit in die Umgebung, so daß manche Karzinomreste, die vielleicht in anscheinbar ganz gesundem Gewebe liegen, durch sie vernichtet werden. Natürlich wird man diese Erwägungen nur bei jenen Karzinomfällen gelten lassen, bei denen erfahrungsgemäß die Erfolge der Bestrahlung jenen der Operation gleichzusetzen sind.

Die Radiumtherapie hat aber gegenüber der Operation auch einen ganz gewaltigen Nachteil: die Operation erfolgt auf einmal, die Radiumbehandlung nimmt lange Zeit in Anspruch, sie erstreckt sich meist auf Monate, manchmal sogar auf Jahre. Die äußeren Verhältnisse lassen oftmals den Kranken einen so langen Besuch der Behandlungsstätte nicht zu, vielfach glauben sich die Patienten schon geheilt und verlassen vorzeitig die Behandlung. Die meisten Rezidiven sind wohl auf diese Ursache zurückzuführen.

Es wäre vollkommen falsch, wenn Sie die Ansicht hätten, als ob Radium und chirurgisches Vorgehen gegenseitig in Konkurrenz treten würden. Im Gegenteil! Nur ein einträchtliches Nebeneinander- und Zusammenarbeiten wird für den Patienten das Bestmöglichste leisten.

Recht häufig wird die Radiumbehandlung angewendet, um nach gelungener Operation vielleicht noch zurückgebliebene unsichtbare Karzinomzellen zu zerstören, also eine prophylaktische Nachbestrahlung durchgeführt. Genaue Angaben, inwieweit sich durch dieses Vorgehen die Operationsstatistiken verbessern lassen, liegen noch nicht vor, man gewinnt aber doch den Eindruck, als ob eine solche Nachbestrahlung, die natürlich sich auf längere Zeit erstrecken muß, einen wesentlichen Vorteil darstellen würde.

Sehr häufig schickt man der Bestrahlung eine unradikale Operation zur Entfernung der groben Tumormassen voraus und überläßt den Radiumstrahlen die feinere Arbeit der Vernichtung der nach der Operation zurückgebliebenen Reste. Zunächst erspart man sich durch dieses Vorgehen viel Zeit. Insbesondere soll man diesen Weg einschlagen, wenn Knorpel oder Knochen vom Neugebilde bereits ergriffen ist, denn die Erfahrung zeigt, daß bei der Strahlentherapie maligner Tumoren dem Bindegewebe eine große Rolle zukommt. Fehlt dieses oder sitzt das Karzinom in einem bindegewebsarmen Gewebe, so stellt sich die Prognose bedeutend ungünstiger.

Auch der umgekehrte Weg wird öfters eingeschlagen, daß man zuerst bestrahlt und dann operiert. So manches inoperable Karzinom wird durch die Strahlenwirkung wieder beweglich oder verkleinert sich so, daß es dem Messer wieder zugänglich wird.

Zu Beginn der Radiumtherapie, als man noch keine Erfahrung gesammelt hatte, wurden meist ganz verlorene Karzinomfälle in den vorgeschrittensten Stadien der Radiumbehandlung zugewiesen und man erwartete von ihr gewissermaßen ein Wunder. Da dieses nur äußerst selten eintrat, ist die Radiumtherapie bei vielen Ärzten in Mißkredit gekommen. Es ist sicher richtig, daß manche inoperableFälle durch Radium noch heilbar sind, Ihnen allen bekannt sind die oftmals überraschenden glänzenden Erfolge beim inoperablen Uteruskarzinom. Unmögliches darf man aber auch vom Radium nicht erwarten, auch da gibt es Grenzen, über die hinaus kein Erfolg winkt.

Mit der wachsenden Erfahrung lernt man aber erst diese Grenzen kennen, über welche hinaus auch Radium fast immer wirkungslos ist. Heute schon dafür bestimmte Regeln aufzustellen, wäre vielleicht noch zu früh. Es ist ganz natürlich, daß die Radiumtherapie noch lange nicht vollkommen ausgebaut ist. Gerade in den letzten Jahren hat sich die Technik so verbessert, daß früher aufgestellte Statistiken bezüglich der heutigen Leistungsfähigkeit ein falsches Bild ergeben. Dieser große Fortschritt wurde durch die vor drei Jahren erfolgte Konstruktion sogenannter Radiumnadeln, das sind mit Radium gefüllte metallene Hohlnadeln, und der Emanationskapillaren erzielt. Diese Nadeln und Kapillaren werden in das erkrankte Gewebe eingeführt, der Tumor wird gewissermaßen mit ihnen gespickt und sie üben natürlich eine ganz andere Wirkung aus, als Träger, die nur zur Oberflächenbestrahlung dienen. Diese neue Methode eröffnet auch eine neue Ära der Radiumtherapie.

Manchmal ist die Radiumtherapie selbst dann noch indiziert, wenn auch durch sie keine Heilung mehr zu erwarten ist; der eine Grund ist, weil es oftmals gelingt, durch energische Bestrahlung das Wachstum des Tumors zu verzögern und dem Patienten dadurch das Leben zu verlängern. Ein anderer Vorteil der Radiumtherapie, dessentwegen man manchmal ganz aussichtslose Fälle behandelt, ist, daß nach einer Bestrahlung ein verjauchtes Karzinom sich meist reinigt und daß Blutungen aus dem Tumor aufhören. Radium ist auch ein ausgezeichnetes Analgetikum und manchem armen Krebskranken kann man durch eine Bestrahlungstherapie sein Lebensende erträglich machen. Schließlich gibt es aussichtslos aussehende Fälle, wo trotz aller Erfahrung sich noch ein überraschender Erfolg erzielen läßt.

Es ist nicht meine Absicht, Ihnen lange Auseinandersetzungen über die verschiedenen Theorien der Strahlenwirkung auf die Tumorzellen und über die Technik der Bestrahlung zu erzählen. Sie als Praktiker wollen ja vor allem wissen: Was leistet Radium und wie stellen sich die Erfolge im Vergleich zur operativen Entfernung der verschiedenen Karzinome? Sie wissen, daß die Karzinome in den verschiedenen Organen sich auch ganz verschieden bezüglich ihrer Malignität verhalten, daß die Operation der einen Form viel bessere Resultate gibt als der anderen und daß der histologische Befund über die vorliegende Karzinomtype eine beträchtliche Rolle spielt. Diese Verhältnisse bestimmen auch die Aussichten der Radiumtherapie. Je zellreicher ein Neugebilde, je unreifer die Tumorzellen, desto radiumempfindlicher erweist es sich. Von manchen Karzinomarten werden durch Radium 90 und mehr Prozente geheilt, und bei anderen ist ein Rückgang der Geschwulst nur ein vereinzelter Glücksfall.

Am günstigsten reagieren die Karzinome der Haut; insbesondere jene, welche sich histologisch als sogenannte Basalzellenepitheliome erweisen. Sie sind ja an und für sich durch ihre geringe Neigung zur Metastasenbildung ausgezeichnet und wohl ein großer Teil von ihnen wird durch Radium sich heilen lassen. Die Erfolge dieser Therapie sind so sicher, daß man bei dieser Karzinomtype die Wahl hat, die Operation oder die Radiumbehandlung durchzuführen, und daß die Entscheidung hierüber vielfach von sekundären Momenten, wie Schönheit der Narbe, Alter des Patienten, Scheu vor der Operation usw. abhängen wird. Da der Sitz dieser Epitheliome meist das Gesicht ist, eine Gegend, in der der Operateur durch Rücksichtnahme auf lebens- und funktionswichtige Organe in der Größe des Eingriffes beschränkt wird, ist es uns besonders angenehm, ein Mittel zu besitzen, das außer dem Messer diese Tumoren zu beseitigen imstande ist. Ja bei den Hautkarzinomen erweist sich sogar das Radium dem Messer vielfach überlegen, da so mancher Fall, der auf chirurgischem Wege nicht mehr radikal zu entfernen war, einer Heilung zugeführt werden kann. Die auf Grundlage von Hautkrankheiten sekundär entstandenen Karzinome, wie das Karzinom auf Lupus vulgaris oder Lupus erythematosus, reagieren eben wegen ihres Sitzes auf pathologischer Haut meist nicht sehr günstig. Auch die Lokalisation ist prognostisch bestimmend. Erfahrungsgemäß lassen sich Karzinome an

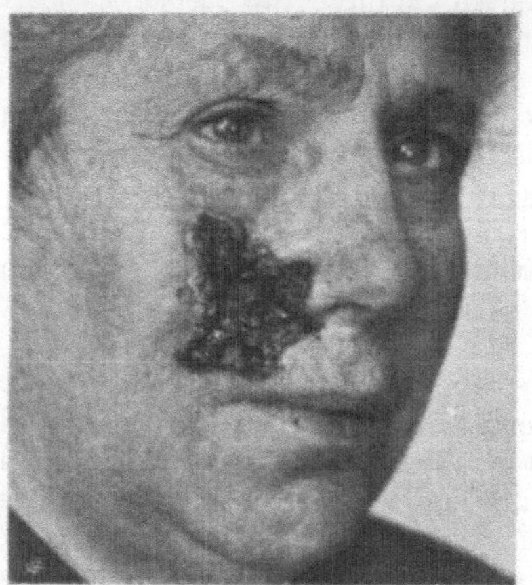 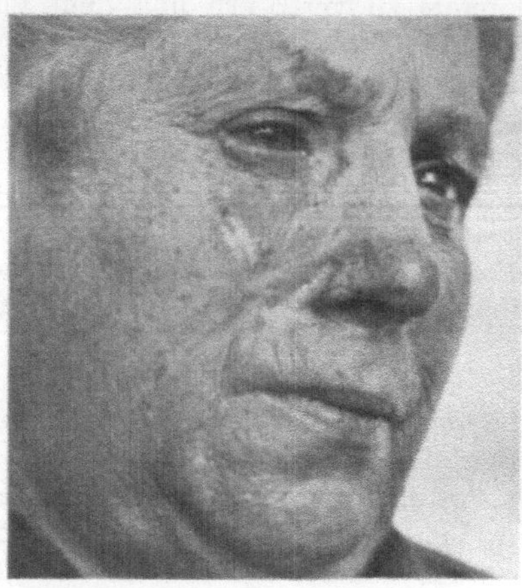

Abb. 1 u. 2. Karzinom der Wange

vor der Bestrahlung.   3 Monate nach Beginn der Radiumbestrahlung.
1½ Jahre nachbeobachtet.

den Extremitäten und am Ohr durch eine Radiumbehandlung meist nur schwer beseitigen.

Der beste Beweis über die Leistungsfähigkeit der Radiumtherapie bei Hautkarzinomen ist, daß die Erfolge nur mehr selten in Statistiken zusammengefaßt werden. Um einige zu nennen: Brocq und Belot hatten unter 5500 Fällen 80 bis 85% Heilungen, Duncan unter 500 Fällen 84% Erfolge, Quigley bei 593 Fällen 10 bis 20% Versager, Werner schätzt bei dieser Karzinomtype 90% Heilungen und auch unsere Erfahrungen bewegen sich um 90%. Sondert man die Hautepitheliome nach ihrem histologischen Befund, so verschiebt sich das Bild sofort. Morrow, Howard und Taussig hatten unter 39 Plattenzellenepitheliomen 9 Versager und nur 15 über 6 Monate anhaltende Heilungen, Pares unter 22 Fällen bloß 8 Heilungen und 14 Rezidiven. Immerhin ist der lange herrschend gewesene Standpunkt, nur Basalzellenepitheliome der Radiumbehandlung zuzuführen, heute nicht mehr haltbar. Besser als Worte

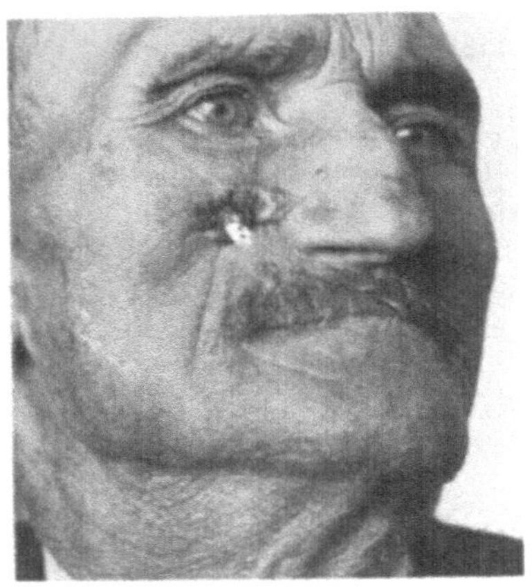

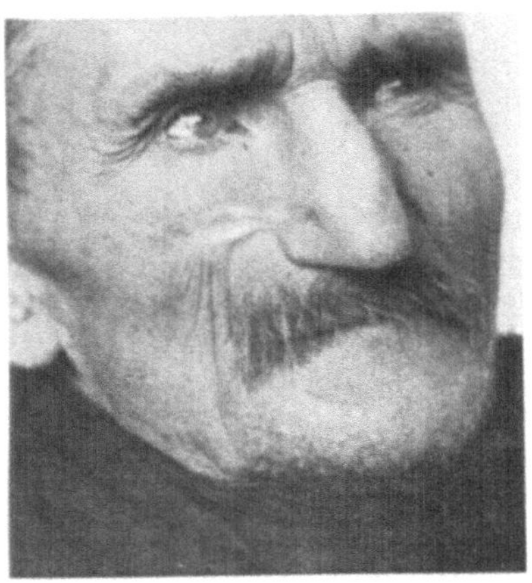

Abb. 3. Karzinomrezidive nach vor einem Jahr durchgeführter Operation.

Abb. 4. 3 Monate nach Beginn der Radiumbehandlung. 1½ Jahre nachbeobachtet.

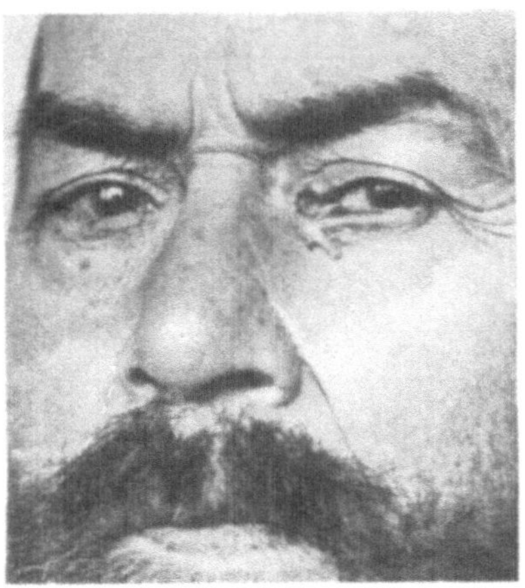

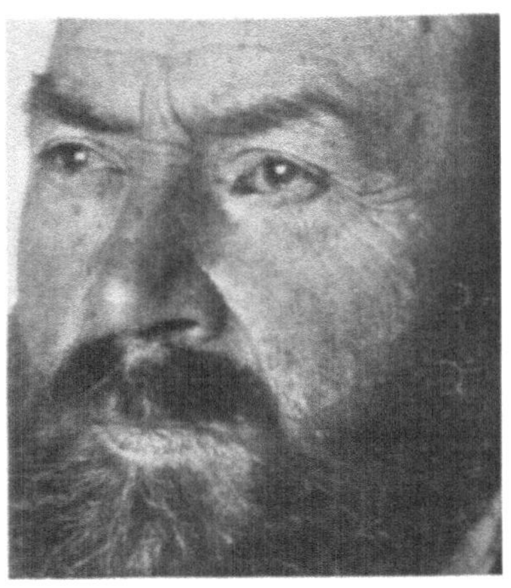

Abb. 5. Karzinomrezidive auf Bindehaut übergreifend, nach vor 5 Jahren erfolgter Operation mit plastischer Deckung des Defektes.

Abb. 6. 3 Monate nach Beginn der Radiumbehandlung. 2 Jahre nachbeobachtet.

werden Ihnen Bilder die Leistungsfähigkeit der Radiumtherapie bei Hautkarzinomen beweisen.

Sie ersehen aus diesen Bildern wie wertvoll uns das Radium gerade beim Sitz des Karzinoms an den Lidern ist. Ein operatives Vorgehen allein müßte natürlich breit im Gesunden erfolgen. Der Defekt müßte durch eine Plastik gedeckt werden, und wenn auch die operative Ophthalmologie

noch so fortgeschritten ist, so bleibt eine Plastik doch nur ein schwacher
Ersatz des Normalen, während durch die Radiumbestrahlung die Funktion
der Lider fast nie beeinträchtigt wird.

Die zweitgünstigste Form stellen Lippenkarzinome dar. Obwohl
in Amerika z. B. vielfach die Operation zugunsten der Radiumtherapie
verlassen wurde, möchte ich diesen Standpunkt heute noch nicht unbedingt befürworten, insbesondere dann, wenn die histologische Untersuchung einen verhornenden Plattenkrebs ergibt. Auch bei Lippen-
epitheliomen ist die Radiumbehandlung technisch ziemlich einfach, da
von drei Seiten Platz zur Anbringung der Träger ist und gerade an der

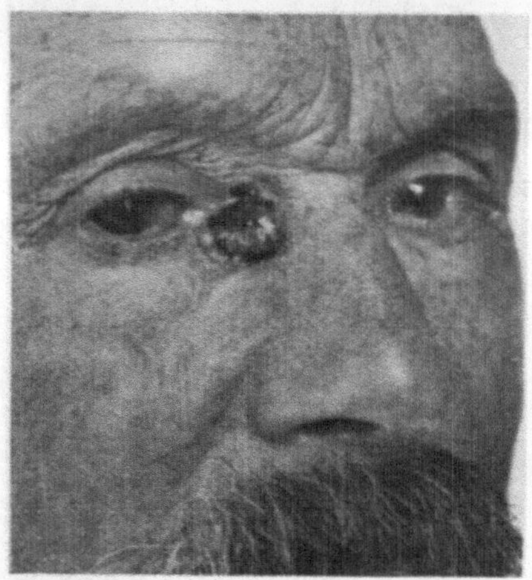

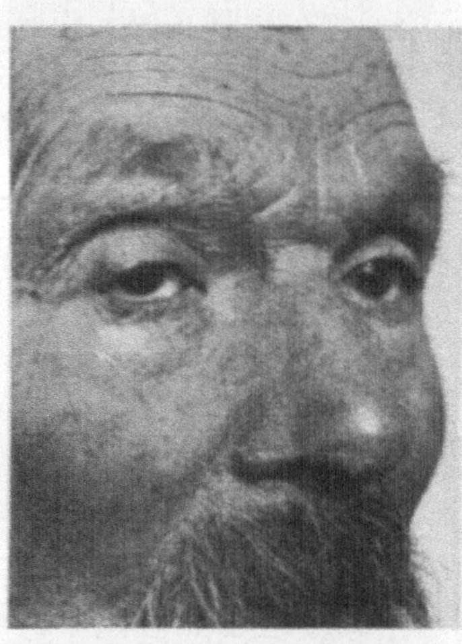

Abb. 7. Epitheliom des Lidwinkels.　　Abb. 8.　3 Monate nach durchgeführter Excochleation und Radium-
bestrahlung. 1½ Jahre nachbeobachtet.

Lippe die Behandlung mit Radiumnadeln auf keine Schwierigkeiten stößt.
Boggs schätzt bei früh behandelten Fällen den Heilungsprozentsatz auf
90, Wilkins und Gewin auf 75, Regaud bei operablen auf 91, bei inoperablen auf 60%. Lain hat bei 248 Fällen noch nach den alten Behandlungsmethoden 72 bis 97% Heilungen erzielt, und unter 259 Kranken
Palumbos sind nach dreijähriger Beobachtung neben 46 Mißerfolgen 114
geheilt worden. Quigley hat von 171 Fällen 90% geheilt, Lammers von
47 Fällen 39 Heilungen erzielt, davon 35 ein Jahr nachbeobachtet.

Ihnen allen bekannt sind die Erfolge der Radiumbehandlung beim
Uteruskarzinom, manche Gynäkologen stehen ja schon längere Zeit
auf dem Standpunkt, bei dieser Erkrankung das Messer wegzulegen und
nur die Strahlentherapie durchzuführen. Wenn auch diese Stellungnahme — und vielleicht mit Recht — noch sehr umstritten ist, so herrscht
doch darüber kein Zweifel, daß inoperable Fälle der Strahlenbehandlung,

insbesondere der Radiumtherapie, zuzuweisen sind. Die Erfolge bei solchen Kranken sind dann nicht mehr so zahlreich, sie bereiten aber um so mehr Freude. Gerade über die Radiumbehandlung gynäkologischer Karzinome liegen auch die ausgedehntesten Erfahrungen vor und sie beweisen zumindest in diesem speziellen Falle eine Überlegenheit der Radium- über die Röntgenstrahlen.

Von den Karzinomen der Mundhöhle ist eines der häufigsten wohl das Zungenkarzinom, und Sie alle wissen ja, wie wenig Dauererfolge durch die Operation zu erzielen sind. WERNER zählt 1915 noch erst acht mit Radium geheilte Fälle auf. Inzwischen ist die Technik bedeutend fortgeschritten und die seit 1921 eingeführte Nadelbehandlung wird noch bessere Erfolge zeitigen. Von QUICKs 129 Fällen·sind 34 klinisch frei von Erscheinungen, darunter 11 über zwei Jahre. REGAUD erhielt 39% lokale Heilungen bei einer Beobachtungszeit von einem Jahr, bei operablen sogar 76%. PALUMBO erwähnt unter 99 nach drei Jahren kontrollierten Fällen neben 42 Mißerfolgen 15 Heilungen, TAUSSIG berichtet über 14 Fälle, von denen vier durch ein halbes bis zwei Jahre rezidivfrei sind. Trotz dieser relativ günstigen Statistik wird man heute noch die operablen Fälle dem Chirurgen zuführen, wohl wird sich aber eine prophylaktische Nachbestrahlung nach der Operation empfehlen.

Noch radiumresistenter als die Zungenkarzinome sind jene des Mundbodens. PALUMBO gelang es, unter 64 Fällen nur drei (Beobachtungszeit drei Jahre) zu heilen. REGAUD hat 33% lokale Erfolge. QUICK: von 113 Fällen sind 24 klinisch geheilt bei einer durchschnittlichen Beobachtungsdauer von zwei Jahren.

Auch Wangenkarzinome lassen sich durch Radium nur selten beeinflussen, von 22 Fällen heilte PALUMBO ein einziges.

Noch schlechter sind die Verhältnisse beim Karzinom des harten Gaumens (PALUMBO von 24 Fällen einen geheilt, durch drei Jahre nach beobachtet) und des weichen Gaumens, bei dem PALUMBO unter 15 Fällen keine Heilung erzielte. Unter unseren Patienten befindet sich ein Mann mit histologisch sichergestellter Diagnose Karzinom des weichen Gaumens, bei dem eine unradikale Operation, Röntgen von außen und Radium von innen durchgeführt wurde, der bereits über zwei Jahre erscheinungsfrei ist.

Etwas günstiger verhalten sich die Karzinome der Tonsillen (JANEWAY 26 Fälle, 2 Heilungen, QUICK 20 Fälle, davon drei durch sechs Jahre geheilt).

Bei allen diesen verschiedenen Karzinomen der Mundhöhle ist energisches Vorgehen am Platz. Man führt Radiumnadeln in den Tumor ein, bestrahlt auch noch von der Oberfläche her und muß auch die Drüsengegend mit Röntgen oder Radium behandeln. Die Radiumnadelbehandlung ist oftmals sehr schmerzhaft, eine Anästhesie nicht immer durchführbar. Kurzum, die Radiumtherapie der Karzinome der Mundhöhle setzt ziemliche Anforderungen an den Patienten und man muß vor Beginn der Behandlung überlegen, ob er diesen gewachsen sein wird, da eine unterbrochene Behandlung mehr schadet als wenn man gar nichts gemacht hätte. Bestehen Drüsenmetastasen, so müssen sie auf chirurgischem Wege entfernt werden, da diese erfahrungsgemäß durch die Strahlentherapie fast nie zur Rückbildung gebracht werden können.

Bei Kieferkarzinomen wird die Kombination von Operation und Radiumbestrahlung Günstiges leisten. Geheilte Fälle sind gemeldet: von KOFLER (3), STICKER (7), STRAUSS (2), JANEWAY (unter 43 Fällen zwei geheilt), NEWS (Mayo-Klinik) von 57 Kiefer- und Wangenkarzinomen 21 nach 6 bis 18 Monaten frei von Rezidiven.

Auch das Larynxkarzinom ist, soweit es überhaupt durchführbar ist, zu operieren; von 27 Fällen konnte PFAHLER nur einen Patienten heilen, PINCH unter 10 keinen einzigen. Inwieweit gerade die Technik einen bestimmenden Einfluß auf den Erfolg ausübt, zeigt eine Statistik FREERS, der durch intralaryngeale Radiumbestrahlung im Frühstadium des Karzinoms von 32 Fällen 14 so weit brachte, daß sie klinisch einen vollkommen gesunden Eindruck erwecken. Von 24 Fällen FORBES ist ein Fall durch zwei Jahre rezidivfrei. In der älteren amerikanischen Literatur sind elf geheilte Fälle bekannt, davon drei länger als fünf Jahre. GREENE hat von 100 Fällen drei geheilt. QUICK, DOUGLAS, JOHNSON haben bei 20 endolaryngeal operablen Karzinomen sieben Heilungen erzielt, die acht Monate bis dreieinhalb Jahre nachbeobachtet wurden. FIELD hat neun Fälle (bis zu einem Jahr rezidivfrei) geheilt. Bei Radiumbehandlung von Larynxkarzinomen ist die Gefahr eines Glottisödems gegeben und auch schwere Schädigungen des Knorpels sind bekannt geworden.

Ein besonderes Kapitel der Radiumtherapie stellt das Ösophaguskarzinom dar, nicht deshalb, weil die Erfolge besonders gute wären, sondern nur aus dem Grunde, weil Radium das einzige Kampfmittel darstellt. Eine Operation an dieser Stelle ist ja undurchführbar, Röntgenbestrahlung wirkungslos. Die Radiumbehandlung kann nun so durchgeführt werden, daß dem Patienten unter Kontrolle des Röntgenschirmes eine Sonde, an deren Spitze sich der Radiumträger befindet, eingeführt wird, oder daß nach Anlegung einer Magen-Fistel der Patient einen Faden mit einer Bleikugel schluckt und durch dieses Hilfsmittel der Träger in die richtge Stellung gebracht wird. Die Schwierigkeit der Radiumbehandlung besteht darin, daß der Tumor weder dem Auge noch anderen Untersuchungsmöglichkeiten zugängig ist und es daher vielfach unmöglich ist, in der Dosierung sich dem einzelnen Falle anzupassen. Die Größe der Dosis wird auch durch Rücksichten auf Schädigungen benachbarter Organe, wie Aorta und Mediastinum, eingeschränkt. Durch die Radiumbehandlung sind doch vereinzelte Fälle gerettet worden (BARCAT: 1 Fall; LEWIN: 1 Fall; WITTMACK: 1 Fall ($2^1/_2$ Jahre); GUISEZ: unter 35 Fällen 3 geheilt (1 bis 2 Jahre), GUISEZ hat im ganzen 155 Fälle behandelt; BÖCK: 1 Fall, $2^1/_2$ Jahre rezidivfrei; KURTZAHN: von 7 behandelten Fällen sind 4 wieder arbeitsfähig, 1 Fall hat 14 Pfund zugenommen; SUTTER: von 6 Fällen sind 3 wieder arbeitsfähig; KAPPIS: 1 Fall ist 2 Jahre wieder arbeitsfähig; JANEWAY: von 22 Fällen 1 Fall geheilt; MILLS: von 15 Fällen keine Heilung, 1 Fall $2^1/_2$ Jahre in guter

Verfassung; MILLS und KINNBROUGH haben unter 44 Fällen 26 mal eine gute palliative Wirkung erzielt, 1 Patient hat noch 2 Jahre gelebt, ein zweiter noch $3^1/_2$ Jahre).

Auch die maligne Struma verdient eine Sonderstellung, da sie überraschend gut auf die Strahlenbehandlung anspricht. Ist doch von chirurgischer Seite (PERTHES) der Vorschlag gemacht worden, diese Karzinomart zuerst der Strahlentherapie zuzuführen.

Alle operablen Mammakarzinome sind zu operieren, andererseits kann mancher inoperable Fall noch durch Radium gerettet werden. PINCH heilte von 197 5, QUICK von 78 7, BURROW von 83 8. WILLIS berichtet über sieben geheilte Fälle. Insbesondere wertvoll ist Radium gerade beim Mammakarzinom zur Bekämpfung von Rezidiven, die sich operativ nicht mehr beseitigen lassen.

Beim Peniskarzinom kann man den Versuch einer Radiumbestrahlung machen, bevor man sich zur verstümmelnden Operation entschließt; einige geheilte Fälle sind veröffentlicht (MÜLLER sah in 2 Fällen völligen Schwund; 1 eigener Fall; KEYSER erzielte in einem Fall eine 3 Jahre anhaltende Heilung, allerdings war eine radikale Drüsenausräumung vorgenommen worden).

Auch vereinzelte Fälle von durch Radium geheilten Prostatakarzinomen sind bekannt geworden. BARRINGER 1 Fall $3^1/_2$ Jahre geheilt; DEGRAIS und PATEAU haben 15 Fälle behandelt, deren Zustand vor 4 Jahren hoffnungslos war, die sich ausgezeichneten Allgemeinbefindens erfreuen. BUMPUS (Mayo-Klinik) berichtet über 217 mit Radium behandelte Fälle, von denen 22% nach einer durchschnittlichen Beobachtungszeit von 2 Jahren noch leben. SLUIJS und BRANDEN sahen in 3 Fällen bei gutem Allgemeinzustand der Patienten die Tumoren schwinden. Auch hier wird durch bloße Bestrahlung von außen kaum ein Erfolg zu erzielen sein. Die Amerikaner versenken nach Anlegung eines Hautschnittes Radiumnadeln in die erkrankte Prostata oder arbeiten mit sogenannten Radiumnägeln. Erfolgreicher ist der Weg, nach operativer Entfernung des Neugebildes zur Vernichtung vielleicht zurückgebliebener Tumorreste Radiumtuben in die Wundhöhle einzulegen und eine Bestrahlung auch vom Rektum auszuführen. Wohl wird in einem solchen Falle größte Vorsicht geübt werden müssen, da die Rektalschleimhaut gegen Strahlen sich als sehr empfindlich erweist.

Die Karzinome des Magens und Darmes sind einerseits ziemlich resistent gegen die Strahlentherapie, andererseits müssen sie zur wirksamen Bekämpfung vorgelagert werden. So ist eigentlich nur das Rektumkarzinom Gegenstand der Strahlenbehandlung. Interessant ist eine Statistik von KELLY und WARD, die auf 200 Fälle aufgebaut ist und folgende Zahlen errechnet: Operation + Radium heilt 17%, Radium 8%, Kolostomie + Radium 6%. Von 200 Fällen sind 13 über 5 Jahre geheilt.

Ein besonders günstiges Kapitel der Radiumtherapie stellen die Tumoren der Hypophyse dar, da aber nur die wenigsten Karzinome sind, fällt ihre Besprechung nicht in den Rahmen dieses Vortrages.

Eine Epitheliomform wäre noch zu erwähnen, bei der Radiumtherapie Hervorragendes leistet. Dies ist das glücklicherweise seltene
**Karzinom der Konjunktiva und der Kornea.** Die Operationen,
die bei Erhaltung des Augapfels durchgeführt werden, sind meist von
Rezidiven gefolgt, eine Enukleation des Bulbus bei vollkommen erhal-
tenem Sehvermögen ist natürlich primär nicht indiziert. An der Radiumstation haben wir eine Reihe von Fällen bei Vermeidung jeder Schädigung
des Auges geheilt und die Nachbeobachtung reicht doch schon so lange
Jahre zurück, daß man von einem dauernden Erfolg sprechen kann.

Ich habe Ihnen eine kurze Übersicht über die Leistungen des Radiums
bei der Bekämpfung des Krebses gegeben; Sie sehen daraus, daß wir
durch dieses Heilmittel nur um ein ganz kleines Stück weitergekommen
sind. Die enthusiastischen Hoffnungen der Zeit vor 25 Jahren haben sich
nicht erfüllt; **noch immer ist das Messer das wichtigste Kampfmittel gegen das Karzinom. Aber es ist nicht mehr das
einzige.** Es wäre vollkommen falsch, einen einseitigen Standpunkt ein-
zunehmen und einerseits die Strahlentherapie, andererseits die Operation
prinzipiell abzulehnen. Nur in der Zusammenfassung aller Krebsheil-
mittel, der Zusammenarbeit zwischen Chirurgie und Strahlentherapie
wird das Beste für den Kranken geleistet werden können.

Manz'sche Buchdruckerei, Wien 2972

Verlag von Julius Springer in Berlin W 9

# ZEITSCHRIFT
## für
# KREBSFORSCHUNG

Herausgegeben

vom

**Deutschen Zentralkomitee zur Erforschung und Bekämpfung
der Krebskrankheit, e. V.**

zu Berlin

Redigiert

von

**Friedrich Kraus** und **Ferdinand Blumenthal**

dem Vorsitzenden          dem Generalsekretär

des Komitees

Erscheint nach Maßgabe des eingehenden Materials
zwanglos in einzeln berechneten Heften, von denen sechs einen Band bilden

### Inhalt der erschienenen Hefte von Band 22:

# Zwei Vorlesungen
# über das Magen- und Duodenalgeschwür

Ein Bericht auf Grund zehnjähriger Erfahrung

Von

**Sir Berkeley Moynihan,** Leeds

Übersetzt von

**P. Clairmont und Ch. Huyssen,** Zürich

Mit 4 Abbildungen. (40 S.) 1925.

*2.70 Goldmark*

---

**Die Krankheiten des Magens und des Darmes.** Von Dr. **Knud Faber,**
o. Professor an der Universität Kopenhagen. Aus dem Dänischen übersetzt von
Professor Dr. **H. Scholz,** Königsberg i. Pr. Mit 70 Abbildungen. (289 S.) (Fach-
bücher für Ärzte, herausgegeben von der Schriftleitung der „Klinischen Wochenschrift. Band X.) 1924.　　　　　　　　　　　　　　　Gebunden 15 Goldmark

**Die Differentialdiagnose zwischen Magengeschwür und Magen-
krebs.** Die pathologische Anatomie dieser Erkrankungen in Beziehung zu ihrer
Darstellung im Röntgenbilde. Von Prof. Dr. **V. Schmieden,** (Sonderabdruck a.
Arch. f. klin. Chirurgie. Band 96.) Mit 42 Textfiguren. (92 S.) 1911.　　3 Goldmark

**Vorlesungen über Histo-Biologie der menschlichen Haut und ihrer
Erkrankungen.** Von Dr. **Josef Kyrle,** a. o. Professor für Dermatologie und
Syphilis an der Universität in Wien und Assistent an der Klinik für Syphilido-
logie und Dermatologie (Vorstand Professor Dr. E. Finger).
Erster Band: Mit 222 zum Teil farbigen Textabbildungen. (354 S.) 1925.
　　　　　　　　　　　　　45 Goldmark; gebunden 47.70 Goldmark
*Erscheint im gemeinsamen Verlage von Julius Springer in Wien und Berlin.*

**Die Radium- und Mesothorium-Therapie der Hautkrankheiten.**
Ein Leitfaden von Prof. Dr. **G. Riehl,** Vorstand der Univ.-Klinik für Dermatologie und Syphilidologie in Wien und Dr. **L. Kumer,** Assistent an der Univ.-
Klinik für Dermatologie und Syphilidologie in Wien. Mit 63 Textabbildungen.
(90 S.) 1924.　　　　　　　　　　　　　　　　　　　　4.80 Goldmark

**Einführung in die gynäkologische Diagnostik.** Von Professor Dr.
**Wilhelm Weibel,** Primararzt an der Rudolfstiftung in Wien. Dritte, ver-
besserte Auflage. Mit 151 Textabbildungen. (173 S.) 1924.　　3.90 Goldmark

**Die gynäkologische Operationstechnik der Schule Ernst Wert-
heims.** Von Prof. Dr. **Wilhelm Weibel,** Primararzt an der Rudolfstiftung in
Wien. Mit 300 Abbildungen. (265 S.) 1923.　　　　　　Gebunden 30 Goldmark

# Abhandlungen aus dem Gesamtgebiet der Medizin

Herausgegeben von der Schriftleitung der „Wiener klinischen Wochenschrift".

**Emphysem und Emphysemherz.** Klinik und Therapie. Von Professor Doktor **Nikolaus Jagić** und Dr. **Gustav Spengler.** (42 S.) 1925.

1.50 Goldmark, 2.50 Schilling

**Sero-, Vaccine- und Proteinkörpertherapie.** Von Dr. med. et phil. **Bruno Busson,** Privatdozent an der Universität Wien. (70 S.) 1924.

2.50 Goldmark, 4.20 Schilling

**Die oligodynamische Wirkung der Metalle und Metallsalze.** Von Privatdozent Dr. **Paul Saxl,** Assistent der I. medizinischen Klinik in Wien. (57 S.) 1924.

1.70 Goldmark, 3.— Schilling

**Der heutige Stand der Lehre von den Geschwülsten, im besonderen der Carcinome.** Von Dr. **Carl Sternberg,** o. ö. Professor für pathologische Anatomie an der Universität Wien. 98 Seiten. 1924.

2.75 Goldmark, 4.50 Schilling

**Die Geschlechtskrankheiten als Staatsgefahr und die Wege zu ihrer Bekämpfung.** Von Professor Dr. **Ernst Finger,** Vorstand der Klinik für Syphilidologie und Dermatologie der Universität Wien. (69 S.) 1924.

1.70 Goldmark, 3.— Schilling

**Frühdiagnose und Frühtherapie der Syphilis.** Von Professor Doktor **Leopold Arzt,** Assistent der Universitätsklinik für Dermatologie und Syphilidologie in Wien. Mit zwei mehrfarbigen und einer einfarbigen Tafel. (VI, 84 S.) 1923.

3.— Goldmark, 4.80 Schilling

**Herz- und Gefäßmittel, Diuretica und Specifica,** ihre Anwendung bei Kreislaufstörungen nach klinischen und pharmakologischen Gesichtspunkten. Von Dr. **Rudolf Fleckseder,** Privatdozent an der Universität Wien. (111 S.) 1923.

3.— Goldmark, 4.80 Schilling

**Die Ernährung gesunder und kranker Kinder auf Grundlage des Pirquetschen Ernährungssystems.** Von Privatdozent Dr. **Edmund Nobel,** Assistent der Universitätskinderklinik in Wien. Mit elf Abbildungen. (74 S.) 1923.

1.50 Goldmark, 2.50 Schilling

**Die funktionelle Albuminurie und Nephritis im Kindesalter.** Von Professor Dr. **Ludwig Jehle,** Vorstand der Kinderabteilung der Wiener Allgemeinen Poliklinik. Mit zwei Abbildungen. (68 S.) 1923.

1.50 Goldmark, 2.50 Schilling

**Die klinische Bedeutung der Hämaturie.** Von Prof. Dr. **Hans Rubritius,** Vorstand der urologischen Abteilung der Allgemeinen Poliklinik in Wien. (34 S.) 1923.

1.05 Goldmark, 1.80 Schilling

*In Vorbereitung:*

**Die Haut als Testobjekt.** Von Privatdozent Dr. **Adolf Fr. Hecht.**

**Die klinische und Liquordiagnostik der Rückenmarkstumoren.** Von Dr. **Karl Grosz**.

*Die Abonnenten der „Wiener klinischen Wochenschrift" sind berechtigt, die „Abhandlungen aus dem Gesamtgebiet der Medizin" zu einem um 10% ermäßigten Vorzugspreis zu beziehen.*